Th. Küttler

80 Fälle Innere Medizin

80 Fälle Innere Medizin

zur Vorbereitung auf mündliche Prüfungen
mit praxisnahen Fragen
und ausführlichen Kommentaren

herausgegeben von

Thomas Küttler

unter Mitarbeit von Claus-Ulrich Kornadt

6., aktualisierte und erweiterte Auflage

URBAN & FISCHER

München · Jena

Zuschriften und Kritik an:
Urban & Fischer, Lektorat Medizinstudenten, Karlstraße 45, 80333 München

Wichtiger Hinweis für den Benutzer
Die Erkenntnisse in der Medizin unterliegen laufendem Wandel durch Forschung und klinische Erfahrungen. Der Autor dieses Werkes hat große Sorgfalt darauf verwendet, daß die in diesem Werk gemachten therapeutischen Angaben (insbesondere hinsichtlich Indikation, Dosierung und unerwünschten Wirkungen) dem derzeitigen Wissensstand entsprechen. Das entbindet den Nutzer dieses Werkes aber nicht von der Verpflichtung, anhand der Beipackzettel zu verschreibender Präparate zu überprüfen, ob die dort gemachten Angaben von denen in diesem Buch abweichen und seine Verordnung in eigener Verantwortung zu treffen.

Die Deutsche Bibliothek – CIP-Einheitsaufnahme
Ein Titelsatz für diese Publikation ist bei
Der Deutschen Bibliothek erhältlich.

ISBN 3-437-41432-1

1. Auflage, Januar 1985
5. Auflage, Oktober 1999
6. Auflage, Oktober 2001

02 03 04 05 5 4 3 2 1 0

Programmleitung: Dr. med. Dorothea Hennessen
Lektorat: Nathalie Blanck
Herstellung: Cornelia Reiter
Satz: Design-Typo-Print, Ismaning
Druck und Bindung: Franz Spiegel Buch GmbH, Ulm
Umschlaggestaltung: prepress ulm GmbH, Ulm

Aktuelle Informationen finden Sie im Internet unter der Adresse:
Urban & Fischer: http://www.urbanfischer.de

Vorwort zur 6. Auflage

Die Intention dieses Buches liegt darin, den Studenten im PJ auf das Alltagsleben in einer Klinik und die täglichen (und nächtlichen) Anforderungen vorzubereiten. Aus diesem Grund wurden die Fälle in einer Art Frage-und-Antwort-Situation abgefaßt. Die lebhafte Resonanz auf die vorherigen Auflagen und das zunehmende Interesse der Studentenschaft an dem Buch hat uns veranlaßt, nach nunmehr über 15 Jahren eine gründliche Aktualisierung der geschilderten Fälle vorzunehmen, da sich seit der Erstauflage in Diagnostik und Therapie einzelner Erkrankungen in der Inneren Medizin einerseits durch Einführung neuer diagnostischer Möglichkeiten und deren weitere Verbreitung, andererseits auch durch teilweise grundlegend neue Therapiekonzepte einzelner Krankheitsbilder Änderungen ergeben haben.
Somit wurden alle Fälle aus den vorherigen Auflagen grundlegend neu bearbeitet, wobei jedoch versucht wurde, den Bezug zur Praxissituation nicht zu verlieren.
Die überarbeitete 5. Auflage ist von den Studenten sehr positiv beurteilt worden, so daß innerhalb kurzer Zeit eine Neuauflage notwendig wurde.
Auf Wunsch der Studenten wurde die Qualität einzelner EKG-Abbildungen verbessert.

Im Juli 2001 Dr. Thomas Küttler

Vorwort zur 1. Auflage

Das vorliegende Buch soll dem Studenten in den höheren klinischen Semestern, im PJ und dem jungen Arzt nach Erhalt der Approbation bei der Bewältigung des normalen Aufnahmetages und Nachtdienstes auf einer inneren Abteilung helfen.
Die vorliegenden Krankheitsfälle werden ausführlich mit Anamnese, Diagnose, DD, Komplikationen und Therapie vorgestellt. Zu den einzelnen Komplexen innerhalb eines Falles werden Fragen gestellt.
Die ausgesuchten Fälle sind keine Phantasieprodukte, sondern entsprechen dem Alltag eines deutschen Krankenhauses. Prinzipiell kann man zu allen Dingen mehrere Meinungen haben. Dies gilt ganz besonders für die Medizin. So verstehe ich auch die von mir geschilderten Verdachtsdiagnosen, Untersuchungen und besonders die Therapie. Hierzu hat abgesehen von der prinzipiellen Richtlinie jeder Kollege einen eigenen Stil in der Wahl der Präparate und der Dosierung.
Ich bin mir dessen bewußt, daß einige Maßnahmen beim Leser nicht immer ohne Widerspruch bleiben, bitte aber zu bedenken, daß das Geschilderte der in unserem Krankenhaus gemachten Erfahrung entspricht.

Im Januar 1984

Inhaltsverzeichnis

Herz/Lunge

Magen/Darm – Niere

Bluterkrankungen/Hormone

Infektionskrankheiten/Sonstiges

Laborwerte*	Referenzbereiche			
Laborparameter	**konventionelle Benennung**	**Umrechnungsfaktor**	**SI-Einheiten**	
Angiotensin converting enzyme (ACE)	18–55 U/ml			
Albumin	3,5–5,5 g/dl	× 10	35–55 g/l	S
APC-Ratio	< 2,0			C
α-Amylase	30–80 U/l			P/S
	U: 100–450 U/l			
α_1-Fetoprotein	< 10 ng/ml			S
Alkalische Phosphatase (AP)	65–220 U/l			P/S
Ammoniak	m 19–80 µg/dl		m 11–48 µmol/l	P/S
	w 25–94 µg/dl		w 15–55 µmol/l	
Antithrombin III	75–120%	× 17,1		S
Bilirubin, gesamt	0,2–1,1 mg/dl	× 17,1	3,4–18,8 µmol/l	P/S
Bilirubin, direkt	0,05–0,3 mg/dl	× 17,1	0,9–5,1 µmol/l	P/S
Bilirubin, indirekt	bis 0,8 mg/dl	× 17,1	bis 13,7 µmol/l	P/S
Blutgase (arteriell):				B
pH	7,35–7,45		7,35–7,45	
pCO_2	35–45 mmHg	× 0,134	4,67–6,00 kPa	
pO_2	65–100 mmHg	× 0,134	8,66–13,3 kPa	
Basenabweichung (BA)	– 3 bis + 3 mmol/l		– 3 bis + 3 mmol/l	
Standard-Bicarbonat	22–26 mmol/l		22–26 mmol/l	
O_2-Sättigung	90–96%	× 0,01	0,9–0,96	
Blutkörperchen-			m: 3–8 mm (1 h)	C
Senkungsgeschwindigkeit			5–18 mm (2 h)	
(BKS)			w: 6–11 mm (1 h)	
			6–20 mm (2 h)	
Calcium	9,2–10,5 mg/dl	× 0,25	2,3–2,63 mmol/l	S
	U: 4,02–4,99 mmol/l		U: 4,02–4,99 mmol/l	U
CA 15-3	< 28 U/ml			S
CA 19-9	< 37,5 U/ml			S
CA 72-4	< 6,7 U/ml			S
Carcino-embryonales			2,5–10 µg/l	S
Antigen (CEA)				
Chlorid	98–112 mmol/l		98–112 mmol/l	P/S
	U: 6–6,3 g/d		U: 169–178 mmol/d	U
Cholesterin, gesamt	120–200 mg/dl	× 0,026	3,1–5,2 mmol/l	P/S
Cholinesterase (CHE)	3000–8000 U/l			S
C3-Komplement	0,55–1,2 g/l	× 100	55–120 mg/dl	S
C4-Komplement	0,2–0,5 g/l	× 100	20–50 mg/dl	S
Coeruloplasmin	15–60 mg/dl		0,94–3,75 µmol/l	S
Cortisol (Basalwert zwischen 8 u. 9 Uhr)	10–25 µg/dl			
C-Peptid	0,37–1,2 nmol/l	× 2,975	1,1–3,6 µg/l	S
C-reaktives Protein (CRP)	< 5 mg/l	× 100	< 0,5 mg/dl	P/S
Creatinin-Clearance	80–160 ml/min			
Creatinin	0,5–1,2 mg/dl	× 88,4	44–106 µmol/l	S
Creatinkinase (CK)	bis 80 U/l			P/S
Creatinkinase – Isoenzym	< 10 U/l, max. 6% der			P/S
MB (CK-MB)	Gesamt-CK			
CYFRA 21-1	< 1,5 ng/ml			S
D-Dimer (Fibrinogen-Spaltprodukte)	< 250 ng/ml			
Differentialblutbild:				E
stabkernige Granulozyten	3–5%			
segmentkernige Granulozyten	50–70%			
eosinophile Granulozyten	2–4%			
basophile Granulozyten	0–1%			
Monozyten	2–6%			
Lymphozyten	25–45%			
Eisen (Fe)	m: 80–150 µg/dl		m: 14,3–26,9 µmol/l	S
	w: 60–140 µg/dl		w: 10,7–25,1 µmol/l	
Eiweißelektrophorese:				S
Albumin	45–65%		36–50 g/l	
α_1-Globulin	2–5%		1–4 g/l	
α_2-Globulin	7–10%		5–9 g/l	
β-Globulin	9–12%		6–11 g/l	
γ-Globulin	12–20%		8–15 g/l	
Erythropoetin	11,5–19 U/l			
Erythrozyten	m: 4,6–5,9 Mio./µl		m: 4,6–5,9 T/l	E
	w: 4,0–5,2 Mio./µl		w: 4,0–5,2 T/l	
Ferritin	30–200 µg/l		30–200 nmol/l	S
Fibrinogen	200–400 mg/dl	× 0,03	5,88–11,76 µmol/l	P
Folsäure	3–15 ng/ml			P
Gesamteiweiß	6–8,4 g/dl	× 10	60–84 g/l	S
Glucose	70–100 mg/dl	× 0,056	3,89–5,55 mmol/l	B/P/S

* Zwischen verschiedenen Labors existieren methodenspezifische Differenzen der Normwerte

(Tabelle aus: Classen/Diehl/Kochsiek: Innere Medizin, 4.Auflage)

Laborwerte	Referenzbereiche			
Laborparameter	**konventionelle Benennung**	**Umrechnungsfaktor**	**SI-Einheiten**	
γ-Glutamyl-Transferase (γ-GT)	m: 6–28 U/l w: 4–18 U/l			S
Glutamat-Oxalacetat Transaminase (GOT) = Aspartat-Amino-Transferase (AST)	m: bis 18 U/l w: bis 15 U/l			S
Glutamat-Pyruvat-Transaminase (GPT) = Alanin-Amino-Transferase (ALT)	m: bis 22 U/l w: bis 17 U/l			S
glycosyliertes Hämoglobin (HbA_{1c})	4–5,8% des Gesamthämoglobins			E
Hämatokrit	m: 41–50% w: 37–46%	× 0,01	0,41–0,50 l/l 0,37–0,46 l/l	E
Hämoglobin	m: 14–18 g/dl w: 12–16 g/dl	× 0,62	m: 8,69–11,16 mmol/l w: 7,45–9,93 mmol/l	E
Haptoglobin	20–204 mg/dl	× 0,01	0,2–2,04 g/l	S
Harnsäure	2,6–6,4 mg/dl	× 60	155–384 µmol/l	S
Harnstoff N	4,7–24 mg/dl	× 0,35	1,7–8,6 mmol/l	S
Harnstoff	10–55 mg/dl	× 0,17	1,7–9,3 mmol/l	S
HDL-Cholesterin	> 50 mg/dl	× 0,026	1,3 mmol/l	S
Homocystein	3–13 µmol/l (w), 5–15 µmo/l (m)			E
INR (International Normalized Ratio)	1–1,3			C
Kalium	S: 3,5–5,0 mmol/l U: 61–79 mmol/d		S: 3,5–5,0 mmol/l U: 61–79 mmol/d	S U
Kupfer	m 70–140 µg/dl w 85–155 µg/dl	× 0,16	m 11–22 µmol/l w 13,4–24,4 µmol/l	S
Lactat	< 2,4 mmol/l			
Lactat-Dehydrogenase (LDH)	140–290 U/l			S
LDL-Cholesterin	< 150 mg/dl	× 0,026	< 3,87 mmol/l	S
Leukozyten	4–10/nl		4–10 G/l	E
Lipase	30–180 U/l			S
Lipoprotein (a)	< 30 mg/dl			S
orale Glucose-Belastung (75 g Glucose oral)	60 min: 200 mg/dl 120 min: 140 mg/dl	× 0,056	60 min: 11,1 mmol/l 120 min: 7,8 mmol/l	B/S/P
MCH = HbE (mittl. Hb-Gehalt des einzelnen Erythrozyten)	27–34 pg/Ery	× 0,062	1,67–2,1 mmol/l	E
MCHC (mittl. Hb-Konz. der Erythrozyten)	30–36 g Hb/dl Ery	× 0,63	19–22 mmol/l	E
MCV (mittl. Erythrozytenvolumen)	80–100 μm^3	× 1	80–100 fl	E
Myoglobin	< 76 ng/ml (w), < 92 ng/ml (m)			S
Natrium	135–150 mmol/l U: 120–220 mmol/d	× 1	135–150 mmol/l	S
NSE (neuronspezifische Enolase	< 16,5 µg/l			S
Osmolalität	280–300 mosm/kg		280–300 mosm/kg	S
Partielle Thromboplastinzeit (PTT)	23–35 sec			P
Phosphor, anorganisch	2,5–5 mg/dl	× 0,32	0,8–1,6 mmol/l	S
Plasmathrombinzeit (PTZ)	14–21 sec			P
PSA (prostataspezifisches Antigen)	0–4 ng/ml			S
Retikulozyten	4–15‰		20000–75000/µl	E
Theophyllin	8–20 mg/l			S
Thromboplastinzeit (Quick-Test)	70–120%			P
Thrombozytenzahl	150–350/nl		150–350 G/l	E
Thyreotropin (TSH) und TRH-Test	basal: 0,3–3,5 mU/l (= µU/ml) 30 min nach Injektion von 200 mg TRH: Anstieg > 2,0 mU/l			S
Thyroxin (T_4)	5–12 µg/dl		65–155 nmol/l	S
freies Thyroxin (FT_4)	1,0–2,3 ng/dl		13–30 pmol/l	S
Trijodthyronin (T_3)	90–200 ng/dl		1,38–3,10 nmol/l	S
TBG	16–27 mg/dl			S
Transferrin	200–400 mg/dl	× 0,01	2,0–4,0 g/l	S
Triglyceride	74–160 mg/dl	× 0,011	0,84–1,82 mmol/l	S
Troponin I	< 2 µg/l			S
Troponin T	< 0,1 ng/ml			
Vitamin B_{12}	310–1100 pg/ml		229–812 pmol/l	S
Vitamin D	700–3100 U/l			S

B = Vollblut C = Zitratblut E = EDTA-Blut P = Plasma S = Serum U = Urin
m = männlich w = weiblich

Liste der erwähnten Pharmaka mit Präparate- und Substanznamen

Actilyse®	rTPA
Adalat/ret.®	Nifedipin
Aldactone®	Spironolacton
Alupent®	Orciprenalinsulfat
Amuno®	Indometacin
Antra®	Omeprazol
Aquaphor®	Xipamid
Asacolitin®	Mesalazin
Aspirin®	Acetylsalicylsäure
Atosil®	Promethacin-HCL
Atropin®	Atropinsulfat
Azulfidine®	Sulfasalazin
Bactrim®	Trimethoprim + Sulfamethoxazol
Baypen®	Mezlocillin-Na
Ben-u-ron®	Paracetamol
Bepanthen®	Dexpanthenol
Berotec®	Fenoterol
Bifiteral®	Lactulose
Binotal®	Ampicillin
Buscopan/comp.®	N-Butylscopolaminbromid (Metamizol)
Catapresan®	Clonidin
Cedur®	Benzafibrat
Chinidin-Duriles®	Chinidin
Claforan®	Cefotaxim
Clivarin®	niedermol. Heparin
Cordarex®	Amiodaron
Dibenzyran®	Phenoxybenzamin
Digimerck/minor®	Digitoxin
Dilatrend®	Carvedilol
Dipentrum®	Olsalacine
Distraneurin®	Clomethiazol
Dolantin®	Pethidin-HCl
Dopamin®	Dopamin
Dytide H®	Triamteren + Hydrochlorothiazid
Endoxan®	Cyclophosphamid
Euglukon N®	Glibenclamid
Euphyllin®	Theophyllin-Monohydrat + Äthylendiaminhydrochlorid
Euthyrox®	Levothyroxin-Na
Favistan®	Thiamazol
Fraxiparin®	niedermol. Heparin
Gelusil Lac®	Fettfreies Milchpulver + Aluminium-Magnesium-Silicathydrat
Gernebcin®	Tobramycinsulfat
Heitrin®	Terazosin
Humalog®	Lispro-Insulinanalogon
Humatin®	Paromycinsulfat
Inhibostamin®	Tritoqualin
Intal®	Cromoglicinsäure
Ismo®	Isosorbit-5-Nitrat
Isoket/ret 40®	Isosorbiddinitrat
Lanitop/mite®	b-Methyldigoxin
Lasix®	Furosemid
Lefax®	Dimethicon
Leukeran®	Chlorambucil
Liquemin®	Heparin
Liskantin®	Primidon
Marcumar®	Phenylprophylhydrocumarin
Mexitil®	Mexiletinhydrochlorid
Moduretik®	Amiloridhydrochlorid, Hydrochlorothiazid
Monoembolex NM®	niedermol. Heparin
Natulan®	Procarbacin
Nepresol®	Dihydralazin
Novalgin®	Metamizol
Novodigal®	Acetyldigoxin
Osyrol®	Spironolacton
Prostigmin®	Dimethylcarbamoyl-oxyphenyl-trimethyl-ammoniummethyl-sulfat
Refobacin®	Gentamicin
Rekawan®	Kaliumchlorid
Resochin®	Chloroquin
Rheomacrodex®	Dextran 40
Rifloc®	Isosorbiddinitrat
Rocmalat®	L-Arginin, D + L-Äpfelsäure
Rythmodul®	Disopyramid
Sanasthmyl®	Beclometasondipropionat
Solu-Decortin/H®	Prednisolon
Sostril®	Ranitidin
Spiropent®	Clenbuterol
Synacthen®	Tetracosactidhexaacetat (synth. ACTH)
Tagamet®	Cimetidin
Tegretal®	Carbamazepin
Temgesic®	Buprenorphin
Tenormin®	Atenolol
Tensobon®	Captopril
Tramal®	Tramadol
Trasylol®	Aprotinin
Uralyt-U®	Hexakaliumhexanatriumpentacitrat
Urbason®	Methylprednison
Uricovac®	Benzbromaron
Valium®	Diazepam
Vibravenös®	Doxycyclin
Vincristin®	Vincristin
Virumerz®	Tromantadin
Visken®	Pindolol
Voltaren®	Diclofenac
Xanef®	Enalapril
Xylocain®	Lidocain
Zentropil®	Phenytoin
Zyloric®	Allopurinol

Verzeichnis der erwähnten Abkürzungen

Ak	Antikörper
a.p.	anterior-posterior
ASL	Antistreptolysintiter
aVK	arterielle Verschlußkrankheit
AZ	Allgemeinzustand
BB	Blutbild
BD	Bauchdecken
BKS	Blutsenkung
C	Konvergenz
CRP	C-reaktives Protein
CT	Computertomographie
Diff.BB	Differentialblutbild
ES	Extrasystolen
EZ	Ernährungszustand
Hb	Hämoglobin
Hbe	Hämoglobingehalt im Erythrozyten
HF	Herzfrequenz
Hkt	Hämatokrit
HVS	Halsvenenstauung
i.S.	im Serum
KE	Kolonkontrasteinlauf
KHK	koronare Herzkrankheit
KS	Klopfschall
KZ	Kräftezustand
L	Licht
MCV	Medium cell volume
MCL	Medioklavikularlinie
MDP	Magen-Darm-Passage
NAP	Nervenaustrittspunkte
NAW	Notarztwagen
OK	Oberkiefer
QF	Querfinger
RF	Rheumafaktor
RG's	Rasselgeräusche
RR	Blutdruck
SL-Index	Sokolow-Lion-Index
SR	Sinusrhythmus
UK	Unterkiefer
v.a.	vor allem
V.a.	Verdacht auf
VES	ventrikuläre Extrasystolen
Z.n.	Zustand nach

Belastungs- bzw. Funktionstests

D-Xylosetest (Messung der D-Xyloseausscheidung im Urin nach 5 h):	5,5-8,25 g	33-53 mmol/l
Kreatinin-Clearance:	90-160 ml/min	1,5-2,66 ml/s
Eisenbelastung (normal geringer Anstieg des Eisenspiegels):	bis max. ca. 180 µg/dl	ca. 30 µmol/l
Glukosebelastung:		
normal	nach 60 min. < 160 mg/dl	< 8,8 mmol/l
	nach 120 min. < 120 mg/dl	< 6,6 mmol/l
	nach 180 min. < 100 mg/dl	< 5,5 mmol/l
sicher pathol.	nach 60 min. < 220 mg/dl	< 12,2 mmol/l
	nach 120 min. < 150 mg/dl	< 8,4 mmol/l
	nach 180 min. < 130 mg/dl	< 7,15 mmol/l

Fall 1

1

▷ Anamnese

Der Hausarzt kündigt Ihnen im Nachtdienst einen Patienten mit starken Oberbauchbeschwerden und angeblichem Bluterbrechen an. 1/2 h später wird ein 21jähriger asthenischer Patient (189 cm, 73 kg) eingeliefert.
Er gibt seit 1 Woche bestehende Übelkeit und linksseitige Oberbauchschmerzen an. Die ganze Woche habe er nach Nahrungsaufnahme erbrochen. Am Aufnahmetag hätten sich die Beschwerden verstärkt: Er habe seit dem Morgen ständig erbrochen und stärkste linksseitige Oberbauchbeschwerden, die in ständig gleicher Intensität vorhanden seien. Zuletzt sei dem Erbrochenen Blut beigemengt gewesen. Auf genauere Nachfrage nach Menge und Farbe des Blutes gibt er an, er habe lediglich blutig tingierte (hellrote) Schleimbeimengungen beobachtet. Sonst sei er nie ernsthaft krank gewesen, lediglich vor 2 Jahren habe er ähnliche Beschwerden gehabt. Bei einer stationären Abklärung im Krankenhaus sei jedoch „nichts herausgekommen".
Bei der Aufnahmeuntersuchung krümmt sich der Patient mehrmals spontan unter schmerzhaftem Stöhnen zusammen, würgt heftig und versucht, durch Manipulation am Zäpfchen Erbrechen auszulösen: Er würgt wäßrigen Schleim hervor.
Alkoholkonsum verneint. Seit 2 J. Nikotin: 20 Zigaretten/Tag.

Heftiger OB-Schmerz mit Erbrechen
Keine relevante Hämatemesis

▷ Aufnahmebefund

21jähriger asthenischer Patient; Haut trocken, kühl, extrem blaß, Schleimhäute gut durchblutet; Rachenring stark gerötet; ausgeprägter Rundrücken; Lungen bds. perkutorisch und auskultatorisch o.B. RR 150/95 mmHg; HF 115/min., HT rein, kein Geräuschbefund; Herzaktionen rhythmisch. Alle peripheren Pulse tastbar.
Abdominalbefund: BD federnd angespannt, keine typische Abwehrspannung, Spontan- und Druckschmerz im rechten und mittleren Oberbauch mit Ausstrahlen in den Rücken. Leber und Milz nicht palpabel; Nierenlager bds. druck- und klopfschmerzhaft. Bewußtseinslage klar, orientiert, grob neurol. o.B.; seitengleich gesteigerte Reflexe; psychisch erregt, ängstlich.

BD federnd gespannt, Schmerz im rechten und mittleren Oberbauch, Nierenlager druckdolent

Welche Erkrankungen erwägen Sie differentialdiagnostisch?

- akute Pankreatitis
- Ulcus duodeni oder ventriculi (evtl. mit Blutung und/oder Perforation)
- Gallenkolik bei Cholezysto- bzw. Choledocholithiasis oder Cholezystitis
- Nierenkolik
- Ileus

Welche dieser Diagnosen ist am wahrscheinlichsten und warum?

Die Anamnese mit heftigen, eher linksseitigen, in den Rücken ausstrahlenden Dauerschmerzen sowie der klinische Befund mit federnd gespannten Bauchdecken ohne typische („brettharte") Abwehrspannung („Gummibauch") sprechen am ehesten für eine akute Pankreatitis. Gegen eine Gallen- oder Nierenkolik sprechen die nicht kolikartigen Schmerzen, bei einer Affektion der Galle sind die Schmerzen vor allem im rechten Oberbauch lokalisiert, oft mit Ausstrahlung in die rechte Schulter. Die Schmerzen bei Nierenkoliken strahlen vom Rücken nach vorne zur Leiste oder ins Genitale aus. Ein Ikterus wie meist bei Chole-

docholithiasis besteht nicht. Das Erbrochene wird nicht wie Miserere beschrieben. Ein Ulkus könnte mit ähnlicher Symptomatik, mit allerdings meist weniger akuten Schmerzen auftreten (außer bei einer Perforation oder Penetration, dann besteht allerdings meist eine typische Abwehrspannung). Die geschilderten Blutbeimengungen zum Erbrochenen entsprechen nicht einer klinisch relevanten gastrointestinalen Blutung.
Wahrscheinlichste Arbeitsdiagnose ist also eine akute Pankreatitis.

Welche Diagnostik veranlassen Sie zur Klärung der einzelnen Differentialdiagnosen?

Labor: Die Diagnose einer akuten Pankreatitis wird in erster Linie durch Bestimmung der Pankreasfermente gestellt.
Eine geringe Cholestase ist auch ohne sichtbaren Ikterus möglich. Da eine Choledocholithiasis in Betracht kommt (evtl. auch als Ursache einer Pankreatitis), werden die Cholestaseparameter bestimmt.
Um eine entgegen dem klinischen Eindruck doch stärkere Blutung nicht zu übersehen, ist ein Blutbild nötig, dabei auch Bestimmung der Leukozyten (besteht eine entzündliche Erkrankung, z. B. Cholezystitis?).
Wegen der auch in Betracht kommenden Nierenkolik sollte darüber hinaus ein Urinstatus (Hämaturie?) angefertigt werden.

Bildgebende Verfahren:

a) Sonographie: Hiermit kann das Pankreas beurteilt werden (Schwellung? Ödem? Zysten? Verkalkungen? Exsudate?), außerdem die Gallenblase und die Gallenwege (Steine? Aufstau? Entzündungszeichen?) sowie die Nieren (Steine? Stauung?).
Auch auf das Vorhandensein freier Flüssigkeit sollte geachtet werden.
b) Röntgen: Die Perforation eines Hohlorganes bzw. ein Ileus sind aufgrund der Klinik, wie oben beschrieben, unwahrscheinlich, diese beiden Erkrankungen hätten jedoch katastrophale Folgen, wenn keine rasche chirurgische Intervention erfolgt. Daher werden zum Ausschluß freier Luft bzw. von Flüssigkeitsspiegeln eine Abdomenübersichtsaufnahme sowie eine Thoraxaufnahme im Stehen, auf der freie Luft unter den Zwerchfellen oft besser erkennbar ist, angefertigt.

Endoskopie: Wegen des zunächst nicht auszuschließenden Verdachtes auf ein Ulkus ist eine Gastroskopie zu erwägen. Die Dringlichkeit richtet sich vor allem nach dem Vorhandensein einer Blutung bzw. deren Ausmaß. Wenn eine massive Blutung vorliegt (starke Hämatemesis oder Hämatochezie und/oder klinische Zeichen eines Volumenmangels), ist eine Notfallgastroskopie nötig. Besteht klinisch keine wesentliche Blutung, kann man sich am Blutbild orientieren. Bei normalem Hb besteht dann keine Indikation zu einer Notfallendoskopie.
Ob mit der Frage eines Ulkus später eine Gastroskopie durchgeführt werden muß, richtet sich nach dem Verlauf. Bei rascher Beschwerdebesserung kann darauf verzichtet werden.

Lipase, Amylase, Cholestasewerte, Blutbild, Urinstatus
Sono
Röntgen

Ergebnisse

Labor: Hb 16,6 g/dl, Leuko 19,6/nl, Diff-BB, Serumelektrolyte, Bilirubin, Transaminasen, alkalische Phosphatase, Urinstatus unauffällig. Serumlipase auf 310U/l, Amylase auf 380 U/l erhöht.

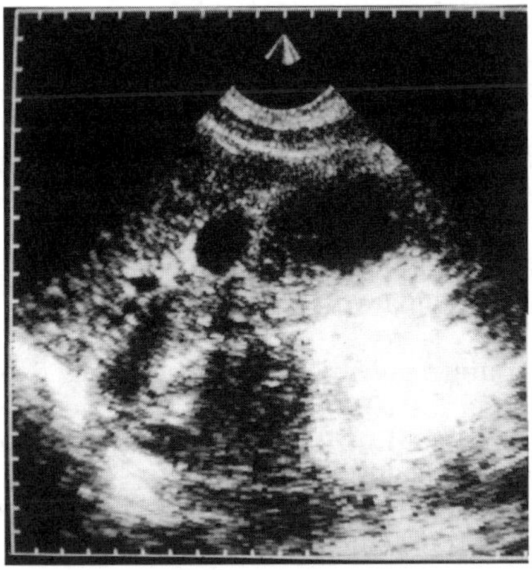

Sono: in der Pankreaskopfregion 6 x 6 cm großes, flüssigkeitsgefülltes Gebilde, Gallenblase ohne Steine, extra- und intrahepatische Gallenwege nicht erweitert, Nieren bds. normal groß, nicht gestaut, kein Nachweis von Steinen. Keine freie Flüssigkeit.

Röntgen: keine Spiegel, keine freie Luft

Lipase, Amylase ↑
Pankreaszyste
keine Cholestasezeichen

Wie lautet Ihre Diagnose?

Akute Pankreatis, V. a. Rezidiv

Das klinische Bild mit linksseitig betonten Oberbauchschmerzen und die erhöhten Pankreasfermente erlauben die Diagnose. Der Patient hat über ähnliche Beschwerden vor 2 Jahren berichtet, so daß möglicherweise ein Rezidiv vorliegt. Zu beachten ist allerdings, daß es auch unspezifische oder als Begleiterscheinung zu sehende Enzymerhöhungen gibt (z. B. bei penetrierendem Ulkus). Möglich wäre auch, daß als Hauptproblem eine Komplikation der Zyste besteht (z. B. Infektion der Zyste oder Blutung in die Zyste). Diese Möglichkeiten lassen sich zunächst nicht mit Sicherheit ausschließen. Man sollte sie vor allem bei fehlender Besserung in den nächsten Tagen in Betracht ziehen und dann eine entsprechende Diagnostik durchführen: sonographische Verlaufskontrollen (evtl. einschließlich Duplex), Zystenpunktion, Endoskopie.

Wie lautet Ihre Therapieanordnung?

- Nahrungs- und Flüssigkeitskarenz; Volumenersatz.
  Die Infusionstherapie muß sich nach der Schwere der Erkrankung, dem Verlauf und den Begleiterkrankungen richten: In diesem Falle konnte auf eine komplette parenterale Ernährung verzichtet werden (und damit auf einen zentralvenösen Katheter). Es erfolgte eine Volumensubstitution mit 2 l Elektrolytlösung und 2 l niedrigkonzentrierter (5%iger) Glukoselösung.
- Magensonde wegen des rezidivierenden Erbrechens zum Ableiten des Magensekretes
- Der Nutzen einer Säurehemmung ist umstritten, routinemäßig kann darauf verzichtet werden.
- Schmerzbehandlung: Basistherapie mit 1%igem Procain kontinuierlich i. v. über Perfusor.

Unter dieser Behandlung kam es zu einer raschen Schmerzbefreiung, so daß weitere analgetische Maßnahmen nicht notwendig waren. Ansonsten kämen zunächst peripher wirkende Analgetika (z. B. Metamizol) in Betracht. Als nächstes hätte sich ein morphinhaltiges Analgetikum, beispielsweise Pentazocin (Fortral®) oder Pethidin (Dolantin®), angeboten. Morphin selbst ist wegen des Risikos von Papillenspasmen, die den Abfluß der Pankreassekrete behindern, nicht indiziert. Da der paralytische Ileus zu den Komplikationen der Pankreatitis zählt und Spasmolytika zu einer Herabsetzung der Darmmotilität führen können, sollten diese Präparate prinzipiell ebenfalls vermieden werden.

- Antibiotika: Eine routinemäßige antibiotische Therapie ist bei einer Pankreatitis nicht sinnvoll, da es sich nicht um eine bakterielle Infektion, sondern primär um eine aseptische Entzündung handelt. Bei einer infektiösen Komplikation (z. B. infizierte Nekrose) ist neben der interventionellen oder chirurgischen Entlastung eine antibiotische Therapie indiziert. Diskutiert wird über eine prophylaktische Antibiotikagabe bei der nekrotisierenden Form.

Hochkalorische parenterale Ernährung bzw. Volumenersatz
Säurehemmung
Analgesie mit Procain
Antibiotika?

Welche Maßnahmen zur Therapieüberwachung notieren Sie im Anordnungsbogen?

Während der akuten Phase sind zur Überwachung des Patienten regelmäßige Blutdruck- und Pulskontrollen sowie eine Bilanzierung der Flüssigkeitsein- und -ausfuhr notwendig. Im Labor sollte das CRP bestimmt werden, da eine Erhöhung auf eine nekrotisierende Pankreatitis hinweist. Darüber hinaus erfolgt eine Kontrolle des Blutbildes (infektiöse Komplikation?) sowie der Elektrolyte bei der Infusionstherapie, außerdem der Cholestasewerte (sekundäre Cholestase durch Schwellung des Pankreaskopfes oder Kompression der Gallenwege durch die Zyste?).

Kontrolliert werden sollten auch Blutzucker, Kreatinin und Blutgasanalyse (renale oder respiratorische Insuffizienz?). Kontrollen der Pankreasenzyme können in größeren Abständen erfolgen, da sich die Maßnahmen an der Klinik und nicht an den Werten orientieren. Absteigende Lipase und Amylase gehen jedoch meist mit abnehmender entzündlicher Aktivität einher.

Ihre Maßnahmen sind erfolgreich. Bereits nach 2 Tagen ist der Patient schmerzfrei. Die Schwester fragt, ob er etwas essen darf und welche Kost Sie ihm ggf. bestellen kann.

Sie können ihm zu essen geben. Der Zeitpunkt für den Beginn der Nahrungsaufnahme richtet sich nach dem klinischen Bild, nicht nach den Laborwerten. Die Nahrung sollte zunächst extrem fettarm sein. Der Fettanteil kann, wenn der Patient keine Beschwerden bekommt, im Wochenrhythmus (je nach Klinik evtl. auch rascher) angehoben werden. Die meisten Krankenhäuser bieten standardisierte Stufenpläne an.

Nahrungsaufbau nach Klinik

Die Akutsymptomatik ist beherrscht. Worauf sollte sich Ihr Augenmerk jetzt richten?

Pankreas-(Pseudo-)zyste: Nach Abklingen der akuten Symptomatik muß über das weitere Vorgehen bezüglich der Pseudozyste entschieden werden. Bei neu aufgetretenen Pseudozysten sollte zunächst abgewartet werden, da die Zysten sich häufig spontan zurückbilden. In diesem Falle lag der Verdacht auf eine chronische Zyste nahe, da der Befund bereits bei der ersten Sonographie festgestellt wurde. Auch bei der Verlaufsbeobachtung zeigte sich keine Rückbildungstendenz. Aufgrund der Größe der Zyste von mehr als 5 cm war eine Intervention indiziert. Andere Indikationen zu einer Intervention wären Infektion, Blutung in die Zyste, Kompression des Choledochus oder anderer Organe. Möglich wäre eine gezielte Punktion der Zyste unter Ultraschallkontrolle mit Legen einer Drainage nach außen oder (mit endoskopischer Hilfe) zum Magen, außerdem eine operative Drainage. Die Auswahl des Verfahrens richtet sich nach den jeweils vorhandenen Möglichkeiten, hier wurde aufgrund der damals noch nicht verfügbaren interventionellen Methoden eine Operation durchgeführt.

Die häufigste Ursache einer Pankreatitis ist die Cholelithiasis, fast genauso häufig ist die alkoholtoxische Pankreatitis. Wenn beides nicht zutrifft, sollte ein anderes Abflußhindernis, insbesondere ein Tumor, ausgeschlossen werden.
Im vorliegenden Fall hatte sich sonographisch kein Stein gezeigt, Alkoholkonsum wurde verneint. Es wurde daher eine ERCP durchgeführt. Hier ließen sich Choledochussteine ausschließen, im Pankreasgangsystem fand sich kein Gangabbruch und auch sonst kein tumorverdächtiger Befund. Nachweisbar waren allerdings Gangunregelmäßigkeiten, die auf eine chronische Pankreatitis hindeuteten.
Als Folge einer chronischen Pankreatitis kann es zu einer exokrinen Pankreasinsuffizienz mit Maldigestion (führendes Symptom Steatorrhö) und (meist später) zu einer endokrinen Pankreasinsuffizienz mit Ausbildung eines Diabetes mellitus kommen.

Sekundärkomplikationen:
Zystenbildung
endokrine u. exokrine Insuffizienz

▷ Verlauf

Der weitere klinische Verlauf in diesem Falle war ohne diese Komplikationen, auch abdominelle Beschwerden traten nicht mehr auf, die Laborwerte normalisierten sich. Der Patient wurde vor seiner Krankenhausentlassung über die Probleme der Erkrankung, insbesondere die Rezidivgefahr, aufgeklärt und auf die Notwendigkeit einer strikten Alkoholkarenz und der Vermeidung fettreicher Mahlzeiten hingewiesen.
In den Folgemonaten kam es zu einer Verbesserung des klinischen Zustandes, einer Gewichtszunahme und einer seit mehr als 1 Jahr anhaltenden Beschwerdefreiheit.

Quintessenz

Eine Pankreatitis verläuft oft (aber nicht obligat) hochakut mit eindrucksvoller Klinik. Die Entzündungsschwere korreliert weniger mit der Höhe der Amylasespiegel, eher mit anderen Laborwerten wie CRP und LDH. Komplikationen sind häufig und verlangen eine intensive Überwachung, meist unter Einschluß bildgebender Verfahren (Computertomographie). Grundlagen der Therapie sind reichlich Flüssigkeit, hochkalorische parenterale Ernährung und suffiziente Analgesie. Immer ist eine Ursachenforschung zu betreiben. Ist eine alkoholtoxische Genese auszuschließen, sollte immer invasiv (ERCP) nach Abflußbehinderungen gefahndet werden. Am häufigsten finden sich dabei Steine, die bei einer ERCP auch behandelt (extrahiert) werden können, Tumoren müssen ausgeschlossen werden.
Chronische oder chronisch rezidivierende Verläufe können zu einer endokrinen oder exokrinen Insuffizienz führen. Bei entsprechender Klinik sind gezielte Untersuchungen zu veranlassen.

Fall 2

2

▷ Anamnese

Ein 71jähriger Mann (171 cm, 73 kg) klagt seit etwa einem Jahr über an Häufigkeit und Intensität zunehmende Schwindelanfälle, Kopfschmerzen und Erbrechen. In den letzten 3 Wochen habe er etwa 3-4 h nach den Mahlzeiten ständig mehr als 3mal täglich erbrochen. In dieser Zeit habe er etwa 7 kg an Gewicht abgenommen. Keine Abneigung gegen bestimmte Speisen. Eine neurologische Untersuchung vor etwa 6 Monaten war angeblich unauffällig.

▷ Frühere Anamnese

Vor 20 Jahren Bandscheibenbeschwerden; etwa vor 12 Jahren Pleuritis links, sonst nie ernstlich krank gewesen.

▷ Körperlicher Befund

Haut blaß, grau-gelbliches Kolorit; Schleimhäute unauffällig; Hals und Thorax o.B. Lungen perkutorisch und auskultatorisch o.B. Herztöne rein, leise. Herzfrequenz 65/min., RR 160/90 mmHg li., 150/85 mmHg re. Leber 1 QF unter Rippenbogen tastbar, übriges Abdomen unauffällig. Kein Druckschmerz, Nierenlager bds. frei, keine Ödeme; peripherer Pulsstatus unauffällig.

Schwindel, Kopfschmerzen und Erbrechen

Nystagmus, Ataxie, skandierende Sprache

Beidseitige Miosis, aufgehobene Lichtreaktion beidseits. Augenhintergrund nicht einsehbar; Patient gibt Doppelbilder beim Blick nach links an. Mittelschlägiger Nystagmus beim Blick nach beiden Seiten; periphere Reflexe rechts > links. Babinski re. pos., links fraglich pos.; Finger-Nase-Versuch links unsicher; Knie-Hacken-Versuch links ataktisch; Gangunsicherheit, Standataxie mit Falltendenz nach links beim Rombergversuch. Sprache langsam, stockend. Wach und allseits orientiert.

Was ist Ihre Auffassung; welche Differentialdiagnosen sind zu erwägen?

Die Kombination Nystagmus, Ataxie, skandierende Sprache ist typisch für eine Kleinhirnschädigung (Charcot-Trias). Kopfschmerzen und Erbrechen müssen an erhöhten Hirndruck, also an eine intrakranielle Raumforderung denken lassen. Für einen Tumor spricht auch die Dauer der Anamnese.

▷ Diskussion

Differentialdiagnostisch zu erwägen wäre eine ischämische Kleinhirnschädigung (Insult). Dabei beginnt die Symptomatik aber recht akut, Kopfschmerzen können zwar auftreten, sind allerdings meist weniger im Vordergrund. Zu denken wäre auch an entzündliche Erkrankungen (Lues, Tbc), die allerdings eher selten (geworden) sind und meist auch Symptome anderer Organmanifestationen sowie allgemeine Entzündungszeichen zeigen. Auch zerebelläre Systemerkrankungen (hereditäre zerebelläre Ataxien) sind recht selten, außerdem treten sie in jüngerem Lebensalter auf und zeigen einen prolongierteren Verlauf.

Arbeitshypothese: Kleinhirntumor

Die wahrscheinlichste Diagnose ist also ein Kleinhirntumor.

Welche weitere Untersuchung veranlassen Sie als nächste zur Erhärtung Ihres Verdachts?

Primäres bildgebendes Verfahren ist die Computertomographie, bei Tumorverdacht mit Kontrastmittelgabe. Im CT ergibt sich eine 3,5 cm große, teils solide, teils zystische Raumforderung im Bereich der linken Kleinhirnhemisphäre. IV. Ventrikel nicht abgrenzbar. Perifokal findet sich ein mäßig ausgeprägtes Ödem.

CT: Kleinhirntumor

Die Verdachtsdiagnose Kleinhirntumor hat sich bestätigt. Welche differentialdiagnostischen Erwägungen stellen Sie jetzt an?

Zu diskutieren ist zunächst, ob es sich um einen hirneigenen Tumor oder um eine Metastase handelt. Die häufigsten malignen Hirntumoren in diesem Lebensalter sind Glioblastome, die allerdings nicht im Kleinhirn vorkommen. Häufig im Kleinhirn finden sich Medulloblastome, die jedoch in höherem Lebensalter fast nicht vorkommen. Ein gutartiger Tumor (z. B. Neurinom) ist aufgrund des CT-Bildes mit perifokalem Ödem und unscharfer Begrenzung des Tumors unwahrscheinlich. Am wahrscheinlichsten ist also eine Hirnmetastase. Die am häufigsten in das Gehirn metastasierenden Tumoren sind das Bronchialkarzinom, (bei Frauen das Mammakarzinom, das bei Männern sehr selten auftritt), das maligne Melanom, das Nierenzellkarzinom, gastrointestinale Tumoren und das Schilddrüsenkarzinom.

Bei einem metastasierenden Tumorleiden ist in den meisten Fällen eine kurative Behandlung nicht mehr möglich. Welche Überlegungen bezüglich des weiteren Vorgehens stellen Sie in dieser Situation an?

Für die Prognose des Patienten sind Art des Tumors und Stadium der Erkrankung entscheidend. Danach richten sich auch die Überlegungen bezüglich des therapeutischen Vorgehens. Dabei sollte man drei Möglichkeiten berücksichtigen:

- keine tumorspezifische Behandlung, lediglich symptomatische Therapie
- Tumortherapie mit palliativer Zielsetzung
- in seltenen Fällen (differenzierte Tumore mit einer solitären Metastase) auch Behandlung mit kurativer Zielsetzung denkbar

Weitere Diagnostik ist also sinnvoll. Die Auswahl der Methoden richtet sich nach der Wahrscheinlichkeit des vermuteten Primärtumors, außerdem sucht man nach weiteren Tumormanifestationen zur Stadieneinteilung und nach Zugangsmöglichkeiten zur Histologiegewinnung. Bei allen diagnostischen Maßnahmen sollte man sich immer wieder die Frage nach therapeutischen Konsequenzen stellen, damit sich nicht eine „Eigendynamik" eines diagnostischen Programmes entwickelt, wenn die Therapie bereits klar ist.
Zu klären ist auch, ob nicht vor aller Diagnostik die Hirnmetastase behandelt werden muß. Da die Symptomatik bereits drei Wochen besteht und aufgrund der neurologischen Untersuchung sowie des CT keine akute Hirndrucksymptomatik vorliegt, besteht keine akute Interventionsindikation im Hinblick auf die Behandlung der intrazerebralen Raumforderung.

Welche weiterführenden Untersuchungen führen Sie durch?

Rö-Thorax in 2 Ebenen: Herz in Form und Größe unauffällig, Lungenperipherie frei von frischen Infiltraten oder Rundherden; kein pathologischer Befund.

Oberbauchsonographie: Es findet sich ein teils zystischer, teils solider Tumor im Bereich des unteren Nierenpols rechts mit einem Durchmesser von 6 cm, kein Aufstau des NBKS, linke Niere unauffällig. Kein Nachweis von paraaortalen oder paracavalen Lymphomen. Homogenes Leberparenchym ohne metastasenverdächtige Areale. Auch ansonsten keine pathologischen Auffälligkeiten.

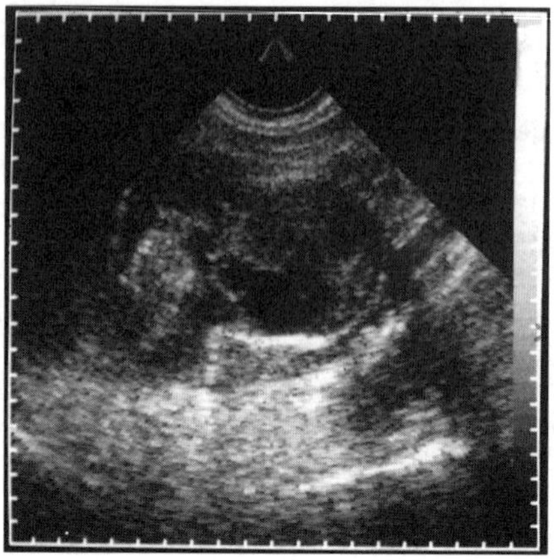

Sonographisch rechtsseitiger Nierentumor
Radiologisch unauffälliger Thoraxbefund

Labor: BKS 56/85 mm n.W.; Kreatinin 1,3 mg/dl; LDH 290 U/l; übrige Laborwerte und Urinstatus unauffällig, Elektrophorese: normales Gesamteiweiß; rel. Verminderung der Albuminfraktion auf 45% und Erhöhung der α_2- und β-Globuline.

Welche Überlegungen stellen Sie jetzt an?

Sie haben nun einen Tumor im Bereich der rechten Niere und einen Kleinhirntumor festgestellt. Die Arbeitshypothese lautet nunmehr primärer Nierentumor mit Kleinhirnmetastase. Bei den Nierentumoren handelt es sich überwiegend um Adenokarzinome (Hypernephrome), die kaum auf zytostatische oder Strahlentherapie ansprechen. Da sich bislang nur eine Metastase fand, ist eine operative Entfernung des Primärtumors und der Metastase zu diskutieren, so daß weitere Manifestationen gesucht bzw. ausgeschlossen werden sollten. Bei Nachweis weiterer Metastasen wäre es sinnvoll, sich auf symptomatische Maßnahmen zu beschränken. Denkbar wäre allerdings auch, daß es sich bei dem Nierenbefund ebenfalls um die Metastase eines dann weiterhin unbekannten Primärtumors handelt.

Welche Untersuchungen führen Sie also durch?

1. CT des Abdomens: Eine Darstellung des Tumors, seiner Organzugehörigkeit, Struktur und Ausdehnung mit einem zweiten bildgebenden Verfahren ist sinnvoll. Außerdem ist das CT zuverlässiger beim Nachweis von Lymphomen als die Sonographie. Es gibt auch Lebermetastasen, die sich nicht sonographisch, aber im CT (mit Kontrastmittel) zeigen.
2. Knochenszintigraphie: Diese Untersuchung sollte durchgeführt werden, da Nierenzellkarzinome häufig in die Knochen metastasieren.
3. Computertomographie der Thoraxorgane trotz des unauffälligen Röntgenbefundes, um ggf. mediastinale kleinere Metastasen und Lymphknotenvergrößerungen oder evtl. einen kleinen Tumor, der der Röntgendiagnostik verborgen blieb, zu identifizieren (Bronchialkarzinom häufigster Tumor bei Männern!).
4. Nierenangiographie und Cavographie: Bei Nachweis typischer pathologischer Gefäße im Bereich des Tumors ist die Diagnose eines Hypernephroms praktisch gesichert. Die Cavographie wird zum Ausschluß eines Tumorzapfens in der V. cava durchgeführt.

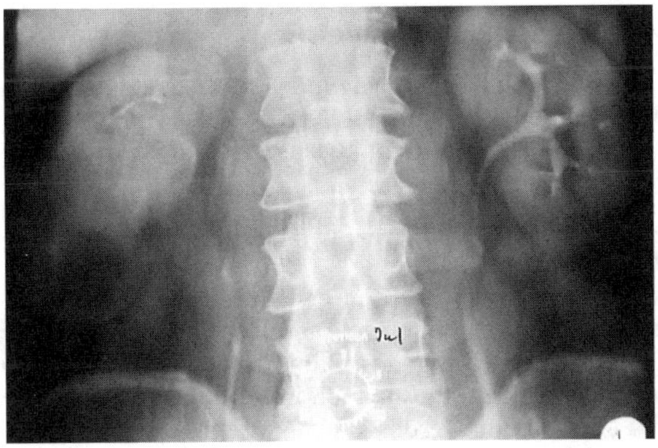

Ergebnisse

1. Infusionspyelogramm: Im Bereich des unteren Nierenpols rechts findet sich ein teils zystischer, teils solider Tumor mit einem Durchmesser von 6 cm.
2. Abdomen-CT: 6 x 6 x 5 cm großer inhomogener Tumor am rechten unteren Nierenpol mit Kontrastmittelanreicherung, passend zu einem Hypernephrom. Keine sonstigen Tumormanifestationen.
3. Thorax-CT: keine pathologischen Auffälligkeiten, insbesondere keine intrapulmonalen oder mediastinalen Raumforderungen.
4. Knochenszintigramm: keine „hot spots", also kein Hinweis auf ossäre Filialisierung.
5. Nierenangiographie und Cavographie: Der Tumor wird über die Nierengefäße versorgt und weist typische pathologische Gefäße auf. Kein Tumorzapfen in der V. cava.

Bestätigung des sonographischen Befundes, kein Nachweis weiterer Tumormanifestationen

Welche Diagnose stellen Sie nach Kenntnis sämtlicher Untersuchungsergebnisse?

Sämtliche ergänzend durchgeführten Untersuchungen erbrachten keinen Hinweis auf das Vorliegen weiterer Tumoren oder Metastasen, so daß als Befunde ein Nierentumor am unteren Nierenpol rechts sowie ein Tumor im Bereich der linken Kleinhirnhemisphäre vorliegen.
Die Diagnose eines primären Nierenzellkarzinoms mit solitärer Kleinhirnmetastase ist aufgrund der durchgeführten Untersuchungen hochwahrscheinlich.

Welche Therapie schlagen Sie vor?

Bei dem vorliegenden Tumortyp und -stadium mit einem Primärtumor und einer solitären Metastase ist der Versuch einer kurativen Behandlung durch operative Entfernung sowohl des Primärtumors als auch der Metastase sinnvoll.
Da die Metastase dem Patienten Beschwerden bereitet und der Primärtumor asymptomatisch ist, wird zunächst die Kleinhirnmetastase und sobald wie möglich der Nierentumor operiert.
Histologische Aufarbeitung der Operationspräparate: mäßig differenziertes Nierenzellkarzinom mit Kleinhirnmetastase.

Definitive Diagnose: mäßig differenziertes Hypernephrom mit solitärer Kleinhirnmetastase, Stadium: pT4, G3, pN0, M1

Wie schätzen Sie die Prognose ein?

Die Prognose bleibt zweifelhaft, da bei einem so ausgedehnten Primärtumor und einer bereits bestehenden Solitärmetastase eine bisher nicht nachweisbare Metastasierung mit letzter Sicherheit nicht auszuschließen ist und auch lokale Rezidive nicht selten sind.

Quintessenz

Manche Tumorerkrankungen werden erst durch die Folgen von Metastasen symptomatisch. Da verschiedene therapeutische Optionen zu erwägen sind, ist Diagnostik zur Feststellung des Primärtumors und des Tumorstadiums meist sinnvoll. Jeder Schritt muß jedoch im Hinblick auf die therapeutischen Konsequenzen entschieden werden.

Meist ist bei vorhandenen Metastasen eine kurative Therapie nicht mehr möglich. In seltenen Fällen, wenn nur eine solitäre Metastase besteht, kann durch Entfernung derselben und des Primärtumors eine Heilung versucht und z. T. auch erreicht werden.

Fall 3

3

▷ Anamnese, Vorerkrankungen

Eine 78jährige Patientin (151 cm, 62 kg) klagt seit einiger Zeit über Müdigkeit und Schwäche. Jetzt sei ihr seit 8 Tagen schlecht; dauerndes Aufstoßen. Der Stuhl sei etwa seit 8 Tagen heller geworden, der Urin bräunlich. Gegen fette Speisen, Kaffee und Gebratenes habe sie eine Abneigung. Früher sei sie nie krank gewesen, habe 3 gesunde Kinder geboren.

▷ Aufnahmebefund

Haut blaß, trocken; deutlicher Haut- und Sklerenikterus; Zunge feucht, nicht belegt; Schleimhäute anämisch; reduzierter Kräftezustand; Lunge und Herz auskultatorisch und perkutorisch o.B. Blutdruck nach RR 150/70 mmHg; Herzaktionen rhythmisch, Frequenz 96/min. Kein Druckschmerz über dem Abdomen, kein Spontanschmerz. Leber und Milz nicht palpabel; Nierenlager frei, periphere Pulse o.B.; Varikosis beider Beine mit trophischen Hautstörungen und Ulcus cruris venosum über dem linken Fußinnenknöchel. Reflexdifferenzen bei peripheren Reflexen; leichte Mißempfindungen in den Händen im Sinne von „Kribbeln und Beißen“, Vibrationsempfinden gestört. Bewußtseinslage klar, voll orientiert.

Verschlechterter Allgemeinzustand, uncharakteristische Oberbauchbeschwerden, Anämie, Ikterus, polyneuropathische Symptome

Welche Überlegungen stellen Sie an?

Folgende Leitsymptome lassen sich feststellen:

- 1. schmerzloser Ikterus mit relativ uncharakteristischen abdominellen Beschwerden
- 2. Anämie (blasse Haut und Schleimhäute) mit allgemeiner Schwäche und relativer Tachykardie
- 3. neurologische Symptome wie bei einer Polyneuropathie

Diese Symptomenkonstellation läßt bereits an eine Vitamin-B_{12}-Mangelanämie mit der dazugehörenden Hämolyse und funikulärer Myelose denken. Zu erwägen sind auch andere Ursachen eines Ikterus, wobei das Fehlen von Koliken sowie des Courvoisier-Zeichens eher gegen eine Abflußbehinderung sprechen. Denkbar wäre prinzipiell eine Hepatitis oder ein Tumorleiden, das evtl. auch für die Anämie verantwortlich sein könnte. Bezüglich der Anämie sind ansonsten akute oder chronische Blutungen oder myelodysplastische bzw. – proliferative Erkrankungen auszuschließen. Ikterus und Anämie würden auch zu einer hämolytischen Anämie passen. All diese Erkrankungen würden allerdings die neurologische Symptomatik nicht erklären.
Wahrscheinlichste Verdachtsdiagnose ist also eine Vitamin-B_{12}-Mangelanämie.

Welche Untersuchungen veranlassen Sie primär?

1. Blutentnahme mit großem Blutbild, Retikulozyten, Hämolyse anzeigenden Werten, Cholestaseparametern, Transaminasen
   Bereits durch ein kleines Blutbild mit Bestimmung der Erythrozytenindizes können wir die Anämie einordnen. Die Retikulozyten lassen zwischen Blutbildungsstörung und vermehrtem Verbrauch (Blutung oder Hämolyse) differenzieren. Um eine Blutbildungsstörung aufzudecken, werden Differentialblutbild und Thrombozyten bestimmt. Da eine Cholestase und Hepatitis in Betracht kommen, werden Cholestaseparameter und Transaminasen bestimmt.
2. Oberbauchsonographie mit der Frage nach Gallensteinen und gestauten Gallenwegen.

Ausgeprägte makrozytäre Anämie, keine Retikulozyten, hohe LDH, mäßige Bilirubinerhöhung mit überwiegend indirektem Anteil, keine Cholestasezeichen

Ergebnisse

Labor: BZ 97 mg/dl; Hb 6,4 g/dl; Ery 1,89/pl, HbE 33,9 pg/Ery, MCV 107 fl, Leuko 3,7/nl, HKT 20,0% Diff.-BB unauffällig; keine Retikulozyten nachweisbar, Ges. Bilirubin 3,2 mg/dl, direktes Bili 0,98 mg/dl, LDH 5320 U/l, GOT 37 U/l. BKS 25/65 mm.

GPT, γ-GT, AP, LAP, Lipase, Serumkreatinin und Elektrolyte, Harnstoff, Harnsäure im Normbereich.

Oberbauchsonographiebefund: Unauffällige Darstellung der Leber, etwa muskatnußgroßer solitärer Gallenstein in einer glatt bewandeten, morphologisch unauffällige Gallenblase. Intrahepatische Gefäße und abführende Gallenwege regelrecht dargestellt, kein Hinweis auf Aufstau des Choledochus. Pankreasregion, große Oberbauchgefäße, Nieren und Milz unauffällig.

Welche Differentialdiagnosen erwägen Sie nun?

Die wahrscheinlichste Ursache einer so ausgeprägten makrozytären Anämie ist der Vitamin-B_{12}-Mangel. Außerdem kommen für eine makrozytäre Anämie neben dem eher seltenen Folsäuremangel Knochenmarkerkrankungen (myelodysplastisches Syndrom) oder toxische Knochenmarkschäden (Alkohol) in Frage.

Zum Vitamin-B_{12}-Mangel passen auch die deutlich erhöhte LDH und das erhöhte indirekte Bilirubin. Die neurologischen Symptome im Sinne einer Polyneuropathie lassen sich als eine bei Vitamin-B_{12}-Mangel häufig auftretende funikuläre Myelose deuten.

Eine akute oder chronische Blutungsanämie ist bei der makrozytären Anämie praktisch auszuschließen.

Eine Hepatitis kommt im vorliegenden Fall bei fast normalen Leberenzymen nicht in Frage.

Ein Verschlußikterus ist ebenfalls auszuschließen, da einerseits im Oberbauchsonogramm kein Aufstau des D. choledochus und der intrahepatischen Gallenwege nachweisbar war, andererseits die alkalische Phosphatase und die LAP im Normbereich lagen.

Ein zurückliegender kurzzeitiger Verschluß, der sich mittlerweile wieder spontan zurückgebildet haben könnte (Steinabgang), wäre zwar theoretisch denkbar, zumal eine Cholezystolithiasis besteht. Typische Koliken sind jedoch nicht aufgetreten, außerdem hätte sich der Ikterus in diesem Falle spontan zurückbilden müssen.

Wie läßt sich die jetzt schon recht wahrscheinliche Diagnose erhärten?

Hyperplastisches Mark mit Megaloblasten, Vitamin-B_{12}-Spiegel stark erniedrigt

Beckenkammbiopsie zur Beurteilung des Knochenmarks: Im Knochenmark fand sich das typische Bild eines hyperplastischen Marks mit gesteigerter Erythropoese, häufigen Mitosen, vielen unreifen großen Zellen mit tief blauem Zytoplasmasaum. Weiterhin fanden sich Riesenstabkernige und übersegmentierte Megakaryozyten. Insgesamt stellt sich das klassische Bild einer perniziösen Anämie dar.

Bestimmung des Vitamin-B_{12}-Plasmaspiegels und des Folsäurespiegels: Der Vitamin-B_{12}-Spiegel war mit 50 pg/ml (normal 200-900 pg/ml) deutlich erniedrigt, Folsäure im Normbereich.

Aufgrund des erniedrigten Vitamin-B12-Spiegels ist die Diagnose einer Vitamin-B12-Mangel-Anämie jetzt gesichert. Eine Knochenmarkerkrankung (myelodysplastisches Syndrom) ist nach der Knochenmarkzytologie weitgehend ausgeschlossen.

Wie klären Sie die Ursache des Vitamin-B_{12}-Mangels?

Die häufigste Ursache eines Vitamin-B_{12}-Mangels ist die atrophische Gastritis mit Mangel an intrinsic factor (perniziöse Anämie oder M. Birmer). Daneben sind ein alimentärer Vitamin-B_{12}-Mangel sowie Resorptionsstörungen im Rahmen eines Malabsorptionssyndroms (z. B. bei Bandwurmbefall oder „Blind-loop"-Syndrom) denkbar.
Durch den Schilling-Test kann unterschieden werden, ob der Vitamin-B_{12}-Mangel Folge einer Malabsorption im Ileum oder eines Mangels an intrinsic factor ist oder ein alimentärer Vitamin-B_{12}-Mangel besteht.
Da jedoch die wahrscheinlichste Ursache eine atrophische Gastritis ist und in diesem Falle eine Gastroskopie indiziert ist (eine atrophische Gastritis gilt als Präkanzerose), wird heutzutage auf den Schilling-Test meist verzichtet. Bei endoskopisch/bioptischem Nachweis einer atrophischen Gastritis ist die Diagnose klar.

Gastroskopie: Befund einer atrophischen Magenschleimhaut mit einer chronisch atrophischen Gastritis. In der Histologie konnte der Befund bestätigt werden, kein Anhalt für tumoröses Wachstum.

Atrophische Gastritis

Welche endgültige Diagnosen stellen Sie?

- Anaemia perniciosa bei atrophischer Gastritis (M. Birmer) mit Polyneuropathie
- asymptomatische Cholezystolithiasis
- Ulcus cruris venosum

Welche Therapie leiten Sie ein?

Bei der atrophischen Gastritis ist eine perorale Vitamin-B_{12}-Gabe sinnlos, da keine ausreichende Resorption stattfindet. Therapie der Wahl ist Vitamin B_{12} parenteral, die ersten 8 Tage je 1000 mg Cytobion, dann 4 Wochen lang 1mal pro Woche, dann in 1/4jährlichem Abstand je 1 Injektion. Einige Tage nach Einleitung der Therapie kommt es typischerweise zu einem starken Anstieg der Retikulozyten (Retikulozytenkrise). In dieser Phase kann es durch die gesteigerte Hämatopoese zu einem Eisenmangel kommen, daher ist prophylaktisch eine Eisengabe indiziert.
Da die Cholezystolithiasis bisher nicht zu Beschwerden (Koliken) oder zu Komplikationen (Cholezystitis, Choledocholithiasis, Pankreatitis) geführt hat und das Alter der Patientin berücksichtigt werden sollte, ist eine Therapie, insbesondere eine Cholezystektomie, nicht erforderlich.

Hochdosierte parenterale Vitamin-B_{12}-Substitution, Retikulozytenkrise

Welche Perspektive sehen Sie in dem Fall? Dauerbehandlung?

Als Dauertherapie nach Normalisierung des Blutbildes ist eine Gabe von 1000 mg Hydroxycobalamin alle 3 Monate indiziert, zusätzlich viertel- bis halbjährliche Blutbildkontrollen. Die Folgen des Vitamin-B_{12}-Mangels sind so vollständig reversibel. Da die atrophische Gastritis eine Präkanzerose darstellt, sind regelmäßige Gastroskopien zu empfehlen.

Quintessenz

Eine perniziöse Anämie ist Folge eines Vitamin-B_{12}-Mangels. Führendes Symptom ist eine makrozytäre Anämie. Bei fortgeschrittenen Erkrankungen tritt auch ein Ikterus infolge der ineffektiven Hämatopoese mit Hämolyse auf. Als Begleiterscheinung findet sich oft eine funikuläre Myelose mit den Symptomen einer Polyneuropathie. Ursächlich besteht eine Resorptionsstörung infolge Mangel an intrinsic factor bei atrophischer Gastritis. Die Diagnose wird durch die Befundkonstellation in Blutbild und Knochenmarksuntersuchung gestellt und durch Messung des Vitamin-B_{12}-Spiegels bestätigt. Die atrophische Gastritis wird endoskopisch/bioptisch festgestellt. Da eine atrophische Gastritis als Präkanzerose gilt, sind endoskopische Kontrollen erforderlich. Therapeutisch erfolgt eine parenterale Vitamin-B_{12}-Substitution. Dadurch ist eine Restitutio ad integrum zu erreichen.

Fall 4

4

▷ Anamnese

Ein 62jähriger Patient (165 cm, 72 kg) kommt wegen schwerster Dyspnoe und Kaltschweißigkeit zur Klinikaufnahme. Er berichtet über einen deutlich verspürten Leistungsknick, der etwa 5 Monate zurückliege. Seit dieser Zeit sei er immer antriebsärmer und kurzatmiger geworden. Er habe bei der geringsten Anstrengung Schweißausbrüche bekommen. Seit etwa 10 Tagen ginge es ihm besonders schlecht, er könne sich überhaupt nicht mehr belasten und müsse dauernd um Luft kämpfen. Zusätzlich habe er seit dieser Zeit Husten und gelblich bis weißlichen Auswurf sowie Schmerzen über der linken Brustkorbseite. Manchmal würde das rechte Bein etwas anschwellen.

Allgemeines: 2-3x Nykturie; Gewichtsverlust in den letzten 2 Wochen 4 kg, vorher konstant; Appetit war bis vor 3 Tagen gut, Alkohol 2 Flaschen Bier/Tag; Nikotin 10-12 Zig./Tag.

Vorgeschichte: vor 17 Jahren Amputation des linken Oberschenkels wegen tuberkulöser Osteomyelitis nach offener Fraktur. Seit langen Jahren Hypertonie, die mit Briserin® eingestellt sei. Vor einiger Zeit sei aufgrund des EKGs der Verdacht auf einen abgelaufenen Infarkt geäußert worden, Brustschmerzen habe er bislang nicht gehabt.

▷ Aufnahmebefund

Adipöser 62jähriger Patient in stark reduziertem Allgemein- und Kräftezustand, Ruhedyspnoe, periorale Zyanose, Haut schweißig, kühl; Zunge feucht, belegt; Schleimhäute gut durchblutet. Struma diffusa colli beidseits; keine HVS, keine Lymphome. Temp. 38,0°C rektal.

Lungen: sonorer KS, mäßige Dämpfung beidseits basal, grobblasige, nicht klingende RGs beidseits re > li, exspiratorisches Giemen und Brummen. Exspirium nicht verlängert.

Herz: Herz perkutorisch nicht verbreitert, Herzspitzenstoß normal, Herztöne rein, keine Geräusche, HF 110/min., rhythmisch; RR 220/100 mmHg.

Abdomen: Leber 2 QF unter Rippenbogen tastbar, kein hepatojugulärer Reflux, Milz nicht palpabel, Nierenlager frei; Bruchpforten geschlossen.

Periphere Pulse alle tastbar, keine Ödeme, keine Thrombosezeichen.

Muskeleigenreflexe seitengleich, keine Paresen, keine path. Reflexe.

Psyche: indolenter, sehr freundlicher Patient, der keinem zur Last fallen will.

Seit Monaten bestehende, jetzt seit 10 Tagen verstärkte Atemnot; klinisch bds. RG's und trockene Nebengeräusche über den Lungen

Was ist Ihre Auffassung?

Führendes Symptom ist die Dyspnoe, die nach allmählichem Beginn vor 10 Tagen eine akute Verschlimmerung gezeigt hat. Letztlich sind alle Differentialdiagnosen der Dyspnoe zu erwägen:

- chronisch obstruktive Lungenerkrankung mit (infektbedingter?) Exazerbation
- Pneumonie
- sonstige entzündliche Lungenerkrankungen (z. B. Tbc)
- nicht entzündliche Lungenerkrankungen (z. B. Lungenfibrose, Sarkoidose)
- Tumorleiden mit Lungenbefall
- rezidivierende Lungenembolien
- Herzinsuffizienz (bei Z. n. Infarkt)

▷ Diskussion

Eine chronisch obstruktive Lungenerkrankung wäre mit der langen Anamnese und dann akuter Verschlechterung im Zusammenhang mit nur mäßig ausgeprägten Infekthinweisen (gelbliches Sputum, subfebrile Temperaturen) bei entspre-

chender Noxe (Nikotin) vereinbar. Dagegen spricht der schwerkranke Allgemeinzustand mit nur geringen Zeichen einer bronchialen Obstruktion.
Eine Pneumonie wäre nach dem Auskultationsbefund der Lungen denkbar, allerdings fehlen die typischen hochfebrilen Temperaturen.
Eine Tuberkulose ist insbesondere bei der Vorgeschichte mit tuberkulöser Osteomyelitis möglich.
Bei nicht entzündlichen Lungenerkrankungen ist der Verlauf eher schleichend, erhöhte Temperaturen sind selten.
Ein Tumorleiden ist aufgrund der Anamnesedauer denkbar.
Bei Lungenembolien ist der Verlauf meist akuter, die Zyanose ausgeprägt.
Die Anamnese wäre mit einer Herzinsuffizienz vereinbar, die typischen klinischen Zeichen sind jedoch nicht eindeutig nachweisbar.
Insgesamt ist eine chronisch entzündliche Erkrankung (z.B. Tuberkulose) oder ein Tumorleiden am ehesten denkbar.
Da akut bedrohliche Krankheitsbilder (Herzinsuffizienz) denkbar sind und der Patient mit Dyspnoe, Kaltschweißigkeit und Zyanose schwer beeinträchtigt ist, erfolgt die Aufnahme primär auf der Intensivstation.

Welche weiteren Untersuchungen veranlassen Sie nach der körperlichen Untersuchung?

EKG: tachykarder SR bei Linkstyp, Q in II, III, aVF (alter HW-Infarkt); RS-Umschlag verspätet in V_5, inkompletter Rechtsschenkelblock, betontes P in II, III, aVF als Zeichen der Rechtsherzbelastung

Labor: BZ 115 mg/dl, Hb 12,1 g/dl, Leuko 18,8/nl, Diff-BB: 74 Segment, 15 Lymph, 1 Mono, 9 Stab, 1 Eosinophiler; Restblutwerte o.B.; Kreatinin, Harnstoff, Elektrolyte o.B., Harnsäure mit 7,5 mg/dl grenzwertig. Bili 0,5 mg/dl, GOT 36 U/l, GPT 26 U/l, γ-GT 125 U/l, AP 259 U/l, CHE 1312 U/l; BKS 92/130 mm n.W., Urinstatus: Eiweiß +++, 8-10 Leuko, Bakterien +; Eiweißelektrophorese: Ges.-Eiweiß 5,5 g/dl, Alb. 45%, α_1-G 12%, α_2-G 18%, β-G 14%, γ-G 11%.T3 und T4 im Normbereich.
Die Blutgasanalyse erbrachte einen pCO_2 von 55 mmHg, eine Sauerstoffsättigung von 75% sowie einen noch im Normbereich gelegenen Säure-Basen-Haushalt.

Hypoxämie, Leukozytose. Alter Hinterwandinfarkt. Diffuse Infiltration beider Lungen

Röntgen-Thorax: Die Röntgenaufnahme zeigt einen diffusen, beide Lungen erfassenden fleckig-streifigen, infiltrativen Prozeß. Das Herz stellt sich nicht vergrößert dar.

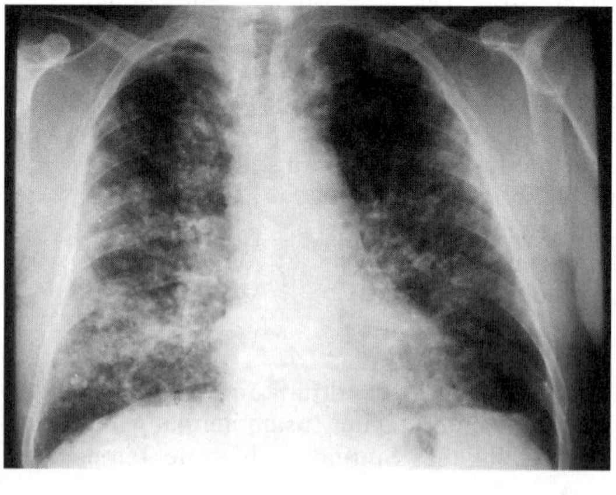

Welche Differentialdiagnosen erwägen Sie aufgrund des Röntgenbildes und der anderen bisher erhobenen Befunde?

Der im Röntgenbild sichtbare Prozeß könnte entzündlicher oder tumoröser Genese sein. Für einen entzündlichen Vorgang würde die Leukozytose sprechen. Bei einer derart ausgedehnten Pneumonie würde man allerdings ein akuteres Krankheitsbild erwarten. Bei dem schleichenden Verlauf und den nur gering erhöhten Temperaturen ist eine Tuberkulose, aber auch ein neoplastisches Geschehen möglich. Eine Herzinsuffizienz ist unwahrscheinlich.
Denkbar sind also ein disseminierter tumoröser Prozeß (z. B. eine ausgedehnte Metastasenlunge oder ein Alveolardeckzellkarzinom), eine Miliartuberkulose oder eine beidseitige Bronchopneumonie.

Welche Maßnahmen ergreifen Sie bei diesem Patienten zunächst?

Der Patient erhält mittels Nasensonde Sauerstoff (6 l/min.). Primär wird ein zentralvenöser Zugang über einen Armvenenkatheter angelegt. Da eine beidseitige Pneumonie möglich ist, wird eine kalkulierte antibiotische Therapie begonnen: Unter der Diagnose einer ambulant erworbenen Pneumonie wählen wir ein Kombinationspräparat aus Amoxicillin und Betalaktamase-Inhibitor. Um auch Mykoplasmen, Chlamydien und Legionellen zu erfassen, erfolgt zusätzlich eine Therapie mit einem Makrolid.
Wegen des Verdachts auf eine Tuberkulose wird Sputum zur mikroskopischen Untersuchung auf säurefeste Stäbchen und zur Anlage von Kulturen mit Resistenztestung abgenommen.

Allgemeinmaßnahmen (Sauerstoffgabe, Flüssigkeit), antibiotische Therapie

▷ Verlauf

Unter der eingeleiteten Therapie bessern sich die objektiven Befunde während 3 Tagen nicht, obwohl der Patient eine subjektive Beschwerdebesserung angibt. Die feuchten RGs sind beidseits unvermindert auskultierbar, die Dyspnoe besteht weiter, die Leukos sind auf 23,1/nl gestiegen ohne nennenswerte Linksverschiebung. Die Temperatur ist unverändert.

Woran denken Sie?

Das fehlende Ansprechen des Antibiotikums läßt uns stärker an die anderen Differentialdiagnosen (TBC und tumoröser Prozeß der Lunge) denken.
Eine Röntgen-Thorax-Kontrolle ergibt ein im Vergleich zur Aufnahmeuntersuchung unverändertes Bild. Da durch die antibiotische Therapie offensichtlich keine Besserung eingetreten ist, wird diese beendet. Zur Keimdiagnostik und wegen des Verdachtes auf ein Tumorleiden wird eine Bronchoskopie durchgeführt. Hier zeigt sich eine insgesamt entzündlich veränderte Bronchialschleimhaut, keine tumorösen Veränderungen. Bei der Aufarbeitung des Materials aus der bronchoalveolären Lavage sind nur wenige Leukozyten sichtbar (also wahrscheinlich kein entzündlicher Prozeß). Es finden sich jedoch reichlich atypische Zellen, die nicht weiter einzuordnen sind. Säurefeste Stäbchen sind nicht nachweisbar. Wegen des jetzt naheliegenden Tumorverdachtes wird eine Oberbauchsonographie durchgeführt. Diese zeigt ein inhomogenes Parenchymreflexmuster der Leber mit teils echodichteren, teils echoärmeren, unscharf begrenzten Bezirken, die am ehesten auf einen tumorösen Prozeß im Bereich der Leber schließen lassen. Auch in der Milz zeigen sich unscharf begrenzte, teils echodichtere, teils

Rasche klinische Verschlechterung, suspekte Zellen in der bronchoalveolären Flüssigkeit, sonographisch Verdacht auf Tumordurchsetzung von Leber und Milz

echoärmere Bezirke, ebenso im Parenchym der Nieren. Insgesamt ist der Befund auf eine generalisierte Tumordurchsetzung der genannten Organe hochverdächtig.
Die bislang vorliegenden Ergebnisse und der Verlauf machen ein fortgeschrittenes Tumorleiden hochwahrscheinlich. Daher verzichten wir bei einer weiteren Verschlechterung des Zustandes auf eine Intubation und maschinelle Beatmung. Der Patient verstirbt schließlich unter den klinischen Zeichen der respiratorischen Insuffizienz.

▷ Obduktion

Die Obduktion bestätigt, daß respiratorische Insuffizienz die Todesursache war. Grundleiden ist der äußerst seltene Fall eines Hämangiosarkoms mit wahrscheinlichem Ursprung in der Leber; diffuse sarkomatöse Durchsetzung beider Lungen, der Pleura, des Peri- und Myokards, der Schilddrüse, der rechten Großhirnhemisphäre. Weiterhin finden sich multiple Lymphknotenmetastasen in allen Regionen, Milzmetastasen und eine diffuse Durchsetzung der Leber, beider Nieren und Nebennieren.
Zusätzlich Z.n. alter Lungen-Tbc, mäßige Linksherzhypertrophie, Pulmonalariensklerose bei chronischem Lungenemphysem mit beginnender Rechtsherzhypertrophie; allgemeine Arteriosklerose mit Koronarsklerose, Z.n. kleinem alten Hinterwandinfarkt.

Quintessenz

Als Ursache einer Dyspnoe kommen differentialdiagnostisch pulmonale, kardiale, neoplastische und andere, seltenere Erkrankungen in Betracht.
Durch Anamnese, klinischen Befund und einfache Untersuchungen wie Röntgen-Thorax-Aufnahme lassen sich die Differentialdiagnosen meist weitgehend einengen.
Bei diffusen pulmonalen Verschattungen kommen entzündliche oder neoplastische Infiltrationen sowie Lungenfibrosen in Betracht.
Liegt – wie in diesem Fall – ein ausgedehnter Lungenbefall eines extrapulmonalen Neoplasmas vor, ist eine Therapie meist nicht mehr möglich. Aufgrund des fortgeschrittenen Stadiums sind bei dem hier festgestellten Hämangiosarkom palliative Therapieansätze nicht möglich, so daß in Anbetracht des schon bei Aufnahme sehr schlechten Zustandes der Verlauf schicksalshaft war.

Fall 5

5

▷ Anamnese

Ein 48jähriger Patient (165 cm, 52 kg) wird vom Hausarzt wegen einer seit etwa einem Jahr bestehenden fieberhaften, auf Tetracyclin nicht ansprechenden chronischen Emphysembronchitis eingewiesen (Einweisungsdiagnose). Bei der Anamneseerhebung gibt der Patient an, daß die Temperaturen abends bis zu 38,5°C erreichen, morgens um 37°C lägen. Auswurf: wenig, zäh, gelblich. Seit etwa einem Jahr fühle er sich matt und sei nicht leistungsfähig. Er habe in den letzten 4 Monaten 10 kg an Gewicht abgenommen, obwohl er nie dick gewesen sei. Ekel vor fetten Speisen und Fleisch. Vor etwa einem Jahr sei er wegen des ständigen Hustens in einer Thoraxklinik zur Bronchoskopie gewesen → Diagnose einer chronischen Bronchitis.
Nikotin: 20-30 Zigaretten/Tag; Alkohol angeblich nicht.
Früher als Kind Diphtherie, mit 17 Jahren tuberkulöse Pleuritis, mit 35 Jahren Nierensteinoperation, mit 40 Jahren Ulcus ventriculi (konservativ abgeheilt).

Was ist Ihre Auffassung; welche Arbeitsdiagnose stellen Sie?

Der Patient klagt über Husten mit geringem, etwas zähflüssigem und gelblichem Auswurf. Wegen des Hustens, der subfebrilen Temperaturen und der auf ein Lungenleiden hinweisenden Symptomatik sind differentialdiagnostisch eine chronisch obstruktive Bronchitis, zusätzlich jedoch auch eine Tuberkulose (Leistungsknick, über lange Zeit bestehende, therapieresistente subfebrile Temperaturen) und ein Bronchialkarzinom (Gewichtsabnahme, Leistungsknick, Ekel vor bestimmten Speisen) zu erwägen.

▷ Aufnahmebefund

Reduzierter AZ und EZ; Schleimhäute ausreichend durchblutet, Haut blaß, grau, trocken; Ruhedyspnoe, Orthopnoe, linkskonvexe BWS-Skoliose; rechts gedämpfter, links hypersonorer KS, Verschieblichkeit der unteren Lungengrenzen re. aufgehoben, li. 3 QF, Atemgeräusche re. stark abgeschwächt, mittelblasige RGs rechts. Herztöne rein, HF 68/min., rhythmisch, RR 130/65 mmHg. Leber 1 QF unter MCL vergrößert tastbar, Druckschmerz re. Oberbauch, Restbefund mit Pulsstatus und neurologischer Untersuchung unauffällig.

Leistungsknick, Gewichtsabnahme, subfebrile Temperaturen, Husten mit wenig Auswurf, rechts abgeschwächtes Atemgeräusch, RGs

Welche Untersuchungen veranlassen Sie zunächst?

Röntgen-Thorax-Aufnahme, Laboruntersuchung, Entzündungsparameter, Abnahme von Sputumproben zur Keim- und Resistenzprüfung. Zusätzlich Magensaftuntersuchung auf säurefeste Stäbchen. Weiterhin veranlassen Sie eine Tuberkulinprobe.

▷ Routineuntersuchungen

EKG: normfrequenter SR bei Indifferenztyp; regelrechter Stromkurvenverlauf

Pathologische Laborwerte: BKS: 44/83 mm n.W.; Leuko 10.2/nl; γ-GT 48 U/l; Gesamteiweiß 6,3 g/dl mit rel. Hypalbuminämie; Rest unauffällig
Die Tuberkulinprobe zeigte einen deutlich positiven Befund.

Was sehen Sie auf dem folgenden Röntgenbild?

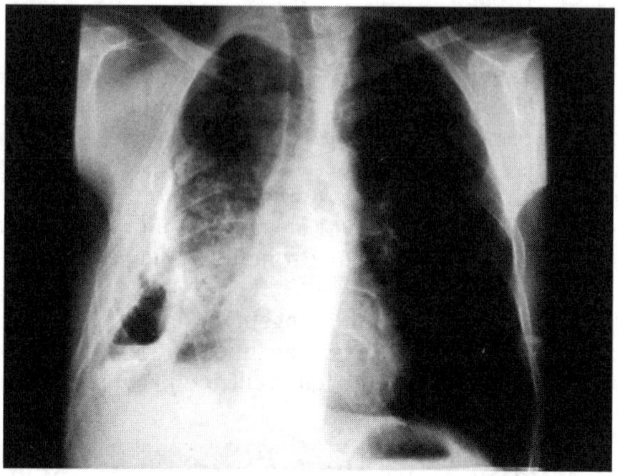

Große, flüssigkeitsgefüllte Höhle im rechten Unterlappen, Nachweis von säurefesten Stäbchen im abpunktierten Eiter

Pleuraobliteration rechts mit Verkalkung, zirrhotische Lungengewebsveränderungen besonders im rechten Mittel- und Unterfeld. Im Bereich des rechten Unterlappens gelegene, spiegelförmig horizontal begrenzte Höhle. Zusätzlich führt man eine Aufnahme in Seitenlage durch. In unserem Fall liegt der horizontale Spiegel nun in einer anderen Ebene → flüssigkeitsgefüllter Prozeß. Der Befund wird unter Durchleuchtungskontrolle punktiert. Es läßt sich 2 ml rahmiggelbe Flüssigkeit aspirieren, die zur bakteriologischen Untersuchung eingeschickt wird. Mikroskopisch können in dem Eiter säurefeste Stäbchen festgestellt werden.

Welche Diagnose stellen Sie? Welche Therapie leiten Sie ein?

Die Arbeitsdiagnose lautet reaktivierte Lungentuberkulose, weshalb wir den Patienten vorsichtshalber isolieren. Eine tuberkulostatische Therapie (4-er Kombination) mit INH, Rifampicin, Pyrazinamid und Ethambutol wird eingeleitet. Wir geben Isoniazid 2mal 50 mg (5 mg/kg), 500 mg Rifampicin (10 mg/kg), 1,5 g Pyracinamid (30 mg/kg) und Ethambutol (25 mg/kg) per os. Während der ersten Tage kommt es bei morgendlich normalen Temperaturen jeweils zu nächtlichen Fieberanstiegen bis zu 39,8°C.

Einleitung einer tuberkulostatischen Kombinationstherapie, Isolierung bis zur Sanierung der großen Kaverne

Wie lange ist eine Isolierung des Patienten erforderlich?

Nach einer zwei- bis dreiwöchigen tuberkulostatischen 3-er oder 4-er Therapie besteht bei normal sensiblen Keimen keine Infektiosität mehr. In diesem Fall sollte die Sanierung der großen, mit ungewöhnlich flüssigem Eiter gefüllten Kaverne abgewartet werden, da sich hier möglicherweise Keime befinden, die von den Tuberkulostatika schlecht erreicht werden.

Wie kommt es zu einer reaktivierten Lungentuberkulose, welche Komplikationsmöglichkeiten bestehen?

Die Reaktivierung einer alten Tuberkulose erfolgt meistens bei einer Schwächung der Immunitätslage, in höherem Alter sowie bei zusätzlichen konsumierenden Erkrankungen wie beispielsweise Diabetes mellitus, AIDS, bei Alkoholismus, unter Therapie mit Immunsuppressiva, bei Leukämien, generalisierten Tumorerkrankungen oder durch eine Reinfektion. Prädisponiert sind auch Patienten mit einer Silikose.
Eine Komplikationsmöglichkeit stellt die Miliartuberkulose mit extrapulmonaler Streuung dar, wobei beispielsweise Knochen und Gelenke, das ZNS, der Urogenitaltrakt, der Darm und auch das Perikard betroffen sein können. Bei stark geschwächter Immunabwehr kann es zu einer meist tödlich verlaufenden Landouzy-Sepsis kommen.
In unserem Fall ist als wahrscheinlichste Ursache der Reaktivierung der Tuberkulose eine geschwächte Immunitätslage bei Mangelernährung, schlechtem sozialem Status und starkem Nikotin- und wahrscheinlich auch Alkoholabusus (trotz der Leugnung des Alkoholgenusses in der Anamnese) anzunehmen.

Was müssen Sie unbedingt über die Behandlung des Patienten hinaus veranlassen?

Die Erkrankung muß an das Gesundheitsamt gemeldet werden. Das Gesundheitsamt veranlaßt Umgebungsuntersuchungen im familiären und ggf. auch beruflichen Umfeld des Patienten, um evtl. infizierte Personen im Familien- und Kollegenkreis zu identifizieren und zu behandeln.
In unserem Fall ist es zu keiner Erkrankung im näheren Umfeld des Patienten gekommen.

▷ Weiterer Verlauf

Nach vier Wochen zeigt sich eine deutliche Verkleinerung der Höhle im rechten Unterfeld, Flüssigkeit ist nicht mehr nachweisbar. Nach weiteren zwei Monaten ist die Kaverne nicht mehr sichtbar. Der Patient wird mit einer 3-er Therapie (INH, Pyrazinamid und Rifampicin) entlassen. Dem Patienten wird zur Auflage gemacht, sich regelmäßig beim Gesundheitsamt vorzustellen, wo auch die weiteren Röntgen-Thorax-Kontrollen durchgeführt werden. Die Behandlung wird nach 6 Monaten auf eine 2-er Kombination (INH und Rifa) für weitere sechs Monate reduziert.

Quintessenz

Bei schlechter Resistenzlage kann es zu einer Reaktivierung einer alten Tuberkulose kommen. Typische radiologische Veränderungen sind richtungsweisend. Der bakteriologische Nachweis erfolgt aus dem Sputum oder dem Bronchiallavageat, evtl. auch aus abpunktiertem Eiter. Als Primärtherapie wird eine tuberkulostatische 4-er Kombination bevorzugt, die nach drei Monaten auf eine 3-er Therapie und nach einem halben Jahr auf eine 2-er Therapie reduziert wird und für weitere sechs Monate beibehalten wird. Nach zwei- bis dreiwöchiger konsequenter Behandlung besteht normalerweise keine Infektiosität mehr, so daß dann die Isolation beendet werden kann. Umgebungsuntersuchungen werden vom Gesundheitsamt durchgeführt.

Fall 6

6

▷ Anamnese

Ein 61jähriger Patient wird vom Krankenwagen in desorientiertem, schläfrigem Zustand eingeliefert. Laut Angaben des Krankenfahrers sei der Patient vor etwa 30 min. auf der Straße liegend von Passanten aufgefunden worden. Eigenanamnese nicht erhebbar.
Vorgeschichte lt. altem Krankenblatt:
Diagnosen:
dekompensierte Linksherzinsuffizienz bei bekanntem Hypertonus; Arrhythmia absoluta, allgemeine Vasosklerose mit besonders ausgeprägter Zerebralsklerose, Niereninsuffizienz im Stadium der kompensierten Retention. Z.n. apoplektischem Insult vor 4 Jahren mit motorischer Aphasie und mnestischen Störungen.
Alte Medikation:
Digitoxin 0,07 mg (1x1 Tbl. = Digimerck®), Rythmodul® (3x1 = Diisopyramiddihydrogenphosphat), Dihydralazin (Nepresol® = 2x1 Tbl.)

▷ Aufnahmebefund

61jähriger Patient im ausreichendem EZ und stark reduziertem Kräftezustand, somnolent bis komatös, nicht ansprechbar. Blick- und Kopfdeviation nach rechts, Pupillenreaktion prompt und seitengleich auf L, keine Anisokorie. Fazialisparese links (zentral). Lungen: sonorer KS, keine Dämpfung, beidseits basal feinblasige RGs. Herz: Arrhythmia absoluta, Puls zentral 96/min., peripher 84; Herzspitzenstoß in vorderer Axillarlinie tastbar. RR 170/100 mmHg. Abdominalbefund: unauffällig, reizlose Narbe nach Herniotomie links. Periphere Pulse bis auf A. tibialis posterior und A. dorsalis pedis beidseits tastbar. Varikosis beider Beine re > li. Neurologisch: Fazialisparese li., Hemiparese li., Babinski li.(+), re. (-); periphere Reflexe li .> re. auslösbar. Keine Nackensteife.

Bewußtseinsgetrübter Patient mit neu aufgetretener linksseitiger Hemiparese. Bekannte absolute Arrhythmie. Zustand nach linkshirnigem Insult.

Was ist Ihre Auffassung? Welche Untersuchung hilft Ihnen in diesem Fall am ehesten weiter?

Es liegt ein rechtszerebraler Prozeß vor, wobei eine zerebrale Minderdurchblutung oder eine Hirnblutung möglich sind. Zur Klärung ist umgehend eine Computertomographie des Kopfes erforderlich. Eine zerebrale Blutung kann computertomographisch ausgeschlossen werden, eine frische Ischämiezone kann ebenfalls nicht dargestellt werden. Es findet sich ein alter Erweichungsherd im Temporalhirn links (6 x 3 cm messend), sowie ein rechts occipital gelegener Befund, der aufgrund seiner Dichtestruktur am ehesten einem alten subduralen Hämatom entspricht.

CT: Ausschluß einer Blutung, (noch) kein frischer Insult sichtbar; alter linkshirniger Mediainsult, altes subdurales Hämatom rechts

Welche Primärbehandlung leiten Sie jetzt ein?

Eine kausale Behandlung der Hirnischämie ist nicht möglich. Wesentlich ist die Verhinderung weiterer Komplikationen durch Allgemeinmaßnahmen: Kontrolle und evtl. Korrektur des Kreislaufes, des Blutdruckes (der nur bei Werten wesentlich > 200 mmHg gesenkt werden sollte und 160-180 mmHg nicht unterschreiten sollte), der Blutgase, des Blutzuckers, der Elektrolyte etc. Aufgrund des schlechten Zustandes wird der Patient auf der Intensivstation aufgenommen. Hier legen Sie einen Armvenenkatheter und beginnen eine Infusion mit einer Elektrolytlösung. Als gerinnungshemmende Therapie verabreichen Sie 500 mg ASS i. v. und 2 x 7500 E Heparin s. c.

Intensivmedizinische Behandlung zur Überwachung und Stabilisierung des Kreislaufs, der Atmung, des Stoffwechsels. ASS, „Low-dose"-Heparinisierung

Welche Diagnostik ist erforderlich?

Labor: Bei den Routinelaborwerten ist das Kreatinin auf 1,57 mg/dl erhöht, das Hb beträgt 17,2 g/dl, Ery 5,63/pl, Hkt. 52,6%.
Die Thrombozyten, die Blutgerinnungswerte und das übrige Restlabor sind unauffällig.

Wie interpretieren Sie den nachfolgenden EKG-Befund? Welche Entstehensmöglichkeit des Insults ist hierdurch gegeben?

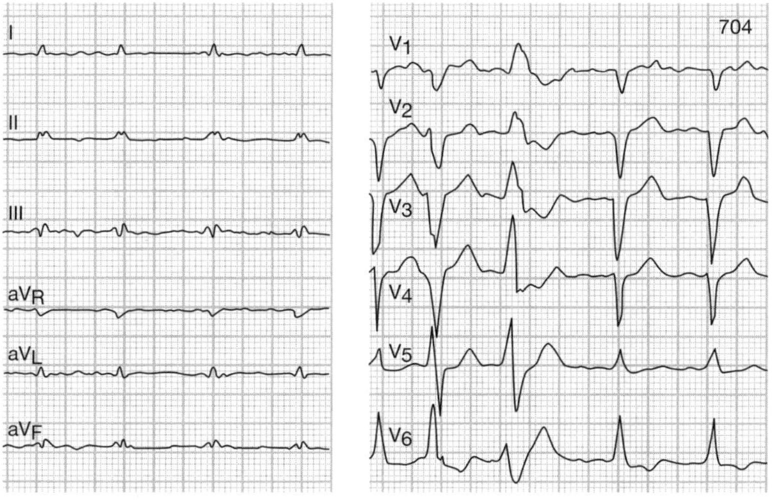

Normfrequente Arrhythmia absoluta bei Vorhofflimmern, Linkstyp, intraventrikuläre Reizleitungsstörungen, Q in I und aVL, R-Verlust bis Reduktion in $V_{1\text{-}4}$ (alter VW-Infarkt), polytope VES, ST-Senkung in V_6.
Bei einer Arrhythmia absoluta bei Vorhofflimmern kommt es zu einer mangelnden Kontraktion im Vorhof, worauf sich dort durch die reduzierte Blutflußgeschwindigkeit und die Möglichkeit der Blutstase Vorhofthromben bilden können, die als Embolie in die arteriellen Stromgebiete abfließen können und hierdurch auch einen Insult verursachen können.

Welche Konsequenzen für Diagnostik und Therapie ergeben sich?

Bei der zu vermutenden Hirnembolie ist prinzipiell die Indikation einer Antikoagulation („High-dose"-Heparinisierung) zu prüfen. In der Akutphase ist durch diese Therapie allerdings das Risiko einer sekundären Einblutung in die Hirnerweichung erhöht, wenn – wie in diesem Fall – von einem großen Insult auszugehen ist. Die niedrig dosierte Heparintherapie in Kombination mit ASS wird daher fortgesetzt.

Mit welcher Untersuchungsmethode können Sie Vorhofthromben relativ wenig invasiv nachweisen?

Methode der Wahl zum Nachweis von Vorhofthromben ist die Echokardiographie, wobei die Aussagekraft bei der transthorakalen Untersuchung oftmals nicht so hoch ist, da einerseits die Sichtbedingungen, insbesondere bei älteren Menschen mit Lungenüberblähung, schwierig sind und man bestimmte Bezirke des Vorhofs, zum Beispiel das linke Herzohr, nicht optimal darstellen kann. Sensitiver ist daher die transösophageale Echokardiographie, bei der die Echokardiographiesonde in die Speiseröhre eingeführt wird (wie bei einer Gastroskopie) und das Herz von intrathorakal begutachtet werden kann.
In unserem Fall ist diese Untersuchung akut nicht notwendig, da sich keine therapeutischen Konsequenzen ergeben würden (s. o.)

Wie interpretieren Sie den Röntgenbefund?

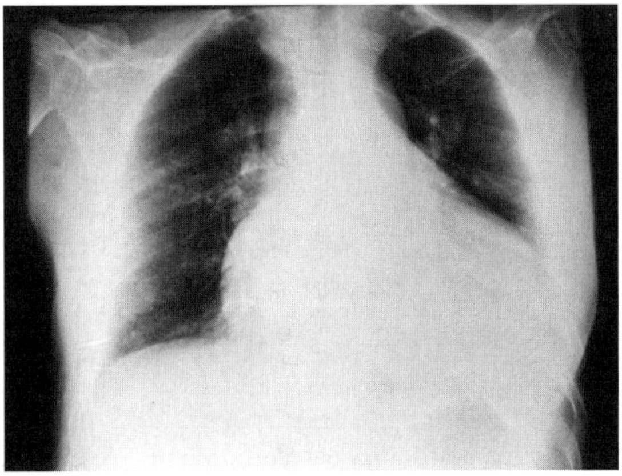

Massiv nach links dilatiertes, bis zur Thoraxwand reichendes Herz. Gut gefüllte Oberlappenvenen, die für gewisse Lungenstauung sprechen; soweit sichtbar, keine Infiltrate über der Lunge.

Welche Therapie leiten Sie ein?

Die gerinnungshemmende Behandlung wird mit 1x100 mg ASS täglich sowie 2x7500 E Heparin s. c. fortgeführt. Wegen des erhöhten Hämatokrit- und Hb-Wertes ist eine Aderlaßtherapie indiziert, unter der sich auch die radiologisch sichtbare Lungenstauung zurückbildete. Auf die zusätzliche Gabe von Diuretika kann zunächst verzichtet werden. Eine enterale Ernährung über eine Magensonde wird eingeleitet. Die parenterale Flüssigkeitszufuhr wird bei leicht erhöhtem ZVD auf 500 ml Elektrolytlösung beschränkt. Zur Frequenzkontrolle der Absoluta ist die Fortführung der bestehenden Medikation mit Digimerck® sinnvoll, während Rythmodul® bei permanentem Vorhofflimmern beendet werden kann. Auch die Therapie mit Nepresol® wird abgesetzt, da der Blutdruck bei Werten zwischen 170 und 200 mmHg belassen werden soll. Der rasche Beginn krankengymnastischer Übungen mit passiver und, soweit möglich, aktiver Bewegung ist von großer Bedeutung.

Unter dieser Therapie bessert sich die klinische Symptomatik langsam. Eine Kontaktaufnahme ist möglich, auch kann der Patient einzelne Worte äußern. Die Lähmung des linken Armes zeigt eine Rückbildungstendenz.

▷ Verlauf

Am 4. Tag des Klinikaufenthaltes kommt es bei unserem Patienten zu einem plötzlichen Fieberanstieg auf 39,8°C. Klinisch lassen sich rechts basal klingende Rasselgeräusche auskultieren. Im Röntgen-Thorax zeigt sich im rechten Lungenuntergeschoß ein pneumonisches Infiltrat. Auch humorale Entzündungszeichen sind nachweisbar: Leukozytose von 17/nl, CRP-Erhöhung. Die Diagnose einer rechtsseitigen Bronchopneumonie ist also sehr wahrscheinlich. Da es sich um eine nosokomiale Infektion handelt, wird eine kalkulierte antibiotische Therapie mit einem Drittgenerationscephalosporin begonnen. Wohl im Zusammenhang mit dem hochfieberhaften Zustand verschlechterte sich die zerebrale Situation, es kam erneut zu einer zunehmenden Eintrübung des Patienten mit Übergang ins Koma.
Am Nachmittag des 7. Tages entwickelt der Patient plötzlich eine rasselnde Atmung mit Blasenbildung vor dem Mund.

Nach anfänglicher Besserung Entwicklung einer Pneumonie, dann eines Lungenödems

Welche Vermutungsdiagnose stellen Sie, was veranlassen Sie sofort?

Die Diagnose lautet Lungenödem bei Linksherzinsuffizienz. Röntgenologisch zeigt sich eine entsprechende pulmonale Anschoppung, der ZVD ist mit +22 cm H_2O deutlich erhöht. Die Herzfrequenz ist bei fortbestehender Absoluta auf 120/min. gestiegen, der RR mit 130/80 mmHg niedriger als vorher.
Als Sofortmaßnahmen verabreichen Sie Sauerstoff in einer Dosierung von 6-8 l/min. über Maske oder Nasensonde, zusätzlich erfolgt eine Hochlagerung des Oberkörpers und Tieflagerung der Beine als unblutiger Aderlaß. Medikamentös ist umgehend eine vorlastsenkende und diuretische Behandlung erforderlich: 1-2 mg/Stunde Nitroglyzerininfusion je nach RR, kontinuierliche Furosemidgabe mit 5-10 mg/Stunde je nach Ausscheidung, evtl. auch mehr. Außerdem führen Sie erneut einen Aderlaß von etwa 300 ml durch. Eine Sedation ist wegen des komatösen Zustands nicht nötig.
Unter diesen Maßnahmen kommt es zunächst zu einer Stabilisierung des Kreislaufes und der Atmung.

Wie erklären Sie das plötzlich aufgetretene Lungenödem?

Als Ursache des akuten Linksherzversagens mit Lungenödem muß eine Myokardischämie vermutet werden. Tatsächlich lassen sich am nächsten Tag EKG-Veränderungen (T-Negativierung im Hinterwandbereich) und ein CK-Anstieg nachweisen.
Am nächsten Tag verschlechtert sich die Symptomatik erneut und der Patient kommt erneut trotz Diuretika- und Nitroglyzerintherapie ins Lungenödem, so daß eine Intubation und eine maschinelle Beatmung erforderlich werden. Der Blutdruck sinkt auf Werte um 80/40 mmHg. Trotz einer positiv inotropen Behandlung mit Dobutamin (5 später 10 µg/kg/min.) und Dopamingabe in vasokonstriktiver Dosierung (15 später 20 µg/kg/min.) gelingt es nicht, den Kreislauf zu stabilisieren. Schließlich verstirbt der Patient unter dem Bild des kardiogenen Schocks.
Da die Angehörigen in eine Obduktion einwilligten, konnte diese am nächsten Tag erfolgen.

Trotz intensiver Behandlung einschließlich Beatmung und Katecholamintherapie Entwicklung eines progredienten kardiogenen Schocks mit letalem Ausgang

▷ Obduktion

Es ergaben sich folgende Befunde: allgemeine Arteriosklerose, Linksherzhypertrophie (Kammerdicke links 16 mm), Herzgewicht 590 g, multiple alte hypoxische Schwielen in der Vorderwand, frischer Hinterwandinfarkt, marantische Endokarditis der Aortenklappe, Lungenödem, Pleurahöhlenergüsse, Stauungsorgane. Einige Tage alte Hirnischämie im Mediastromgebiet rechts, alter Erweichungsherd im Temporalhirn links (6x3 cm messend), altes pseudomembranös abgekapseltes subdurales Hämatom rechts occipital.
Todesursache: globales Herzversagen
Grundkrankheit: allgemeine Arteriosklerose bei Hypertonie

Quintessenz

Eine akute zerebrale Ischämie kann durch eine Embolie oder durch einen thrombotischen Verschluß hirnversorgender Gefäße entstehen. Eine kausale Behandlung ist meist nicht möglich (eine gefäßeröffnende Behandlung durch Lyse oder interventionelle Verfahren ist nur in Einzelfällen erfolgversprechend). Wesentlich ist die Überwachung und Korrektur des Kreislaufes und des Stoffwechsels. Komplikationen sind durch andere atherosklerotische Gefäßmanifestationen, insbesondere am Herzen, möglich.

Fall 7

7

▷ Anamnese

Ein 74jähriger Patient, pyknischer Typus (160 cm, 88 kg), klagt seit etwa 3 Wochen über zunehmende Atemnot. Er könne kaum noch herumlaufen und müsse dauernd stehen bleiben, da er keine Luft mehr bekäme. Außerdem sei in letzter Zeit der Bauch dicker geworden; die Füße würden öfter anschwellen. In den letzten 3 Wochen habe er 10 kg an Gewicht zugenommen. Nachts müsse er mit drei Kissen unter dem Kopf schlafen. Auf Nachfrage: 3-6malige Nykturie; Alkoholgenuß 1/4 l Wein/Tag; kein Nikotin. Aus der Vorgeschichte ist lediglich ein erhöhter Blutdruck zu eruieren, ansonsten keine wesentlichen Vorerkrankungen.
Bisher eingenommene Präparate: 1x1 Digimerck minor® (Digitoxin), Zyloric 100® 1x1 (Allopurinol), Isoket ret 40® 3x1 (Isosorbitdinitrat).

▷ Aufnahmebefund

74jähriger adipöser Patient, schwerste Ruhedyspnoe, schwere Zyanose des Kopfes mit livider Verfärbung des gesamten Schädels, Zyanose der Akren und der sichtbaren Schleimhäute, Subikterus der Skleren, Pupillenreaktion o.B.; sanierungsbedürftiges Gebiß, kleine Struma diffusa colli beidseits; leichte beidseitige Halsvenenstauung. Über der linken Lunge sonorer KS; rechts basal deutlich gedämpfter KS, hier auch abgeschwächtes Atemgeräusch. Verschieblichkeit der unteren Lungengrenzen links 1-2 QF, rechts aufgehoben.
Herzaktionen arrhythmisch, HF 120/min.; dritter Herzton (Galopp). RR 175/95 mmHg beidseits. Deutlicher Aszites, Leber fraglich 3-4 QF unter Rippenbogen tastbar; z.Z. keine Beinödeme, Varikosis beider Beine; periphere Pulse bis auf A. tibialis posterior beidseits tastbar. Neurologische Untersuchung unauffällig; Bewußtseinslage klar, voll orientiert.

Dyspnoe, Orthopnoe, Ödeme, Zyanose, Tachyarrhythmie, Galopprhythmus, Pleuraerguß

Welche Verdachtsdiagnose stellen Sie aufgrund Ihres Untersuchungsbefundes?

Die Verdachtsdiagnose lautet globale dekompensierte Herzinsuffizienz. Die Zyanose läßt auf eine periphere Hypoxie schließen. Der gedämpfte KS über der rechten Lunge spricht für einen Pleurahöhlenerguß, der durch die globale Herzinsuffizienz erklärt werden kann. Der Aszites und die vergrößerte Leber sind als Folge der Rechtsherzinsuffizienz zu erklären.

Wie schätzen Sie die Primärsituation ein? Welche therapeutischen Maßnahmen ergreifen Sie sofort, was veranlassen Sie als Primärdiagnostik?

Aufgrund der schlechten respiratorischen Situation sollte der Patient auf einer Intensivstation aufgenommen werden.
Therapeutische Sofortmaßnahmen sind eine Sauerstoffgabe von 5-6 l/min. über eine Nasensonde, Anlegen eines Armvenenkatheters mit Messung des ZVD (der in unserem Fall 22 cm Wassersäule betrug), Gabe von 2 Ampullen Furosemid sowie Beginn einer Infusion mit Verapamil (anfangs 2-3 mg/h) zur Frequenzkontrolle.
Diagnostische Maßnahmen sind: EKG, Röntgen-Thorax in 2 Ebenen, Labor und Astrup.

Schwere kardiale Dekompensation → intensivmedizinische Behandlung

Laborwerte: Pathologisch verändert: Kreatinin i.S. 1,95 mg/dl, Bili ges. 1,47 mg/dl, γ-GT 171 U/l. Der Astrup ergab eine Hypoxämie (PO_2 55,6 mmHg, pCO_2 36,7 mmHg, pH 7,38, BE -2,8 mmol/l). Restlabor unauffällig.

Röntgen:

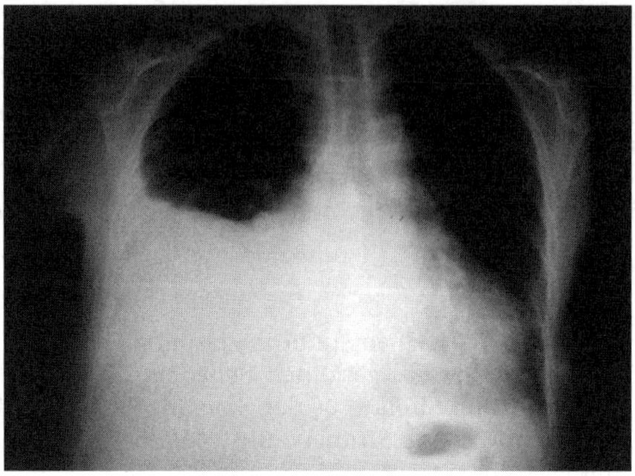

Welche Diagnose stellen Sie aufgrund des Röntgenbefundes? Welche Differentialdiagnose ist möglich?

Pleurahöhlenerguß rechts, Zeichen der Lungenstauung; allseitige Herzdilatation. Soweit beurteilbar, keine pneumonischen Infiltrate oder Rundherde. Differentialdiagnostisch wäre auch ein Pleuraerguß anderer Genese (z. B. bei Bronchialkarzinom) denkbar. Allerdings sprechen die Klinik, die Vergrößerung des Herzens und die zusätzlich bestehenden Zeichen der Lungenstauung für die Diagnose der Herzinsuffizienz.

Was zeigt das EKG?

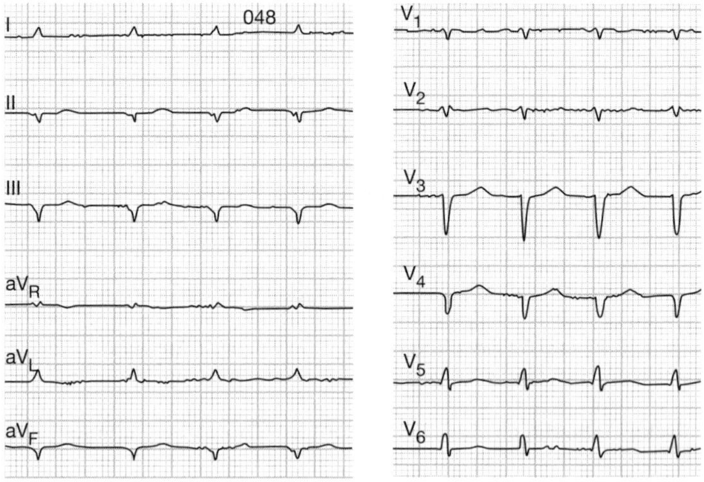

Tachyarrhythmia absoluta bei Vorhofflimmern (P-Wellen nicht abgrenzbar), HF um 98/min.; nahezu regelmäßiger Grundrhythmus: überdrehter Linkstyp, linksanteriorer Hemiblock, inkompletter Rechtsschenkelblock Pardee-Q in II, III, aVF wie bei altem HW-Infarkt, R-Reduktion bzw. -Verlust bei V_4.

Was unternehmen Sie wegen des Pleuraergusses?

In diesem Falle ist eine Punktion zu Entlastung wegen der ausgeprägten Atemnot indiziert.
Bei der Pleurapunktion können 1000 ml einer klaren, bernsteinfarbenen Flüssigkeit gewonnen werden (spez. Gewicht 1010; Eiweißgehalt 2,03 g/dl). Dies kennzeichnet die Flüssigkeit als kardial bedingtes Transsudat.
Unter der eingeleiteten Therapie bessert sich der Zustand des Patienten rasch, so daß er am nächsten Tag auf die Normalstation verlegt werden kann. Die zusätzliche Sauerstoffgabe ist nicht mehr notwendig.
Der Astrup ist bei der Kontrolle am nächsten Morgen normalisiert.

Welche weitere Therapie leiten Sie zunächst ein?

Zur weiteren Rekompensation wird eine orale diuretische Therapie mit einem Schleifendiuretikum (z. B. Furosemid, Xipamid oder Torasemid) eingeleitet. Ein Schleifendiuretikum ist sinnvoll, da bei dem Patienten eine etwas eingeschränkte Nierenfunktion mit einem Kreatininwert um 2,0 (Kreatininclearance etwa 40 ml/min.) bestand. Bei Patienten mit eingeschränkter Nierenfunktion besteht die Gefahr, mit kaliumsparenden Diuretika unter Dauertherapie möglicherweise eine Hyperkaliämie zu verursachen. Die Frequenzkontrolle mit Verapamil wird mit einer oralen Gabe von 3 x 80 mg weitergeführt. Der Venenkatheter kann entfernt werden. Zur Festlegung der definitiven Therapie ist eine weiterführende Diagnostik nötig.

Zunächst symptomatische Therapie, Klärung der Ätiologie des Syndroms Herzinsuffizienz

Welche diagnostischen Maßnahmen mit welchen Fragestellungen sind erforderlich?

1. **Echokardiographie:** Durch die Echokardiographie läßt sich klären, ob es sich um ein systolisches oder ein diastolisches Problem handelt; Auswurffraktion, Herzgröße, Vorhof- und Ventrikeldurchmesser können gemessen werden.
   Sowohl die linke Herzkammer (62 mm) als auch der linke Vorhof (45 mm) sind vergrößert. Die Hinterwand ist hypo- bis akinetisch, zeigt keine systolische Dickenzunahme. Die sonstigen linksventrikulären Wände sind normal kontraktil, mit 13 mm mäßig verdickt. Die Globalfunktion des linken Ventrikels ist mit einer Auswurffraktion von etwa 50% gering eingeschränkt.
   Insgesamt zeigt sich eine Kombination aus hypertensiver und koronarer Herzkrankheit mit gering eingeschränkter systolischer Pumpfunktion. Der Befund bestätigt die aufgrund des EKGs geäußerte Verdachtsdiagnose eines alten Hinterwandinfarktes.

2. **Sonographie:** Den Aszites kontrollieren wir durch die Oberbauchsonographie, wobei sich am Anfang des Klinikaufenthaltes deutliche Flüssigkeitslamellen im gesamten Abdomen nachweisen ließen, die unter der Therapie relativ rasch rückläufig waren. Die Oberbauchsonographie ergab darüber hinaus den Befund einer Lebervergrößerung, wobei das Reflexmuster am ehesten zu einer Stauungsleber paßte. Die Nieren zeigten, abgesehen von einem etwas verschmälerten Parenchymsaum und einer grenzwertigen Organgröße von jeweils

9,0 cm Längsdurchmesser, einen unauffälligen Befund. Darüber hinausgehende pathologische Befunde ergaben sich nicht.

3. **Röntgen-Thorax-Aufnahme nach Rekompensation:** Herzgröße, Rückbildung des Pleuraergusses können dokumentiert werden, nach Ausschwemmen des Pleuraergusses kann mit größerer Wahrscheinlichkeit ein Tumor ausgeschlossen werden.

4. **Belastungs-EKG:** Mit der Frage nach Ischämien wird ein Belastungs-EKG durchgeführt, bei guter Belastbarkeit und Erreichen der Ausbelastungsfrequenz ergeben sich keine Hinweise auf eine Ischämie.

5. **Laborkontrollen:** Normalisierung der Bilirubinerhöhung, Kreatinin rückläufig (zuletzt 1,3 mg/dl), Cholesterin 240 mg/dl, HDL-Chol. 34 mg/dl, Triglyzeride 220 mg/dl.

Welche endgültige Diagnose stellen Sie?

- dekompensierte Herzinsuffizienz bei hypertensiver und koronaren Herzkrankheit mit Z. n. Hinterwandinfarkt, ausgelöst durch eine Tachyarrhythmia absoluta bei Vorhofflimmern
- atherogene Risikofaktoren: arterielle Hypertonie, Hyperlipoproteinämie
- arteriosklerotisch bedingte Niereninsuffizienz im Stadium der kompensierten Retention (Arterio-Arteriolosklerose)

Was unternehmen Sie in Hinblick auf das Vorhofflimmern?

Ein Rhythmisierungsversuch ist in diesem Falle nicht sinnvoll, da bereits in einem zwei Jahre alten EKG des Hausarztes eine absolute Arrhythmie dokumentiert wurde. Wenn eine absolute Arrhythmie länger als ein Jahr besteht, ist ein Rhythmisierungsversuch nicht mehr erfolgversprechend. Der Patient wird zur Thromboembolieprophylaxe marcumarisiert, da in dieser Situation ein erhöhtes Risiko für thromboembolische Ereignisse besteht. Die Intensität der Antikoagulation richtet sich nach der Höhe des Risikos, in diesem Fall ist ein INR zwischen 2 und 3 ausreichend.

Wie schätzen Sie die Prognose akut und auf längere Sicht ein, welche Komplikationsmöglichkeiten bestehen?

Eine Herzinsuffizienz bedeutet auf jeden Fall eine wesentliche Einschränkung der Prognose. Im einzelnen hängt die Prognose ab von der kardialen Grundkrankheit, dem zugrundeliegenden Mechanismus (systolisches oder diastolisches Problem?) sowie den auslösenden Faktoren (z. B. Rhythmusstörungen oder myokardiale Ischämien, auch extrakardiale Faktoren wie Infekte, Anämie etc.).

In diesem Fall besteht eine koronare Herzkrankkeit mit Z. n. Hinterwandinfarkt sowie eine hypertensive Herzkrankheit. Da die linksventikuläre Pumpfunktion nur gering eingeschränkt ist, kann im wesentlichen ein diastolisches Problem postuliert werden. Ausgelöst wurde die Akutsituation durch eine Tachyarrhythmie, die gerade bei diastolischer Funktionseinschränkung (verkürzte Diastolendauer) rasch eine kardiale Dekompensation hervorrufen kann.

Von großer prognostischer Bedeutung sind auch die Risikofaktoren: Hier bestehen eine arterielle Hypertonie und eine Hyperlipoproteinämie.

Mit welcher Dauermedikation entlassen Sie den Patienten?

Wichtig zur Vermeidung erneuter Dekompensationen ist eine zuverlässige **Frequenzkontrolle** der absoluten Arrhythmie. Im Hinblick auf die zugrundeliegende koronare Herzkrankheit ist aus prognostischen Gründen eine Therapie mit einem Betablocker sinnvoll. Die Dosis sollte sich nach der Herzfrequenz und auch nach dem Blutdruck richten. Bezüglich der diuretischen Behandlung kann man sich an den Symptomen orientieren, wahrscheinlich kann diese Therapie langsam reduziert und schließlich abgesetzt werden (keine prognostische Implikation). Auch die Digitalistherapie ist nur dann als Dauermedikation nötig, wenn sich bei einem Auslaßversuch die Herzinsuffizienzsymptome verschlechtern würden.
Wichtig ist auch die Behandlung der **Risikofaktoren**: Sollte zur Blutdruckeinstellung die Betablockertherapie nicht ausreichend sein, wäre eine Kombination z. B. mit einem Ca.-Antagonisten (vom Dihydropyridintyp) oder auch einem Diuretikum (falls nicht ohnehin erforderlich, s.o.) möglich. Bezüglich der Hyperlipidämie ist neben diätetischen Maßnahmen eine medikamentöse Intervention (mit einem CSE-Hemmer) erforderlich.
Zur Prophylaxe **thromboembolischer Komplikationen** sollte eine Antikoagulation erfolgen (s. o.).
Da keine Angina pectoris besteht und der Patient gut belastbar war, ohne daß Beschwerden oder EKG-Veränderungen auftraten, ist eine invasive Diagnostik oder Therapie derzeit nicht indiziert.
Der Patient wird über die notwendigen **Allgemeinmaßnahmen** aufgeklärt: maßvolles körperliches Training, geregelte Lebensführung, Vermeiden übermäßiger Flüssigkeits- und Kochsalzzufuhr sowie von Alkoholexzessen, regelmäßige selbständige Kontrollen des Körpergewichts und des Blutdrucks. Der Patient ist angehalten, sich regelmäßig beim Hausarzt zu Kontrollen des Blutgerinnungssystems vorzustellen. Bei konsequent eingehaltener Therapie und regelmäßigen hausärztlichen Kontrollen ist nicht zu erwarten, daß es rasch zu einem Rezidiv der Herzinsuffizienz kommt. Insgesamt ist die Prognose nach einer solch schweren Dekompensationsepisode eingeschränkt. Da jedoch keine wesentliche Einschränkung der systolischen linksventrikulären Funktion besteht und die auslösenden Faktoren voraussichtlich gut kontrolliert werden können, ist die Prognose als relativ günstig anzusehen.

Quintessenz

In der Akutphase einer kardialen Dekompensation erfolgt zunächst eine symptomatische Therapie, deren wesentliche Elemente Diuretika, Vorlastsenker und evtl. positiv inotrope Substanzen sind. Die Prognose ist abhängig von der kardialen Grundkrankheit und den zu Manifestation führenden Mechanismen und Faktoren. Besonders schlecht ist die Prognose bei einer stark herabgesetzten linksventrikulären Pumpfunktion. Therapieprinzipien mit nachgewiesener Verbesserung der Prognose sind ACE-Hemmer und Betablocker. Wichtig ist auch die Feststellung und Behandlung der Risikofaktoren.

Fall 8

Schmerzlose Halslymphknotenschwellung

▷ Anamnese

Ein 76jähriger Patient gibt bei Aufnahme an, seit etwa 4 Wochen diffuse Beschwerden im Bereich des rechten Oberbauches zu haben. Außerdem leide er schon seit Jahren an Schwindel. Nachdem der Patient seine schon bekannten Krankheiten erzählt hatte (s.u.), fällt ihm ein, daß er vor 6 Wochen am rechten Hals plötzlich 2 nicht schmerzende Knoten bemerkt habe. Zweimalige Nykturie. Bisherige Medikation: Intensain-Lanicor® 1/8 3x1 (Carbochromen, Digoxin), Aldactone 50. Bifiteral 1x1 Meßlöffel.

▷ Vorerkrankungen

Histologisch gesicherte kleinknotige Leberzirrhose mit beginnender portaler Hypertension, diätetisch behandelter Diabetes mellitus. Seit Jahren kein Alkoholgenuß mehr.

▷ Aufnahmebefund

76jähriger, adipöser Patient in altersentsprechendem AZ; Pupillenreaktion o.B., Arcus senilis; Rachenring unauffällig, Zunge trocken, belegt, Gebiß vollprothetisch saniert. Am Hals rechts sind zwei derbe, etwa kirschgroße, gut abgrenzbare Lymphknoten tastbar (Gruppe der Noduli lymphatici cervicales superficiales et profundi), keine Struma. Auf der Brust vereinzelte Spider naevi, Gynäkomastie, Abdominalglatze. Lunge und Herz perkutorisch und auskultatorisch o.B., HF 72/min.; RR 140/90 mmHg. Kein Aszites; positive Umbilikalvenenzeichnung; Leber in MCL um 2 QF derb vergrößert tastbar, Milz am Rippenbogenrand tastbar, Nierenlager frei, Prostata palpatorisch unauffällig. Freie Beweglichkeit der Extremitäten, Pulse bis auf A. dorsalis pedis rechts und A. tibialis posterior beidseits tastbar. Grob neurologische Untersuchung unauffällig.

Welche Arbeitsdiagnose stellen Sie? Wie schätzen Sie die Primärsituation ein?

Der Patient ist momentan nicht akut lebensbedrohlich erkrankt, so daß eine Aufnahme auf die Normalstation möglich ist.
An Arbeitsdiagnosen stellen Sie:

- abklärungsbedürftige Halslymphknotenschwellung
- histologisch gesicherte bekannte Leberzirrhose
- Diabetes mellitus Typ IIb

Welche Erwägungen stellen Sie in Hinblick auf die Lymphknotenvergrößerung am Hals an?

Primär sind plötzlich auftretende schmerzlose Lymphknotenschwellungen tumorverdächtig, wobei eine hämatologische Systemerkrankung, eine Metastase eines Tumors bisher unklaren Ursprungs oder weniger wahrscheinlich eine entzündlich bedingte Lymphknotenschwellung anzunehmen ist. Gegen die entzündlich bedingte Lymphknotenschwellung sprechen fehlende klinische Zeichen einer Entzündung im Rachen- oder Halsbereich.

Welche weiteren diagnostischen Maßnahmen veranlassen Sie?

- **Röntgen-Thorax-Aufnahme:** Lungentumor? Lymphome?
- **Abdomensonographie:** Lymphome? Milzgröße? Tumoren? Metastasen? Leberparenchym? Aszites?
- **Sonographie der Halsweichteile:** Größe, Anzahl und Lokalisation der Lymphome? Sphärische Transformation und Echoarmut der Lymphome?
- **Labor**
- **Entfernung eines Lymphoms** (vorzugsweise in Allgemeinanästhesie) zur histologischen Untersuchung

Ergebnisse

Röntgen-Thorax in 2 Ebenen: beide Zwerchfellhälften glatt begrenzt, Randsinus frei; unauffällige Herzfigur, Lungenperipherie frei von frischen Infiltraten oder Rundherden. Nebenbefund: Rundrücken, Spondylosis deformans bei Osteochondrose.

Labor: BKS 24/54 mm n.W., BZ 89 mg/dl, Hb 15,8 g/dl, Ery 4,83/µl, HbE 33 pg, MCV 95 fl, Leuko 3.8/nl, Diff-BB: 70 Seg, 28 Lympho, 1 Mono, 1 Stab, Quick 60%; Kreatinin 1,48 mg/dl, Bili, AP, LAP, NH_3 o.B.; GOT 25 U/l, GPT 26 U/l, γ-GT 62 U/l, LDH 221 U/l, CHE 2400 U/l.
Eiweißelektrophorese: normaler Gesamteiweißgehalt von 7,1 g/dl, Albumin vermindert auf 42 rel%; γ-Globuline erhöht auf 38 rel%; Resteiweißfraktionen im Normbereich.
In der Immunelektrophorese zeigt sich eine polyklonale Vermehrung der γ-Globulinfraktion.

Abdomensonographie: Leberbefund passend zu einer kleinknotigen Leberzirrhose, Milz leicht vergrößert, keine Lymphome, keine Raumforderungen, kein Aszites

Halssonographie: zwei ca. 3 cm große, echoarme, kugelig geformte Lymphome
Zur weiteren Diagnostik werden die beiden Lymphknoten in Narkose entfernt und zur histologischen Diagnostik eingeschickt.
Histologie: Es finden sich polymorphe, wenig differenzierte Zellen mit hohem Mitoseindex. Die ursprüngliche Lymphknotenstruktur ist zerstört. Es handelt sich um Lymphknotenmetastasen eines undifferenzierten Karzinoms.

Absiedlungen eines undifferenzierten Karzinoms bei unbekanntem Primärtumor (CUP)

Welche Überlegungen stellen Sie an?

Bei Lymphknotenmetastasen undifferenzierter Karzinome am Hals befindet sich der Primärtumor zu 80% im Nasen-Rachen-Raum, in zweiter Linie in der Lunge (meist kleinzellige Bronchialkarzinome). Daneben ist an die Schilddrüse oder intraabdominelle Tumoren zu denken. Einer Behandlung relativ gut zugänglich sind die Nasen-Rachen-Raum-Karzinome, Bronchialkarzinome und Schilddrüsenkarzinome. Andere (Pankreas, Magen-Darm-Trakt) sind kaum zu behandeln. Die weitere Diagnostik sollte nach wahrscheinlichen Primärtumoren suchen, sofern sich therapeutische Konsequenten ergeben könnten. Eine ungezielte Tumorsuche ist nicht sinnvoll.

Metastasierendes undifferenziertes Karzinom mit unbekanntem Primärtumor

Welche Diagnostik führen Sie also durch?

1. Hals-Nasen-Ohrenärztliche Konsiliaruntersuchung
2. CT der Hals und Schädelregion
3. Thorax-CT
4. Bronchoskopie

Sämtliche Untersuchungen ergaben unauffällige Befunde, insbesondere keinen Hinweis auf das Vorliegen eines Tumors in diesem Bereich. Auch das CT der Halsregion wies bei einem Zustand nach Lymphknotenentnahme einen unauffälligen Befund auf, insbesondere ließen sich keine weiteren Tumorformationen nachweisen. Auch Hinweise auf ein Bronchialkarzinom finden sich nicht.

Was veranlassen Sie sowohl diagnostisch als auch therapeutisch weiter?

Insgesamt ist das Ergebnis der durchgeführten Untersuchung unbefriedigend, da der Primärtumor nicht gefunden werden kann. Dies ist allerdings bei etwa zwei Dritteln der Patienten mit CUP-Syndrom der Fall, lediglich bei einem Drittel kann klinisch der Primärtumor gefunden werden, bei einem weiteren Drittel bei der Obduktion.

In diesem Fall wird in Anbetracht des Alters und der Begleitkrankheiten auf weitere diagnostische oder therapeutische Maßnahmen verzichtet.

Quintessenz

Schmerzlose Lymphknotenschwellungen sind verdächtig auf Tumormetastasen oder eine Systemerkrankung des lymphatischen Gewebes. Zur Klärung ist eine histologische Aufarbeitung eines entfernten Lymphknoten nötig. Findet sich eine Tumormetastase, muß sich die weitere Diagnostik an den in Frage kommenden Primärmanifestationen, aber auch an den möglichen therapeutischen Konsequenzen ausrichten.

Fall 9

9

▷ Anamnese

Eine 65jährige Patientin kommt wegen einer seit etwa 3 Wochen bestehenden schmerzhaften Schwellung an der linken Halsseite. Außerdem würde sie seit jener Zeit vermehrt schwitzen und sei nicht mehr so leistungsfähig wie früher. Seit einigen Tagen leide sie unter Husten. Keine Gewichtsabnahme.
Wesentliche Vorerkrankungen sind nicht bekannt.

▷ Aufnahmebefund

65jährige Patientin in gutem EZ und etwas reduziertem Kräftezustand. Haut trocken, blaß, warm, Schleimhäute blaß. Struma diffusa colli II: Lymphknoten tastbar an beiden Kieferwinkeln, hinter den Mm. sternocleidomastoidei beidseits in der linken Supraklavikulargrube, in beiden Axillen und in beiden Leistenbeugen (bohnen- bis max. kleinhühnereigroß). Herz und Lunge perkutorisch und auskultatorisch o.B., Herzaktionen 96/min., rhythmisch, RR 140/90 mmHg; Leber 1 QF, Milz 3 QF unter Rippenbogen tastbar, Bruchpforten geschlossen, Nierenlager frei, periphere Pulse alle tastbar, keine Ödeme, keine Varikosis; neurologisch o.B.

Leistungsknick, Schweißneigung, generalisierte Lymphknotenschwellung, schmerzhafte Lymphome an der li. Halsseite

Welche Arbeitsdiagnose stellen Sie? Welche Untersuchungen nehmen Sie zur weiteren Abklärung der Diagnose vor?

Die Vermutungsdiagnose lautet malignes Lymphom, DD M. Hodgkin, malignes Non-Hodgkin-Lymphom.

Weitere Diagnostik

- Labor mit Differentialblutbild und Gerinnungswerten
- Oberbauchsonographie (Milzgröße und intraabdominale Lymphknoten)
- Röntgen-Thorax (Hiluslymphknoten)
- Lymphknotenentnahme und histologische Untersuchung

Die durchgeführten Untersuchungen ergaben folgende Ergebnisse:

Röntgen-Thorax und Durchleuchtung: o.B.; Herz und Lungen unauffällig, keine Hiluslymphknoten nachweisbar

Labor: BKS 98/154 mm n.W., Hb 8,3 g/dl, Ery 3,1/µl, HbE 35,2 pg/Ery, MCV 97 fl, Leuko 25,6 n/l; Diff. BB 99% Lymphozyten, 1% Segmentkernige, Gumprechtsche Kernschatten; Thrombo 212/nl, Kreatinin, Serumelektrolyte, Leberenzyme, Harnstoff unauffällig. Harnsäure 7,6 mg/dl, Eiweißelektrophorese: Dysproteinämie mit Albumin (↓) und gesamter Globulinfraktion (↑).
Eine bei diesen Patienten oft auftretende autoimmunhämolytische Anämie konnte durch negative Coombs-Tests ausgeschlossen werden.

Histologie des entnommenen Lymphknotens: aufgehobene Lymphknotenstruktur, dicht liegende klein- bis mittelgroße Lymphozyten und Prolymphozyten, reichlich Mitosefiguren. Das histologische Bild paßt zu einer chronisch lymphatischen Leukämie (lymphozytisches B-Zell-Non-Hodgkin-Lymphom).

Knochenmarkspunktat: reichlich lymphatische Zellen verschiedenen Reifegrades, Verdrängung des übrigen blutbildenden Markes

Oberbauchsonographie: Leber bei gleichmäßigem Reflexmuster geringgradig vergrößert, Ränder abgerundet, Milz mit 17 cm Längsdurchmesser deutlich vergrößert, keine paraaortalen Lymphome abgrenzbar. Gallenblase, Pankreasregion unauffällig.

Lymphozytose mit Gumprechtschen Kernschatten im peripheren Blut, lymphozytäre Infiltration des Knochenmarkes und der Lymphknoten

Wie schätzen Sie die aktuelle Situation der Patientin ein? Welche weiterführenden Untersuchungen können Sie noch veranlassen?

Die Diagnose einer chronisch lymphatischen Leukämie ist bereits durch das Blutbild weitgehend sicher (Gumprechtsche Kernschatten!) und wird durch die Lymphknotenhistologie und das Ergebnis des Knochenmarkpunktats bestätigt. Die chronisch lymphatische Leukämie wird zu den Non-Hodgkin-Lymphomen niedrigen Malignitätsgrades gezählt und ist eine Erkrankung des fortgeschrittenen Lebensalters.
Eine akut lebensbedrohliche Situation besteht nicht, da der Hb-Wert mit 8,3 g/dl zwar deutlich, aber nicht lebensbedrohlich erniedrigt ist. Außerdem bestehen keine aktuellen Blutungen und die Thrombozytenzahl liegt ebenfalls im Normbereich.
Zur Beurteilung der Ausdehnung des Lymphknotenbefalls ist eine Computertomographie der Thorax- und Oberbauchorgane indiziert.

Welche Komplikationen sind bei der Grunderkrankung denkbar?

Komplikationsmöglichkeiten: Infektionen, Hautinfiltrate, autoimmunhämolytische Anämie, lokale Probleme durch große Lymphome oder große Milz, Hypersplenismus

Mögliche Komplikationen sind wie bei unserer Patientin eine Anämie, darüber hinaus eine Granulozytopenie und Thrombozytopenie durch die Verdrängungsmyelopathie.
Etwa 20% der Patienten entwickeln eine Coombs-positive autoimmunhämolytische Anämie. Häufig werden Hautinfiltrationen beobachtet, die oft auch bereits vor der systemischen Manifestation der chronisch lymphatischen Leukämie festgestellt werden.
Durch vergrößerte Retroperitoneal- oder Mesenteriallymphknoten können gastrointestinale Beschwerden oder Schmerzen im Urogenitalsystem auftreten.
Die häufigste Komplikation ist die erhöhte Infektanfälligkeit. Die häufigste Todesursache stellen nicht beherrschbare Infektionserkrankungen dar.

Was unternehmen Sie therapeutisch?

Eine chronisch lymphatische Leukämie wird prinzipiell möglichst spät und schonend behandelt. Im Stadium III und IV nach Rai besteht die Indikation zur zytostatischen Therapie. Hier liegt ein Stadium III (Anämie) vor. Eine Radiatio wird bei großen Lymphomen und einer Splenomegalie durchgeführt. Die Lymphknotenschwellungen und auch die Splenomegalie reagieren sehr gut auf eine lokale Bestrahlung, wodurch häufig eine Verbesserung der systemischen Manifestationen der Erkrankung, einschließlich eines Rückgangs der peripheren Lymphozytose, erreicht werden kann. Unsere Patientin wird lokal am Hals und über der Milz bestrahlt, woraufhin sich die Milz auf 11 cm verkleinert und die Lymphknotenschwellungen am Hals deutlich rückläufig sind.

Behandlungsindikationen richten sich nach dem Stadium (Chemotherapie) und lokalen Beeinträchtigungen durch Lymphome (Radiatio).

Standardtherapie bei der chronisch-lymphatischen Leukämie im Stadium III und IV ist eine Chemotherapie z. B. nach dem Knospeschema. Dabei wird Chlorambucil (5 mg/qm KO) und Prednison (in absteigender Dosierung: 75, 50, 25 mg) an drei Tagen verabreicht und die Therapie im Abstand von zwei Wochen wiederholt. Da neuere Substanzen höhere Ansprechraten bieten sollen, ist immer der Einschluß in eine entsprechende Studie zu erwägen.
Unsere Patientin wird konventionell mit dem Knospeschema behandelt. Der Hb-Wert stabilisiert sich auf Werte um 11 g/dl, die Thrombozyten pendelten sich auf Werte zwischen 150 bis 200/nl ein.

Wie gehen Sie nach Klinikentlassung weiter vor? Welche Prognose besteht bei der Patientin?

Die Patientin wird nach sechs Therapiezyklen mit der Auflage, sich regelmäßig zu Blutbildkontrollen vorzustellen, entlassen.
Bei einem Absinken des Hb-Wertes unter 10 g/dl, bzw. einer Thrombozytopenie ist eine erneute Behandlung mit einem alternativen Schema (z. B. COP oder CHOP) angezeigt.
Die Prognose der Erkrankung scheint an das Ausmaß der Organinfiltration zum Zeitpunkt der Diagnose gebunden zu sein.
Die mittlere Überlebenszeit variiert von etwa 2 Jahren für Patienten mit Anämie und Thrombozytopenie bis zu 8-10 Jahren für Patienten, die lediglich eine Lymphozytose und Lymphknotenschwellung besitzen. Insgesamt zählt die chronisch-lymphatische Leukämie zu den eher günstiger verlaufenden hämatologischen Systemerkrankungen.

Quintessenz

Die chronisch lymphatische Leukämie (meist B-CLL) ist ein obligat leukämisch verlaufendes niedrig malignes (lymphozytisches) Non-Hodgkin-Lymphom des höheren Lebensalters. Die Diagnose wird aus dem Blutbild (Gumprechtsche Kernschatten), dem Knochenmark und der Lymphknotenhistologie gestellt. Eine Behandlungsindikation mit Zytostatika besteht im Stadium III und IV nach Rai, wobei verschiedene Schemata (Knospe, COP, CHOP) zur Anwendung kommen. Neuere Substanzen (Fludarabin, Cladribin) werden geprüft. Lokale Probleme durch große Lymphome oder großen Milztumor sind einer Strahlentherapie zugänglich. Bei jüngeren Patienten kann (in entsprechenden Therapiezentren) die Indikation zur Knochenmarktransplantation oder autologen Stammzelltransplantation diskutiert werden.

10

Fall 10

Fieber, Kopfschmerzen, Schläfrigkeit, Doppelbilder und neu aufgetretenes Schielen, kleinfleckiger Ausschlag. Prodromalphase mit Erkältungssymptomen.

▷ Anamnese

Ein 27jähriger Patient wird vom Krankenwagen in Begleitung seiner Mutter in die Klinik gebracht. Der Patient macht bei oberflächlicher Betrachtung einen geistig stark retardierten Eindruck, ausgeprägter Strabismus. Die Anamnese kann wegen Schläfrigkeit des Patienten z.T. nur mit Hilfe der begleitenden Mutter erhoben werden. Vor 14 Tagen habe er eine Erkältung mit Husten und Schnupfen gehabt, vom Hausarzt ein fiebersenkendes Mittel verschrieben bekommen → Besserung und relatives Wohlbefinden. Seit 2-3 Tagen habe er zunehmende Kopfschmerzen, sei ständig müde und abgeschlafft sowie lichtempfindlich (diese Angabe erfolgte auf spezielles Nachfragen). Fieber zwischen 38 und 39,8°C. Seit 2-3 Tagen schiele der Patient (Angabe der Mutter); der Patient selbst gibt seit dieser Zeit bestehende Doppelbilder an. Zusätzlich habe er seit 2-3 Tagen einen roten, kleinfleckigen Ausschlag. Diese roten Flecken seien z.T. eitrig gewesen, hätten aber nicht gejuckt. Vor 2 Tagen habe er Brechdurchfall gehabt. Beim Aufrechtsitzen klagt der Patient über Schwindel. Außerdem habe er multiple Gelenkbeschwerden. Der Hausarzt habe verschiedene Präparate gegen Erkältung aufgeschrieben, gegen den Ausschlag ein Antihistaminpräparat.

Frühere Anamnese: übliche Kinderkrankheiten, 1970 Tonsillektomie, 1975 Exostose rechtes Wadenbein. Beruf: Student der Biologie; kein Nikotinabusus, kein Alkoholkonsum.

▷ Aufnahmebefund

27jähriger, schwer krank erscheinender Patient in reduziertem AZ und EZ, Haut trocken, warm, trockene belegte Zunge, Konjunktiven beidseits gerötet, Strabismus convergens bei beidseitiger Abduzensparese, Rachenring gerötet, Schwellung an der linken Unterlippe nach Bißverletzung beim Essen.

Herz und Lungen auskultatorisch o.B.; keine path. Geräusche; Puls regelmäßig, 84/min., RR 100/70 mmHg, Temp. 39,2°C; Abdominalbefund unauffällig bis auf 1 QF unter Rippenbogen vergrößert tastbare Leber; Milz nicht palpabel. Nierenlager frei, Pulse alle tastbar.

Neurologisch beidseitige Abduzensparese, Reflexe links etwas schwächer als re. auslösbar. Babinski beidseits neg.; Bewußtseinslage klar, orientiert, aber schläfrig. Beim Prüfen der Reflexe gibt der Patient starke Gelenkschmerzen an.

Am ganzen Körper findet sich mit Betonung an den Beinen ein kleinfleckiges rötliches Exanthem, das schon wieder rückläufig sei.

Wie lautet Ihre Verdachtsdiagnose? Welches typische Zeichen ist beim Aufnahmebefund nicht erwähnt?

Fieber, Meningismus, Somnolenz, neurologische Ausfälle, kleinfleckiges Exanthem, Gelenkschmerzen

Die Verdachtsdiagnose lautete Meningitis. Die Hautsymptome und die geschilderte Klinik mit Erkältungssymptomen, Meningitiszeichen, Schwindel als Zeichen der Beteiligung des 8. Hirnnerven sowie Gelenkbeschwerden passen zu einer Meningokokkensepsis. Differentialdiagnostisch ist ein Arzneimittelexanthem bei zugrundeliegender Meningitis zu erwägen.

Das typische Zeichen einer Meningitis, welches bei dem Aufnahmebefund nicht erwähnt wurde, ist die Nackensteife (Meningismus). Unser Patient weist eine starke Nackensteife auf.

Was verstehen Sie unter einem Waterhouse-Friderichsen-Syndrom?

Das Waterhouse-Friderichsen-Syndrom ist eine fulminant verlaufende Meningokokkensepsis mit Ausbildung eines vasomotorischen Kollaps- und Schockzustandes; dieses Syndrom tritt bei etwa 10-20% der Patienten mit generalisierter Meningokokkeninfektion auf und ist mit einer hohen Mortalitätsrate behaftet. Es beginnt plötzlich innerhalb weniger Stunden, und es kommt zu einer raschen Vergrößerung der Petechien mit häufig ausgedehnten Hämorrhagien in die Haut. Im Präschockstadium besteht oft eine generalisierte Vasokonstriktion. Die Patienten sind blaß und unruhig und weisen eine periorale Zyanose und kalte Extremitäten auf. Mit Eintritt in das Schockstadium entwickelt sich ein komatöser Zustand, das kardiale Auswurfvolumen und der Blutdruck sinken ab. Todesursache ist meist das Versagen des Herz-Kreislauf-Systems oder der Lungenfunktion.

Wie schätzen Sie die klinische Situation ein?

Obwohl der Patient noch kreislaufstabil ist, ist aufgrund der Klinik und der oben geschilderten Möglichkeit die Entwicklung eines Waterhouse-Friderichsen-Syndroms mit akuter Lebensgefahr zu erwägen, so daß der Patient umgehend auf die Intensivstation gebracht werden muß.

Welche Untersuchungen nehmen Sie zur weiteren Diagnosesicherung vor?

Die Routinelaboruntersuchungen helfen in der Regel zur genauen Diagnosesicherung, abgesehen vom Nachweis von Entzündungszeichen, nicht viel weiter. Die Diagnose wird durch den Erregernachweis aus dem Liquor cerebrospinalis gesichert. Bei der Spinalpunktion kann in diesem Fall trüber, eitriger Liquor gewonnen werden.

Ergebnisse:

Labor: BKS 105/121 mm n.W., Leukozyten 14,3/nl; im Differentialblutbild 70 Segmentkernige, 18 Lymphozyten, 12 Stabkernige, GPT 21 U/l. In der Eiweißelektrophorese Albumin 37 rel.-%, α_1-Globuline 6,0 rel.-%, α_2-Globuline 21,0 rel.-%, β-Globuline 14,0 rel.-%, γ-Globuline 22,0 rel.-%.

Liquorbefund: Bei der Untersuchung zeigten sich 6648/3 Zellen/ml, 143 mg/dl Eiweiß, 33 mg/dl Glukose sowie im Sediment reichlich Leukozyten, vereinzelt gramnegative Diplokokken, die zum Teil auch intraleukozytär gelagert waren. Die Liquorkultur ergab nach Tagen kein Wachstum pathogener Keime.

Mikrokopischer Nachweis von Meningokokken im Liquor

Welche Primärtherapie leiten Sie jetzt ein?

Der makroskopische Liquorbefund läßt im Zusammenhang mit der Klinik mit hoher Wahrscheinlichkeit auf eine Meningokokkenmeningitis schließen. Entscheidend ist in dieser Situation die sofortige Einleitung der adäquaten antibiotischen Therapie, da die Häufigkeit von Komplikationen und Spätfolgen (s. u.) dadurch gesenkt werden kann. Mittel der ersten Wahl ist Penicillin G, bei Penicillinallergie ein Cephalosporin der 3. Generation, beispielsweise Cephotaxim (Claforan®). Da keine Allergie bekannt ist, erhält der Patient sofort die erste Penicillingabe (5 Mio. E), weiter 5 Mio. E in 6stündlichen Intervallen.

Möglichst rasche Einleitung einer kalkulierten antibiotischen Therapie, hier Penicillin G in hoher Dosierung

Anschließend werden die notwendigen Allgemeinmaßnahmen durchgeführt: Legen eines Armvenenkatheters und Beginn einer Infusionstherapie mit Elektrolytlösungen, um die Entwicklung eines Schocks zu verhindern. Eine permanente Überwachung der Herz-Kreislauf-Parameter ist notwendig.

Welche Diagnose stellen Sie nun nach Kenntnis der vorliegenden Befunde? Wie sieht die weitere Therapie aus?

Die Vermutungsdiagnose einer Meningokokkenmeningitis wird durch die vorliegenden Befunde und insbesondere den Nachweis gramnegativer Diplokokken im Liquor bestätigt. Die eingeleitete Penicillintherapie ist also korrekt und wird in der genannten Dosierung bis drei Tage nach Entfieberung und in reduzierter Dosis weitere 7-10 Tage verabreicht.
Der mikroskopische Befund wird durch die Blutkultur bestätigt: Nach 4 Tagen wachsen Penicillin-G-sensible Meningokokken.

Welche weiteren Untersuchungen sind ggf. zu empfehlen?

Schädel-CT: Das Schädel-CT sollte zum Ausschluß eines Hirnabszesses durchgeführt werden, da es bei Meningokokkenmeningitiden als Komplikation zu einem Hirnabszeß kommen kann.
Das am 3. Tage des stationären Aufenthaltes durchgeführte Schädel-CT ergibt keinen krankhaften Befund.

EEG: Das EEG zeigt einen α-Typ mit leichter Allgemeinveränderung ohne krampfstromverdächtige Potentiale. Kein Herdbefund. Der Befund paßt zu einer Meningoenzephalitis.

▷ Verlauf

CT und EEG ohne richtungsweisenden Befund; Besserung des Befundes unter der Penicillintherapie

Bei typischer Klinik entfiebert der Patient unter der Penicillintherapie innerhalb von 3 Tagen. Am 4. Tag lassen die Doppelbilder nach, das Schielen und der Meningismus sind verschwunden, am 5. Tag sind auch die Doppelbilder gänzlich verschwunden. Die BKS ist mit 56/90 mm n.W. deutlich rückläufig. Die Leukozytenzahl hat sich mit 7,3/nl wieder normalisiert. Der geäußerte Kopfschmerz und die Schläfrigkeit sind rückläufig, der Allgemeinbefund deutlich gebessert. Eine Kontrolluntersuchung des Liquors ergibt am 7. Tag 50/3 Zellen/ml.

Wie schätzen Sie die Prognose der Erkrankung ein?

Die schwerwiegendste Komplikation der Meningokokkensepsis ist das bereits oben erwähnte Waterhouse-Friderichsen-Syndrom mit Ausbildung eines Schocks.
Als seltenere Manifestationen der Meningokokkensepsis können eine eitrige Konjunktivitis und Sinusitis sowie eine Meningokokkenpneumonie auftreten.
Weitere Komplikationen sind Endokarditis, primäre Perikarditis, Arthritis und Osteomyelitis.
Als typische Komplikation kann in etwa 5-20% ein Herpes labialis auftreten. Weitere Komplikationen resultieren aus der neurologischen Schädigung, beispielsweise Taubheit bei 10-20% der Patienten während des akuten Stadiums der Meningitis, wobei die Häufigkeit von Dauerschäden unter 5% liegt.
Fälle postmeningitischer Epilepsie sind selten, periphere Neuropathien, Hemiplegien sind gelegentlich beobachtet worden, verschwinden aber in der Regel in-

nerhalb von 2-4 Monaten. Die früher häufiger aufgetretenen Komplikationen im Sinne eines Hydrocephalus und einer Sinusvenenthrombose sind unter der heutigen Antibiotikatherapie eher seltener.
Häufig klagen die Patienten noch über Monate bis Jahre über Kopfschmerzen, emotionale Labilität, Schlaflosigkeit, Konzentrationsstörungen und Rückenschmerzen, die jedoch in der Regel nach 1-2 Jahren vollständig verschwunden sind.
Meningokokkenarthritiden sind eine relativ häufige Komplikation bei etwa 2-10% der Patienten, wobei jedoch bleibende Schäden eher selten sind.
Endokarditiden sind eher selten, stellen jedoch eine häufige Todesursache der an einer Meningokokkeninfektion verstorbenen Patienten dar.

Welche Komplikationen können auftreten?

Vor der Einführung der Antibiotika verlief die Meningokokkensepsis oder -meningitis meistens tödlich. Seit Einführung der Antibiotikatherapie ist die Mortalitätsrate bei rascher und adäquater Behandlung deutlich unter 10% gefallen. Allerdings ist die Mortalität bei Patienten mit Waterhouse-Friderichsen-Syndrom durch einen oft irreversibel verlaufenden Schock deutlich höher, wobei die Todesfälle meistens innerhalb der ersten 1 bis 2 Tage auftreten.

Quintessenz

Eine bakterielle Meningitis ist ein schweres, hochakutes Krankheitsbild mit vielen Komplikationsmöglichkeiten. Das Leitsymptom ist der Meningismus, weitere typische Symptome sind Fieber und neurologische Ausfälle. Die Diagnose basiert auf der starken Vermehrung der Granulozyten im Liquor, die oft als eitriger Liquor bereits makroskopisch sichtbar ist. Entscheidend ist die rasche Einleitung einer adäquaten antibiotischen Therapie. Bei mikroskopischem Nachweis von Meningokokken oder Pneumokokken ist Penicillin G Mittel der ersten Wahl. Ansonsten erfolgt eine Primärtherapie mit einem Drittgenerationscephalosporin und einem Aminoglykosid, die je nach Antibiogramm deeskaliert werden kann.

11

Fall 11

▷ Anamnese

Ein 46jähriger Mann wird vom Hausarzt wegen Gewichtsabnahme (5 kg in 8 Wochen) und zur Abklärung gürtelförmiger Oberbauchbeschwerden mit Ausstrahlung in die rechte Thoraxhälfte eingewiesen. Nach Angaben des Patienten handle es sich dabei um einen ziehenden Dauerschmerz, der im Liegen stärker als im Sitzen sei. In der früheren Anamnese ist der Patient seit 10 Jahren wegen einer myotonischen Dystrophie Curshmann-Steinert berentet. Die Erkrankung läuft seit etwa 33 Jahren. Seit 6 Jahren Struma nodosa colli; vor einem Jahr in chirurgischer Behandlung wegen eines Schweißdrüsenabszesses in der linken Axilla und der Bauchdecke. Vegetative Funktionen: Appetit gut, Schlaf schlecht, Nikotin 25 Zig./Tag; kein Alkohol; Rest unauffällig.

▷ Aufnahmeuntersuchung

Der 46jährige Patient zeigte das Vollbild der myotonischen Dystrophie mit an Unterschenkeln und Unterarmen betonter Muskelschwäche und -atrophie. Auch die proximalen Muskelgruppen der Extremitäten waren bereits betroffen; Facies myopathica mit Stirnglatze, Hodenatrophie.

EZ gut (175 cm, 76 kg); Kräftezustand akut reduziert; Haut trocken, warm, blaß, kein Fieber (Temperatur 37,1°C rektal). Lungen und Herz auskultatorisch und perkutorisch o.B.; Herzaktionen rhythmisch, 96/min., RR 130/90 mmHg; Bauchdecke weich, nicht gespannt, schlaff; gürtelförmiger Oberbauchspontanschmerz re. > li. ohne Verstärkung beim Drücken. Leber 1 QF derb unter dem Rippenbogen tastbar, Milz nicht palpabel, keine pathologischen Resistenzen palpabel. Periphere Pulse, o.B., keine Ödeme, keine Varizen, grobe Kraft in allen Extremitäten vermindert. Der Patient ist seit 1 Jahr Rollstuhlfahrer; periphere Reflexe nicht auslösbar; Bewußtseinslage klar, orientiert.

Gewichtsabnahme, ziehende gürtelförmige Oberbauchbeschwerden mit Ausstrahlung nach rechts. Bekannte myotonische Muskeldystrophie

Welche Arbeitsdiagnose stellen Sie? Sehen Sie einen Zusammenhang der Beschwerden mit der Grunderkrankung einer myotonischen Dystrophie Curshmann-Steinert?

In erster Linie spricht die geschilderte Symptomatik für eine Erkrankung des Pankreas oder der Gallenblase.

Ein Zusammenhang mit der geschilderten Symptomatik der Grunderkrankung, der myotonischen Dystrophie, besteht nicht. Als Arbeitshypothese formulieren Sie eine Pankreatitis, bzw. eine Entzündung der Gallenblase, wobei der gürtelförmige Schmerz ohne Koliken eher für die Pankreatitis, die Lokalisation im rechten Oberbauch eher für eine Gallenblasenerkrankung spricht. Differentialdiagnostisch ist auch eine Ulkuserkrankung mit letzter Sicherheit nicht auszuschließen.

Wie schätzen Sie die Primärsituation ein?

Eine primär lebensbedrohliche Situation liegt bei dem Patienten zum Zeitpunkt der Aufnahmeuntersuchung nicht vor, so daß die Aufnahme auf die Normalstation ausreichend erscheint.

Welche weiterführenden Untersuchungen veranlassen Sie umgehend?

- **Labor:** Blutbild, Lipase, Bilirubin, Cholestaseenzyme, Transaminasen, Elektrophorese
- **Oberbauchsonographie, EKG**

Die Untersuchungen ergaben folgende Ergebnisse:

Labor: BKS 39/72 mm n.W., Leukozyten 12,4/nl, γ-GT 70 U/l, alkalische Phosphatase 266 U/l, LAP 40 U/l, LDH 221 U/l. In der Eiweißelektrophorese Gesamteiweiß von 6,0 g/dl mit deutlicher Verminderung des Albumins und kompensatorischer Erhöhung von α2- und β-Globulinen. Die restlichen Laborwerte, insbesondere die Lipase, ergaben Normalwerte.

EKG: regelmäßiger Sinusrhythmus, Indifferenztyp, AV-Block I.°, unauffälliger Stromkurvenverlauf.

Oberbauchsonographie: In der Oberbauchsonographie sehen Sie einen großen solitären Gallenstein in einer kleinen und dickwandigen Gallenblase, in dieser Region kein Druckschmerz. Die Pankreasregion ist wegen Darmgasüberlagerung nicht einsehbar. Die Leber, soweit bei den ungünstigen Untersuchungsverhältnissen beurteilbar, unauffällig. Ansonsten regelrechter Sonographiebefund.

Wie beurteilen Sie die Röntgenaufnahme des Thorax?

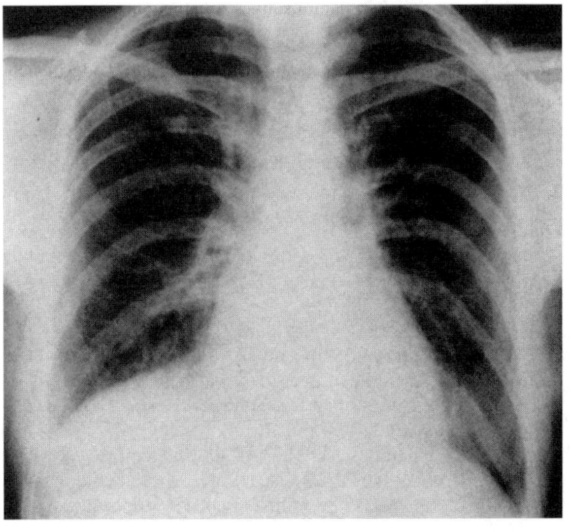

beide Zwerchfellhälften glatt begrenzt, rechts höherstehend als links; unauffällige Herzfigur. Nebenbefund: Spondylosis deformans bei Osteochondrose (auf Abb. nicht sichtbar)

Welche Diagnose stellen Sie nun nach Vorlage dieser Befunde? Was unternehmen Sie therapeutisch?

Eine plausible Arbeitshypothese kann noch nicht formuliert werden. Denkbar wäre aufgrund des sonographischen Befundes eine Cholezystitis. Die humoralen

Nach Laborwerten, sonographischem und radiologischem Befund keine Diagnosestellung möglich, weitere Untersuchungen erforderlich.

Entzündungszeichen würden dazu passen. Dagegen sprechen allerdings vor allem der fehlende Druckschmerz im Gallenblasenlager und das fehlende Fieber. Der klinische Befund würde eher zu einer relativ blande verlaufenden Pankreatitis passen, die bei normaler Lipase jedoch auch nicht sehr wahrscheinlich ist. Ein Ulkusleiden ist ebenfals in Erwägung zu ziehen. Da der Patient nicht akut gefährdet erscheint und auch durch die Beschwerden nur gering beeinträchtigt ist, kann zunächst auf eine Therapie verzichtet werden und weitere Diagnostik geplant werden.

Welche diagnostischen Schritte sehen Sie vor?

- 1. Wiederholung der Oberbauchsonographie nach Vorbereitung mit Entschäumern (Dimethicon = Lefax®)
- 2. Gastroskopie
- 3. Computertomographie des Oberbauches

Noch bevor diese Maßnahmen durchgeführt werden können, tritt eine akute Komplikation ein: Der Patient wird in der Nacht plötzlich tachykard, der Blutdruck ist nicht mehr meßbar. Nach sofortiger Verlegung auf die Intensivstation wird folgendes EKG aufgezeichnet.

Was sehen Sie am EKG (zumindest angedeutet)? Welche Ursache der akuten Verschlechterung vermuten Sie?

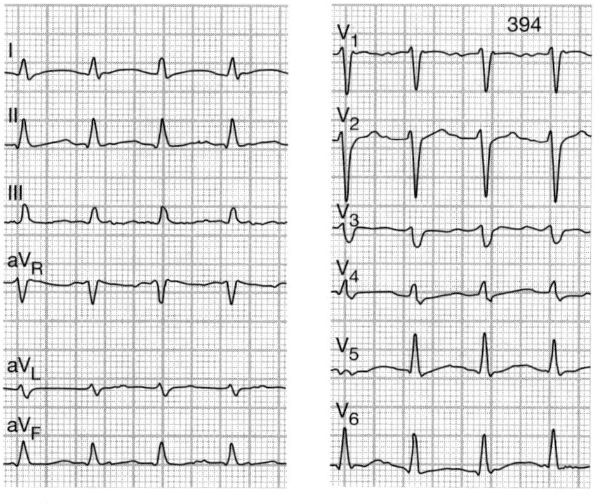

EKG-Befund: Tachykardie um 125/min.; angedeuteter S_IQ_{III}-Typ, inkompletter Rechtsschenkelblock (rSr in V_1).

Akute Verschlechterung und Exitus letalis unter dem klinischen Bild einer akuten, fulminanten Lungenembolie

Diese jetzt aufgetretene EKG-Veränderung sowie der klinische Verlauf machen eine fulminante Lungenarterienembolie hoch wahrscheinlich. Daß klinisch keine Emboliequelle nachgewiesen werden kann, spricht nicht gegen diese Hypothese, da sich selbst mit allen technischen Methoden nur in etwa 50 % der Lungenembolien Emboliequellen nachweisen lassen.

Trotz einer umgehend eingeleiteten Lysetherapie mit rTPA kommt es rasch zu einem Herz-Kreislauf-Stillstand, der auch durch entsprechende Reanimationsmaßnahmen nicht mehr behoben werden kann.

Da das gesamte Krankheitsbild unklar ist, auch wenn als unmittelbare Todesursache eine Lungenembolie wahrscheinlich ist, streben wir eine Obduktion an.

▷ Obduktionsbefund

Nekrotisch zerfallendes, 15x10x7 cm messendes Pankreasschwanzkarzinom mit Metastasen in der Magenhinterwand, ausgedehnter Peritonealkarzinose, tumoröser Durchsetzung des großen Netzes. 2 kleine Metastasen im linken Leberlappen, Milzmetastasen (~ 5 mm), multiple bis 5 mm im Durchmesser haltende Lungenmetastasen, Pleuritis carcinomatosa.
Paraneoplastisch bedingte Thrombophlebitis saltans (tiefe Beinvenenthrombose beidseits, Thrombose des Plexus prostaticus, Thrombose der linksseitigen Oberarmvene). Fulminante, beide Lungenarterienhauptäste obliterierende Lungenembolie; Porzellangallenblase mit Solitärkonkrement; Schocknieren; ausgeprägte Struma nodosa beidseits; myotonische Dystrophie Curshmann-Steinert.
Todesursache: akutes Rechtsherzversagen bei fulminanter Lungenarterienembolie

Welche Konsequenzen ergeben sich aus dem Obduktionsbefund?

Der Obduktionsbefund bestätigt Ihre Vermutungsdiagnose einer fulminanten Lungenarterienembolie, wobei als Todesursache das akute Rechtsherzversagen anzusehen ist. Als Emboliequellen kommen die paraneoplastisch bedingten multiplen Venenthrombosen in Frage, die klinisch nicht auffällig gewesen waren. Daß die Leber- und Milzmetastasen sonographisch nicht auffielen, hängt einerseits mit deren geringen Größe (etwa 5 mm) zusammen und erklärt sich andererseits durch die schwierigen Untersuchungsbedingungen mit der Luftüberlagerung. Im Nachhinein hätte man die Metastasen ggf. bei optimalen Untersuchungsbedingungen erkennen müssen. Die kleinen Lungenmetastasen ließen sich auf dem Röntgen-Thorax-Bild ebenfalls nicht darstellen. Wahrscheinlich hätte das geplante Oberbauch-CT das Krankheitsbild geklärt.

Quintessenz

Bei Pankreaskarzinomen ist die Symptomatik oft unspezifisch, insbesondere wenn aufgrund einer Lokalisation im Pankreasschwanz der bei Kopfprozessen typische Ikterus fehlt.
Patienten mit einem Tumorleiden haben ein erhöhtes Risiko thromboembolischer Komplikationen. Hier dürfte die Immobilität durch die vorbestehende Muskeldystrophie zusätzlich begünstigend auf die Entstehung der Venenthromben mit der tödlichen Lungenembolie gewirkt haben.

Fall 12

12

▷ Anamnese

Eine 30jährige, 167 cm große, 53 kg schwere Frau wird vom Hausarzt zur diagnostischen Abklärung eingewiesen. Die Patientin gibt an, seit etwa 8 Wochen Durchfall und diffuse, z.T. krampfartige Bauchschmerzen zu haben. Sie müsse im Durchschnitt 6-8x/Tag auf die Toilette, manchmal sei der Stuhl blutig, manchmal ginge auch nur Schleim ab. Sie habe auch nachts Durchfälle, sie wird dann von Stuhldrang geweckt. Fieber habe sie keines gemessen.

Seit 8 Wochen bestehende Durchfälle mit Blut- und Schleimbeimengung, auch nachts

▷ Aufnahmebefund

30jährige, schlanke Patientin, die bei der Aufnahmeuntersuchung völlig unauffällig erscheint. Lediglich über dem gesamten Abdomen gibt die Patientin einen diffusen Druckschmerz an, im Oberbauch stärker als im Unterbauch.

Welche Arbeitsdiagnose stellen Sie?

Es besteht eine chronische Diarrhö. Aufgrund der auch nachts auftretenden Durchfälle ist eine organische Ursache wahrscheinlich. Die Vermutungsdiagnose lautet Colitis ulcerosa (typische Stuhlanamnese). Differentialdiagnostisch zu bedenken wären M. Crohn, infektiöse Darmentzündungen oder ein Dickdarmkarzinom.
Das Dickdarmkarzinom erscheint in Hinblick auf das Alter der Patientin und den klinischen Gesamteindruck eher unwahrscheinlich.
Da die Patientin in einem recht guten Zustand ist, wird sie zur weiteren Diagnostik auf die Normalstation aufgenommen.

Welche Untersuchungen unternehmen Sie primär?

- Laboruntersuchungen mit der Frage nach Entzündungszeichen bzw. Hinweisen auf eine Exsikkose oder Resorptionsstörungen
- Sonographie (pathologische Darmkokarde?)
- Stuhluntersuchungen auf Leukozyten und pathogene Keime; die mikrobiologische Stuhluntersuchung ist notwendig, da manche infektiöse Kolitiden das Bild einer chronisch entzündlichen Darmerkrankung auch histologisch imitieren können.
- Koloskopie nach Darmreinigung mit einem Laxans und Trinken von 1,5l einer nicht resorbierbaren Flüssigkeit (z. B. Mannitollösung)

Ergebnisse

Laboruntersuchung: Leukozyten 13,2/nl, im Differentialblutbild 60 Segmentkernige, 26 Lymphozyten, zwei Monozyten, 9 Stabkernige, 3 Eosinophile, BKS 62/91 mm n.W., CRP 40 mg/l, die übrigen Laboruntersuchungen erbrachten Normalwerte. Leukozyten im Stuhl nachweisbar, keine pathogenen Keime in drei Stuhlproben.

Koloskopie: Koloskopisch zeigt sich das Bild einer akut exacerbierten Colitis ulcerosa mit Schleimhautulzerationen, zum Teil pseudopolypöser Umwandlung und leichter Lädierbarkeit der Schleimhaut. Die Schleimhaut erscheint samtartig und reflexlos. Der Hauptbefund ist im Colon sigmoideum und Colon descendens bis zur linken Kolonflexur zu sehen, dann deutliche Abnahme des Befundes, Colon aszendens und Colon transversum sowie das Rektum sind weitgehend unauffällig.

Der histologische Befund der entnommenen PE zeigt entzündliche Schleimhautinfiltrationen (Neutrophile und Plasmazellen) mit Kryptenabszessen und eine Rarefizierung der Schleimdrüsen. Damit ist bei der gegebenen Anamnese die Diagnose der Colitis ulcerosa sehr wahrscheinlich.

Koloskopisch Bild einer Colitis ulcerosa, auch histologisch entsprechende Zeichen. Im Labor Entzündungszeichen, keine Hinweise auf Resorptionsstörungen. Kein Nachweis pathogener Stuhlkeime.

Welche Diagnose stellen Sie nach Kenntnis der Befunde?

Der koloskopische Befund und die erhaltene histologische Untersuchung bestätigen die Arbeitshypothese einer Colitis ulcerosa, wobei es sich bei unserer Patientin um eine Erstmanifestation mit akutem Schub handelt.

Wie therapieren Sie in diesem Fall?

Therapie der Wahl beim akuten Schub der Colitis ulcerosa ist die Gabe von Glukokortikoiden und 5-Aminosalicylsäure. Wir geben initial 80 mg Prednison per os, verabreichen zusätzlich zweimal täglich Prednisonklysmen. Weiterhin geben wir Mesalazin (Asacolitin®) in einer Dosis von 3 x 1000 mg/d.
Alternativ wären auch Olsalazine (Dipentum®), oder Sulfasalazin (Azulfidine®, Colopleon®) als Therapeutikum in Frage gekommen, wobei es sich bei allen Präparaten um verschiedene galenische Aufbereitungen der 5-Aminosalicylsäure handelt, die jedoch in unterschiedlicher Menge in verschiedenen Darmabschnitten resorbiert werden und sich durch etwas unterschiedliche Nebenwirkungen und Verträglichkeit unterscheiden.
Nachdem sich klinisch eine Besserung abzeichnet, können wir am 4. Tag die Kortisondosis um 10 mg reduzieren, was wir bei weiterer günstiger klinischer Entwicklung alle 3 Tage wiederholen können. Unter dieser Therapie sind die Durchfälle deutlich rückläufig, das Stuhlverhalten normalisiert sich allmählich wieder, laborchemisch sind die Entzündungszeichen deutlich rückläufig. Nach 14 Tagen haben sich die Leukozytenzahlen normalisiert, das CRP ist auf 10 mg/dl zurückgegangen und die BKS ist mit 17/31 mm n.W. rückläufig. Das Kortisonpräparat kann bei ausschleichender Dosierung nach insgesamt 7 Wochen vollständig abgesetzt werden, die Therapie mit Mesalazin behalten wir jedoch in einer Dosierung von 2 x 500 mg/d bei.

Behandlung mit Kortikoiden und 5-Aminosalicylsäure

Welche Komplikationen sind bei der Colitis ulcerosa möglich?

Extraintestinale Manifestationen:

- Gelenkerscheinungen: periphere Arthralgien, Arthritiden, Spondylitis und Sakroiliitis
- Haut- und Schleimhautveränderungen: Erythema nodosum, Stomatitis aphthosa, Pyoderma gangraenosum
- Augenbeteiligung: Iritis, Uveitis, Episkleritis

Autoimmunologische Lebererkrankungen wie die primär biliäre Zirrhose, die sklerosierende Cholangitis und eine chronisch aktive Hepatitis mit Übergang in eine Zirrhose kommen bei Colitis ulcerosa vermehrt vor.
Infolge eines Maldigestionssyndroms kann es zu Gewichtsverlust, Elektrolytverlusten, Hypoalbuminämie und Anämie kommen, ein Verlust von Gallensalzen kann zu Steatorrhö und Mangel an fettlöslichen Vitaminen führen. In der Folge kommt es zu einer erhöhten Absorption von Oxalaten im Kolon, die zu Nierensteinen oder Gallensteinen führen kann.
Die gefährlichste Komplikation ist das Auftreten eines sogenannten toxischen Megakolons, das in etwa 10% der Fälle auftritt. Hierbei kann es zu septischen Temperaturen und zu einem akuten Abdomen mit Schockentwicklung kommen.

Perforationen sind möglich. Als Ursache wird eine Schädigung des neuromuskulären Tonus im Darm durch eine schwere Entzündung vermutet.
Patienten mit Colitis ulcerosa haben ein höheres Risiko, später an einem Kolonkarzinom zu erkranken, wobei das Risiko bei einer Pankolitis nach einem Krankheitsverlauf von etwa 25 Jahren bis zu 40% betragen kann.
Die extraintestinalen Manifestationen und durch Malabsorption hervorgerufenen Komplikationen können auch beim Morbus Crohn auftreten, dagegen sind die beim Morbus Crohn häufig auftretenden Stenosierungen und Fistelbildungen mit Abszessen bei der Colitis ulcerosa extrem selten (siehe auch Fall 25).

Wie beurteilen Sie den weiteren Verlauf?

In der Regel handelt es sich bei der Colitis ulcerosa um eine chronische Erkrankung mit chronisch-rezidivierendem oder chronisch-kontinuierlichem Verlauf. Bei dem chronisch-rezidivierenden Verlauf sind auch symptomarme bzw. symptomlose Intervalle möglich. Eine Dauerbehandlung mit 5-Aminosalicylsäure soll die Rezidivhäufigkeit senken, wobei während der Behandlung regelmäßige Blutbild- und Leberenzymkontrollen erfolgen sollten. Bei schweren Verläufen ist eine totale Kolektomie (mit Anlage eines ileo-analen Pouches) indiziert. Dadurch kann eine Heilung erreicht werden.
Letztendlich ist die Entstehungsursache der Colitis ulcerosa und auch des Morbus Crohn bis heute nicht sicher geklärt. Neuere Untersuchungsergebnisse und Verlaufsbeobachtungen lassen die früher geäußerte Vermutung, daß es sich bei der Colitis ulcerosa um eine hauptsächlich psychosomatisch bedingte Erkrankung handelt, eher unwahrscheinlich erscheinen. Bemerkenswert ist allerdings, daß es sich bei einigen Patienten um psychisch etwas auffällige Personen handelt und auf der anderen Seite akute Schübe oft in Konfliktsituationen oder unter starken Streßbedingungen auftreten.

Quintessenz

Diarrhöen sind meist das führende Symptom bei chronisch-entzündlichen Darmerkrankungen (CED). Die Diagnose wird am besten endoskopisch gestellt; differentialdiagnostisch sind immer infektiöse Kolitiden auszuschließen. CED zeigen typischerweise einen chronischen oder chronisch-rezidivierenden Verlauf und können zu einer Vielzahl intestinaler und extraintestinaler Komplikationen führen. Therapie der Wahl ist eine Behandlung mit 5-ASA und Kortikoiden. Eine Colitis ulcerosa kann bei schwerem Verlauf Indikation zu einer totalen Kolektomie sein und damit ausgeheilt werden. Im Gegensatz dazu sind chirurgische Interventionen beim M. Crohn nur bei Komplikationen (Stenosen, Fisteln, Abszesse) indiziert.

Fall 13

13

▷ Anamnese

Ein 62jähriger Patient (175 cm, 97 kg) wird mit hohem Fieber vom Hausarzt eingewiesen. Die Anamnese ist bei dem einfach strukturierten, indolenten Mann schwierig zu erfragen. Vor etwa 4 Tagen habe er beidseits Kreuzschmerzen verspürt, jetzt müsse er seit 2 Tagen häufig unter starkem Brennen in der Harnröhre Wasser lassen. Dabei käme kaum Urin heraus. Am Aufnahmetag habe er gefroren und einmal Schüttelfrost gehabt.

▷ Frühere Anamnese

Patient ist mehrfach im Krankenhaus zur Abklärung von pektanginösen Beschwerden gewesen, dabei sei nie ein Infarkt nachgewiesen worden.
Damals war der Patient wegen klinischer Zeichen einer Herzinsuffizienz auf einen ACE-Hemmer (Captopril 3x12,5 mg = Tensobon Cor®), ein Diuretikum (50 mg Triamteren, 25 mg Hydrochlorothiazid = Dytide H®) und ein Isosorbitmononitrat (Ismo® 20 2x1) eingestellt worden.

▷ Aufnahmebefund

62jähriger, adipöser Patient, mit 40,4°C hochfebril, akut reduzierter Kräftezustand, Haut feucht, warm; Kopf und Hals unauffällig; keine Dyspnoe, keine Zyanose. Lungen und Herz perkutorisch und auskultatorisch o.B. Herzfrequenz 110/min., RR 130/65 mmHg. Bauchdecke weich, nicht gespannt, Leber 2 QF unter Rippenbogen in MCL tastbar. Nierenlager und Wirbelsäule klopf- und druckschmerzfrei, periphere Pulse o.B., Besenreiservarikosis beider Beine. Bewußtseinslage verwirrt, über Ort und Zeit jedoch orientiert. Grob neurologische Untersuchung unauffällig.
Rektale Untersuchung: Prostata vergrößert, Sulcus abgrenzbar, Konsistenz normal.

Hohes Fieber, Dysurie, Rückenschmerzen

Welche Vermutungsdiagnose stellen Sie? Was veranlassen Sie weiterhin?

Am wahrscheinlichsten ist ein fieberhafter Harnwegsinfekt, wobei wegen des hohen Fiebers eine Nierenbeteiligung (Pyelonephritis) anzunehmen ist.
Eine unmittelbare vitale Gefährdung besteht nicht, der Patient kann daher auf die Normalstation aufgenommen werden.

Welche diagnostischen Maßnahmen veranlassen Sie?

- Urinuntersuchung: Feststellung eines Harnwegsinfektes bei Nachweis einer Pyurie, eine Proteinurie weist auf eine Beteiligung der Niere hin.
- Labor mit der Frage nach humoralen Entzündungszeichen
- Oberbauchsonographie zur Differenzierung zwischen obstruktivem und nicht obstruktivem Harnwegsinfekt (Nierenstauung?)
- Röntgen-Thorax zum Ausschluß einer Pneumonie

Ergebnisse

Labor: Leukozyten 17,1/nl, BKS 40/87 mm n.W. Kreatinin 1,6 mg/dl, Harnstoff 65 mg/dl, die restlichen Laborwerte lagen im Normbereich.

Urin-Status: massenhaft Leukozyten und Bakterien, deutliche Proteinurie, Nitrit positiv

Im Urinstatus Pyurie, Bakteriurie und Proteinurie, sonographisch keine Stauung der Nieren

Die Oberbauch- und Nierensonographie ergibt einen unauffälligen Befund, insbesondere kein Aufstau der Nieren, Blase nach Miktion ohne Restharn geleert. Auch im Röntgen-Thorax kein pathologischer Befund.

Welche Therapie leiten Sie ein?

Es handelt sich offensichtlich um einen hochfieberhaften Harnwegsinfekt, wahrscheinlich mit Nierenbeteiligung. Wichtig ist der Ausschluß eines Abflußhindernisses bzw. eines Harnstaus. In einem solchen Falle wäre die Wiederherstellung des Abflusses (z. B. Blasenkatheter bei subvesikalem Hindernis, innere oder auch äußere Harnableitung bei supravesikalem Hindernis) notfallmäßig erforderlich. In unserem Fall sind solche Maßnahmen nicht notwendig. Eine kalkulierte antimikrobielle Chemotherapie sollte rasch eingeleitet werden, da Sie auf bakteriologische Untersuchungen nicht warten können. Die Mehrzahl der Harnwegsinfekte bei immunkompetenten Personen ohne vorausgegangene Eingriffe ist durch E. coli verursacht. Als Antibiotika sind Co-Trimoxazol oder Amoxicillin mit einem Betalaktamasehemmer meist zuverlässig wirksam, bei komplizierten Infekten ein Cephalosporin evtl. in Verbindung mit einem Aminoglykosid. In diesem Fall wird eine Therapie mit Co-Trimoxazol eingeleitet, die wegen der starken Beeinträchtigung nicht oral, sondern per Infusionen (je 2x5 ml gelöst in 250 mg 5%iger Glukoselösung) verabreicht wird. Vor Beginn der Therapie empfiehlt es sich, eine Urinkultur anzulegen, um die pathogenen Keime nachzuweisen und bei Versagen der Primärtherapie gezielt behandeln zu können.
Die Urinkultur ergibt 1 Mio. Escherichia coli, die u.a. auf Sulfamethoxazol und Trimethoprim sensibel sind. Vor Beginn der Therapie wird ein Armvenenkatheter gelegt. Zusätzlich geben wir über 24 Stunden verteilt 3 l NaCl-Lösung unter Flüssigkeitsbilanzierung.

▷ Verlauf

Komplizierend entwickelt sich ein Verwirrtheitszustand: In den ersten Tagen steht der Patient ohne eigenes Wissen mehrmals auf, versucht, die Infusionsschläuche abzureißen und irrt mit dem Infusionsständer in der Hand auf dem Flur umher.

Antibiotische Therapie mit Co-Trimoxazol per infusionem, Entfieberung innerhalb von drei Tagen. Während des hohen Fiebers Durchgangssyndrom mit Unruhe und Verwirrtheit, ansonsten komplikationsloser Verlauf.

Wegen des hohen Fiebers und der deutlichen Beeinträchtigung empfiehlt sich eine symptomatische Therapie mit Antipyretika zur Fiebersenkung. Die Indikation zur Fiebersenkung richtet sich vor allem nach der Beeinträchtigung des Allgemeinbefindens und den Begleiterkrankungen (z. B. Verschlechterung einer Herzinsuffizienz durch das hohe Herz-Zeit-Volumen, Durchgangssyndrom bei vorbestehendem hirnorganischen Psychosyndrom) und nicht allein nach der Höhe des Fiebers. Die Temperaturen liegen am Aufnahmetag und am Morgen des nächsten Tages bei Werten um 40°C, sprechen jedoch gut auf Paracetamol an. Am nächsten Tag sinkt das Fieber gegen Abend unter 39°C ohne Antipyretikagabe. Innerhalb von vier Tagen ist der Patient völlig fieberfrei, nach 5 Tagen haben sich die Leukozytenzahlen normalisiert, der Urinbefund ist bei Kontrolle am 6. Tag unauffällig.

Wie deuten Sie den Verwirrtheitszustand des Patienten?

Die Verwirrung ist im geschilderten Fall durch die stark erhöhten Temperaturen bedingt. Nach Entfieberung kann sich der Patient an nichts mehr erinnern und reagierte völlig normal. Solche Durchgangssyndrome treten oft bei älteren Patienten unter Streßbedingungen oder bei schwerwiegenden Erkrankungen bzw. hohem Fieber auf und sind als Ausdruck einer vorübergehenden zerebralen Durchblutungsstörung zu sehen.

Welche endgültige Diagnose stellen Sie?

Die Diagnose lautet aufsteigender Harnwegsinfekt mit Pyelonephritis. Der weitere Verlauf ist komplikationslos, so daß der Patient am 6. Tage nach Abnahme einer Kontrollurinkultur entlassen werden kann.

Welche Komplikationen sind bei aufsteigendem Harnwegsinfekt möglich?

Speziell bei Pyelonephritiden ist eine Pyonephrose möglich. Bei Fortschreiten der Entzündung kann eine Urosepsis auftreten. Findet sich als prädisponierender Faktor ein Abflußhindernis, ist eine umgehende Entlastung nötig.

Quintessenz

Harnwegsinfekte sind neben bronchopulmonalen Infekten die häufigsten Infektionen und die häufigsten Fieberursachen. Wichtig ist die Unterscheidung zwischen obstruktiven und nicht obstruktiven Harnwegsinfekten. Liegt eine Obstruktion vor, ist eine rasche Wiederherstellung des Abflusses vordringlich. Ansonsten wird eine kalkulierte antibakterielle Chemotherapie eingeleitet. Bei unkomplizierten Harnwegsinfekten liegt meist eine E.-coli-Infektion vor, die normalerweise auf Co-Trimoxazol oder Amoxicillin/Clavulansäure gut anspricht.

14

Notfallmäßige Aufnahme mit Verdacht auf akuten Myokardinfarkt

Fall 14

▷ Anamnese

Im Nachtdienst wird ein 60jähriger Patient mit dem Notarztwagen mit dem Verdacht auf einen Myokardinfarkt in die Klinik gebracht.

Wie organisieren Sie die Erstversorgung?

Bei einem Infarktverdacht sollte der Patient unmittelbar auf die Intensivstation aufgenommen werden. Hier kann nach Anamnese, klinischem Befund und EKG sofort entschieden werden, in welche der folgenden Gruppen der Patient einzuordnen ist:

- **Infarktverdacht bestätigt:** Einleitung der entsprechenden Maßnahmen so rasch wie möglich (und natürlich Verbleib auf der Intensivstation)
- **Infarkt nicht auszuschließen:** weitere Beobachtung und Diagnostik auf der Intensivstation
- **Infarkt ausgeschlossen:** rasche Verlegung auf eine Allgemeinstation, falls nicht andere intensivbedürftige Erkrankungen vorliegen oder vermutet werden

Ein EKG wird also so rasch wie möglich, am besten gleichzeitig mit der Anamnese- und Befunderhebung, geschrieben.

▷ Anamnese

Der Patient berichtet, er verspüre seit Stunden einen brennender Schmerzen hinter dem Brustbein, dabei habe er mehrfach Schweißausbrüche gehabt. Seit etwa 1h vor Klinikeinweisung habe er zusätzlich noch ein Druck- und Beklemmungsgefühl in der Brust verspürt. Vor 6 Jahren Hinterwandmyokardinfarkt (damals seien die Schmerzen „viel schlimmer“ als jetzt gewesen). Nach Befragen gibt der Patient an, daß er seit etwa 8 Wochen postprandial Druckgefühle im Epigastrium verspüre und ab und zu sauer aufstoßen müsse. Die Beschwerden würden sich in waagerechter Körperlage verstärken. Kein Nüchternschmerz.

▷ Frühere Anamnese

Vor 4 Jahren Prostataausschälung; im Krieg Amputation des linken Oberschenkels im mittleren Drittel.
Vegetative Funktionen o.B., kein Nikotin.
Therapie bisher: ASS 100® 1x1, Dytide H® 1x1.

▷ Untersuchungsbefund

60jähriger Patient in gutem AZ und EZ; Schleimhäute gut durchblutet, Kopf, Hals, Thorax o.B.; Herz und Lungen auskultatorisch und perkutorisch o.B.; HF 60/min., rhythmisch; RR 170/100 mmHg. Bauchdecke weich, nicht gespannt; Leber und Milz nicht palpabel, Nierenlager beidseits frei; Z. n. Oberschenkelamputation links, periphere Pulse o.B. Grob neurologische Untersuchung o.B.

Wie beurteilen Sie das folgende EKG?

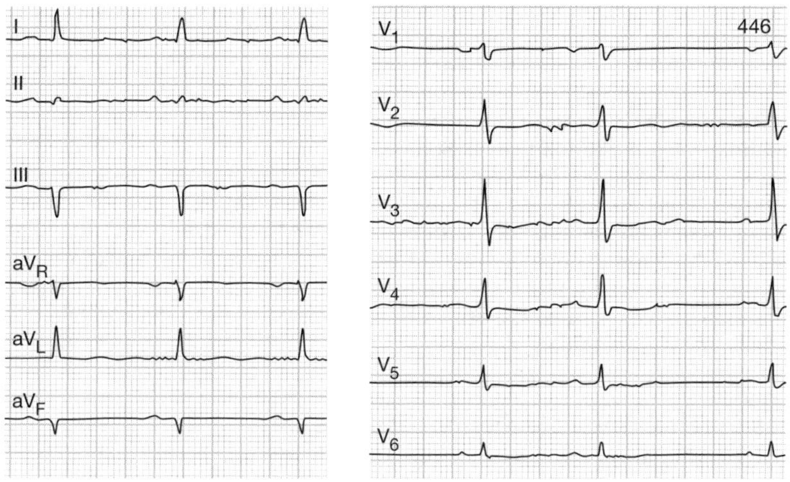

Etwas bradykarder Sinusrhythmus (58/min.), Linkstyp, Q in II, III, aVF, zum alten Hinterwandinfarkt passend. Diskret muldenförmig verlaufende ST-Strecke in V_3 bis V_6. RS-Umschlag in V_2, U-Wellen in V_2 bis V_4. QT-Zeit verlängert, U-Welle in V_2-V_4. Kein Hinweis auf frischen Myokardinfarkt. Die ST-Streckensenkung, QT-Zeit-Verlängerung und U-Welle kann Ausdruck einer Hypokaliämie sein.

Wie gehen Sie weiter vor? Welche Differentialdiagnosen müssen Sie erwägen?

Bei genauer Überprüfung der Anamnese weisen die Beschwerden eher auf eine Refluxerkrankung hin, zumal sie sich einerseits bereits seit etwa 8 Wochen entwickelt haben, über saures Aufstoßen geklagt wird, und die Schmerzen in waagerechter Körperlage verstärkt sind. Im EKG hat sich kein frischer Infarkt gezeigt. Trotzdem kann bei bekannter KHK (Z. n. Hinterwandinfarkt) und aufgrund des seit 1 Stunde bestehenden Druck- und Beklemmungsgefühls ein koronares Ereignis (akuter Myokardinfarkt oder instabile Angina pectoris) nicht ausgeschlossen werden, da bei manchen Lokalisationen (z. B. Lateralinfarkt bei CX-Verschluß) das EKG unzuverlässig ist. Der Patient bleibt also zunächst zur Beobachtung und weiteren Diagnostik auf der Intensivstation.

Beschwerdeschilderung ist nur z. T. typisch für eine kardiale Genese, deutet insgesamt eher auf eine Refluxösophagitis hin. EKG ohne akute Ischämiezeichen. Wegen bekannter KHK mit Z. n. Infarkt zunächst Beobachtung auf der Intensivstation.

Was sind die nächsten diagnostischen Schritte?

Troponintest: Der Troponintest ist negativ.

Für die Bestimmung der herzmuskelspezifischen Enzyme ist es noch zu früh, da der Schmerzbeginn (zumindest des typischen, druckartigen Schmerzes) erst vor einer Stunde war. Bei der Bestimmung der Elektrolyte bestätigt sich eine Hypokaliämie von 3,1 mmol/l, die durch die Behandlung mit einem Thiazid zu erklären ist.

Was unternehmen Sie therapeutisch?

Zunächst verabreichen Sie versuchsweise Nitroglycerin (sublingual als Spray), anschließend ein Antazidum. Nach der Einnahme des Antazidums gibt der Patient etwas Erleichterung an. Der Patient wird an einen EKG-Monitor angeschlossen. Eine Kaliumsubstitution wird oral mit Kaliumchlorid begonnen. Kontrollen des 12-Kanal-EKGs erfolgen 2 und 4 Stunden nach Aufnahme. 3 Stunden nach Aufnahme (also 4 Stunden nach Schmerzbeginn) werden die myokardspezifischen Enzyme bestimmt und der Troponin-Test wiederholt. Bei all diesen Untersuchungen ergeben sich keine Hinweise auf einen Infarkt. Die Beschwerden sind unter einer Fortsetzung der säurehemmenden Behandlung mit Antazida am nächsten Morgen nur noch gering und werden als Brennen im Hals und saures Aufstoßen beschrieben. Die EKG-Kontrolle zeigt eine Rückbildung der Hypokaliämiezeichen, weiterhin keine Hinweise auf eine Myokardischämie. Die CK ist ebenfalls im Normbereich.

Myokardinfarkt elektrokardiographisch und enzymatisch ausgeschlossen, Angina pectoris unwahrscheinlich → weitere Diagnostik

Was unternehmen Sie diagnostisch weiter?

Ein Myokardinfarkt ist ausgeschlossen. Am wahrscheinlichsten ist eine Refluxösophagitis, die sich am besten ösophagoskopisch erkennen läßt. Darüber hinaus sollte eine Progredienz der KHK mit pektanginösen Beschwerden ausgeschlossen werden oder zumindest unwahrscheinlich gemacht werden. Deshalb führen Sie ein Belastungs-EKG und eine Echokardiographie durch. Eine Verlegung auf eine Allgemeinstation ist möglich.

Gastroskopiebefund: glatte Ösophaguspassage bis 30 cm. Hier findet sich eine deutlich gerötete Ösophagusschleimhaut. Keine Ulzerationen. Darunter glokkenförmige Hiatushernie. Magen unauffällig. Bulbus und postbulbäres Duodenum regelrecht.
Beurteilung: Refluxösophagitis, Hiatushernie.

Belastungs-EKG: Wegen des Z. n. Oberschenkelamputation nur am Laufband (mit Prothese) belastbar. Hier insgesamt 10 min. bis zu einer Steigung von 10% belastet, Herzfrequenzanstieg bis 140/min., keine Angina pectoris, keine Ischämiezeichen im EKG.

Echokardiographie: Hinterwandnarbe, dadurch leicht erniedrigte EF (55%), sonst keine Kontraktionsanomalien

Nachweis einer Hiatushernie mit Refluxösophagitis, ausreichende Belastbarkeit ohne Zeichen einer Myokardischämie

Welche endgültige Diagnose stellen Sie nun und wie gehen Sie therapeutisch weiter vor?

Es besteht eine Hiatushernie mit einer Reflexösophagitis I°. Therapie der Wahl ist der Einsatz eines Protonenpumpenblockers, beispielsweise Omeprazol (Antra®) initial 2x20-40 mg. Die zusätzliche Gabe von Prokinetika hat sich der Monotherapie mit einem Protonenpumpenblocker als nicht überlegen gezeigt.

Welche Komplikationen können bei der Refluxösophagitis auftreten?

Erosionen, evtl. auch Ulzerationen und dadurch bedingte Blutungen, peptische Strikturen mit Dysphagie. Entwicklung eines Endobrachyösophagus (Barrett-Syndrom), wobei das Plattenepithel des distalen Ösophagus durch Zylinderepithel der Magenschleimhaut ersetzt wird. Dies kann zu einer vermehrten Ulkusbildung (Barrett-Ulkus) führen. Ein Barrett-Ösophagus gilt als Präkanzerose und muß deshalb regelmäßig endoskopisch kontrolliert werden.

Wie sehen Sie die weitere Prognose, was verordnen Sie als Therapie?

Der Protonenpumpenblocker wird bis zum Abheilen der Ösophagitis verabreicht (endoskopische Kontrolle nach etwa 3-4 Wochen). Danach kann ein Auslaßversuch gemacht werden. Adjuvante Maßnahmen wie Gewichtsreduktion, Alkoholreduktion, Einnahme mehrerer kleiner Mahlzeiten über den Tag verteilt und Vermeiden einer horizontalen Körperlage nach Aufnahme von Mahlzeiten sind sinnvoll, werden jedoch häufig nur unvollständig beachtet und sind (auch daher) oft nicht sehr erfolgreich. Rezidive sind häufig, in einem solchen Fall ist eine Dauertherapie mit einem Protonenpumpenblocker in niedriger Dosis angezeigt. Besonders bei jüngeren Patienten kann alternativ eine Operation (Fundoplicatio) diskutiert werden, die jedoch auch nicht immer vor Rezidiven schützt.

Behandlung mit einem Protonenpumpeninhibitor, evtl. als Dauertherapie

Quintessenz

Bei dem Verdacht auf einen akuten Myokardinfarkt ist eine notfallmäßige Aufnahme auf eine Intensivstation indiziert. Läßt sich der Verdacht ausschließen, kann rasch, bei Unsicherheit der Diagnose nach einer entsprechenden Beobachtung, eine Verlegung auf die Allgemeinstation erfolgen.
Ursache einer Refluxösophagitis ist meist eine Hiatushernie. Die Therapie der Wahl besteht in der Gabe eines Protonenpumpenblockers, bei Rezidiven auch als niedrigdosierte Dauertherapie. Die Indikation zur Fundoplicatio wird zurückhaltend gestellt.

Fall 15

Polyurie und Polydipsie sowie Gewichtsabnahme, vorausgegangener Virusinfekt

▷ Anamnese

Ein 18jähriges Mädchen kommt wegen einer Gewichtsabnahme um 6 kg in 5 Wochen zur Aufnahme. Außerdem berichtet sie, daß sie in letzter Zeit häufig Durst habe und oft zur Toilette müsse. Dabei scheide sie häufig große Urinmengen aus. Sie müsse auch nachts zum Wasserlassen auf die Toilette. In den letzten Tagen fühle sie sich sehr schwach. Einige Wochen vor Beginn dieser Symptome habe sie eine starke Erkältung mit hohem Fieber gehabt.
In der Familienanamnese ist die Großmutter mütterlicherseits Diabetikerin (Altersdiabetes).

▷ Aufnahmeuntersuchung

18jähriges Mädchen in gutem AZ und EZ (168 cm, 59 kg), trockene Zunge, Herz und Lungen auskultatorisch und perkutorisch o.B., Herzfrequenz 70/min., RR 120/65 mmHg. Körperliche Untersuchung auch ansonsten unauffällig.

Welche Vermutungsdiagnose stellen Sie?

Die Arbeitshypothese lautet Diabetes mellitus. Gesteigerter Durst und Urinmenge in Verbindung mit der Gewichtsabnahme, die nach einer Infektionskrankheit auftreten, sind typische Diabetessymptome. Differentialdiagnostisch wäre ein Diabetes insipidus oder eine psychogene Polydipsie, evtl. in Verbindung mit einer ebenfalls psychogenen Eßstörung, zu erwägen; beides ist jedoch recht unwahrscheinlich.

Wie können Sie die Diagnose sofort bei Klinikaufnahme sichern? Welche Akutdiagnostik ist weiterhin erforderlich?

Die Vermutungsdiagnose Diabetes mellitus können Sie an Hand einer Blutzuckerbestimmung sichern: Bei einem „Gelegenheits-BZ" von >200 mg/dl und diabetestypischen Symptomen gilt die Diagnose „Diabetes mellitus" als gesichert.
Mit der Frage einer ketoazidotischen Stoffwechselentgleisung bzw. Elektrolytentgleisung ist außerdem eine Bestimmung des Säure-Basen-Status, der Elektrolyte und der Acetonausscheidung im Urin erforderlich, darüber hinaus werden das Kreatinin und das Blutbild (Exsikkose? Infekt?) bestimmt.

Erhöhter Gelegenheits-BZ > 200 mg% sichert im Zusammenhang mit den Symptomen die Diagnose Diabetes mellitus.

Ergebnisse

Der Blutzucker bei Klinikaufnahme betrug 286 mg/dl, die restlichen Laborwerte lagen im Normbereich, insbesondere Elektrolyte und Blutgasanalyse im Normbereich.
Im Urin waren Aceton und Glukose +++.

Wie werten Sie die vorliegenden Ergebnisse? Welche weiterführenden Untersuchungen veranlassen Sie?

Die Diagnose Diabetes mellitus ist gesichert. Dabei ist aufgrund folgender Kriterien ein Typ-I-Diabetes hoch wahrscheinlich: Alter der Patientin, relativ kurze Anamnese, Gewichtsabnahme, ausgeprägte Symptomatik bei nur mittelgradig erhöhtem BZ, Acetonurie.
Im Gegensatz zum Typ-2-Diabetes besteht beim Typ-1-Diabetes ein absoluter Insulinmangel. Pathogenetisch liegt ein durch eine chronische Entzündung (Insuli-

tis) bedingter schleichender Funktionsverlust der ß-Zellen des Inselorgans vor, der sich häufig im Gefolge eines (Virus-)Infektes mit einer ketoazidotischen Entgleisung manifestiert. Ob die meist nachweisbaren Autoantikörper im Sinne eines Autoimmunprozesses eine ursächliche Rolle spielen oder eher ein Begleitphänomen darstellen, ist noch nicht geklärt.
Zur Bestätigung der Diagnose erfolgt eine Bestimmung des C-Peptids. Das HbA1(c) gibt Auskunft über die Höhe des BZ in den letzten drei Monaten.

Ergebnisse

HBA_{1C}: 13,5% (normal 4,3-5,8%). Das C-Peptid basal betrug 0,5 ng/ml und war somit deutlich erniedrigt.

Anamnese und Befunde sprechen für einen Typ-1-Diabetes.

Welche Therapie leiten Sie ein?

Ziel der Akuttherapie ist die Normalisierung des Blutzuckers durch Gabe von Altinsulin, entweder als subkutane Einzelgaben oder Insulininfusion. Nach Stabilisierung der Situation wird eine Behandlung mit zweimaliger Gabe eines Verzögerungsinsulins morgens und spät abends sowie Injektionen von Altinsulin vor den Mahlzeiten begonnen (Basis-Bolus-Prinzip oder intensiviert-konventionelle Therapie = ICT). Dabei sollte die Dosis des Verzögerungsinsulins den Basalbedarf decken, die Altinsulingaben den durch die Mahlzeiten entstehenden zusätzlichen Insulinbedarf. Zu Beginn wird eine Diät mit festgelegter Kohlenhydratmenge verabreicht, dazu eine Basalinsulindosis von z. B. morgens 8 IE und abends 10 IE. Der Altinsulinbedarf richtet sich nach der Kohlenhydratmenge der Mahlzeit, wobei die Insulinempfindlichkeit tageszeitliche Schwankungen zeigt. Das Verhältnis von Insulin zu KH beträgt zum Frühstück etwa 1,5 bis 2 IE pro BE, mittags 0,8 bis 1,2, abends 1 bis 1,5 IE pro BE.
Ziel der Einstellung ist, daß die Patienten den erforderlichen Bedarf an Altinsulin anhand der festgelegten Faktoren selbst bestimmen können und damit keine feste Diät mehr einhalten müssen. Auch der Zeitpunkt der Mahlzeiten kann freier gewählt werden als bei einer konventionellen Therapie (= CT) mit zweimaliger Gabe eines Mischinsulins. Darüber hinaus ist durch eine solche Behandlung, die die natürlichen Insulinspiegel nachzuahmen versucht, eine Prognoseverbesserung bei Typ-I-Diabetikern nachgewiesen worden.
Zu Beginn wird eine feste Diät verabreicht. Die Altinsulindosis wird angepaßt, bis eine normoglykämische Situation erreicht wird. Danach kann durch Nüchternphasen und Weglassen der entsprechenden Boli die Dosis des Verzögerungsinsulin überprüft werden. Bei einem korrekten Verhältnis zwischen Alt- und Verzögerungsinsulin ergeben sich aus der Relation der BE zu den Einheiten des jeweiligen Bolus die sogenannten Faktoren, aus denen der Patient nach Lockerung der Diät die exakte Dosis bestimmen kann. Voraussetzung für die Therapie ist, daß die Patienten ihren Blutzucker selbst kontrollieren können und daraus die entsprechenden Konsequenzen bezüglich der Insulindosis ziehen können. Eine ausführliche Unterweisung (Patientenschulung) ist dafür unumgänglich.

Nach Ausgleich der akuten Entgleisung Beginn einer intensiviert konventionellen Insulintherapie (Basis-Bolus-Prinzip)

Welche Komplikationen können unter der Insulintherapie auftreten?

Häufigste Komplikationen unter einer Insulintherapie sind Hypoglykämien; die Häufigkeit korreliert mit der Straffheit der Blutzuckerkontrolle. Bei jungen Patienten ist trotzdem eine normoglykämische Einstellung anzustreben, und gelegentliche Hypoglykämien sind tolerabel. Die Patienten müssen die Problematik kennen und behandeln können. Typische Symptome sind Schweißausbrüche, Hungergefühl, Tremor, Verhaltensauffälligkeiten (Euphorie), Bewußtseinstrübungen und evtl. zerebrale Krampfanfälle. Während der Einstellungsphase im Krankenhaus sollten die Patienten eine leichte Hypoglykämie erleben, um die Symptome kennenzulernen. Wichtig ist, daß stets Traubenzucker greifbar ist, der bei niedrigen Blutzuckerwerten oder entsprechenden Symptomen sofort eingenommen werden kann.

Welche Spätkomplikationen sind möglich, wie beurteilen Sie die Prognose?

Im Laufe der Zeit kann sich das sogenannte diabetische Spätsyndrom entwickeln. Dieses ist durch makro- und mikroangiopathische Komplikationen und eine Polyneuropathie gekennzeichnet. Das Risiko kardiovaskulärer Ereignisse ist deutlich erhöht. Typische Diabetes-Folgeerkrankungen sind die diabetische Retinopathie, die diabetische Nephropathie sowie der sogenannte diabetische Fuß. Infolge dieser Erkrankungen ist auch das Risiko zu erblinden oder eine dialysepflichtige Niereninsuffizienz sowie eine Amputation zu erleiden bei Diabetikern wesentlich erhöht. Die Prognose der Diabetiker wird heutzutage durch die kardiovaskulären Folgeerkrankungen bestimmt. Durch eine gute Blutzuckerkontrolle lassen sich diese Risiken weitgehend vermeiden.

Welche Routineuntersuchungen sind in Zukunft angezeigt?

Jährliche augenärztliche Kontrollen zur Untersuchung des Augenhintergrundes sind indiziert, um frühestmöglich mikroangiopathische Veränderungen (Retinopathia diabetica) festzustellen. Weiterhin sollte die Eiweißausscheidung und speziell die Ausscheidung von Mikroalbuminen mittels Streifentest überprüft werden, da diese als Frühindikator einer beginnenden diabetischen Nephropathie gilt.

Quintessenz

Beim Typ-1-Diabetes besteht ein Insulinmangel, so daß von Anfang an eine Insulinabhängigkeit besteht. Aus prognostischen Gründen und um die Flexibilität der Lebensführung für die Patienten zu erhalten, wird heutzutage der basale Insulinbedarf und der nahrungsabhängige Bedarf getrennt verabreicht. Die dadurch erreichbare Verbesserung der Blutzuckerkontrolle (gemessen mit dem HbA1) führt zu einer geringeren Rate an Spätkomplikationen und damit zu einer verbesserten Prognose.

Fall 16

16

▷ Anamnese

Ein 45jähriger Patient kommt wegen allgemeinen Unwohlseins zu Ihnen. Er sei in letzter Zeit häufig müde und abgeschlagen. Außerdem habe er häufiger Beschwerden im rechten Oberbauch, Druck- und Spannungsgefühl.
In den vegetativen Funktionen: Nykturie je nach Trinkmenge, Nikotin 10-30 Zig./Tag; Alkohol 6-10 Flaschen Bier/Tag.

▷ Frühere Anamnese

vor 18 Jahren Commotio cerebri, vor 10 Jahren Motorradunfall mit multiplen Prellungen

▷ Aufnahmebefund

45jähriger Mann (184 cm, 89 kg) in gutem AZ und EZ. Haut trocken, warm. Schleimhäute gut durchblutet, kein Ikterus, keine Zyanose, keine Dyspnoe. Zunge feucht, nicht belegt. Beginnendes Rhinophym, vereinzelt Teleangiektasien am Gesicht, Nacken und Brust. Herz und Lungen perkutorisch und auskultatorisch o.B., HF 80/min., regelmäßig, RR 150/90 mmHg.
Abdomen: Bauchdecke weich, nicht gespannt, Leber 3 QF derb unter Rippenbogen in MCL tastbar. Milz nicht palpabel, Nierenlager beidseits frei. Bruchpforten geschlossen. Extremitäten frei beweglich; Pulse tastbar, grob neurologische Untersuchung unauffällig.

Leistungsknick, Oberbauchbeschwerden, Leber klinisch vergrößert und verhärtet; Leberhautzeichen

Wie lautet Ihre Verdachtsdiagnose?

Alkoholtoxischer Leberparenchymschaden, Verdacht auf Leberzirrhose

Welche weiteren Untersuchungen veranlassen Sie?

- **Labor:** dabei Bestimmung der Transaminasen, des Bilirubins, der Lebersyntheseparameter (Cholinesterase, Quick), der Elektrophorese, außerdem Blutbild, Elektrolyte, Kreatinin
- **Oberbauchsonographie** zur Beurteilung der Leber, mit der Frage nach Aszites oder sonstigen Zeichen einer portalen Hypertonie

Ergebnisse

Labor: Hb 14,4 g/dl, Ery 4,06/ul, Leuko 5,3/nl, Thrombozyten 247/nl, MCV 103 fl, HB_E 35,5 pg/Ery, Kreatinin und Elektrolyte unauffällig, Gesamtbilirubin 0,46 mg/dl, GOT 37 U/l, GPT 33 U/l, γ-GT 295 U/l, AP 239 U/l, CHE 1022 U/l, Amylase 34 U/l, Lipase 302 U/l, LDH 179 U/l, Eisen 34 µmol/l, Ferritin 250 ng/ml, Quick 80%, PTT 37,6 sec., PTT 21,1 sec., Gesamteiweiß 6,5 g/dl, in der Eiweißelektrophorese: Albumin 42 rel.-%, α_1- 4 rel.%, α_2- 13 rel.%, β-Globulin 17 rel.%, γ-Globulin 24 rel.%, BKS 53/85 mm n.W., BZ 113 mg/dl.

Oberbauchsonogramm: Leber mit 18 cm im Längsdurchmesser in MCL deutlich vergrößert, abgerundete Ränder, Reflexmuster gleichmäßig verstärkt im Sinne eines Parenchymschadens, Lobus quadratus vergrößert. Milz auf 14 cm Längsdurchmesser vergrößert, Pankreasregion, Oberbauchgefäße und Gallenblase o.B. Mit 1,2 cm etwas erweiterte Vena portae.
Die vergrößerte Leber und Milz sowie die erweiterte Vena portae sprechen für einen Leberparenchymschaden mit portaler Hypertension, so daß auch aufgrund des Sonographiebefundes eine Leberzirrhose möglich ist.

Erniedrigung der CHE und des Albumins, Erhöhung der Gamma-GT, geringe Erhöhung der Transaminasen. Sonographisch Hepatosplenomegalie mit Zeichen eines Leberparenchymschadens, Lobus quadratus vergrößert.

Wie werten Sie die Laborbefunde und den Sonographiebefund? Finden sie Ihre Auffassung bestätigt?

Die Werte lassen auf einen deutlichen Leberparenchymschaden schließen:

- CHE (Marker der Syntheseleistung) tief
- Dysproteinämie (mit Erniedrigung und breitbasiger Erhöhung der Gamma-Globulin-Fraktion)
- Transaminasen (Marker der zellulären Integrität) leicht erhöht

Für eine chronische Lebererkrankung spricht auch das erhöhte MCV (Vitamin B_{12} und/oder Folsäuremangel durch gestörte Resorption, zusätzlich oft alkoholtoxische Knochenmarksschädigung). Unter Berücksichtigung der Klinik (Teleangiektasien, Rhinophym, Alkoholanamnese) ist eine Leberzirrhose in Betracht zu ziehen. Somit wird die Verdachtsdiagnose äthyltoxische Leberzirrhose untermauert.

Wie können Sie Ihre Verdachtsdiagnose sichern?

Die Diagnose einer Leberzirrhose kann zweifelsfrei nur histologisch gestellt werden. Die beschriebenen biochemischen und sonographischen Auffälligkeiten sind prinzipiell auch ohne eine komplette Zirrhose möglich. Da allerdings keine spezielle Therapie einer Leberzirrhose existiert, muß die Indikation zu einer Leberbiopsie durch Leberblindbiopsie oder Laparaskopie streng gestellt werden, zumal es sich dabei um invasive Untersuchungen mit entsprechendem Risiko handelt. Therapeutische Konsequenzen könnten sich z. B. bei einer chronischen Hepatitis oder einer Hämochromatose ergeben. Die Hämochromatose ist bei normalem Serumeisen und nur gering erhöhtem Ferritin praktisch ausgeschlossen. Die Frage einer Hepatitis kann serologisch geklärt werden. Die entsprechenden Antikörperbestimmungen ergeben keinen Hinweis auf eine Hepatitis B oder C. Außerdem ist durch die Anamnese eine alkoholtoxische Genese wahrscheinlich. In diesem Fall kann also auf eine Histologiegewinnung verzichtet werden. Der Verlauf muß zeigen, inwieweit sich die Lebersyntheseeinschränkungen zurückbilden können.

Wie werten Sie die erhöhte Lipase?

Die Lipaseerhöhung spricht für eine Pankreatitis, die in diesem Fall ebenfalls alkoholtoxischer Genese sein dürfte. Eine Beschwerdesymptomatik in dieser Hinsicht besteht nicht. Am ehesten handelt es sich um eine blande verlaufende chronische Pankreatitis. Hinweise auf eine exokrine oder endokrine Insuffizienz liegen ebenfalls nicht vor.

Welche Therapie leiten Sie ein?

In Hinblick auf die Leberzirrhose existiert keine spezifische Therapie. Die Noxe sollte vermieden werden, deshalb ist eine absolute Alkoholkarenz und eine Vermeidung hepatotoxischer Medikamente notwendig. Außerdem sollten extreme körperliche Anstrengungen vermieden werden. Eine ausreichende Kalorienzufuhr mit etwa 2500 bis 3000 Kilokalorien sollte beachtet werden. Eine Eiweißreduktion ist in unserem Fall nicht notwendig gewesen, diese sollte nur bei portocavalen Enzephalopathien vorgenommen werden. Der bestehende Vitamin-B_{12}-Mangel sollte parenteral durch Gaben von Vitamin B_{12} ausgeglichen werden, ggf. sollten die fettlöslichen Vitamine A, D, E und K parenteral substituiert werden. Die alkoholinduzierte Pankreatitis ohne wesentliche klinische Symptomatik und ohne Hinweise auf eine schwere Verlaufsform bedarf keiner weiteren Therapie.

Wie schätzen sie das Stadium der Zirrhose ein?

Zur Stadieneinteilung nach Child werden Marker der Lebersyntheseleistung (Albumin, Quick) sowie das evtl. Vorhandensein von Komplikationen (Aszites, hepatische Enzephalopathie) herangezogen. Hier besteht lediglich eine leichte Erniedrigung der Albuminfraktion, so daß ein Stadium Child A vorliegt.

Welche Komplikationen sind bei der Leberzirrhose möglich?

Pfortaderhochdruck, daraus folgend Splenomegalie, Umgehungskreisläufe, Caput medusae, Ösophagusvarizenblutung und Aszites.
Zum Ausschluß von Ösophagusvarizen sollte jeder Zirrhosepatient gastroskopiert werden; auch das Blutungsrisiko kann anhand endoskopischer Kriterien („Rötungszeichen") abgeschätzt werden. Wird ein erhöhtes Risiko festgestellt, ist eine prophylaktische Behandlung mit einem Betablocker angezeigt. Endoskopische Varizenverödungen werden meist erst nach einer stattgehabten Blutung durchgeführt. Eine weitere Komplikation des Pfortaderhochdrucks ist die Aszitesausbildung.
Bei dekompensierter Leberzirrhose kann es zu einem **hepatorenalen Syndrom** kommen, dessen Ursache unklar ist. Als Auslöser werden eine forcierte Diurese, Hypovolämie bei Diarrhöen und Ösophagusvarizenblutungen diskutiert. Weitere Komplikationen sind die portocavale Enzephalopathie mit der Gefahr des Leberausfallkomas, hämorrhagische Diathesen bei Verminderung der Blutgerinnungsfaktorenbildung.

Wie schätzen Sie die Prognose des Patienten ein?

Unter Alkoholkarenz sind Krankheitsverläufe von mehreren Jahrzehnten durchaus möglich, da die zirrhotischen Umbauvorgänge oft langsam verlaufen. Die Fortsetzung des Alkoholabusus verschlechtert die Prognose erheblich. Daher sollte allen Patienten mit einer alkoholtoxischen Hepatopathie eine Entzugsbehandlung vorgeschlagen werden. In vielen Fällen ist allerdings die Krankheitseinsicht gering, so daß diese Behandlungen nicht gewünscht werden oder erfolglos bleiben. Der Versuch sollte jedoch immer unternommen werden, oft ist auch die Anbindung an eine Selbsthilfegruppe erfolgreich.

Quintessenz

Alkoholabusus ist zusammen mit chronischen Hepatitiden die häufigste Ursache von Leberzirrhosen. Eine Diagnosesicherung ist nur histologisch möglich. Durch die entsprechenden klinischen, biochemischen und sonographischen Kriterien kann die Diagnose aber hochwahrscheinlich gemacht werden. Wichtig ist die Suche nach behandelbaren Ursachen. Ansonsten beschränkt sich die Therapie auf das Ausschalten von Noxen und die Behandlung der Komplikationen. Heilung kann lediglich durch eine Lebertransplantation erreicht werden, die in fortgeschrittenen Stadien erwogen werden muß, wenn eine Alkoholkarenz gewährleistet ist.

Fall 17

17

Anamnese

Eine 44jährige Frau wird wegen Atemnot und Beklemmungsgefühl im Brustraum eingewiesen. Die Patientin gibt bei der Aufnahme einen zwischen den Schulterblättern lokalisierten druckartigen Schmerz an. Vor etwa 4-5 Tagen habe sie schon einmal ähnliche Beschwerden verspürt; damals sei sie die Treppe hochgegangen → Atemnot, Beklemmungsgefühl und Thoraxschmerz. Dies hätte die ganze Nacht angehalten. Diesmal seien die Beschwerden in Ruhe aufgetreten. Die Patientin trägt einen Unterschenkelgehgips rechts; es sei hier andernorts vor 10 Tagen eine subtalare Arthrodese durchgeführt worden. Auf die Frage, ob das Bein denn schon einmal angeschwollen sei, gibt die Patientin an, daß es am Tag des erstmalig aufgetretenen Beklemmungsgefühls dick und rot gewesen sei. Seither sei das Bein unauffällig.

Vegetative Funktionen o.B.; kein Alkohol, kein Nikotin. Wegen präklimakterischer Beschwerden habe sie ein Hormonpräparat eingenommen.

Frühere Anamnese

Als Mädchen Appendektomie; vor etwa 10 Jahren Behandlung wegen Globusgefühl. Sonst nie ernst krank gewesen.

Aufnahmebefund

Atemnot und thorakale Beklemmung
10 Tage nach Operation am Sprunggelenk mit nachfolgender Ruhigstellung des Beines

44jährige Patientin (168 cm, 78 kg), Temperatur 37,3°C, Haut und Schleimhäute o.B.; objektiv keine Dyspnoe, keine Zyanose, keine Einflußstauung. Herz und Lungen auskultatorisch und perkutorisch o.B. HF rhythmisch, 86/min.; RR 110/90 mmHg. Bauchdecke weich, adipös, Leber und Milz nicht palpabel, Nierenlager frei. Unterschenkelgips re.; Extremitäten unauffällig, Besenreiservarikosis beider Beine; neurologische Untersuchung unauffällig.

Welche Arbeitsdiagnose stellen Sie? Welche Differentialdiagnosen sind zu erwägen?

Differentialdiagnostisch ist zu denken an:

1. Lungenembolie bei Z. n. Op. und Unterschenkelgips, Thoraxschmerz, Schwellung am Bein zum damaligen Zeitpunkt. Das fehlende blutige Sputum spricht nicht gegen Embolie (blutiges Sputum ist ein „diagnostisches Geschenk"). Auch der normale Auskultationsbefund über der Lunge spricht nicht unbedingt dagegen; allerdings erwartet man bei Lungenembolie eher eine Tachykardie.
2. Psychovegetatives Syndrom bei Hyperventilation
3. Angina pectoris ist vom Beschwerdebild möglich, jedoch bei einer 44jährigen Frau unwahrscheinlich.

Insgesamt ist eine Lungenembolie also am wahrscheinlichsten, wobei vor allem die vorausgegangene Operation und die Immobilisation (Gips) an die Embolie denken lassen.

Welche Untersuchungen stehen Ihnen bei dieser Fragestellung zur Verfügung?

- Blutgasanalyse (Hypoxämie?)
- EKG (Zeichen einer Rechtsherzbelastung?)
- Röntgen-Thorax-Aufnahme (Infiltrate?)
- Echokardiographie (Größe und Druckverhältnisse des rechten Herzens?)

- B-Scan der Bcinvenen (Thrombose?)
- Phlebographie der Beine (Thrombose?)
- Labor (Entzündungszeichen, LDH, D-Dimer?)
- Lungenszintigraphie (segmentale Ausfälle?)
- Pulmonalisangiographie (direkter Nachweis einer Embolie?)

Welche diagnostische Aussagekraft haben diese Methoden?

Sensitivste Untersuchung ist die Perfusionsszintigraphie, bei normalem Szintigramm ist eine Lungenembolie ausgeschlossen. Ein positiver Befund ist allerdings nur in Gegenwart eines normalen Röntgenbildes aussagekräftig, da auch Pneumonien und andere Ventilationsstörungen szintigraphische Ausfälle hervorrufen. Der Goldstandard ist der Vergleich zwischen Ventilations- und Perfusionsszintigramm. Positiv im Sinne einer Lungenembolie sind Ausfälle im Perfusionsszintigramm bei normaler Darstellung dieser Regionen im Ventilationsszintigramm.

EKG und Echo zeigen bei mittleren und größeren Embolien eine Rechtsherzbelastung und dienen der Therapieplanung, können bei kleinen Embolien normal sein.

Der Nachweis einer Thrombose im B-Scan der Beinvenen oder phlebographisch erhöht die Wahrscheinlichkeit einer Embolie wesentlich, allerdings findet man oft (etwa in der Hälfte der Fälle) auch bei eindeutigen Embolien keine Emboliequelle. Meist ist zum Nachweis oder Ausschluß einer Thrombose der B-Scan ausreichend, nur in Zweifelsfällen ist eine Phlebographie erforderlich.

Eine Hypoxämie in der Blutgasanalyse ist bei größeren Embolien regelmäßig festzustellen, kann bei kleinen Embolien allerdings fehlen.

Eine LDH-Erhöhung im Labor ist häufig, jedoch unspezifisch. Das D-Dimer ist bei niedriger Vortestwahrscheinlichkeit zum Ausschluß einer Embolie sinnvoll (in unserem Fall also nicht).

Läßt sich die Diagnose mit diesen Methoden nicht mit ausreichender Wahrscheinlichkeit feststellen oder ausschließen, ist zur definitiven Entscheidung eine Angiographie der Pulmonalgefäße zu erwägen.

Welche Untersuchungen führen Sie primär durch?

Blutgasanalyse, EKG, Röntgen-Thorax-Aufnahme, Echokardiographie, B-Scan der Beinvenen

Ergebnisse

Blutgasanalyse: PO_2 60 mmHg bei Hyperventilation

Echokardiographie: Grenzwertige Größe des rechten Ventrikels (29 mm enddiastolisch), der Rückfluß über der Trikuspidalklappe entspricht einem systolischen rechtventrikulären Druck von ca. 30 mmHg.

Labor: Hb 11,5 g/dl, Leukozyten 10,9/nl, BKS 57/90 mm n.W., Gesamteiweiß 5,6 g/dl, Hypalbuminämie, erhöhte α_1-, α_2- und β-Globuline, LDH 280 U/l, Restlabor inklusive Differentialblutbild und Herzmuskelenzymen im Normbereich gelegen.

B-Scan der Beinvenen: Rechte V. poplitca nicht komprimierbar und etwas echoreicher als die anderen Gefäße; im ergänzenden Doppler hier kein venöser Flow nachweisbar, sonst normale Verhältnisse. Somit Nachweis einer Thrombose der V. poplitea rechts.

Wie beurteilen Sie das EKG und das Röntgenbild?

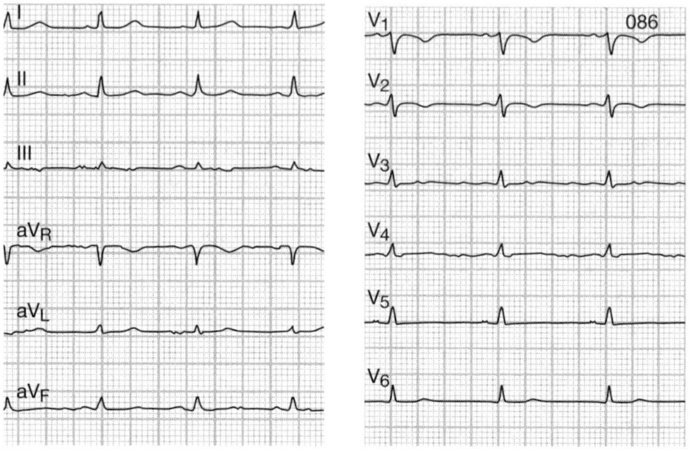

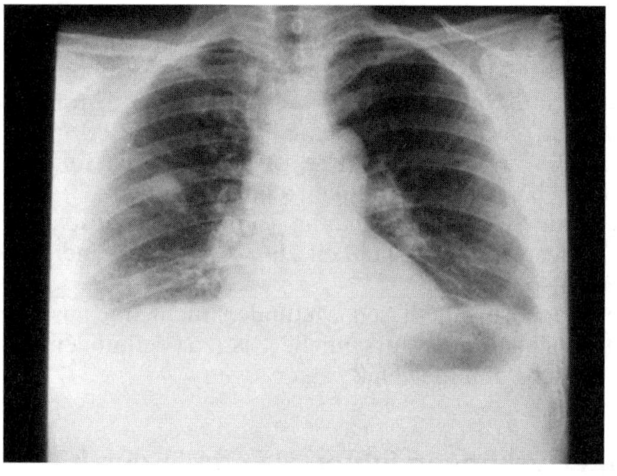

Echo: Rechtsherzbelastung; leichte Hypoxie in der Blutgasanalyse; rechtsseitige Lungenverschattung; sonographisch Poplitealthrombose rechts

EKG-Befund: normfrequenter Sinusrhythmus, Herzfrequenz 88/min., Indifferenztyp, Zeitmeßwerte im Normbereich gelegen, terminal negatives T in III, V_1 und V_2, bei insgesamt flachen Kammerendteilen über den Brustwandableitungen, RS-Umschlag in V_3, SL-Index nicht erfüllt.

Rö-Thorax: V.a. Infiltration im rechten Lungenunterlappen und Mittelgeschoß. Rechter Randsinus nicht frei entfaltet, V.a. Pleurawinkelerguß. Große Hili, bei V.a. Lungenstauung. Linke Lungenperipherie frei. Breitbasig aufsitzendes, nicht eindeutig vergrößertes Herz.

Wie deuten Sie den Fall nach Vorliegen der Untersuchungsergebnisse?

Das Röntgenbild mit der Infiltration im rechten Mittelgeschoß sowie die Infiltration des rechten Randsinus im Sinne eines Pleuraergusses passen zusammen mit der Klinik und dem Zustand nach OP mit Unterschenkelgehgips am ehesten zu einer Lungenembolie. Auch die echokardiographisch sichtbaren Rechtsherzbe-

lastungszeichen sprechen für die Lungenembolie. Untermauert wird die Vermutung durch den Nachweis der rechtsseitigen Poplitealthrombose. Der EKG-Befund ist zwar nicht unbedingt typisch, insbesondere fehlt die Lagetypänderung zu Sagittal- oder Steiltyp. Die Endstreckenveränderungen können theoretisch auch für eine Myokarditis oder einen intramuralen Vorderwandinfarkt sprechen, sind aber auch durch die Belastung des rechten Ventrikels erklärlich. Die BKS-Beschleunigung, die Dysproteinämie vom akut entzündlichen Typ und die erhöhten Leukozytenzahlen könnten zu einem entzündlichen Prozeß passen, wären jedoch auch im Rahmen des Eingriffs am Unterschenkel erklärbar.
Eine Pneumonie erscheint zwar aufgrund des Röntgenbildes möglich, angesichts der Gesamtkonstellation jedoch wenig wahrscheinlich.

Ist eine weiterführende Diagnostik zur Sicherung der Diagnose erforderlich?

Wegen der Verschattungen im Thoraxbild ist eine Lungenszintigraphie nicht aussagekräftig, insbesondere eine Unterscheidung zwischen Lungenembolie und Pneumonie ist nicht möglich. Aufgrund der Gesamtkonstellation mit Z. n. Operation an der unteren Extremität, Nachweis einer Thrombose und Rechtsherzbelastung ist die Diagnose allerdings hochwahrscheinlich. Eine invasive Therapie ist ohnehin nicht geplant (s. u.). Die Sicherung der Diagnose mittels Angiographie ist also bei Nutzen-Risiko-Abwägung nicht sinnvoll.

Welche Therapie leiten Sie ein?

Prinzipiell stehen bei einer Lungenembolie drei Therapiestrategien zur Diskussion:
1. **Antikoagulation**
2. **Thrombolyse**
3. **operative Embolektomie**

Bei akut nicht bedrohlichen Embolien ist in der Regel eine Antikoagulation ausreichend. Liegt allerdings infolge der Embolie eine ausgeprägte akute Rechtsherzbelastung vor (gekennzeichnet z. B. durch eine Dilatation des rechten Ventrikels auf einen Durchmesser von über 30 mm), ist eine Entlastung erforderlich. In den meisten Fällen ist dann eine Thrombolyse (mit rTPA) indiziert. Bei ganz schweren Krankheitsbildern und Kontraindikationen gegen eine Thrombolyse stellt die akute operative Embolektomie eine weitere Option dar.
In unserem Fall liegt keine sehr ausgeprägte Rechtsherzbelastung vor: rechter Ventrikel unter 30 mm, nur gering erhöhter rechtsventrikulärer Druck, kaum EKG-Veränderungen. Auch die Hypoxie in der Blutgasanalyse ist nur gering ausgeprägt und vor allem ist der klinische Zustand nicht stark beeinträchtigt.
Es wird also eine Antikoagulation eingeleitet. In letzter Zeit hat sich gezeigt, daß die niedermolekularen Heparine dem konventionellen Heparin mindestens gleichwertig sind. Wegen der subkutanen Applikation und der nicht erforderlichen Gerinnungskontrollen ist die Anwendung recht unproblematisch. Die Patientin erhält 2 x 100 anti-Faktor-Xa-Einheiten pro kg Körpergewicht (z. B. 2x8000 E Dalteparin®) s. c. Nach Anlage eines Kompressionsverbandes am rechten Bein und Einleitung der Antikoagulation ist eine Mobilisierung möglich.

Antikoagulation mit niedermolekularem Heparin, Kompressionsbehandlung

▷ Verlauf

In den ersten Tagen ist wegen Schmerzen noch gelegentlich ein Analgetikum (z. B. Tramadol (Tramal®)) erforderlich. Ansonsten ist die Patientin beschwerdefrei, insbesondere wird keine Atemnot mehr beklagt.

Welche Therapie führen Sie weiterhin durch?

Weiterführen der Antikoagulation mit niedermolekularem Heparin und überlappende Einstellung auf ein Cumarinderivat (Marcumar®), welches wir in einer Dosis von jeweils 2 Tabletten an den ersten 3 Tagen verabreichen. Die weitere Dosierung richtet sich dann nach dem Quick- bzw. INR-Wert. Nach Erreichen eines therapeutischen INR (zwischen 2 und 3 bei dieser Indikation) muß die Heparinisierung noch zwei Tage überlappend weitergeführt werden. Anschließend wird Marcumar allein verabreicht.

Marcumarisierung

▷ Weiterer Verlauf

Bei der Lungenauskultation sind zeitweise beidseits basal pleuritische Reibegeräusche auskultierbar, die etwa 14 Tage lang anhalten. Die atemabhängigen Beschwerden der Patientin lassen allmählich nach; Rö-Befund, EKG (siehe Abbildung) sind genau wie die BKS 21/30 bei Entlassung deutlich gebessert. Duplexsonographisch zeigt sich eine Teilrekanalisation der rechten V. poplitea.

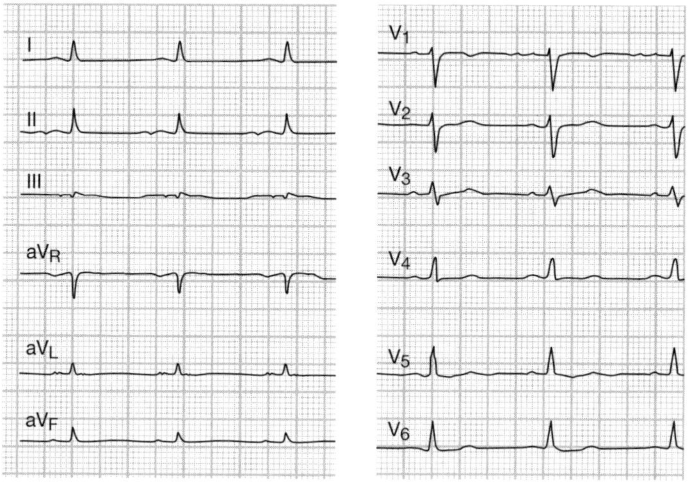

Wie sehen Sie den weiteren Verlauf? Auf welche Komplikationen unter Marcumartherapie müssen Sie achten?

In der Regel werden Patienten nach Lungenembolie für etwa 6 Monate marcumarisiert. Die Dauer der **Antikoagulation** richtet sich nach dem Ausmaß der Thrombose bzw. der Embolie, danach, ob es sich um eine primäre oder um eine sekundäre Thrombose gehandelt hat (Fall 20) und ob dauernde Risiken für eine Thrombose vorhanden sind (Thrombophilie, Cor pulmonale, Paresen etc.). In unserem Fall liegt eine sekundäre Thrombose mittleren Ausmaßes vor, auch die Lungenembolie war nicht massiv, die Entwicklung eines chronischen Cor pulmonale ist nicht zu erwarten. Voraussichtlich ist also eine Antikoagulation über 6 Monate ausreichend.

Die **Hauptkomplikationen** unter Marcumartherapie sind das Auftreten von Spontanblutungen bei Überdosierungen und eine vermehrte Blutungsneigung bei Verletzungen.

Da Cumarin im Stoffwechsel mit anderen Pharmaka zahlreiche Wechselwirkungen durch Induktion oder Hemmung des Zytochrom-P450-Systems verursacht, muß bei gleichzeitiger Gabe anderer Pharmaka vorsichtig vorgegangen werden.

Synergistisch zu den Cumarinderivaten wirken durch Hemmung ihres Abbaus Chloramphenicol, Chinidin, Disulfiran, Paracetamol, Allopurinol, Cimetidin und Methylphenidat.

Antagonistisch durch Beschleunigung des Cumarinabbaus wirken Barbiturate, Gluthetimid, Griseofulvin und Rifampicin.
Phenylbutazonsalycilate, Phenytoin und Sulfonylharnstoffe können Cumarinderivate aus der Plasmaeiweißbindung verdrängen und dadurch eine Wirkungsverstärkung der Cumarinderivate verursachen.
Darüber hinaus sollten sich die Patienten relativ gleichmäßig ernähren, da starke Schwankungen in der Vitamin-K-Aufnahme (grünes Gemüse, Tomaten) zu Schwankungen der Cumarinwirkung führen können.

Wie hätte man das gesamte Krankheitsbild mit hoher Wahrscheinlichkeit verhindern können?

Durch eine Low-dose-Heparinisierung nach operativen Eingriffen oder bei Immobilisation der unteren Extremität lassen sich lokale Thrombosen deutlich vermindern. Heute setzt man niedermolekulare Heparine, beispielsweise Fraxiparin®, Monoembolex NM® oder Clivarin® ein. Diese Präparate müssen (mit prophylaktischer Indikation) täglich nur einmal injiziert werden.

Quintessenz

Patienten nach operativen Eingriffen an der unteren Extremität haben ein deutlich erhöhtes Thrombose- und Embolierisiko, vor allem wenn keine Thromboseprophylaxe durchgeführt wird. Diese gehört daher heute zur Standardtherapie. Liegt eine Konstellation vor, die eine Lungenembolie hochwahrscheinlich macht, kann meist auf eine angiographische Sicherung der Diagnose verzichtet werden. Die Aggressivität der Therapie richtet sich nach dem Ausmaß der akuten Rechtsherzbelastung.

Fall 18

18

Kollaps, Oberbauchbeschwerden, Teerstühle

▷ Anamnese

Ein 40jähriger Patient kommt zur stationären Aufnahme, weil er am Morgen bei der Arbeit zusammengebrochen sei und kurzzeitig nicht ansprechbar gewesen sei. Jetzt gibt der Patient an, seit etwa 1 Woche ab und zu starke Schmerzen im Bereich des rechten Oberbauches verspürt zu haben; er habe auch ein ständiges Druckgefühl. Auf die Frage, ob das Druckgefühl nüchtern oder nach dem Essen stärker sein, gibt er an, daß die Beschwerden nüchtern stärker seien. Seit etwa 5 Tagen sei der Stuhl auch sehr dunkel gewesen. Am heutigen Morgen habe er sich schon beim Aufstehen schwach gefühlt. Im Betrieb habe er nicht arbeiten können, es sei ihm schwarz vor den Augen geworden und er sei umgefallen. Früher nie ernsthaft krank gewesen.

Anämie, Zeichen der Hypovolämie, Druckschmerz im Oberbauch, Teerstuhl bei der rektalen Untersuchung nachweisbar

▷ Aufnahmebefund

40jähriger, normalgewichtiger Mann in reduziertem Kräftezustand; Haut kühl, blaß, Schleimhäute anämisch. Kein Ikterus, keine Dyspnoe, keine Zyanose. Lungen und Herz auskultatorisch und perkutorisch unauffällig. Herzfrequenz 120/min., Herzaktionen rhythmisch, RR 135/70 mmHg.
Abdominalbefund bis auf leichten Druckschmerz im re. Oberbauch unauffällig. Nierenlager klopfschmerzfrei, periphere Pulse tastbar, grob neurologische Untersuchung unauffällig. Bei rektaler Untersuchung: Prostata unauffällig, Douglas frei. Teerstuhl am tastenden Finger.

Welche Arbeitsdiagnosen stellen Sie? Wie gehen Sie weiter vor?

Die Arbeitsdiagnose lautet obere gastrointestinale Blutung bei Verdacht auf Ulcus duodeni (DD Ulcus ventriculi), wobei der Nüchternschmerz und die Schmerzlokalisation hier für ein Ulcus duodeni sprechen. Die Blässe und die Angabe der Leistungsschwäche mit Kollapsneigung sprechen für eine bestehende Anämie.
Zuerst legen Sie einen venösen Zugang, nehmen Laborwerte ab, wobei in erster Linie das Blutbild wichtig erscheint. Als nächstes führen Sie eine Ösophagogastroduodenoskopie durch.

Ergebnisse

Labor: Hb 6,5 g/dl, Erythrozyten 2,1/µl, Leukozyten 11,5/nl, Kalium 3,2 mmol/l, restliche Laborwerte, inklusive Blutgerinnungssystem, unauffällig.

Endoskopiebefund: glatte Ösophaguspassage, unauffällige Schleimhautverhältnisse im Bereich des Ösophagus. Etwas vergröbertes Magenschleimhautrelief mit vereinzelten Hämatinauflagerungen, insbesondere großkurvaturseitig. Kein Nachweis von Erosionen oder Ulzerationen im gesamten Magenbereich. An der Hinterwand des Bulbus duodeni etwa 10-pfennigstückgroßes Ulkus mit schmierigem Ulkusgrund und einem Blutkoagel. Derzeit keine aktuelle Blutung, deutlich gerötete Duodenalschleimhaut. Nach Wegspülen des Koagels zeigt sich ein Gefäßstumpf, entsprechend Forrest-Klassifikation IIa. Das Ulkus wird mit 10 ml Adrenalinlösung 1:10 000 unterspritzt. Danach werden Biopsien im Antrum und Corpus ventriculi für einen Urease-Schnelltest auf Helicobacter pylori entnommen. Der Test ist bereits nach kurzer Zeit positiv.

Welche Diagnose stellen Sie nach Kenntnis der Befunde? Was müssen Sie diagnostisch weiterhin veranlassen?

Der Endoskopiebefund bestätigt die Vermutungsdiagnose eines Ulcus duodeni, aus dem es geblutet hat, derzeit jedoch nicht mehr blutet. Der noch sichtbare Gefäßstumpf spricht für ein hohes Rezidivrisiko, aus diesem Grunde wird endoskopisch interveniert, auch ist eine kurzfristige Kontrolle erforderlich. Es besteht eine Infektion mit Helicobacter pylori. Die Blutung hat zu einer deutlichen Anämie geführt. Bestimmung der Blutgruppe und Bestellen geeigneter Ery-Konzentrate (Pat. hatte A/Rh pos).

Ulcus bulbi an der Hinterwand mit Blutungsstigmata (Forrest IIa)

Wie gehen Sie therapeutisch vor?

Der Patient wird oral mit 2x20 mg Omeprazol (Antra®), einem Protonenpumpenblocker, behandelt. Gleichzeitig wird eine Eradikationstherapie mit Antibiotika (z. B. 2x250 mg Clarithromycin und 2x400 mg Metronidazol über eine Woche) begonnen.

Da die Kreislaufverhältnisse stabil sind, der Blutdruck bei 120/80 mmHg liegt und die Herzfrequenz, abgesehen von dem Aufnahme-EKG, 100/min. nicht überschreitet, entschließen wir uns, den Patienten primär nicht aufzutransfundieren und die Erythrozytenkonzentrate lediglich für den Notfall in Bereitschaft zu halten. Da wegen des Gefäßstumpfes und der Lokalisation des Ulkus das Risiko einer erneuten Blutung groß ist, erfolgt eine Überwachung auf der Intensivstation. Am nächsten Tag wird eine Kontrollgastroskopie durchgeführt. Das vorbeschriebene Ulkus zeigt jetzt keine Blutungsstigmata, insbesondere ist kein Gefäßstumpf mehr erkennbar; ansonsten unveränderter Befund. Ein Blutungsrezidiv ist jetzt nicht mehr wahrscheinlich. Der Patient kann normal essen und auf die Allgemeinstation verlegt werden.

Einleitung einer Eradikationstherapie bei Nachweis von Helicobacter pylori, Überwachung

Im weiteren Verlauf kommt es zu einem langsamen Anstieg des HB-Wertes, so daß die in Reserve gehaltenen Erythrozytenkonzentrate nicht benötigt werden. Mit steigendem HB-Wert fühlt sich der Patient allmählich kräftiger, orthostatische Dysregulationen treten nicht mehr auf, so daß bald eine ambulante Weiterbehandlung möglich wird.

Kein Gefäßstumpf bei der Kontrollgastroskopie, weiterer Verlauf komplikationslos

Wie deuten Sie folgenden 5 Jahre alten Röntgenbefund des gleichen Patienten?

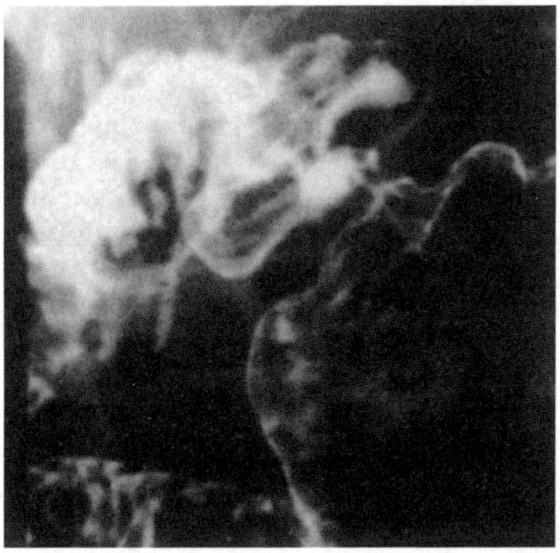

Ulcus duodeni bereits vor 5 Jahren

Im Doppelkontrast bei der MDP findet sich ein konstantes Kontrastmitteldepot an der Bulbusbasis mit strahlenförmig auf das Ulcus duodeni hin konvergierenden Schleimhautfalten.

Was können Sie unternehmen, um die eigene Blutbildung zu unterstützen?

Orale Substitution von Eisen, beispielsweise Eryfer® oder Ferrosanol®, wobei täglich mindestens 100 mg reines Eisen zugeführt werden sollte.

Mit welcher Therapie wird der Patient entlassen? Wann sollte eine Kontrollgastroskopie erfolgen?

Die Eradikationstherapie mit Omeprazol, Clarithromycin und Metronidazol wird insgesamt über eine Woche durchgeführt. Danach kann je nach Symptomatik die Omeprazoltherapie, evtl. in reduzierter Dosis, fortgeführt werden. Eine Kontrollgastroskopie sollte nach sechs Wochen zur Beurteilung des Eradikationserfolges durchgeführt werden. Prinzipiell kann dies auch durch einen H_2-Atemtest erfolgen. Eine endoskopische Kontrolle der Ulkusheilung ist beim Ulcus duodeni im Gegensatz zum Ulcus ventriculi nicht unbedingt erforderlich (wenn keine Beschwerden mehr bestehen), da es praktisch keine malignen Duodenalulzera gibt.

Quintessenz

Bei Magen- und Duodenalulzera können als wesentliche Komplikationen neben Perforationen zum Teil massive, sogar lebensbedrohliche Blutungen auftreten. Therapie der Wahl ist die endoskopische Blutstillung mit täglicher Kontrolle, bis keine Blutungszeichen mehr sichtbar sind. Alternativ ist immer eine Operation zu erwägen, vor allem bei Versagen der endoskopischen Therapie. Die Indikation zur Operation sollte bei Patienten mit schweren Begleiterkrankungen früher gestellt werden, da diese durch Blutungsrezidive in besonderem Maße gefährdet sind.

Ulzera kommen hauptsächlich bei Helicobacter-pylori-Infektionen und bei Einnahme von nichtsteroidalen Antirheumatika vor. Eine Behandlung mit Protonenpumpeninhibitoren ist heute Standard, im ersten Falle ist eine Behandlung mit bestimmten Antibiotika (Eradikationstherapie) indiziert.

Fall 19

19

▷ Anamnese

Ein 69jähriger Patient wird wegen seit 8 Stunden bestehender, auf Nitrospray nicht besser werdender, retrosternal lokalisierter Schmerzen eingewiesen. Die Beschwerden werden wie eine „Zentnerlast auf der Brust" beschrieben. Ausstrahlung in beide Arme. Gleichzeitig traten Schweißausbrüche, Übelkeit und Todesangst auf.

Nitrorefraktärer, druckartiger, retrosternaler Brustschmerz, vegetative Begleitsymptome

Welche Erkrankung vermuten Sie? Wie gehen Sie weiter vor?

Es besteht der dringende Verdacht auf einen akuten Myokardinfarkt. Der Patient wird sofort auf der Intensivstation aufgenommen. Hier erfolgen klinische Untersuchung und EKG zur Planung des weiteren Vorgehens (s. auch Fall 14). Als Sofortmaßnahme erhält der Patient zwei Hübe Nitroglycerinspray sublingual sowie 300 mg Acetylsalicylsäure.

Sofortige Aufnahme auf Intensivstation mit V. a. Myokardinfarkt

▷ Frühere Anamnese

Seit einigen Jahren manchmal thorakales Engegefühl bei Belastung; vor 30 Jahren Hepatitis, sonst nie ernsthaft krank gewesen. Bis vor einem Jahr habe er 20 Zig./Tag geraucht, der Blutdruck sei immer normal gewesen, ein Diabetes mellitus ist nicht bekannt.

▷ Aufnahmebefund

69jähriger Patient in gutem AZ; reduzierter Kräftezustand, warmschweißig. Keine Zyanose, kein Ikterus, keine Lymphknoten; Belastungsdyspnoe, beidseitige Halsvenenstauung. Herz und Lungen auskultatorisch und perkutorisch o.B.; HF 65/min., RR 125/60 mmHg. Abdominalbefund, periphere Pulse und grob neurologische Untersuchungen unauffällig.

Wie interpretieren Sie den EKG-Befund?

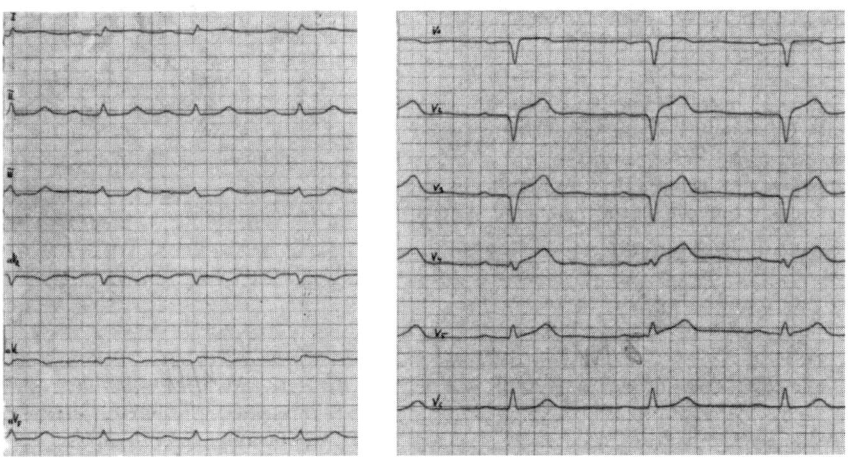

EKG: ausgedehnter Vorderwandinfarkt, klinisch beginnende Herzinsuffizienz

Normfrequenter Sinusrhythmus, Herzfrequenz über den Extremitätenableitungen 85/min., über den Brustwänden 60/min., AV-Block I°, frischer Vorderwandinfarkt (Anteroseptalinfarkt) mit ST-Streckenhebung in I, aVL, V_1 bis V_5, ST-Streckensenkungen in III und aVF. Verdacht auf Zustand nach altem Vorderwandinfarkt (R-Verlust, bzw. Reduktion in V_1 bis V_4, Q in I). Am wahrscheinlichsten ist bei dieser Lokalisation die LAD als Infarktgefäß anzusehen.

Ist in diesem Falle mit einem Schmerzbeginn vor mehr als vier Stunden eine Thrombolysetherapie indiziert?

Der Nutzen einer thrombolytischen Behandlung ist in den ersten 4 Stunden am größten. Trotzdem ist immer eine Risiko-Nutzen-Abschätzung erforderlich. Hier besteht ein ausgedehnter Vorderwandinfarkt mit klinischen Zeichen einer Herzinsuffizienz. In dieser prognostisch ungünstigen Situation ist auch nach 8 Stunden noch von einem erheblichen Nutzen einer Lysetherapie auszugehen, zumal auch bei bereits eingetretener Nekrose die Wiedereröffnung der Infarktgefäßes langfristig vorteilhaft ist. Es wird also umgehend eine Thrombolyse eingeleitet. Möglich ist sowohl die Gabe von Streptokinase als auch von r-TPA. r-TPA ist gerade bei früher Lyse und besonders beim Vorderwandinfarkt vorteilhaft, allerdings ist mit einer höheren Reokklusionsrate zu rechnen. Auch ist das Risiko von Hirnblutungen bei älteren Patienten höher. Aufgrund dieser Überlegungen wird in diesem Fall Streptokinase verabreicht: 1,5 Mio E in einer Stunde i. v. Wegen der Möglichkeit allergischer Reaktionen sollten vorher 250 mg Prednison i. v. gegeben werden.

Wie ist das praktische Vorgehen?

Sofortige Streptokinaselyse, erst dann weitere Diagnostik

Wichtig ist die möglichst rasche Einleitung der Lysetherapie. Es wird daher zunächst lediglich eine periphere Venenverweilkanüle gelegt und die Lysetherapie begonnen. Außerdem wird ein starkes, zentral wirkendes Analgetikum (z. B. Morphin) sowie Nitroglycerin per infusionem als Antianginosum verabreicht. Erst danach wird ein zentralvenöser Katheter über eine Armvene gelegt und die weitere Diagnostik (Blutentnahme, Röntgen-Thorax-Aufnahme) durchgeführt.

Ergebnisse

Labor: Hb 16,1 g/dl, Leukozyten 10,4/nl, Thrombozyten 250/nl, restliche Laborwerte inklusive CK, CKMB, GOT, GPT, LDH im Normbereich gelegen

Röntgen-Thorax: Nach links dilatiertes Herz mit einem Herz-Thorax-Quotienten von 17:30. Aortensklerose, etwas verbreiterte Hili mit prominenten Lungengefäßen wie bei beginnender Lungenstauung, etwa 2 cm oberhalb der Vorhofebene liegender, von rechts kommender Armvenenkatheter.

Welche weiteren Therapiemaßnahmen leiten Sie ein?

Wegen der radiologisch sichtbaren Lungenstauung ist eine diuretische Therapie mit einem rasch wirkenden Schleifendiuretikum (z. B. Furosemid) i. v. indiziert. Prognostisch günstig ist eine Therapie mit einem Betablocker, die nach einigen Stunden begonnen werden kann, wenn die Kreislaufverhältnisse stabil sind und die Ausscheidung in Gang gekommen ist. Die gerade bei großen Vorderwandinfarkten mit Herzinsuffizienz ebenfalls mit einer verbesserten Prognose einhergehende ACE-Hemmer-Behandlung sollte wegen der Hypotoniegefahr erst am 1. bis 3. Tag begonnen werden.

Wie beurteilen Sie den Erfolg der Lyse?

Ziel der Lyse ist die Wiedereröffnung der verschlossenen Infarktgefäßes und Reperfusion des vorher ischämischen Myokards. Eine Reperfusion ist wahrscheinlich, wenn die Amplitude der maximalen ST-Strecken-Hebung zwei Stunden nach Lysebeginn um mehr als 50% zurückgegangen ist. Für eine Reperfusion spricht ebenfalls ein rascher CK-Anstieg mit hohem Maximum und dann raschem Abfall. Eine rasche klinische Besserung mit anhaltender Beschwerdebesserung ist natürlich ebenfalls ein günstiger Indikator. Manche Arten von Rhythmusstörungen werden als Reperfusionsarrhythmien angesehen (z. B. idioventrikulärer Rhythmus).

Welches weitere diagnostische Vorgehen schlagen Sie vor?

- intensivmedizinische Überwachung: EKG-Monitoring, Kontrolle des Kreislaufes (Blutdruck, ZVD, evtl. Pulmonalarteriendruck). Das 12-Kanal-Ekg wird zunächst sehr engmaschig kontrolliert, um das Maximum der ST-Streckenhebung und den evtl. Rückgang zu erfassen.
- Kontrollen der herzmuskelspezifischen Enzyme
- Echokardiographie

▷ Verlauf

Nach der Morphingabe und während der Lyse wird der Patient allmählich beschwerdefrei und ist nicht mehr schweißig. Erneute Analgetikagaben sind nicht mehr nötig. Der Kreislauf bleibt weiterhin stabil, ein Pulmonaliskatheter ist nicht erforderlich. Nach Furosemidgabe entwickelt sich eine Diurese von etwa 100 ml/Stunde, die Halsvenenstauung verschwindet. Im EKG zeigt sich zunächst noch eine Zunahme der ST-Strecken-Hebung, im weiteren Verlauf dann eine rasche Rückbildung, so daß zwei Stunden nach Lyse nur noch geringe Hebungen sichtbar sind. CK und CKMB sind bei der nächsten Blutentnahme nach 4 Stunden erstmalig erhöht und steigen innerhalb von 16 Stunden auf maximal 1200 U/l (CKMB 132 U/l) an, um sich dann innerhalb von 3 Tagen zu normalisieren. Die HBDH war am 3. Tag mit 1084 U/l maximal erhöht, ebenso die GOT mit 217 U/l. Echokardiographisch ist der linke Ventrikel normal groß, die Vorderwand ist hypokinetisch, dadurch Einschränkung der linksventrikulären Funktion (EF ca. 45%). Vier Stunden nach der Aufnahme klagt der Patient über plötzlich aufgetretene Atemnot und ein Beklemmungsgefühl, ist kaltschweißig und hat einen Blutdruck von 75/40 mmHg. Es wird folgendes EKG abgeleitet:

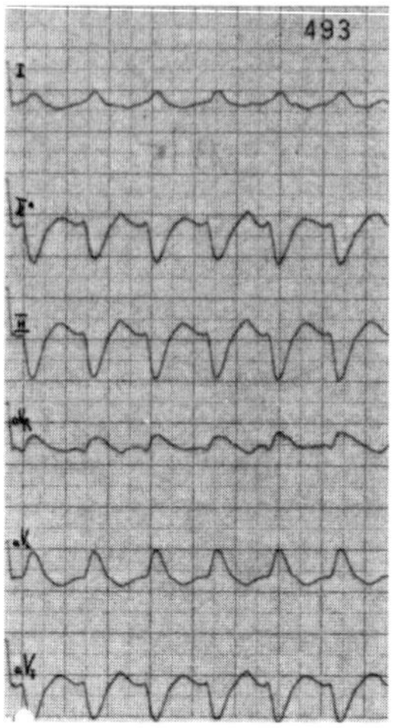

Komplikation: ventrikuläre Tachykardie; Beendigung durch Defibrillation, Rezidivprophylaxe mit Lidocain

Welche Diagnose stellen Sie? Was machen Sie therapeutisch?

EKG-Diagnose: Kammertachykardie mit Frequenzen von 220/min., grenzwertiger Befund zum Kammerflattern.
Therapeutisch wird der Patient defibrilliert, wodurch es zu einem sofortigen Umschlagen in einen Sinusrhythmus mit einer Herzfrequenz um 80/min. kommt. Zur Prophylaxe solcher Ereignisse wird eine Lidocaininfusion mit 100 mg/Stunde nach loading (100 mg i.v. im Bolus, Beginn der Infusion, nach 10 min. erneut 50 mg als Bolus) eingeleitet. Außerdem wird die ohnehin vorgesehene Betablockerbehandlung jetzt mit 25 mg Metoprolol begonnen. Unter dieser Therapie bleibt der Patient kreislaufstabil, ventrikuläre Tachyarrhythmien sind nicht mehr zu beobachten.

Ist eine Dauerbehandlung mit einem Antiarrhythmikum indiziert?

Indiziert ist in jedem Fall eine Beta-Blockade. Dadurch ist eine Prognoseverbesserung bei Postinfarktpatienten gerade durch Verringerung maligner Rhythmusstörungen nachgewiesen. Eine darüber hinausgehende antiarrhythmische Behandlung ist nicht notwendig, da die Rhythmusstörung in der akuten Infarktphase aufgetreten ist und somit nicht von einer chronischen Rhythmusstörung auszugehen ist.

Welche Therapie leiten Sie jetzt ein?

- Fortführung der Betablockertherapie
- Beginn einer ACE-Hemmer-Behandlung
- Thrombozytenaggregationshemmung mit ASS
- Antikoagulation mit Heparin
- Diuretika?
- Nitroglycerin?

Die **Betablockerbehandlung** ist sowohl in der Akutphase als auch später indiziert und verbessert die Prognose. In diesem Fall spricht gerade auch die abgelaufene Kammertachykardie für eine solche Behandlung.

Auch für **ACE-Hemmer** ist bei Postinfarktpatienten eine Prognoseverbesserung bewiesen, wenn eine Einschränkung der linksventrikulären Funktion besteht. Besonders vorteilhaft sind ACE-Hemmer nach einem Vorderwandinfarkt. Die Behandlung beginnt einschleichend und sollte je nach Blutdruck möglichst bis zur Maximaldosis gesteigert werden. Die Dauer der Therapie richtet sich nach der Entwicklung der linksventrikulären Funktion: Restituiert sich diese, kann die Behandlung beendet werden, ansonsten ist eine lebenslange Therapie sinnvoll.
ASS ist als Sekundärprophylaxe des Myokardinfarkts von nachgewiesenem Nutzen und wird in einer Dosis von 100mg täglich gegeben.
Eine routinemäßige komplette **Antikoagulation** mit Heparin ist nach neuesten Studien nicht unbedingt nötig; evtl. reicht eine niedrig dosierte Subkutangabe zur Thromboseprophylaxe aus. In diesem Falle ergibt sich eine spezielle Indikation wegen des großen Vorderwandinfarkts mit eingeschränkter linksventrikulärer Funktion, so daß eine Full-dose-Heparinisierung per infusionem eingeleitet wird.
Konkret wird also folgende Therapie begonnen:
2x25 mg Metoprolol, nach Möglichkeit Dosissteigerung und Umstellung auf ein lang wirksames Präparat (z. B. 1x50 oder 1x100 mg Metoprolol in der ZOK-Galenik), 1x2,5 mg Ramipril, Zieldosis 5-10 mg, 1x100 mg ASS täglich. Infusion mit 1200 Einheiten Heparin pro Stunde, Beginn 24 Stunden nach Lyseende.
Die Indikation zur **diuretischen Therapie** richtet sich nach der Symptomatik. Da nach Einleiten der Betablockertherapie die Diurese rückläufig ist, wird zunächst eine niedrig dosierte Furosemidbehandlung fortgeführt (2x40 mg oral).
Eine **Nitrogabe** ist nur bei fortbestehender oder erneuter Angina pectoris indiziert, hier also nicht erforderlich.

Therapie: Betablocker, ACE-Hemmer, ASS, Heparin (Dosis je nach Situation individuell), Diuretika und Nitro je nach Symptomatik

Welche Komplikationen können auftreten?

Rhythmusstörungen jeglicher Art, etwa bei 90% innerhalb der ersten 48 Stunden, 10% Kammerflimmern, 7% Asystolie, Linksherzinsuffizienz mit Lungenödem in 20-50% der Fälle, Reinfarkt 35%, Pericarditis epistenocardica (15%), kardiogener Schock (10%), Ventrikelruptur (1-3%), Kapillarmuskelabriß mit akuter Mitralinsuffizienz (1-2%), Herzwandaneurysma, Thromboembolien

▷ Verlauf

Weitere Rhythmusstörungen treten auch nach Beendigung der Lidocaingabe nicht mehr auf. Nach Einleitung der ACE-Hemmer kommt es zunächst zu einem Blutdruckabfall auf Werte um 80/50 mmHg. Nach Beendigung der diuretische Therapie stabilisiert sich der Blutdruck bei normalen Werten, so daß die ACE-Hemmer-Dosis planmäßig weiter gesteigert werden kann. Wie beschrieben normalisiert sich die CK innerhalb von 3 Tagen. Der Patient kann auf eine Allgemeinstation verlegt und mobilisiert werden.

Welche weitere Diagnostik ist erforderlich?

Belastungs-EKG, Echokardiogramm.

Ergebnisse

Der Patient ist bis 100 Watt belastbar. Die Belastung wird wegen Druckgefühl in der Brust und muskulärer Erschöpfung bei einer Herzfrequenz von 110/min. abgebrochen. In den Ableitungen V_4 bis V_6 zeigen sich ST-Streckensenkungen von ca. 0,2 mVolt. Echokardiographisch hat sich die linksventrikuläre Funktion teilweise erholt: Die Vorderwand zeigt eine geringe Hypokinesie, die EF ist etwa 55%.

Komplikationsloser weiterer Verlauf, teilweise Restitution der linksventrikulären Funktion, Ischämiereaktion im Bel.-EKG

Ist eine invasive Diagnostik erforderlich?

Angiographisch Ein-Gefäß-Erkrankung, Beseitigung der Infarktstenose mittels PTCA

Wegen der Ischämiereaktion in der Ergometrie ist bei Z. n. Infarkt eine Angiographie indiziert. Bei guter Belastbarkeit ohne Angina pectoris und ohne EKG-Veränderungen könnte auf eine Koronarangiographie verzichtet werden. Im Zweifelsfall ist als weiterer nicht invasiver Test eine Myokardszintigraphie möglich. Koronarangiographisch zeigt sich eine koronare Ein-Gefäß-Erkrankung mit einer 80%igen Stenose des als Infarktgefäß anzusehenden Ramus interventrikularis anterior. Diese Stenose kann mittels PTCA behandelt werden. Der postinterventionelle Verlauf ist komplikationslos.

Mit welcher Therapie entlassen Sie den Patienten? Was ist weiterhin zu empfehlen?

Therapie: ASS 100 1x1 Tablette, 1x100 mg Metoprolol in ZOK-Galenik, 1x10 mg Ramipril, (andere Betablocker und ACE-Hemmer in entsprechenden Dosen sind natürlich ebenso möglich).
Nach Klinikentlassung ist ein Rehabilitationsverfahren mit Koronarsport zu empfehlen. Der Koronarsport sollte auch nach Rückkehr an den Heimatort weiter durchgeführt werden.

Welche kardiovaskulären Risikofaktoren kennen Sie?

Hauptrisikofaktoren sind Nikotinabusus, Bluthochdruck und Hypercholesterinämie.
Abgesehen von einem Nikotingenuß von 20 Zigaretten täglich bis vor einem Jahr bestehen bei unserem Patienten keine weiteren kardiovaskulären Risikofaktoren. Das Cholesterin ist mit 180 mg/dl im Normbereich, das HDL mit 65 mg/dl grenzwertig, so daß eine cholesterinsenkende Therapie mit einem CSE-Hemmer nicht notwendig war. Trotzdem sollte der Patient eine cholesterinarme Diät zu sich nehmen.

Quintessenz

Ein akuter Myokardinfarkt ist immer eine lebensbedrohliche Erkrankung, die auf der Intensivstation behandelt werden muß. Stets ist unter Berücksichtigung von Nutzen und Risiko die Indikation zu einer Gefäßeröffnung mittels Thrombolyse oder invasiven Methoden zu prüfen, da ein offenes Infarktgefäß und eine Verkleinerung des Infarktareales die Prognose verbessern. Nachweislich verbessern auch ASS, Betablocker und ACE-Hemmer die Prognose. Während bei den beiden ersten Substanzen eine lebenslange Therapie als Sekundärprävention sinnvoll ist, richtet sich die Indikation zur ACE-Hemmer-Therapie nach der linksventrikulären Funktion. Eine Behandlung möglicher Risikofaktoren ist ebenfalls erforderlich.

Fall 20

20

▷ Anamnese

Ein 32jähriger Patient kommt zur Aufnahme, da er seit etwa 8 Tagen zunehmende Schmerzen im rechten Fuß und Unterschenkel verspürt habe, er könne mit dem rechten Fuß kaum auftreten. Der Knöchelbereich sei etwas angeschwollen, sei heiß und gerötet.
Früher sei er nie krank gewesen.

▷ Aufnahmebefund

32jähriger, adipöser Patient (175 cm, 96 kg) in gutem AZ und EZ. In beiden Mundwinkeln gerötete, z.T. verkrustete Bläschen; Kopf und Hals ansonsten o.B. Herz und Lungen perkutorisch und auskultatorisch o.B. Herzfrequenz 70/min., rhythmisch; RR 130/90 mmHg. Bauchdecke weich, nicht gespannt, kein Aszites, Leber 1 QF unter Rippenbogen tastbar, Nierenlager frei, Extremitäten frei beweglich. Rechtes Bein oberhalb des Sprunggelenkes etwas umfangsvermehrt (1 cm gegenüber links), Payr- und Homans-Zeichen positiv. Periphere Pulse tastbar; keine sichtbare Varikosis. Neurologische Untersuchung unauffällig. Alkohol- und Nikotinkonsum werden verneint.

Schwellung, Druckschmerz der distalen Wade, klinische Thrombosezeichen nachweisbar

Welche Arbeitsdiagnose stellen Sie?

Die Arbeitsdiagnose lautet tiefe Beinvenenthrombose rechts, wobei am ehesten eine Poplitea- oder Unterschenkelvenenthrombose vorliegt.

Wie deuten Sie die Veränderungen des Patienten an den Lippen, wenn er zusätzlich nach Befragen angibt, daß diese etwa 2x pro Jahr auftreten und nach einiger Zeit abheilen?

Hierbei handelt es sich um einen typischen Befall eines Patienten mit Herpes labialis.

Welche diagnostischen Methoden können herangezogen werden?

- B-Scan der Beinvenen, evtl. Duplexsonographie
- Phlebographie
- D-Dimer

Nichtinvasive Erstuntersuchung bei V. a. Phlebothrombose ist die Kompressionssonographie der Beinvenen im B-Scan, evtl. ergänzt durch eine pw- oder farbkodierte Doppleruntersuchung (Duplexsonographie). Bei unklaren Befunden kann eine Phlebographie angeschlossen werden. Unterschenkelvenenthrombosen können jedoch oft nicht erkannt werden. Besteht diesbezüglich ein Verdacht, ist ebenfalls eine Phlebographie zu erwägen. Die Bestimmung des D-Dimer eignet sich nur als Ausschlußdiagnostik bei klinisch niedriger Wahrscheinlichkeit.

Welche Untersuchungen veranlassen Sie?

Bei der Duplexsonographie sind im B-Scan die Venen bds. in der Leiste und in der Kniekehle normal komprimierbar, rechts bei Kompression des Unterschenkels dopplersonographisch allerdings etwas verminderter Flow. Wegen des klinischen Befundes daraufhin Phlebographie: Diese ergibt einen vollständigen

Phlebographischer Nachweis einer Unterschenkelvenenthrombose

thrombotischen Verschluß einer Vena tibialis bei ungehindertem Blutabfluß durch die andere Vene. Eine Bestimmung des D-Dimers ist in dieser Situation nicht sinnvoll.
Weitere Diagnostik: Labor (Entzündungszeichen? Gerinnung?)

Labor: Hb 13,5 g/dl, Leukozyten 9,6/nl, Thrombozyten 270/nl, Restblutbild, Quick, PTT und Fibrinogen im Normbereich gelegen.

Wie gehen Sie therapeutisch vor?

Antikoagulation, Kompressionsbehandlung, Mobilisierung

Eine Immobilisierung wird heutzutage auch bei ausgedehnteren Thrombosen nicht mehr empfohlen. Der Unterschenkel wird mit einem Kompressionsverband versorgt und eine Antikoagulation mit niedermolekularem Heparin subkutan begonnen. Dabei sind deutlich höhere Dosen als bei prophylaktischer Indikation erforderlich (100 anti-Faktor Xa Einheiten pro kg Körpergewicht 2 x täglich). Nach Einleitung dieser Maßnahmen kann sofort eine vollständige Mobilisation erfolgen. Zur Dauerbehandlung wird eine orale Antikoagulation mit einem Cumarinderivat eingeleitet sowie eine Kompressionsbehandlung mit einem entsprechenden Strumpf veranlaßt.

Durch welche Risikofaktoren kann das Entstehen einer Thrombose begünstigt werden?

Die **Hauptrisikofaktoren** nach der Virchowschen Trias sind:
1. eine Strömungsverlangsamung des Blutflusses, beispielsweise bei Immobilisierung durch Gips oder Bettlägerigkeit, bei Paresen
2. eine Gefäßwandschädigung, beispielsweise nach Frakturen, Operationen, Geburten und bei Entzündungen
3. eine Hyperkoagulabilität bei Gerinnungsstörungen, Thrombozytose, bei Karzinompatienten mit paraneoplastischer Gerinnungsaktivität und unter Ovulationshemmern

Besonders gefährdet sind Patienten nach orthopädischen Eingriffen an der unteren Extremität (z. B. Hüft- oder Kniegelenksendoprothesen).
Praktisch nützlich ist eine Unterscheidung von **sekundären Thrombosen**, bei denen sich eine äußere Ursache wie Immobilisation, Z. n. Op., Neoplasie, Medikamenteneinnahme etc. feststellen läßt, und **primären Thrombosen**, bei denen eine solche Ursache fehlt. Bei primären Thrombosen sollte nach inneren Ursachen, vor allem nach einer hereditären Thrombophilie oder nach einem okkulten Tumorleiden, gefahndet werden.
In unserem Fall läßt sich als Risikofaktor lediglich eine etwa 10 Tage zurückliegende lange Autofahrt von über 10 Stunden eruieren. Hierbei kann es durch die sitzende Stellung und durch die fehlende Bewegung zu einer Blutstase kommen, die für die Entstehung der Thrombose verantwortlich gemacht werden kann. Weitere Risikofaktoren ließen sich nicht nachweisen. Es handelt sich hier also um eine sekundäre Thrombose, so daß weitere Diagnostik nicht erfolgen muß.

Sekundäre Thrombose nach längerer Autofahrt

Wie gehen Sie therapeutisch weiter vor? Was empfehlen Sie als Dauertherapie?

Überlappend stellen Sie den Patienten auf Marcumar ein, wobei eine INR zwischen 2,0 und 3,0 angestrebt werden sollte (siehe auch Fall 17).
Da es sich um eine sekundäre Thrombose geringer Ausdehnung handelt, genügt

eine Antikoagulation über 3 Monate. Solange sollte der Patient einen Kompressionsstrumpf tragen.
Eine weitere Gewichtsreduktion wäre anzustreben. Der Patient wird über die Risiken längeren Sitzens oder Stehens aufgeklärt, insbesondere bei Auto-, Bus- oder Flugreisen.

Orale Antikoagulation für 3 Monate, Kompressionsbehandlung, Verminderung von Risikofaktoren

Quintessenz

Phlebothrombosen werden nach ihrer Entstehung in primäre und sekundäre Thrombosen unterschieden. Bei der zweiten Gruppe ist ein äußerer, auslösender Faktor feststellbar, bei der ersten Gruppe nicht, so daß nach anderen, inneren Ursachen (insbesondere hereditären Thrombophilien und Neoplasien) gefahndet werden sollte. Auch die Therapie, vor allem die Dauer der Antikoagulation, richtet sich nach dieser Einteilung sowie nach der Ausdehnung der Thrombose und weiteren, die Rezidivwahrscheinlichkeit bestimmenden Faktoren.
Wichtigste Therapieprinzipien sind Antikoagulation und Kompressionsbehandlung, eine Immobilisierung ist nicht erforderlich.
Bei der Indikationsstellung zu einer Thrombolyse ist eine sorgfältige Nutzen-Risiko-Abwägung vorzunehmen, wobei berücksichtigt werden muß, daß durch die Thrombolyse ein postthrombotisches Syndrom vermieden werden soll, nicht aber die Prognose quoad vitam verbessert werden kann.

21

Fall 21

▷ Anamnese

Ein 18jähriger junger Mann wird notfallmäßig vom Vater ins Krankenhaus gebracht. Bei der Ankunft: tiefe Somnolenz, Zyanose, Schnappatmung. Nach Angaben des begleitenden Vaters habe der Sohn am Abend plötzlich schwerste Atemnot bekommen. Vor 8 Tagen habe er auch schon Atemnot gehabt; es sei jedoch spontan wieder besser geworden. In den letzten Tagen sei er erkältet gewesen und habe Husten mit Auswurf gehabt.

Welche Vermutungsdiagnose stellen Sie? Was müssen Sie sofort unternehmen?

Die **Arbeitsdiagnose** lautet akute respiratorische Insuffizienz, am ehesten bei Asthmaanfall, DD Verlegung der oberen Luftwege durch Fremdkörper, Lungenembolie.
Es handelt sich um eine akute **Notfallsituation**. Sie müssen die Herzfunktion überprüfen. Hierbei ergibt sich ein tachykarder, noch gut tastbarer Puls. Nächste Maßnahme ist die Inspektion der oberen Luftwege und sofortige endotracheale Intubation. Unter laryngoskopischer Sicht kann eine Verlegung der oberen Atemwege im einsehbaren Bereich (Rachen, Kehlkopf) ausgeschlossen werden. Über den endotrachealen Tubus erfolgt eine behelfsmäßige Beatmung mittels Ambubeutel. Gleichzeitig wird ein venöser Zugang gelegt und eine Ampulle Theophyllin (Euphyllin®) und 500 mg eines Glukokortikoids (Solu-Decortin®) i. v. verabreicht. Über der Lunge läßt sich jetzt ein vesikuläres Atemgeräusch mit deutlich verlängertem Exspirium und Giemen auskultieren, das über allen Lungenabschnitten gleichmäßig wahrnehmbar ist. Somit ist eine Verlegung der oberen Luftwege durch Fremdkörper unwahrscheinlich.
Nach diesen **Sofortmaßnahmen** wird der Patient von der Aufnahme sofort auf die Intensivstation gebracht. Dort kommt es innerhalb der nächsten drei Minuten nach erfolgreicher Initialtherapie zu einer Rückbildung der Zyanose. Der Patient ist wieder rosig und wird wieder wach, wobei auch die Spontanatmung wieder einsetzt. Die rasche Besserung macht eine Lungenembolie unwahrscheinlich, so daß die Verdachtsdiagnose weiterhin Asthmaanfall lautet. Da sich der Patient gegen den Tubus wehrt und die Spontanatmung während der nächsten 10 min. konstant und suffizient ist, entschließen wir uns zur Extubation.
Nach dieser erfolgreich verlaufenden Soforttherapie führen Sie die Aufnahmeuntersuchung durch und komplettieren die Anamnese.

▷ Weitere anamnestische Daten

Als Kind habe der Patient Milchschorf gehabt, in der Pubertät habe sich ein Heuschnupfen entwickelt. Seit 2 Jahren leidet der Patient an einem allergischen Asthma bronchiale. In einer Hautklinik seien verschiedene Allergien festgestellt und eine Desensibilisierungsbehandlung begonnen worden, die bis jetzt noch nicht abgeschlossen ist. Auch die Mutter sei mit Heuschnupfen und Allergien behaftet.

▷ Aufnahmebefund

18jähriger junger Mann in ausreichendem EZ und akut reduziertem KZ; Haut kühl, trocken; jetzt keine Zyanose mehr nachweisbar, kein Ikterus; noch Dyspnoe mit in- und exspiratorisch auskultierbarem Giemen und Brummen über beiden Lungen; beidseits über den Lungen sonorer bis hypersonorer KS, keine Dämpfung. Herztöne rein, keine path. Geräusche auskultierbar. HF um

140/min., rhythmisch. RR 180/100 mmHg. Abdominalbefund unauffällig. Periphere Pulse tastbar, Extremitäten frei beweglich. Bei Aufnahme tief somnolent, später sehr erregt, voll orientiert mit etwa 15minütiger Gedächtnislücke. Außer beidseits gesteigerten Reflexen unauffällige neurologische Untersuchung. Temp. 38,1°C.

Akute respiratorische Insuffizienz mit Zyanose, Schnappatmung, Somnolenz; Besserung nach Intubation und Beatmung sowie Kortisongabe; Asthma bronchiale bekannt

Welche Untersuchungen veranlassen Sie weiter?

- Röntgen-Thorax (Infiltrate?)
- Labor mit Entzündungszeichen, Kreatinin, Elektrolyte, Blutgasanalyse und Säure-Basen-Status
- EKG (Rechtsherzbelastungszeichen?)

Ergebnisse

Labor: Hb 16,9 g/dl, Leuko 16,4/nl im Differentialblutbild 56% Segmentkernige, 31% Lymphozyten, 3% Monos, 3% Stäbe, 7% Eos, BKS 6/24 mm n.W., Restlabor bis auf Hypokaliämie von 3,3 mmol/l unauffällig. CRP 63 mg/l. Bei der Blutgasbestimmung ergibt sich ein erniedrigter pH-Wert und PO_2 sowie ein erhöhter PCO_2-Wert. Dieser Befund paßt zu der bei Aufnahme bestehenden Zyanose und Schnappatmung.

Röntgen-Thorax: unauffälliger Befund

Wie beurteilen Sie folgendes EKG?

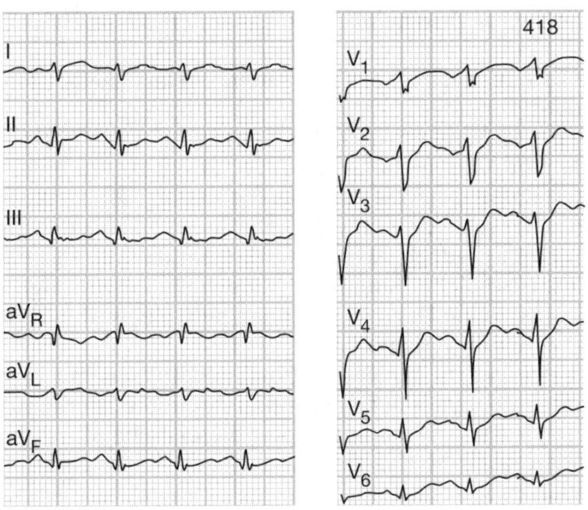

EKG-Befund: Vorinformation: HF 140/min.
Tachykarder SR bei Steiltyp, inkompletter, angedeuteter Rechtsschenkelblock, betontes P in II, III, aVF, SI-QIII-Typ. RS-Umschlag in V_6 verspätet: akutes Cor pulmonale.

Positive Infektparameter, Rechtsherzbelastung im EKG, keine pulmonalen Infiltrate

Welche Diagnose stellen Sie nun nach Abschluß der Untersuchung?

Die Vermutungsdiagnose akuter Asthma-bronchiale-Anfall hat sich durch Anamnese, Klinik und Befund bestätigt. Wahrscheinlich liegt jetzt eine infektbedingte Exazerbation vor.

Wie behandeln Sie weiter?

Weitere Therapie: Die bestehende Azidose darf parenteral nicht mit Natriumbikarbonat ausgeglichen werden, da der Atemantrieb häufig über die Azidose gesteuert wird. Es handelt sich um eine respiratorische Azidose, die sich durch die Verbesserung der Ventilation ausgleichen wird. Wichtig ist vor allem das Beheben der Hypoxie. Nach erfolgter Extubation und weiter bestehender Spontanatmung geben wir etwa 4-6 l/min. **Sauerstoff** zusätzlich über eine Nasensonde. Hierunter normalisieren sich die Blutgaswerte und der Säure-Basen-Haushalt innerhalb der nächsten Stunde.

Über den liegenden Armvenenkatheter geben wir **Theophyllin** per Kurzinfusion zur Aufsättigung über 30 min. in einer Dosierung von 5 mg/kg Körpergewicht. Die Weiterbehandlung erfolgt über einen Perfusor mit 1 mg/kg Körpergewicht und Stunde.

Nach Stabilisierung der klinischen Situation beruhigt sich der Patient, so daß eine Sedierung nicht erforderlich ist. Ohnehin sollte man mit einer Sedation vorsichtig sein, um den spontanen Atemantrieb nicht zu unterdrücken.

Da aufgrund der Anamnese und der positiven Entzündungsparameter eine Infektexazerbation sehr wahrscheinlich ist, geben wir **Amoxicillin** i. v. (4x1 g täglich).

Zusätzlich erfolgt eine ausreichende parenterale **Flüssigkeitszufuhr** mit 2 l physiologischer Kochsalzlösung.

Die Bewertung der Kaliumkonzentration muß in Zusammenhang mit dem Blut-pH erfolgen, da eine Verschiebung des Blut-pH um 0,1 zu einer gegenläufigen Veränderung des Kaliumspiegels um etwa 0,4 mmol/l führt. Dies bedeutet, daß bei einer Azidose der reale Kaliumwert unter dem Ergebnis der Blutbestimmung liegt. In diesem Fall ist jedoch davon auszugehen, daß die Hypokaliämie durch die akut lebensbedrohliche Situation (Katecholaminwirkung) hervorgerufen wurde, da sich sonst keine Ursache erkennen läßt. Bei weiteren Kontrollen normalisiert sich der Kaliumwert spontan.

Rasche Restitution unter antiobstruktiver und antibiotischer Therapie

Weiterhin wird der Patient inhalativ bronchodilatorisch mit einem Düsenvernebler behandelt; Salbutamol und Ipratropiumbromid in steriler 0,9%iger Kochsalzlösung kommen zur Anwendung. Unter dieser Behandlung bessert sich das Allgemeinbefinden rasch, so daß der Patient nach 3tägiger stationärer Behandlung wieder entlassen werden kann.

Welche Diagnostik ist weiterhin erforderlich?

- Lungenfunktionsanalyse (mit der Frage, ob bereits eine fixierte Obstruktion vorliegt und zur späteren Verlaufsbeurteilung)
- Echokardiographie (Cor pulmonale?)

Ergebnisse

Lungenfunktionsprüfung: Normale Meßwerte, im Intervall besteht also (noch) keine fixierte Obstruktion.

Echokardiographie: Normale Größe und Funktion beider Herzkammern, kein Anhalt für ein Cor pulmonale (bei einer Kontrolle haben sich die Rechtsherzbelastungszeichen im EKG zurückgebildet).

Lungenfunktionsprüfung und Echo normal

Wie ordnen Sie das Asthma im vorliegenden Fall ein?

Bekannt ist bei dem Patienten eine atopische Diathese (Milchschorf, Heuschnupfen) mit einem allergischen Asthma bronchiale. Die momentane Exazerbation ist offensichtlich durch eine Infektion der oberen Atemwege ausgelöst worden. Das ursprünglich rein allergische (extrinsic) Asthma hat sich also im Sinne eines intrinsic Asthma verselbständigt.

Wie therapieren Sie den Patienten nach Klinikentlassung weiter?

Grundlagen der Therapie ist die topische Behandlung mit Glukokortikoiden und β2-Mimetika. Wir stellen den Patienten auf eine inhalative Therapie mit Budesonid (=Pulmicort®), morgens und abends 2 Hübe ein. Zusätzlich wird zweimal täglich ein langwirksames, inhalatives β2-Mimetikum (z. B. Formeterol) verabreicht, das je nach Bedarf durch ein kurz wirksames β2-Mimetikum (z. B. Salbutamol) ergänzt werden kann. Erst bei nicht ausreichender antiobstruktiver Wirkung kann zusätzlich oral Theophyllin eingesetzt werden. Systemische Kortikoidgaben sollten nur bei akuten Exazerbationen erfolgen, sind dann allerdings hochdosiert möglich. Eine Kortisondauertherapie ist wegen der vielen Nebenwirkungen nach Möglichkeit zu vermeiden. Zusätzlich können zur Mastzellprotektion Cromoglycinsäure und Antihistaminika verabreicht werden.

Quintessenz

Akute Asthmaanfälle können durch respiratorische Insuffizienz und akute Rechtsherzbelastung zu lebensbedrohlichen Zuständen führen, die manchmal auch eine maschinelle Beatmung erfordern. Hochdosierte Kortisongaben sind im Akutfall indiziert, während die Dauerbehandlung mit Kortison wegen der vielen Nebenwirkungen problematisch ist. Ansonsten beruht die Langzeitbehandlung des allergischen Asthma auf antiallergischen Maßnahmen (Allergenvermeidung, Antihistaminika, Cromoglycinsäure) und auf antiobstruktiven Medikamenten. Häufig entwickelt sich im Laufe der Zeit aus dem zunächst rein allergischen Asthma eine Mischform mit zusätzlichem Infektasthma (intrinsic Asthma) und schließlich chronischer Obstruktion.

Fall 22

22

Bewußtlosigkeit nach vorausgehender Unruhe, Krämpfe an Armen und Beinen, dabei (oder zumindest kurz danach) normaler Kreislauf

Sopor, Reflexdifferenz, normaler Kreislauf

Allmähliches Aufklaren, anamnestische Angabe von Fieberkrämpfen und Bewußtlosigkeiten im Kindesalter und vor zwei Jahren

▷ Anamnese

Ein 33jähriger Patient wird in schläfrigem Zustand eingeliefert. Fremdanamnestisch ist zu erfahren, daß der Patient vor etwa 1 h im Betrieb plötzlich einen Gegenstand aus der Hand hatte fallenlassen. Danach sei er mehrmals auf die Toilette gegangen und kurz darauf umgefallen. Dabei habe er mit Armen und Beinen gezuckt und sei bewußtlos gewesen. Einer der Anwesenden habe einen kräftigen Puls getastet.

▷ Aufnahmeuntersuchung

33jähriger Mann in gutem AZ und KZ, bei Aufnahme soporös. Haut und Schleimhäute unauffällig. Mydriatische, prompt auf L und C reagierende Pupillen beidseits; kleiner Zungenbiß an der Spitze mit umgebendem Hämatom. Herz und Lungen auskultatorisch und perkutorisch unauffällig. HF 120/min., rhythmisch, RR 150/100 mmHg; Abdominalbefund unauffällig, periphere Pulse o.B., Babinski beidseits neg., periphere Reflexe sehr lebhaft auslösbar re. > li.; ansonsten neurologisch abgesehen von der Bewußtseinstrübung unauffällig.

Welche Arbeitsdiagnose stellen Sie?

Bewußtlosigkeit, Krämpfe an Armen und Beinen, der postparoxysmale Sopor und die Reflexdifferenzen sprechen am ehesten für einen Grand-mal-Anfall. Eine zirkulatorische Synkope ist durch den im Anfall gut tastbaren Puls ausgeschlossen oder zumindest sehr unwahrscheinlich. Eine Hypoglykämie konnte sofort anhand des Blutzuckerschnelltests (BZ 101 mg/dl) ausgeschlossen werden.

Innerhalb von zwei Stunden klart der Patient allmählich auf und ist schließlich vollorientiert. Zum Ereignis befragt gibt er an, im Betrieb plötzlich ein nicht näher beschreibbares Unwohlsein in der Magengegend verspürt zu haben. Was dann passiert sei, wisse er nicht mehr. Er sei erst wieder im Krankenwagen zu sich gekommen.

▷ Frühere Anamnese

Als Kind Pneumonie, mit 15 Jahren Appendektomie, sonst nie krank gewesen. Auf gezieltes Befragen fällt ihm dann ein, daß er als Kleinkind Fieberkrämpfe gehabt habe, er sei auch mehrmals beim Spielen umgefallen und daraufhin über 5 Jahre mit Medikamenten behandelt worden. Später habe er nichts mehr einnehmen müssen, und es sei nicht mehr zu einer Bewußtlosigkeit gekommen. Vor etwa zwei Jahren sei allerdings erneut eine Ohnmacht aufgetreten. Bei den danach durchgeführten Untersuchungen (Langzeit-EKG etc.) sei nichts herausgekommen. Eine Behandlung wurde nicht eingeleitet.

Welche Diagnose können Sie jetzt formulieren?

Die Anamnese ist recht typisch für eine genuine Epilepsie, die im Kindeshalter auftrat, dann behandelt wurde und bis zu der wohl auch einem Krampfanfall entsprechenden Bewußtlosigkeit vor zwei Jahren symptomfrei blieb. Ein Gelegenheitskrampf liegt bei dieser Vorgeschichte nicht vor, auch ein symptomatisches Krampfleiden ist unwahrscheinlich.

Welche Untersuchung veranlassen Sie zuerst?

EEG: unregelmäßiges α-EEG mit paroxysmaler Dysrhythmie bei Hyperventilation; krampfstromverdächtige Potentiale sind nicht sicher auszuschließen; es kann sich um ein Intervall-EEG handeln. Bei einem erneuten EEG nach 24stündigen Schlafentzug zeigen sich Krampfpotentiale, kein Herdbefund.

Welche weiterführende Untersuchung sollte noch unternommen werden?

Obwohl es sich mit großer Wahrscheinlichkeit um ein genuines und nicht um ein symptomatisches Krampfleiden handelt, sollte zum Ausschluß einer zerebralen Läsion, insbesondere eines raumfordernden Prozesses im Gehirn, eine Computertomographie mit Kontrastmittel durchgeführt werden. Bei Tumoren oder verdrängenden Prozessen im Gehirn sowie posttraumatisch und nach Narbenbildungen können symptomatische Epilepsien auftreten.
Computertomographie: normale Darstellung des Gehirns, keine Raumforderungen, Narben oder Lakunen.

Wie therapieren Sie?

Bei einem erstmalig aufgetretenen Anfall ist eine Behandlung nicht erforderlich. In diesem Fall mit einer Krampfanamnese im Kindesalter und einem zumindest hochverdächtigen Ereignis vor zwei Jahren ist eine medikamentöse Prophylaxe indiziert. Wir geben dem Patienten zunächst 3x1/2 Tbl. Zentropil®. Nach Anraten des Neurologen sollte diese Dosis auf 3x1 Tbl. gesteigert werden.
Entlassung und nach 4 Wochen erneute EEG-Kontrolle zur Therapieprüfung.
Nach etwa 8 Monaten wird der Patient erneut in vergleichbarem Zustand eingeliefert. Er hat nach Auftreten von Zahnfleischschwellungen nach Rücksprache mit dem Hausarzt die Dosis von Zentropil® auf 2x1/2 Tbl. gesenkt.

Wie deuten Sie dies und was veranlassen Sie?

Bei Hydantoinpräparaten, zu denen das Zentropil® gehört, kommt es nicht selten als Nebenwirkung zu Gingivalhyperplasie. Daraufhin wurde die Dosis soweit reduziert, daß die Krampfschwelle nicht mehr ausreichend erhöht war → erneuter epileptischer Anfall. Wir haben den Patienten wiederum neurologisch untersuchen lassen und ihm auf Anraten des Neurologen allmählich von Zentropil® auf Liskantin® 250 mg 3x1 Tbl. umgestellt.

Quintessenz

Zerebrale Krampfanfälle werden in Gelegenheitskrämpfe sowie genuine und symptomatische Epilepsien unterschieden. Bei im jüngeren Erwachsenenalter erstmalig auftretenden Krämpfen sind Tumoren, in höheren Lebensalter vaskuläre Narben als Ursache symptomatischer Krämpfe am häufigsten, so daß eine entsprechende Diagnostik (CT) erforderlich ist. Gelegenheitskrämpfe müssen nicht medikamentös behandelt werden, bei echten (genuinen) Epilepsien wird eine antikonvulsive Therapie eingeleitet.

Fall 23

23

▷ Anamnese

Ein 74jähriger, noch rüstiger Mann klagt in der letzten Zeit über zunehmende Luftnot bei Belastung und beim flachen Liegen, er sei weniger leistungsfähig als früher. Er habe oft das Gefühl, das Herz würde stolpern, er meine manchmal auch, das Herz schlage langsam. In letzter Zeit leide er auch unter Schwindelgefühl.

▷ Frühere Anamnese

Als Kind Pneumonie; vor 30 Jahren Blasensteinoperation. Der Blutdruck sei schon öfters erhöht gewesen, eine Zuckerkrankheit habe er nicht. Nachts müsse er 2-3mal zum Wasserlassen aufstehen, vegetative Anamnese sonst unauffällig. Kein Alkohol- und Nikotinkonsum. Bisher keine medikamentöse Therapie.

▷ Aufnahmebefund

Belastungsdyspnoe, Orthopnoe, Leistungsminderung, Schwindel Lippenzyanose, bds. basale RG's, verbreitertes Herz, dritter Herzton, positiver hepatojugulärer Reflux

74jähriger Mann in gutem AZ und EZ, Haut und Schleimhäute unauffällig, periorale Zyanose, Subikterus der Skleren, Herz perkutorisch etwas nach links verbreitert, dritter Herzton hörbar, keine Herzgeräusche, HF 60/min., Herzaktionen rhythmisch mit vereinzelten ES. Über beiden basalen Lungenabschnitten feinblasige RG's, Lungen sonst o.B., RR 180/100 mmHg. Abdominalbefund bis auf reizlos verheilte mittlere Unterbauchschnittnarbe (Blasensteinop.) unauffällig. Leber 1 QF unter MCL am Rippenbogen tastbar, positiver hepatojugulärer Reflux. Besenreiservarikosis beidseits; periphere Pulse tastbar. Neurologische Untersuchung unauffällig.

Welche Arbeitsdiagnose stellen Sie?

Führendes Symptom ist die Dyspnoe, die, wie in Fall 4 geschildert, verschiedene Ursachen haben kann. Hier deuten die Begleitumstände (Orthopnoe, Nykturie) sowie die Untersuchungsbefunde (dritter Herzton, basale RG's, pos. hepatojugulärer Reflux) auf eine Herzinsuffizienz als Ursache. Die geschilderte Symptomatik mit Schwindel und Gefühl eines unregelmäßigen Herzschlags könnte durch Herzrhythmusstörungen verursacht sein. Bei der Untersuchung sind zum einen Extrasystolen, zum anderen ein für die Situation relativ langsamer Herzschlag auffällig, so daß auch an ein Sinusknotensyndrom gedacht werden muß. Bekannt ist nach Angaben des Patienten auch eine Hypertonie, die noch nicht behandelt wurde.

Welche Primärdiagnostik veranlassen Sie?

- EKG
- Röntgen-Thorax in 2 Ebenen
- Laboruntersuchungen

Wie beurteilen Sie folgenden EKG-Befund?

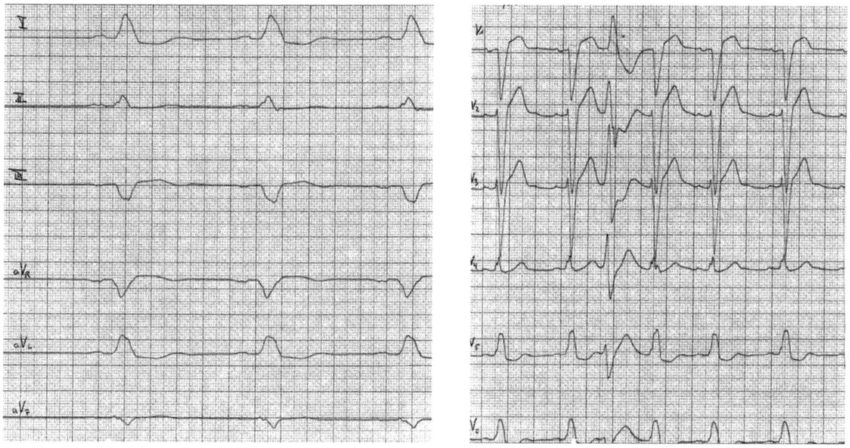

EKG-Befund: HF 55/min., Sinusrhythmus, PQ-Zeit mit 0,2 s grenzwertig, kompletter Linksschenkelblock mit blockspezifischen Erregungsrückbildungsstörungen; 1 VES.

Im EKG Linksschenkelblock bei relativer Sinusbradykardie, radiologisch vergrößertes Herz mit Lungenstauung und kleinen Pleuraergüssen, Kreatinin, Bilirubin, Gamma-GT und LDH etwas erhöht

Ergebnisse

Rö-Thorax in 2 Ebenen: beidseits vergrößertes, hauptsächlich aortal-konfiguriertes Herz; Zeichen der Lungenstauung; beidseitige Pleurawinkelergüsse.

Labor: Hb 14,6 g/dl, Leukozyten 8,6/nl, Kreatinin 1,63 mg/dl, Gesamtbilirubin 1,3 mg/dl, direktes Bilirubin 0,46 mg/dl, GOT 22 U/l, GPT 26 U/l, γ-GT 38 U/l, LDH 247 U/l, restl. Labor im Normbereich.

Welche Diagnose stellen Sie nun nach Kenntnis der Untersuchungsergebnisse? Welche weiterführenden Überlegungen stellen sie an?

Die Diagnose **Herzinsuffizienz** hat sich bestätigt. Die Herzinsuffizienz ist keine eigenständige Erkrankung, sondern ein Syndrom und Ausdruck einer zugrundeliegenden Herzkrankheit. Häufigste Ursachen einer Herzinsuffizienz sind die koronare Herzkrankheit und die hypertensive Herzkrankheit, danach folgen Kardiomyopathien und Vitien. Eine ätiologische Klärung der Herzinsuffizienz ist in jedem Fall anzustreben. Hier ist eine **Hypertonie** bekannt, die direkt in Form einer hypertensiven Herzkrankheit eine Herzinsuffizienz verursachen kann, aber auch wichtiger Risikofaktor für eine **koronare Herzkrankheit** ist. Pektanginöse Beschwerden werden allerdings verneint. Ein **Vitium** ist aufgrund des Auskultationsbefundes unwahrscheinlich. Am wahrscheinlichsten ist also eine hypertensive Herzkrankheit, aber die KHK ist ebenso wie eine **Kardiomyopathie** noch in Erwägung zu ziehen. Auch das EKG zeigt eine für die Situation der kardialen Dekompensation relativ langsame Herzfrequenz, so daß eine Sinusknotenerkrankung wahrscheinlich ist. Ventrikuläre Extrasystolen sind bei Herzinsuffizienz häufig und bedürfen keiner speziellen Therapie, solange keine Symptome bestehen. Der Linksschenkelblock im EKG ist in diesem Falle als Ausdruck der linksventrikulären Schädigung anzusehen.

Wie beurteilen Sie die Laborwerte?

Die vergrößerte Leber mit erhöhtem Bilirubin und Transaminasen sind als Folge der Herzinsuffizienz mit Stauung in den großen Kreislauf und die Leber zu werten.
Die Kreatininerhöhung spricht für eine Niereninsuffizienz im Stadium der kompensierten Retention, wobei als Ursache am ehesten eine arteriosklerotisch bedingte Nierenschädigung im Sinne einer Arterio-Arteriolosklerose in Frage kommt. Wahrscheinlich besteht auch eine prärenale Komponente im Rahmen der Herzinsuffizienz.

Wie schätzen Sie die Primärsituation ein?

Eine primär lebensbedrohliche Situation besteht nicht, so daß der Patient auf die Normalstation aufgenommen werden kann.

Welche Therapie leiten Sie ein?

Behandlung mit Diuretika, ACE-Hemmer und Digitalis

Zur raschen Besserung der Symptome ist eine diuretische Therapie sinnvoll. Prognostisch günstig sind ACE-Hemmer, besonders wenn es sich um eine systolische Herzinsuffizienz handelt. Aufgrund der klinischen Untersuchung (dritter Herzton, vergrößertes Herz) ist eine Einschränkung der systolischen Funktion wahrscheinlich. Auch eine Digitalisierung ist bei einer Herzinsuffizienz mit eingeschränkter systolischer Funktion günstig.
Primärtherapie: 2x 40 mg Furosemid, 1x 5 mg Enalapril, 1x 0,4 mg Acetyldigoxin für drei Tage, dann 0,2 mg täglich.
In Hinblick auf die Niereninsuffizienz ist beim Einsatz von kaliumsparenden Diuretika Vorsicht angezeigt. Insbesondere gilt dies bei der Kombination mit ACE-Hemmern, bei denen es zu einer Verstärkung der Kaliumretention kommen kann (siehe auch Fall 7).

Welche weiterführende Diagnostik führen Sie durch?

- Echokardiographie
- Belastungs-EKG
- Langzeit-EKG
- Sonographie

Echokardiographie: Es zeigt sich ein mit 58 mm leicht erweiterter linker Ventrikel sowie ein mit 42 mm erweiterter Vorhof. Die linksventrikuläre Muskeldicke beträgt jeweils 13-14 mm im Septum- und Hinterwandbereich, was auf eine hypertensive Herzerkrankung schließen läßt. Hinweise auf das Vorliegen von Klappenschäden ergeben sich nicht. Regionale Kontraktionsanomalien sind nicht erkennbar, die Globalfunktion der linken Ventrikels ist mit einer EF von 40% eingeschränkt.

Belastungs-EKG: Am Fahrradergometer ist der Patient bis 75 Watt belastbar, erreicht dabei eine Herzfrequenz von 120/min. bei insgesamt normalem Frequenzverhalten. Während und nach der Belastung keine Angina pectoris und keine EKG-Veränderungen.

Langzeit-EKG: Im 24-h-EKG zeigt sich eine ventrikuläre Extrasystolie mit im Schnitt 100 monotopen ventrikulären Extrasystolen/Stunde. Höherwertige Rhythmusstörungen im Sinne polytoper ventrikulärer Extrasystolen, Extrasystolen im Bigeminus oder Couplets fanden sich nicht. Die Herzfrequenz schwankte zwischen 56 und 115/min. Höherwertige AV-Blockierungen waren nicht feststellbar.

Sonographie: Die Nieren sind noch normal groß, das Parenchym beginnend verschmälert. Kein Aortenaneurysma, etwas erweiterte Lebervenen.

Echokardiographisch Bild einer hypertensiven Herzkrankheit mit eingeschränkter systolischer Funktion des linken Ventrikels, im Belastungs-EKG kein Ischämienachweis

Welche Konsequenzen ziehen Sie aus den Untersuchungsergebnissen?

Es besteht eine Herzinsuffizienz mit eingeschränkter linksventrikulärer Pumpfunktion. Ursache ist am ehesten eine hypertensive Herzkrankheit. Eine koronare Herzkrankheit kann allerdings nicht mit Sicherheit ausgeschlossen werden. Als zusätzliches nicht invasives Verfahren bietet sich eine Myokardszintigraphie an. Ergebnis der Myokardszintigraphie: keine erkennbaren Perfusionsdefekte.
Da sich im Echokardiogramm, im Belastungs-EKG und im Myokardszintigramm kein Anhalt für eine KHK bietet, kann auf eine invasive Diagnostik verzichtet werden. Letztlich ist damit eine KHK allerdings noch nicht 100%ig ausgeschlossen. Bei einem jüngeren Patienten wäre trotz allem eine Angiographie zu erwägen.
Im Langzeit- und Belastungs-EKG ist ein normales Frequenzspektrum erkennbar, so daß trotz der Auffälligkeiten beim Aufnahme-EKG zumindest kein ausgeprägtes Sinusknotensyndrom vorliegt. Die Schwindelsymptomatik ist wohl eher Folge der Herzinsuffizienz. Dafür spricht auch, daß der Patient nach Rekompensation beschwerdefrei ist. Trotzdem sollten bradykardisierende Medikamente (bes. Betablocker) nur mit Vorsicht eingesetzt werden.

Was ist für die Dauertherapie der systolischen Herzinsuffizienz generell wichtig?

Die Prognose läßt sich vor allem durch die ACE-Hemmer-Therapie günstig beeinflussen, dabei sind möglichst hohe Dosierungen vorteilhaft. Auch eine Betablockade hat sich als prognostisch günstig erwiesen. Bei Einleitung einer solchen Therapie kann es zunächst zu einer Verschlechterung kommen, so daß mit sehr kleinen Dosen begonnen werden muß, die auch nur langsam gesteigert werden dürfen. Die diuretische Therapie hat auf die Prognose keinen Einfluß und ist daher an der Symptomatik auszurichten. Die Digitalistherapie wird in den letzten Jahren z. T. kontrovers diskutiert, ist aber wahrscheinlich doch vorteilhaft. Wichtig ist auch die Behandlung der zugrundeliegenden Erkrankung, hier die Blutdruckeinstellung.

▷ Weiterer Verlauf

Unter der o. g. Therapie werden insgesamt 6 kg Körperwasser ausgeschwemmt, der Patient ist beschwerdefrei, auch das Gefühl von Herzrhythmusstörungen sowie der Schwindel bestehen nicht mehr. Im EKG sind kaum noch Extrasystolen nachweisbar. Das Kreatinin ist rückläufig und beträgt zuletzt 1,1 mg/dl.
Die diuretische Therapie kann auf 40 mg Xipamid (langsamere und längere Wirkung als Furosemid) umgestellt werden, die ACE-Hemmer-Therapie kann allmählich auf 20 mg Enalapril gesteigert werden.
Unter dieser Therapie liegen die Blutdruckwerte während des Klinikaufenthaltes stets im normotensiven Bereich, so daß eine darüber hinausgehende antihypertensive Therapie nicht notwendig ist.

Bei jetzt stabilem Zustand kann mit einer Betablockertherapie begonnen werden (zunächst 2x 3,125 mg Carvedilol = Dilatrend®).

Wie ist Ihre endgültige Diagnose?

dekompensierte Herzinsuffizienz auf dem Boden einer hypertensiven Herzkrankheit mit mittelgradig eingeschränkter linksventrikulärer Funktion

▷ Entlassungsmedikation

1x 20 mg Enalapril (Xanef®)
1x 40 mg Xipamid (Aquaphor®)
1x 0,2 mg Acetyldigoxin (Novodigal®)
2x 3,125 mg Carvedilol (Dilatrend®)

Quintessenz

Bei der Herzinsuffizienz handelt es sich um ein Syndrom, dem unterschiedliche Krankheiten zugrunde liegen können. Wichtig ist in jedem Falle eine Klärung der Ätiologie, damit nach Möglichkeit eine kausale Therapie durchgeführt werden kann. Prognostisch und therapeutisch von Bedeutung ist auch, inwieweit eine systolische oder diastolische Funktionsstörung vorliegt. Eine Prognoseverbesserung bei der systolischen Herzinsuffizienz ist durch eine ACE-Hemmer-Behandlung nachgewiesen (in Zukunft evtl. auch durch AT_1-Antagonisten). Darüber hinaus gibt es einen positiven Effekt gerade bei hochgradig eingeschränkter linksventrikulärer Funktion durch Betablocker, die wegen der Möglichkeit einer anfänglichen Verschlechterung der Symptomatik beginnend mit ganz niedrigen Dosierungen einschleichend gegeben werden müssen. Dies wäre vor 10 Jahren noch als Kunstfehler eingeschätzt worden.

Fall 24

24

▷ Anamnese

Ein 58jähriger Patient kommt gegen 12.30 Uhr zu Fuß mit einem Koffer in der Hand zur stat. Aufnahme, nachdem er zu Hause etwa vor 2 1/2 h über Schmerzen in der Herzgegend geklagt hatte. Der zugezogene Hausarzt habe ihm Nitrospray gegeben und 1 Tabl. Ismo®. Daraufhin Besserung der Beschwerden. Nach etwa 2 h erneut stärkste druckartige Herzschmerzen mit Ausstrahlung in beide Arme → Einweisung in die Klinik.

Seit 2 1/2 Stunden bestehende typische, sehr heftige Angina pectoris, nur kurzzeitiges Ansprechen auf Nitrospray

▷ Frühere Anamnese

Z. n. Kriegsverletzung li. Auge mit Amaurose; Cholezystektomie vor etwa 20 Jahren; vor 15 Jahren Blasenpapillomoperation. Arterielle Verschlußkrankheit Stadium II nach Fontaine. Starker Raucher.

Was ist Ihre primäre Verdachtsdiagnose und was für Akutmaßnahmen ergreifen Sie?

Dringender V. a. akuten Myokardinfarkt. Der Patient wird umgehend auf die Intensivstation gebracht, hier wird sofort ein EKG-Monitor angeschlossen und ein 12-Kanal-EKG aufgezeichnet, möglichst gleichzeitig wird die klinische Untersuchung durchgeführt (s. auch die Fälle 14 und 19).

Wie beurteilen Sie das beiliegende Aufnahme-EKG?

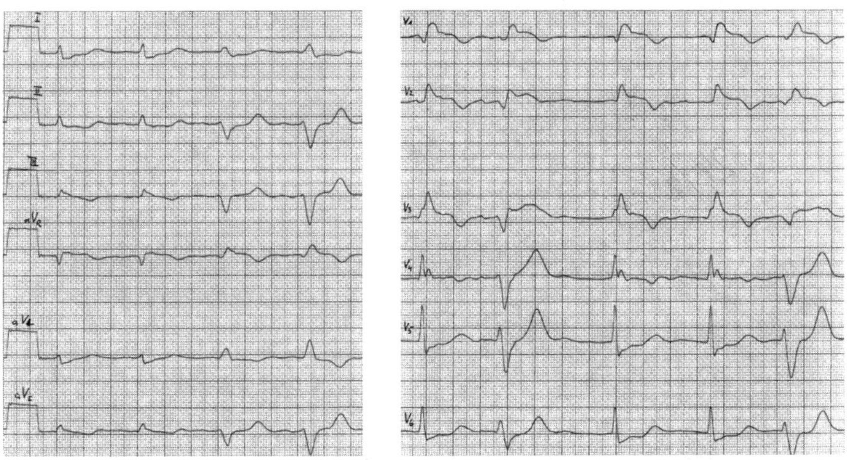

Normfrequente Arrhythmia absoluta bei Vorhofflimmern; kompletter Rechtsschenkelblock mit teilweise blockspezifischen Erregungsrückbildungsstörungen, erhöhter ST-Abgang in V_{1-3} mit terminal neg. T bei V_4; insgesamt 4 VES, periphere Niedervoltage. Dringender V.a. frischen Vorderwandinfarkt bei bestehendem komplettem Rechtsschenkelblock.

▷ Aufnahmeuntersuchung

Patient in gutem EZ und akut reduziertem AZ; Haut blaß, kaltschweißig, Lippen- und Akrenzyanose, Pupillenreaktion re. prompt, Thorax symmetrisch, seitengleich beatmet, Vesikuläratmen, beidseitige, basalbetonte Stauungs-RG's, so-

Klinisch Kaltschweißigkeit und Lungenstauung, im EKG Zeichen eines akuten Vorderwandinfarkts, Vorhofflimmern, Rechtsschenkelblock

norer Klopfschall, keine Dämpfung, Herztöne rein, akzentuiert, HF 96/min., 5-10 Extrasystolen/min.; RR 150/80 mmHg. Abdominalbefund unauffällig, reizlose Narben nach Cholezystektomie und Blasenpapillomop. Freie Beweglichkeit der Extremitäten; periphere Pulse bis auf A. tibialis posterior bds. tastbar. Grob neurologisch unauffällig.

Welche Diagnose stellen Sie nun und was veranlassen Sie therapeutisch?

Der Patient erhält sofort 320 mg ASS und zwei Hübe Nitrospray. Wichtigste therapeutische Maßnahme ist die möglichst rasche Einleitung einer Thrombolysetherapie, wenn keine Kontraindikationen vorliegen. Da sich bei dem Patienten aufgrund der Anamnese und der Klinik keine Kontraindikationen ergaben, entscheiden wir uns zu einer Lysetherapie, wobei wegen der Infarktlokalisation, der deutlichen Beeinträchtigung (kardiale Dekompensation!) und des geringen Infarktalters mit rTPA (Actilyse®) lysiert wird. Hierbei wird eine Gesamtdosis von 100 mg verabreicht, wobei jeweils 50 mg auf eine Perfusorspritze mit 50 ml aufgezogen werden. Von der ersten Spritze werden 15 mg als Bolus (15 ml) i. v. gegeben, danach wird die zweite Spritze mit den 50 mg über 30 min. über den Perfusor infundiert und danach der Rest der ersten Spritze mit den verbliebenen 35 mg (35 ml) über eine Stunde im Perfusor verabreicht. Parallel erfolgt eine Hochdosis-Heparinisierung mit initial 5000 i.E. im Bolus und anschließend 18 Einheiten Heparin/kg Körpergewicht/h im Perfusor (vergleiche Fall 19).

Wie ist das praktische Vorgehen, welche Überwachung ist erforderlich?

r-TPA-Lyse, analgetische und antianginöse Behandlung, diuretische Therapie wegen der Lungenstauung

Wichtig ist die möglichst rasche Einleitung der Lysetherapie. Es sollte daher keine Zeit mit Legen eines zentralen Katheters verlorengehen, sondern die Lyse und die sonst akut erforderlichen Medikamente über einen peripheren Zugang appliziert werden. Sobald wie möglich kann dann ein zentralvenöser Katheter und ein Blasenkatheter gelegt werden.

Direkt nach Aufnahme auf die Intensivstation wird ein EKG-Monitor angeschlossen; außerdem müssen Blutdruck, Ausscheidung und ZVD überwacht werden. Zur Beurteilung des Lyse-Erfolges wird engmaschig ein 12-Kanal-EKG registriert sowie die CK bestimmt. Außerdem wird zur Steuerung der Heparininfusion nach 4 Stunden und dann mindestens zweimal täglich die PTT gemessen (s. auch Fall 19).

Welche Medikation ist weiterhin erforderlich?

Mit Beginn der Lyse wird als Analgesie eine Ampulle Pethidin i. v. verabreicht sowie zur antianginösen Behandlung eine Infusion mit Nitroglycerin über den Perfusor begonnen. Dabei werden 50 mg Nitroglycerin auf 50 ml Kochsalzlösung in einer Perfusorspritze aufgezogen und mit einer Geschwindigkeit von initial 0,5-1 mg/Stunde infundiert. Bei mangelnder Wirkung und stabilem Kreislauf kann die Dosis gesteigert werden. Wegen der Lungenstauung als Zeichen der Linksherzinsuffizienz geben wir eine Ampulle Furosemid i. v. und beginnen eine Infusion mit 20 mg Furosemid/h.

Was zeigt das Rö-Thorax-Bild?

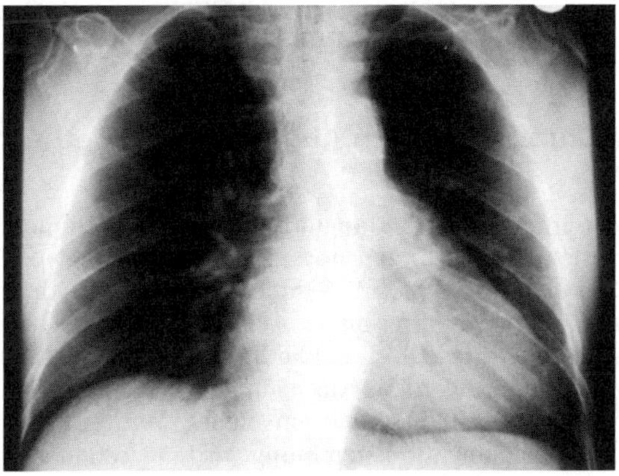

Nach links dilatiertes, wandgeschädigtes Herz; Zeichen der Lungenstauung; von rechts eingeführter Jugulariskatheter, dessen Spitze sich auf V. cava sup. projiziert. Nebenbefund: Z. n. alter Rippenfraktur 8. und 9. Rippe ventrolateral rechts.

Laborbefunde: Hb 14,1 g/dl, Leuko 8,3/nl, Quick 75%, CK 33 U/l, auch Restlabor im Normbereich.

▷ Verlauf

Nach Gabe der Dolantinspritze ist der Patient etwas schläfrig, klagt jedoch über deutlich rückläufige thorakale Beschwerden. Der Allgemeinzustand stabilisert sich, die Kaltschweißigkeit und die Zyanose sind nicht mehr nachweisbar.
Gegen Ende der Thrombolyse zeigen sich am Monitor breite Kammerkomplexe mit einer Frequenz von 96/min. Dabei handelt es sich um einen idioventrikulären Rhythmus, der häufig im Zusammenhang mit einer Reperfusion auftritt und keiner Behandlung bedarf.
Im Urinbeutel kommt es zu einer Urinausscheidung von etwa 100 ml/Stunde. Die herzmuskelspezifischen Enzyme steigen bis 12 h nach der Lyse an, wobei die CK max. 2000 U/l (CKMB 210 U/l) erreicht, die GOT ist bis auf 250 U/l erhöht. Danach kommt es zu einem stetigen Abfall der Enzymwerte. Im EKG zeigt sich unter der Lyse zunächst eine Zunahme der ST-Strecken-Hebung, die dann rasch rückläufig ist und zwei Stunden nach Lyse kaum noch sichtbar ist. Diese Befunde sprechen ebenfalls für eine Eröffnung des Infarktgefäßes.

Nach der Lyse rasche Schmerzfreiheit und klinische Stabilisierung, steiler CK-Anstieg auf ein hohes Maximum, rasche Rückbildung der EKG-Veränderungen, Reperfusionsarrhythmie

Welche Komplikationen können im Rahmen des Krankheitsbildes auftreten?

Beim Myokardinfarkt kann es akut zu einer ventrikulären Extrasystolie mit Übergang in eine Kammertachykardie und -flimmern kommen. Ebenso möglich ist ein Herzstillstand. In beiden Fällen resultiert der mechanische Herzstillstand. Der Blutdruck muß ständig überwacht werden, da es im Rahmen einer Linksherzinsuffizienz zum Vorwärtsversagen (RR ↓ → periphere Durchblutung ↓) kommen kann. Ebenso möglich ist das Rückwärtsversagen → Lungenstauung. Es kann auch zur Ausbildung eines infarktbedingten Myokardaneurysmas mit Ruptur und Hämoperikard kommen.

Insgesamt sind sowohl die rhythmologischen als auch die hämodynamischen Komplikationen nach einer (erfolgreichen) Lyse wesentlich seltener als bei nicht lysierten Infarkten. Darüber hinaus ist durch eine Therapie mit Betablockern sowie mit ACE-Hemmern eine Prognoseverbesserung nachgewiesen.

Welche Behandlung wird nach Abschluß der Lysetherapie durchgeführt?

Therapie mit ASS, Betablocker und ACE-Hemmer

Da bei unserem Patienten keine pektanginösen Beschwerden mehr auftreten, ist eine analgetische Therapie nicht mehr nötig. Auch das Nitroglycerin ist als Antianginosum nicht mehr indiziert, wird jedoch wegen der noch nachweisbaren Lungenstauung zur Vorlastsenkung bis zum nächsten Tag belassen. Eine Betablockade kann bei guter Diurese und rückläufigen Dekompensationszeichen mit 12,5 mg Atenolol begonnen werden. Am nächsten Morgen kann eine zunächst niedrig dosierte ACE-Hemmer-Therapie eingeleitet werden (3x12,5 mg Captopril). Die Thrombozytenaggregationshemmung wird mit 100 mg ASS täglich fortgesetzt.

▷ Weiterer Verlauf

Der Patient ist auch weiterhin beschwerdefrei. Herzinsuffizienzzeichen treten nicht mehr auf, so daß die diuretische Therapie beendet werden kann. Nach drei Tagen hat die CK bereits den Normbereich wieder erreicht. Nach Umstellung der Vollheparinisierung auf subkutane Injektionen eines niedermolekularen Heparinpräparats (Clivarin® 1750) wird der Patient auf Normalstation verlegt. Hier führen wir die eingeleitete Therapie mit dem ACE-Hemmer und dem Betablocker fort, die Dosierungen werden auf 3x 25 mg Captopril bzw. 2x 25 mg Atenolol gesteigert. Der Patient kann rasch mobilisiert werden.

Wie interpretieren Sie das folgende EKG 2 Wochen nach Aufnahme?

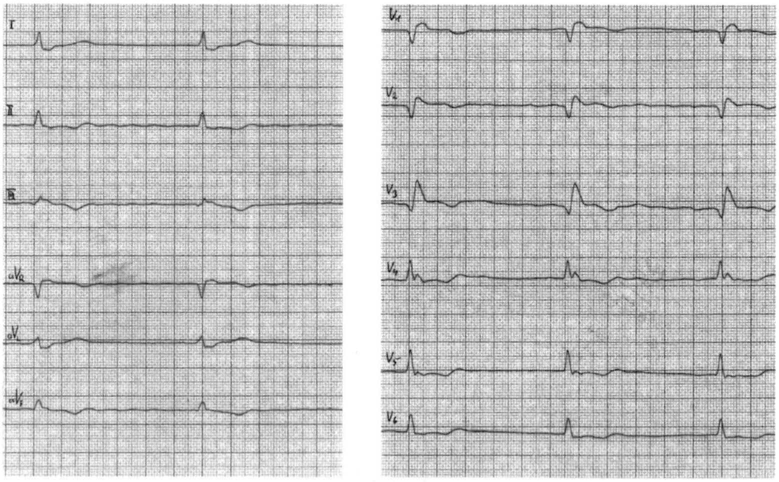

HF um 55, Indifferenz- bis Linkstyp, Arrhythmia absoluta bei Vorhofflimmern, kompletter Rechtsschenkelblock. Z. n. VW-Infarkt mit neg. T in III; V_{1-4}; präterminal neg. T in V_{5-6}.

Welche Diagnostik ist jetzt erforderlich?

Echokardiographie: Hier findet sich ein etwas erweiterter linker Ventrikel mit insgesamt guter linksventrikulärer Funktion. Im Septum- und Herzspitzenbereich zeigt sich eine regionale Hypo- bis Akinesie, die dem betroffenen Infarktareal entspricht.

Kontraktionsanomalie im Infarktareal bei normaler Globalfunktion des linken Ventrikels, Ischämienachweis im Belastungs-EKG

Belastungs-EKG: Bei einer Belastbarkeit über 8 min. bis maximal 100 Watt gibt der Patient ab der 5. Minute thorakales Engegefühl und Luftnot an, parallel dazu im EKG signifikante ST-Strecken-Senkungen bis 0,4 mV.

Welche weitere Untersuchung ist aus prognostischen Gründen indiziert?

Wegen des positiven Belastungs-EKGs ist eine Koronarangiographie indiziert. Hierbei ergibt sich der Befund einer koronaren Dreigefäßerkrankung mit einer 70%igen Hauptstammstenose. Außerdem zeigt sich eine filiforme, etwa 1 cm lange Stenose im Bereich der CX. Auch die rechte Koronararterie weist eine 85%ige Stenose im proximalen Drittel auf. Bei der Ventrikulographie ergibt sich eine gute linksventrikuläre Funktion mit hypokinetischen Wandabschnitten im Bereich des Septums und der Vorderwand. Dieser Befund (allein die Hauptstammstenose!) stellt eine Indikation zu einer Bypass-Operation dar.
Die Operation kann bei dem Patienten nach weiteren 2 Wochen durchgeführt werden. Es erfolgt eine 5-fach-Bypass-Operation mit Implantation der A. mammaria interna auf den Ramus diagonalis, ein Venenbypass auf die LAD, ein sequentieller Venenbypass auf den Ramus marginalis und die CX sowie ein Single-Venenbypass auf die rechte Koronararterie.
Der postoperative Verlauf ist regelrecht, so daß der Patient 3 Wochen nach der Operation zu einer Anschlußheilbehandlung in eine dafür ausgerichtete Rehabilitationsklinik verlegt werden kann.

Koronare Drei-Gefäß-Erkrankung mit Hauptstammstenose → Bypass-Operation

Was ist die häufigste Komplikation nach koronarchirurgischen Eingriffen?

Das sogenannte **Postkardiotomiesyndrom**, bei dem es bei etwa 10-15 % aller Operierten nach einigen Tagen zu einer diffusen Perikarditis mit akutem fieberhaften Verlauf kommt. Die Patienten klagen über Abgeschlagenheit und Symptome einer akuten Perikarditis mit Brustschmerz. Klinisch läßt sich ein Perikardreiben auskultieren. Bei der Echokardiographie findet sich in der Regel ein Perikarderguß. Häufig besteht zusätzlich eine Begleitpleuritis mit Pleuraerguß.
Nach Operationen mit Implantation der Arteria mammaria sind Pleura- und Perikardergüsse noch häufiger als nach alleiniger ACVB-Operation mit Implantation von autologen Venenstücken.
Laborchemisch zeigt sich eine Leukozytose und ein Anstieg des CRP. Häufig sind auch antimyokardiale Antikörper positiv.
Therapeutisch ist eine Punktion des Perikardergusses in der Regel nicht erforderlich. Der Erguß wird echokardiographisch kontrolliert.
Medikamentös gibt man nichtsteroidale Antirheumatika unter H_2-Blocker-Schutz, beispielsweise Diclofenac 100-200 mg/Tag. Ggf. können zusätzlich Steroide, z.B. Prednisolon 1 mg/kg Körpergewicht/Tag, eingesetzt werden.

Quintessenz

Wichtigstes Therapieziel bei akuten Myokardinfarkten ist die Wiedereröffnung des Infarktgefäßes. Dazu ist die Thrombolyse als Routineverfahren etabliert. Alternativ kann eine Akut-PTCA durchgeführt werden, insbesondere wenn Kontraindikationen gegen eine Lyse sprechen, die abhängig vom Krankheitsbild mit einer hohen Komplikationsrate und Letalität behaftet sein kann. Diese ist bei einem kardiogenen Schock Mittel der Wahl. Ob eine Akutintervention auch im Normalfall einer Lyse überlegen ist, ist noch umstritten. Nach einer erfolgreichen Lyse muß nach verbleibenden Ischämien gesucht werden, in diesem Fall ist eine invasive Diagnostik und Therapie indiziert.

Fall 25

25

▷ Anamnese
Ein 26jähriger Patient gibt seit etwa 3 Wochen Durchfall an. Er müsse im Durchschnitt 5-10mal täglich auf die Toilette; er habe vor dem Stuhlgang immer etwas Bauchschmerzen. In den letzten 6 Wochen habe er ab und zu geringe Blutbeimengungen auf dem Stuhlgang festgestellt (hellrot bis rot). In dieser Zeit habe er etwa 8 kg an Gewicht abgenommen. Er sei aber noch nie dick gewesen. Der Appetit sei schlecht. Kein Nikotin- und Alkoholkonsum.

▷ Frühere Anamnese
Vor etwa 8 Jahren habe er eine Fistel am After gehabt, er sei da mehr als 3mal operiert worden, daraufhin Abheilung. Sonst nie krank gewesen.

▷ Aufnahmeuntersuchung
26jähriger Patient in stark reduziertem Allgemein- und kachektischem Ernährungszustand. Gewicht 47,4 kg, Größe 178 cm. Haut trocken, warm, Schleimhäute feucht, anämisch. Körperlicher Befund außer einer Rachenrötung unauffällig. Über beiden Lungen sonorer Klopfschall, keine Dämpfung, Verschieblichkeit der unteren Lungengrenzen 2 Querfinger. Vesikuläratmen. Blutdruck nach RR 110/80 mmHg. Herztöne rein, Herzaktionen rhythmisch, Frequenz 88/min. Abdominalbefund bis auf lebhafte Peristaltik völlig unauffällig, weiche, eingefallene Bauchdecken. Leber und Milz nicht palpabel, alle peripheren Pulse gut tastbar, neurologische Untersuchung unauffällig. Die rektale digitale Untersuchung ergibt ebenfalls einen unauffälligen Befund.

Seit 3 Wochen Durchfälle mit Blutbeimengungen, Bauchschmerzen, Gewichtsverlust; klinisch Kachexie, Anämie

Welche Arbeitsdiagnose stellen Sie?
Die geschilderte Anamnese spricht für einen M. Crohn; bekräftigt wird der Verdacht durch die anamnestische Angabe, daß vor etwa 8 J. eine Fistel am Anus bestand. Differentialdiagnostisch ist an eine Colitis ulcerosa, einen infektiöse Colitis und (unwahrscheinlich) ein Dickdarmkarzinom zu denken.

Welche weiterführenden Untersuchungen veranlassen Sie?
(s. auch Fall 12)

- Laboruntersuchungen mit der Frage nach Entzündungszeichen bzw. Hinweisen auf eine Exsikkose oder Resorptionsstörungen
- Sonographie (pathologische Darmkokarde?)
- Stuhlunteruchungen auf Leukozyten und pathogene Keime
- Koloskopie

Ergänzend sollte beim Verdacht auf einen M. Crohn eine Dünndarmdoppelkontraströntgenuntersuchung nach Sellink vorgenommen werden. Hierbei wird über eine Duodenalsonde Micropac® eingebracht und das Darmlumen mit Methylzellulose gefüllt, wodurch sich eine bessere Kontrastierung der Darmschlingen erreichen läßt.
Der Patient ist trotz seines schlechten Allgemeinzustandes nicht lebensbedrohlich erkrankt, so daß die Aufnahme auf einer Normalstation möglich ist.

Ergebnisse
Stuhlkultur: Keine Hinweise auf pathogene Darmkeime, Yersinien, Shigellen und Salmonellen können nicht nachgewiesen werden.

Koloskopie: Es findet sich ein entzündlicher Befall des gesamten Dickdarms mit hochgradiger Rötung der Schleimhaut und samtartigem Reflexmuster. Einzelne Darmabschnitte sind zum Teil floride entzündlich verändert, wobei segmentär eine starke Variation vorliegt. Im Bereich der Bauhinschen Klappe deutliche Einengung des Lumens. Verdacht auf unteren Fistelgang in Höhe von 18 cm ab ano. Ein Passieren der Stenose im Bereich der Bauhinschen Klappe ist endoskopisch nicht möglich.
Die entnommenen Stufenbiopsate in Höhe des Zökums bis 18 cm ab ano ergeben einen Morbus-Crohn-Befall des Kolons in einer aktiven Phase mit Epitheloidzellgranulomen bei 90 cm, 45 cm, 30 cm und 25 cm ab ano. In Höhe von 18 cm findet sich ein fistelartiger Schleimhautdefekt mit reichlich vielkernigen Riesenzellen, der vom histologischen Befund zu einem Fistelkanal passen könnte.

Labor: BKS 35:72 mm n.W., CRP 89 mg/l, Hb 9,7 g/dl, Ery 4,4/µl, HbE 21,8 pg/Ery, MCV 70 fl, Leukozyten 6,9/nl. Im Differentialblutbild 63% Segmentkernige, 11% Lymphozyten, 8% Monozyten, 18% Stabkernige. Kreatinin, Harnstoff, Elektrolyte, Leber- und Pankreasenzyme im Normbereich gelegen. Eiweißelektrophorese: Gesamteiweiß 5,9 g/dl, Albumin 38 rel.-%, α_1-Globuline 11 rel.-%, α_2-Globuline 18 rel.-%, β-Globuline 14 rel.-%, γ-Globuline 19 rel.-%. Blutzucker 100 mg/dl, Eisen 4 mmol/l, Serumferritin 440 ng/ml (normal 27-220 ng/ml). Im Urinstatus Ketonurie, sonst o.B.

Wie deuten Sie die Laborwerte?

Im Blutbild erkennt man eine mikrozytäre Anämie (MCV, HbE, Hb erniedrigt, Eryzahl normal); zusätzlich ist der Eisenspiegel erniedrigt, der Serumferritinspiegel hoch. Diese Befunde passen zu einer Infektanämie bei chronischer Entzündung. Die erhöhte Blutsenkungsgeschwindigkeit und die Linksverschiebung im Blutbild weisen auf die entzündliche Aktivität hin. Auch die Dysproteinämie vom Entzündungstyp mit erniedrigtem Albumin und erhöhten α – und β-Globulinen ist dafür typisch.

Wie beurteilen Sie diese Röntgenaufnahme?

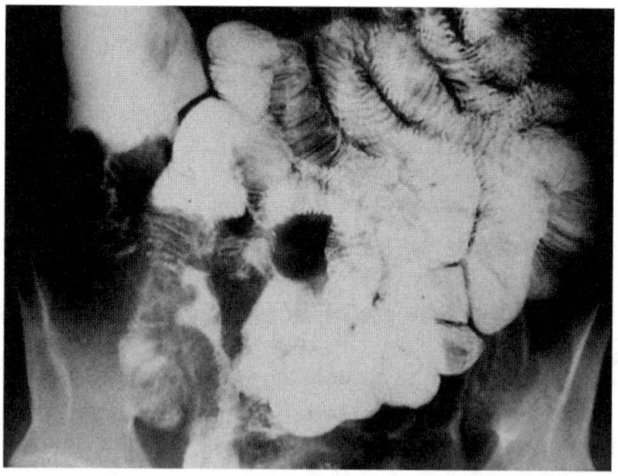

Im Labor Anämie, Entzündungskonstellation; koloskopisch hochfloride diskontinuierliche Kolitis, histologisch M. Crohn; radiologisch Ileitis terminalis

Auf dieser Röntgenaufnahme sieht man den typischen Befund eines M. Crohn mit charakteristischen Veränderungen im Bereich des Zökalpols und der terminalen Ileumschlinge (pflastersteinartige Kontrastmittelaussparungen, möglicherweise durch Bildung von Pseudopolypen, atonische und enggestellte Schlingen).

Welche Diagnose stellen Sie?

Morbus Crohn in akut entzündlicher Phase

Welche Therapie leiten Sie ein?

Therapie der Wahl beim aktiven M. Crohn ist die systemische Gabe von Kortikosteroiden. Empfohlen wird eine Dosis von etwa 1mg Prednisonäquivalent/kg Körpergewicht täglich. Wir geben in diesem Fall 40 mg Methylprednisolon (Urbason®) und behalten diese Therapie für einige Tage bei, um den Verlauf der Erkrankung unter dem therapeutischen Einfluß zu beobachten.
Bei Patienten mit Kolonbefall wird auch eine Kombination von Steroiden mit Aminosalicylaten empfohlen; die Überlegenheit gegenüber der Kortisonmonotherapie ist allerdings nicht bewiesen. Wir behandeln den Patienten mit Mesalacin (Asacolitin®) in ansteigener Dosierung mit zuletzt 4x1000 mg täglich. Alternativ wären auch Olsalacine (Dipentum®) oder Sulfasalazin (Azulfidine®, Colopleon®) als Therapeutikum in Frage gekommen, wobei es sich bei den Präparaten um verschiedene galenische Aufbereitungen der 5-Aminosalicylsäure handelt, die jedoch in unterschiedlicher Menge in verschiedenen Darmabschnitten resorbiert werden (siehe Graphik).

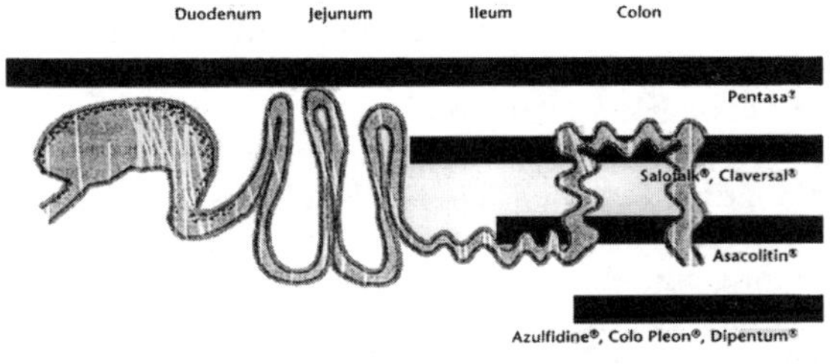

Zur Regulierung der beschleunigten Darmmotilität geben wir symptomatisch Loperamid (Imodium®) wobei die Anzahl der breiigen bis wässrigen Stuhlgänge auf 4/Tag reduziert werden kann.

Welche weiterführenden Untersuchungen sind noch angezeigt?

Da es bei einem ausgeprägten Morbus-Crohn-Befall auch zu einer Mitbeteiligung des oberen Gastrointestinaltrakts kommen kann, führen wir eine Gastroskopie durch.

Gastroskopie: Diese ergibt makroskopisch einen unauffälligen Schleimhautaspekt im Bereich des Ösophagus, Magens und Duodenums. Die histologische Untersuchung der entnommenen Proben aus dem Duodenum zeigt einen unauffälligen Befund. Im Antrum findet sich eine geringgradige fokal diskontinuerliche Gastritis vom Typ der Crohn-Gastritis ohne Ausbildung von Epitheloidzellgranulomen und ohne Riesenzellen. Eine Helicobacter-pylori-Besiedlung ist nicht nachweisbar. Im distalen Ösophagus zeigt sich eine diskrete interepitheliale lymphozytäre Infiltration mit geringer fokaler lymphozytärer Infiltration der subepithelialen Tunica propria, die möglicherweise einem Crohnäquivalent entsprechen könnte.

Gastroskopisch auch Magenbefall

Welche Komplikationen des Morbus Crohn kennen Sie?

Im Gegensatz zur Colitis ulcerosa sind bei Morbus Crohn Fistelbildungen, Abszesse und Darmstrikturen wesentlich häufiger. Ebenso wie bei der Colitis, allerdings deutlich seltener, kann es zu Perforationen, toxischer Dilatation des Kolons und zur Entwicklung von Dickdarmkarzinomen kommen.
Beide Erkrankungen gehen in der Regel mit Gewichtsverlust, Abnahme der Muskelmasse, Wachstumsretardierung bei Kindern, Elektrolytmangel (Kalium, Kalzium, Magnesium), Hypalbuminämie, Anämie, meist durch Eisenmangel, seltener durch Folat- oder B_{12}-Mangel beim Morbus Crohn und Mangel an Gallensäuren einher, wodurch es zu Fettstühlen und einer verminderten Resorption von fettlöslichen Vitaminen kommen kann. Eine weitere Folge des Gallensäuremangels kann eine Oxalatresorption im Kolon sein, die zu Nierensteinen und gehäuften Auftreten von Gallensteinen führt.
An **extraintestinalen Manifestationen** der entzündlichen Darmerkrankungen sind in erster Linie **Gelenkmanifestationen** zu erwähnen. Diese können von Gelenkschmerzen bis zu einer akuten Arthritis mit schmerzhaft geschwollenen Gelenken reichen. Dabei handelt es sich in der Regel um eine nicht deformierende Mono- oder Polyarthritis, die oft wandert und hauptsächlich die Knie, die Sprunggelenke und die Handgelenke betrifft, jedoch prinzipiell jedes Gelenk befallen kann. Die Gelenkflüssigkeit zeigt in der Regel Zeichen einer akuten Arthritis ohne Kristalle oder Hinweis auf eine Infektion. Rheumafaktoren, antinukleäre Antikörper und LE-Faktoren sind positiv. Typischerweise korreliert die Arthritis mit der Aktivität der Darmerkrankung.
Auch eine **ankylosierende Spondylitis** kann im Rahmen einer chronisch entzündlichen Darmerkrankung auftreten. Die Aktivität dieser Gelenkbeteiligung steht jedoch in keinem Zusammenhang mit der Darmerkrankung. Sie kann Jahre vor der Darmerkrankung auftreten und auch nach Remissionen über lange Zeit anhalten. Symptome sind häufig tief sitzende Rückenschmerzen und ein Steifheitsgefühl mit Bewegungseinschränkung im Wirbelsäulenbereich. In der Regel kann HLA B_{27} nachgewiesen werden.
Hautmanifestationen treten bei etwa 15% der Patienten mit entzündlicher Darmerkrankung im Dickdarmbereich auf. Die Ausprägung korreliert in der Regel ebenfalls mit der entzündlichen Aktivität der Darmerkrankung. Beobachtet werden ein Erythema nodosum und eine Pyoderma gangraenosum, eine ulzerierende Läsion, die häufig am Stamm auftritt und relativ schmerzlos ist. Eine Stomatitis aphthosa im Mundbereich wird ebenfalls relativ häufig beobachtet.
Augenmanifestationen wie Episkleritiden, rezidivierende Iritiden und Uveitiden treten bei etwa 5% der Patienten auf, meistens assoziiert mit schweren entzündlichen Schüben.
Häufig findet man bei schwer kranken, mangelernährten Patienten **Abnormitäten der Leberfunktion**, wobei hauptsächlich Erhöhungen der Transaminasen und besonders der alkalischen Phosphatase beobachtet werden. Diese können als Ausdruck einer nicht spezifischen fokalen Hepatitis oder Fetteinlagerung interpretiert werden. Letztere wird durch Kortisontherapie und den schlechten Ernährungszustand schwer kranker Patienten begünstigt. Die Veränderung ist nicht progressiv und heilt mit der Remission der Grundkrankheit aus. Bei einigen Patienten kann es zu einer Pericholangitis kommen, die histologisch durch eine entzündliche Veränderung des Portalfeldes, durch Gallengangsproliferationen und eine konzentrische Fibrose um die Gallengänge charakterisiert ist. Meistens ist die Veränderung klinisch nicht signifikant und manifestiert sich allein durch einen Anstieg der alkalischen Serumphosphatase. In seltenen Fällen kann

es zu einer Progression der entzündlichen Veränderungen kommen, so daß sich eine Leberzirrhose entwickeln kann.
Sehr selten kann es zu einer Entwicklung einer **sklerosierenden Cholangitis** kommen, die extra- und intrahepatische Gallenwege befällt und verschiedene Grade einer extrahepatischen Gallengangsobstruktion auslösen kann. In der Regel führen Kortikosteroide und Immunsuppressiva zu keiner Besserung, manchmal kann eine Verbesserung durch eine Kolektomie erreicht werden. Bei einigen Patienten kann es zu einer chronisch aktiven Hepatitis kommen, wobei ein Zusammenhang mit der Grunderkrankung nicht geklärt ist.
Die erwähnten Komplikationen sind bei unserem Patienten nicht vorhanden.

▷ Verlauf

Unter der eingeleiteten Therapie kommt es nach 2 Wochen zu einer deutlichen Verbesserung des Beschwerdebildes. Die Stuhlbeschaffenheit und die Stuhlfrequenz normalisieren sich, das Gewicht nimmt zu. Auch der Entzündungsparameter (BKS und CRP) sind rückläufig. Unter Fortführung der Mesalazintherapie in einer Dosis von 3 g täglich, kann das Kortison auf eine Dosis von 4 mg Methylprednisolon verringert werden. Schließlich ist der Patient praktisch beschwerdefrei, so daß eine Remission erreicht ist.

Remission unter Kombinationstherapie mit Kortikoiden und Mesalazin

Welche Rezidivprophylaxe ist indiziert?

Ein therapeutisches Problem bei der Morbus-Crohn-Behandlung stellt die Remissionserhaltung bzw. Rezidivprophylaxe dar. Nach neueren Ergebnissen ist eine niedrig dosierte Kortikoidtherapie zur Rezidivprophylaxe am besten geeignet. Dagegen hat sich Mesalazin zur Rezidivprophylaxe als wenig wirksam (zumindest bei nicht operierten Patienten) gezeigt. Nach Erreichen der Remission wird bei unserem Patienten daher die Mesalazintherapie beendet und die Kortikoidbehandlung mit 4 mg Methylprednisolon fortgeführt. Diese Dosierung wird im weiteren Verlauf vorerst beibehalten und sollte frühestens nach einem 1/2 Jahr der Remission versuchsweise ausgeschlichen werden.

Welche weiteren Therapiemöglichkeiten haben Sie bei Patienten mit Morbus Crohn?

Bei weniger aktiven Krankheitsbildern oder auch bei starken Kortisonnebenwirkungen ist die Behandlung mit nicht resorbierbaren Steroiden (Budesonid) eine Alternative, die allerdings als generelle Behandlung bislang nicht empfohlen wird. Zusätzlich zu der Kombinationsbehandlung mit Kortison und Aminosalicylsäure können Immunsuppressiva, in erster Linie Azathioprin, als zweite Wahl auch Methotrexat, bei chronisch aktiven Krankheitsverläufen eingesetzt werden. Ciclosporin ist im Gegensatz zur Colitis ulcerosa nicht indiziert. Mit chirurgischen Interventionen sollte man sich beim Morbus Crohn, solange es geht, zurückhalten, allerdings kann man aufgrund zunehmender Stenosierungen in einigen Fällen Darmteilresektionen nicht vermeiden. In den häufigsten Fälle ist der Übergangsbereich vom terminalen Ileum zum Colon aszendens betroffen, was ja auch bei unserem Patienten mit einer Stenosierung im Bereich der Bauhinschen Klappe der Fall war. Allerdings kommt es auch nach operativen Eingriffen oft wieder zu Rezidiven im Bereich des Anastomosenbereichs, wobei sich durchaus neue Stenosen ausbilden können.

Wie sehen Sie die Langzeitprognose des Patienten?

Die Langzeitprognose des Morbus Crohn ist schlechter als die der Colitis ulcerosa. Eine Ausnahme bildet dabei lediglich die akute regionale Enteritis, die meist als Zufallsdiagnose während einer Laparotomie wegen einer angenommenen Appendizitis festgestellt wird. Diese hat eine exzellente Prognose und heilt in etwa 75% der Fälle aus. Die Mehrzahl der Crohn-Patienten weisen jedoch einen chronischen Verlauf auf, wobei die Erkrankung weniger gut auf die medikamentöse Therapie anspricht und mehr als 2/3 der Patienten Komplikationen entwickeln, die einen chirurgischen Eingriff während des Krankheitsverlaufes notwendig machen. Im Gegensatz zur Colitis ulcerosa, bei der die Mortalitätsrate am größten im frühen Krankheitsverlauf ist, steigt die Mortalität bei den Patienten mit Morbus Crohn während der Erkrankung an und erreicht 5-10%. Die meisten Patienten versterben an einer Peritonitis oder Sepsis.
Rauchen übt einen ungünstigen Einfluß auf den Verlauf der Erkrankung aus, so daß die Patienten zur Nikotinabstinenz angehalten werden sollten.

Quintessenz

Der M. Crohn gehört wie die Colitis ulcerosa zu den chronisch entzündlichen Darmerkrankungen (s. auch Fall 12). Beim M. Crohn sind vor allem die häufigen Rezidive ein therapeutisches Problem. Im Gegensatz zur Colitis ulcerosa ist auch durch eine radikale Chirurgie keine Heilung möglich. Operative Eingriffe sollten sich daher auf die Behandlung der allerdings häufigen Komplikationen (vor allem Fisteln und Abszesse) beschränken. Medikamentöse Therapie der Wahl im akuten Krankheitsstadium sind Kortikosteroide, erst in zweiter Linie Aminosalicylate.

Fall 26

▷ Anamnese

Ein Patient wird notfallmäßig bewußtlos eingeliefert. Nach Angaben der begleitenden Person habe er während der Arbeit plötzlich über Unwohlsein geklagt, sei sehr zittrig gewesen und innerhalb einiger Minuten eingetrübt und bewußtlos geworden.

▷ Aufnahmeuntersuchung

Patient bewußtlos, reagiert ungezielt auf Schmerzreize. Haut schweißig, kühl. Herzfrequenz 88/min., rhythmisch; keine pathologischen Geräusche auskultierbar. Lungen beidseits frei, regelrechtes Atemgeräusch. RR 220/80 mmHg. Leber 2 QF prall elastisch unter Rippenbogen tastbar; Abdominalbefund ansonsten unauffällig. Extremitäten mit erhöhtem Muskeltonus, passive Beweglichkeit fei; periphere Reflexe unauffällig; Babinski beidseits negativ. Periphere Pulse o.B.

26

Plötzlich aufgetretene Bewußtlosigkeit, vorausgegangene Zittrigkeit, Schwitzen, normale Herzaktion mit eher hohem Blutdruck

Welche Arbeitsdiagnose stellen Sie?

Es besteht ein Koma bei normalen Kreislaufverhältnissen. Dabei sind differentialdiagnostisch zu erwägen:

- primär zerebrale Prozesse: z. B. intrakranielle Blutungen, Z. n. Grand-mal-Anfall
- Intoxikationen: z. B. Schlafmittel, Alkohol
- endokrine Komata: z. B. hypo- oder hyperglykämisches Koma, thyreotoxische oder Addison-Krise etc.

Unter den endokrin ausgelösten Komata sind Entgleisungen des Glukosestoffwechsels weitaus am häufigsten. Die Begleitumstände mit Zittern und Schweißausbruch, vor allem aber die rasche Entwicklung, sprechen am ehesten für eine Hypoglykämie. Ein hyperglykämisches Koma entwickelt sich langsamer, typisch dabei sind Acetongeruch, Exsikkose und Hyperventilation; diese Zeichen fehlen. Die rasche Entwicklung der Symptomatik ist auch für andere endokrin ausgelöste Komata uncharakteristisch, ebenso für eine Intoxikation. Zerebrale Prozesse (intrazerebrale Blutung bei hypertensive Blutdruckentgleisung!) können sich sehr rasch entwickeln, eine fokal-neurologische Symptomatik fehlt allerdings. Wahrscheinlichste Arbeitsdiagnose ist also eine Hypoglykämie, nicht ganz auszuschließen ist eine zerebrale Ursache.

Wie können Sie die Diagnose sofort sichern; wie gehen Sie weiter vor?

Mittels eines Blutzuckerschnelltests können Sie den Blutzucker sofort bestimmen. Hierbei ergibt sich ein Blutzuckerwert von 30 mg/dl. Dies bestätigt ihre Verdachtsdiagnose der hypoglykämischen Reaktion. Daraufhin geben Sie 20%ige Glukose i. v. und hängen eine glukosehaltige Infusion (500 ml einer 10%igen Glukoselösung) an.

Bemerkung: Bei V. a. Hypoglykämie kann man im Notfall Glukose auch ohne Blutzuckerbestimmung spritzen, wenn eine solche nicht sofort möglich ist, da beim hypoglykämischen Patienten rasch eine Besserung eintritt und beim hyperglykämischen die Situation durch die geringe Menge nicht wesentlich verschlechtert wird.

Schon wenige Minuten nach Verabfolgung der 10 ml 20%iger Glukoselösung klart der Patient auf und berichtet, daß bei ihm seit 5 Jahren ein Diabetes mellitus bekannt sei, der seit 3 Jahren mit Insulin eingestellt sei. Vor einigen Tagen sei

Niedriger Blutzucker, rasches Aufklaren nach Glukosegabe, nachvollziehbare Ursache einer Hypoglykämie: geringere Kohlehydrataufnahme, schlechte Dauereinstellung

wegen schlechter Blutzuckerwerte die Morgendosis vom Hausarzt um 8 Einheiten erhöht worden. Er spritze jetzt morgens 36 und abends 14 Einheiten eines Misch-Insulins. An diesem Morgen sei er in Eile gewesen und habe daher kaum etwas essen können. Während der Arbeit habe er ein zunehmendes Heißhungergefühl bekommen.
Der Patient ist 57 Jahre alt, übergewichtig (92 kg bei 175 cm Körpergröße, BMI 30), war ansonsten nie krank.
Als weitere diagnostische Maßnahmen veranlassen Sie:

Labor mit HBA_{1c}-Wert: Der HBA_{1c}-Wert beträgt 10,5% und weist damit auf eine schlechte Blutzuckereinstellung in den zurückliegenden 3 Monaten hin. Die Triglyceride sind auf 498 mg/dl erhöht, das Cholesterin beträgt 247 mg/dl.

Wie bewerten Sie den beiliegenden EKG-Befund?

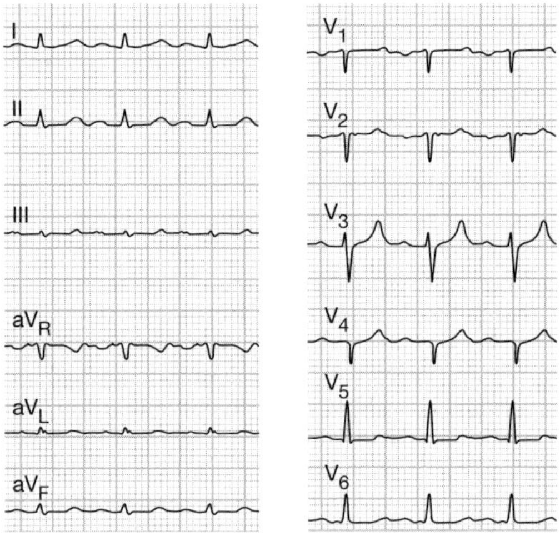

HF 90 (angegeben); SR; rsr'in III, V_2 (V1); Kerbung in aV_L; Indifferenz- bis Linkstyp; inkompletter Rechtsschenkelblock: keine wesentlichen Schädigungszeichen.

Welche Diagnose stellen Sie?

Hypoglykämiereaktion bei insulinpflichtigem Diabetes mellitus Typ II

▷ Verlauf

Am nächsten Tag betrug der Blutzuckerwert nüchtern 235 mg/dl, nach dem Frühstück 320 mg/dl und um 15.00 Uhr 280 mg/dl (ohne Gabe des Insulins).

Was unternehmen Sie therapeutisch?

Wichtig ist zunächst ein ausführliches Gespräch mit dem Patienten, um seine persönlichen Probleme, Bedürfnisse und Gegebenheiten zu verstehen. Dabei stellt sich heraus, daß sein Tagesablauf durch berufliche Erfordernisse bedingt recht unterschiedlich ist und er auch nicht immer zur selben Zeit essen kann. Zwischenmahlzeiten sind oft nicht möglich. Aufgrund persönlicher Vorlieben entscheidet er oft kurzfristig, was und wieviel er essen will. In dieser Situation ist eine Trennung von basalem und nahrungsabhängigen Insulinbedarf sinnvoll. Die noch verbleibende Insulinproduktion reicht bei Typ-2-Diabetikern oft aus, um den Basalbedarf zu decken. Da in diesem Fall Nüchternwerte von >200 mg% vorliegen, wird eine Therapie mit Metformin eingeleitet. Darunter sind normoglykämische Nüchternwerte zu messen. Der nahrungsabhängige Bedarf wird mit dem sehr schnell und kurz wirksamen Insulinanalogon Lispro (Humalog®) abgedeckt. Dadurch ist der Patient in Zeit und Umfang seiner Mahlzeiten besonders frei, Zwischenmahlzeiten sind nicht erforderlich. Voraussetzung für eine solche Einstellung ist die Möglichkeit der Blutzuckerselbstkontrolle und eine intensive Schulung, bei der der Patient lernt, seine jeweilige Dosis unter Berücksichtigung der Nahrungsaufnahme und der aktuellen Blutzuckerwerte selbst zu bestimmen.

Neueinstellung unter Berücksichtigung der individuellen Gegebenheiten, dabei Trennung des Basalbedarfs vom nahrungsabhängigen Bedarf

Wie werten Sie die Blutfettwerte?

Die Hyperlipidämie mit einer deutlichen Hypertriglyceridämie ist typisch für eine unzureichende Einstellung des Diabetes mellitus. Durch die erhöhten Blutzuckerwerte kommt es in der Leber zu einer vermehrten Fettsynthese und zu einem Anstieg der Serumtriglyceride. Im Rahmen dieser Hyperlipidämie erwartet man bei den Patienten auch eine Fettleber.

Welche Komplikationen können auftreten?

Die schwerste Akutkomplikation ist eine hyperglykämische Entgleisung mit (ketoazidotischem oder hyperosmolarem) Coma diabeticum. Bei allen mit Insulin behandelten Diabetikern sind Hypoglykämien möglich und treten umso häufiger auf, je „schärfer" die Einstellung ist. Darüber hinaus kann es zu den typischen Komplikationen eines Diabetes mellitus im Sinne einer diabetischen Mikro- und Makroangiopathie mit diabetischer Retinopathie kommen. Weiterhin können Patienten eine Nephropathie und Polyneuropathie entwickeln. Der Diabetes mellitus ist auch als Risikofaktor in Hinblick auf kardiovaskuläre Erkrankungen zu sehen (siehe auch Fall 12).

Welche Untersuchungen sollten bei dem Patienten noch vorgenommen werden?

- Spiegelung des Augenhintergrunds (diabetische Retinopathie?)
- Testung des Vibrationsempfindens mit der Stimmgabel (diabetische Polyneuropathie?)
- Belastungs-EKG (KHK?)
- Mikroalbumintest (diabetische Nephropathie?)
- evtl. Dopplersonographie der hirnversorgenden Gefäße (Stenosen?)
- Oberbauchsonographie (Nierenveränderungen? Aortensklerose?)

Oberbauchsonographie: Es zeigt sich die bereits angesprochene und erwartete Hepatopathie vom Fettlebertyp mit einem verdichteten Leberparenchymreflexmuster; ansonsten keine krankhaften Veränderungen. Hinweise auf das Vorliegen einer diabetischen Nephropathie ergeben sich sonographisch nicht.

Mikroalbumintest im Urin: kann als der empfindlichster Marker einer sich entwickelnden diabetischen Nephropathie angesehen werden; ist ebenfalls negativ.

Augenhintergrundspiegelung: keine Hinweise auf eine diabetische Retinopathie
Die Sensibilität (insbesondere das Vibrationsempfinden) an den Füßen ist normal. Im Belastungs-EKG finden sich keine Auffälligkeiten.

Keine Hinweise auf Sekundärschäden

Wie sehen Sie die weitere Prognose?

Das Risiko von Spätkomplikationen korreliert mit der Güte der Blutzuckereinstellung, die sich mit dem HbA_{1c} messen läßt. Dieses sollte unter 6 % sein. Damit sich ein solches Ziel erreichen läßt, ohne daß schwere Hypoglykämien auftreten, muß ein auf die persönlichen Bedürfnisse des Patienten abgestimmtes Behandlungskonzept gefunden werden. Darüber hinaus müssen eventuell weiter vorliegende Risikofaktoren (Hypertonie, Fettstoffwechselstörung) erkannt und aggressiv behandelt werden.

Quintessenz

Häufigste Nebenwirkung einer Insulinbehandlung bei Diabetes mellitus ist eine Hypoglykämie. Um diese auch bei guter Einstellung weitgehend zu vermeiden, sind ein individuelles Behandlungskonzept, eine intensive Patientenschulung sowie eine Blutzuckerselbstkontrolle notwendig. Gelegentliche leichtere Hypoglykämien sind nicht immer vermeidbar und sind einer schlechten Einstellung vorzuziehen.
Die Prognose ist abhängig von der Güte der Blutzuckerkontrolle sowie Erkennung und Behandlung weiterer Risikofaktoren und von Sekundärerkrankungen.

Fall 27

27

▷ Anamnese

Ein 68jähriger Patient kommt zur Aufnahme, weil er seit 14 Tagen ständig müde sei und sich kraftlos fühle. Seit dieser Zeit habe er auch hin und wieder Aufstoßen, ein Völlegefühl und eine leichte Übelkeit, dann für 2 Tage Durchfall gehabt. Nun, seit 6-7 Tagen, sei ihm eine zunehmende Gelbfärbung der Haut aufgefallen, der Urin sei braun und der Stuhl heller geworden (diese Angaben nach spezieller Fragestellung). Er habe keine Schmerzen, keinen Ekel vor irgendwelchen Speisen und habe „nie etwas mit der Galle zu tun gehabt". Auch sonst keine Vorerkrankungen. Keine Medikamenteneinnahme. Alkoholkonsum: etwa ein Glas Wein pro Woche, kein Nikotin.

▷ Aufnahmebefund

68jähriger normalgewichtiger Patient in gutem AZ. Deutlicher Ikterus der Skleren und des Integuments, Arcus senilis beidseits; Kopf, Hals, Thorax o.B. Herz und Lungen auskultatorisch und perkutorisch o.B.; Herzfrequenz 90/min.; rhythmisch, RR 160/80 mmHg beidseits. Leber 2-3 QF unter Rippenbogen in MCL tastbar, stumpfrandig, leicht druckdolent; Milz o.B., ansonsten unauffällig. Freie Beweglichkeit der Extremitäten, periphere Pulse o.B., neurologische Untersuchung unauffällig.

Schmerzloser Ikterus mit nur geringen, unspezifischen Oberbauchbeschwerden, allgemeine Schwäche; Leber vergrößert

Welche Arbeitsdiagnose stellen Sie?

Es besteht ein Ikterus, der prä-, intra- oder posthepatischer Genese sein kann. Im einzelnen sind folgende Syndrome differentialdiagnostisch in Betracht zu ziehen:

- **prähepatischer Ikterus:** entsteht durch eine Hämolyse (z. B. bei hämolytischen Anämien, künstlichen Herzklappen, Perniziosa)
- **intrahepatischer Ikterus:** bei einer hepato-parenchymatösen Erkrankung. In Frage kommen eine akute Virushepatitis, eine toxische Leberschädigung (Medikamente, Alkohol) oder eine autoimmune Hepatitis.
- **posthepatischer Ikterus:** Gallenwegsobstruktion (Steine, Tumor)

Die Anamnese paßt gut zu einer akuten Virushepatitis, obwohl das Alter nicht typisch ist. Dagegen ist in Anbetracht des Alters an ein Tumorleiden (Pankreaskopf-, Papillen- oder Gallenwegskarzinom) zu denken; allerdings fehlt das oft nachweisbare Courvoisier-Zeichen. Eine Noxe, die eine toxische Hepatopathie ausgelöst haben könnte, ist anamnestisch nicht bekannt. Gegen ein Gallensteinleiden spricht das Fehlen von Koliken. Für eine Hämolyse ergibt sich zunächst kein Anhalt.
Wahrscheinlichste Hypothesen sind also eine Hepatitis oder ein Tumorleiden.

Welche Untersuchungen veranlassen Sie sofort?

- **Oberbauchsonographie:** Aufstau der Gallenwege? Steine? Tumor? Leberparenchymtextur? Milzgröße?
- **Labor:** Cholestasezeichen? Transaminasen? Hämolysezeichen? Entzündungszeichen?

Ergebnisse

Sonographie: Glatt begrenzte, unauffällig dargestellte Gallenblase ohne Hinweis auf intravesikale Konkremente. Die abführenden Gallenwege sind nicht gestaut, keinerlei Hinweis auf das Vorliegen eines tumorösen Prozesses im Pankreaskopfbereich oder in der Leber. Konkremente im Verlauf des abführenden Gal-

Starke Erhöhung der Transaminasen und des Bilirubines, sonstige Cholestasezeichen nicht erhöht, sonographisch keine Stauung der Gallenwege, keine Steine

lenwegssystems lassen sich ebenfalls nicht darstellen. Die Leber ist leicht vergrößert und zeigt ein etwas vergröbertes Parenchymreflexmuster. Die Milz ist mit einem Durchmesser von 12-13 cm ebenfalls vergrößert. Aorta, Nieren, Harnblase und Prostata stellen sich unauffällig dar. Der Sonographiebefund spricht gegen einen Verschlußikterus bei Gallenstein- oder Tumorleiden.

Laborwerte: BKS 19/54 mm n.W., Hb 15,5 g/dl, Leukozyten 8,4/nl, Differentialblutbild im Normbereich. Gesamtbilirubin 37 mg/dl, direktes Bilirubin 14,55 mg/dl, GOT 918 U/l, GPT 1258 U/l, γ-GT 25 U/l, alkalische Phosphatase 160 U/l, Serumelektrolyte, Blutzucker im Normbereich gelegen.
Im Urin Bilirubin 3fach positiv, Urobilinogen 2fach positiv, sonst unauffälliger Urinbefund.

Wie interpretieren Sie die Elektrophorese?

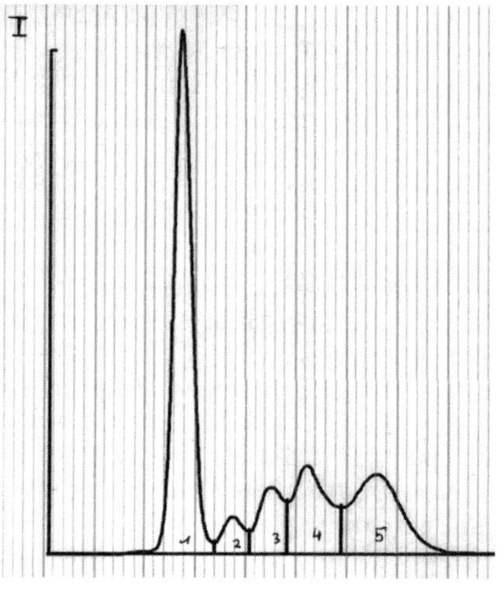

	Normal	Patient	
	Rel. %	Rel. %	g %
Ges. Eiweiß	6,5-8,0	7,8	
Prae. Album	2-4	2,9	0,9
Album.	60-66	39	2,70
α_1-Glob.	2-4	5	0,35
α_2-Glob.	4-8	8	0,56
β-Glob.	7-11	16	1,12
γ-Glob.	12-18	32	2,24

Man erkennt eine deutliche Verminderung der Albuminfraktion mit hochnormalen α_2-, erhöhten β- und γ-Globulinen. Der Befund paßt zu einer Entzündungsreaktion und läßt sich auch durch einen höherwertigen Leberschaden erklären. Insgesamt ist der elektrophoretische Befund im Rahmen einer Hepatitis möglich.

Welche Arbeitsdiagnose stellen Sie?

Die starke Erhöhung der Transaminasen ist typisch für eine Hepatitis. Der Oberbauchsonographiebefund und die Blutbildveränderungen sowie der erhöhte Bilirubinspiegel sind ebenfalls mit dieser Diagnose vereinbar. Für eine Cholestase ergeben sich keine Hinweise, so daß ein Pankreaskarzinom unwahrscheinlich ist.

Welche weiteren Untersuchungen führen Sie zur Diagnosesicherung durch? Was muß in Hinblick auf die Verdachtsdiagnose Hepatitis noch erfolgen?

Abnahme von Blut zur serologischen Hepatitis-Diagnostik
Die Hepatitis-Serologie erbringt folgende Befunde:

- Anti-HAV-IgG **positiv**
- Anti-HAV-IgM negativ
- HBs-AG **positiv**
- Anti-HBs negativ
- HBE-Antigen **positiv**
- Anti-HBe negativ
- Anti HBc-IgM **positiv**
- HBV-DNS **positiv**
- Anti-HCV negativ
- HCV-RNS negativ

Diese Befundkonstellation mit positiven Werten für HBs- und HBE-Antigen, positivem Anti-HBc und negativen Werten für Anti-HBE und Anti-HBs spricht für eine frische **Hepatitis B**, wobei die Infektion bereits einige Zeit zurückliegen muß: Die Inkubationszeit beträgt zwischen einem und 6 Monaten. Anti-HBc wird meistens etwa 2 Monate nach der Infektion positiv.
Eine Infektion mit **Hepatitis C** liegt nicht vor. Darüber hinaus besteht ein Zustand nach abgelaufener **Hepatitis A**, die als ausgeheilt angesehen werden kann und für die klinische Symptomatik nicht in Frage kommt. Bei einer frischen Hepatitis-A-Infektion müßte auch HAV-IgM positiv sein.
Wichtig und bisher nicht erwähnt ist eine ausführliche Anamnese, um eine mögliche Infektionsquelle zu eruieren. Unser Patient hatte weder eine Bluttransfusion erhalten, noch war ein chirurgischer Eingriff oder eine Zahnarztbehandlung vorgenommen worden. Auch wurde kein Intimkontakt mit Nichtfamilienmitgliedern angegeben, in der Familie keine weiteren Erkrankungen. Eine Tropenreise habe er auch nicht unternommen, allerdings gibt der Patient auf Nachfrage an, daß er vor etwa 10 Wochen, wie alljährlich in den letzten Jahren, im östlichen Mittelmeerraum für 14 Tage mit seiner Frau in Urlaub gewesen sei.

Serologisch Befund einer akuten Hepatitis B

Welche endgültige Diagnose stellen Sie? Wie erklären Sie sich die Infektion?

Die endgültige Diagnose lautet: akute Hepatitis-B-Infektion
Die Übertragung der Hepatitis B geschieht parenteral. Häufige Infektionswege sind sexuelle Kontakte, i.-v.-Konsum von Drogen, Tätowierungen und perinatale Übertragung von der Mutter auf das Kind. Die Infektionen durch Blut und Blutprodukte oder andere medizinische Eingriffe sind durch die serologischen Untersuchungen der Blutprodukte sowie durch die Verwendung von Einmalmaterial wesentlich seltener geworden, trotzdem haben Hämophiliekranke, Dialysepatienten und auch medizinisches Personal ein erhöhtes Erkrankungsrisiko.
Hepatitis-B-Antigen konnte nahezu jeder Körperflüssigkeit (Speichel, Tränen, Samenflüssigkeit, Zerebrospinalflüssigkeit, Aszites, Milch, Gelenkflüssigkeit, Magensaft, Pleuraflüssigkeit, Urin und selten sogar im Stuhl) nachgewiesen werden.
Manchmal (wie auch in diesem Fall) läßt sich der Infektionsweg nicht klären.

Welche Therapie leiten Sie ein?

Eine spezifische Therapie existiert nicht. Die Patienten sollten sich körperlich nicht anstrengen. Spezielle Leberschondiäten, die früher häufig durchgeführt wurden, konnten den Verlauf ebenfalls nicht günstig beeinflussen, so daß man davon wieder abgekommen ist. Eine Isolierung der Patienten ist ebenfalls nicht notwendig. In jedem Fall sollte jedoch eine absolute Alkoholkarenz mindestens bis zur Normalisierung der Leberenzyme eingehalten werden.
Die Hepatitis B ist eine meldepflichtige Erkrankung.

▷ Verlauf

Symptomatische Therapie, rückläufige Transaminasen

Während des stationären Aufenthaltes zeigen die Transaminasen einen allmählichen, kontinuierlichen Abfall. Auch der Ikterus ist deutlich rückläufig. Abdominelle Beschwerden treten nicht mehr auf, auch das Allgemeinbefinden bessert sich nach und nach. Hinweise für eine fulminante Verlaufsform (s. u.) bestehen also nicht. Nach 14 Tagen kann der Patient wieder entlassen werden.

Welche Follow-up-Untersuchungen führen Sie durch? Wie beurteilen Sie die Prognose? Wie lange ist der Patient als potentiell infektiös zu betrachten?

Die Transaminasen und das Bilirubin kontrollieren wir in 10-14tägigem Intervall. Die serologischen Untersuchungen werden alle 4 Wochen kontrolliert, wobei sich 4 Wochen nach Klinikaufnahme HBE-Antigen, 8 Wochen später Hbs-Antigen und HBV-DNA nicht mehr nachweisen lassen. 4 Monate nach Klinikaufnahme kann Anti-HBs nachgewiesen werden.
Dieser Verlauf spricht für eine Ausheilung der Hepatitis.
Zusätzlich zu den Untersuchungen des Patienten müssen Sie das familiäre Umfeld auf eine möglicherweise stattgehabte Ansteckung mit Hepatitis B untersuchen, wobei in erster Linie der Ehepartner untersucht werden sollte.

Nach 4 Monaten Serokonversion

Eine Infektiosität besteht, solange man HBs-Antigen, HBE-Antigen und HB-DNA nachweisen kann. Auch bei negativem HBs-Antigen und weiterhin persistierenden Anti-HBC-IgM besteht eine potentielle Infektiosität.

Welche Komplikationen können auftreten?

Bei 90% der Patienten heilt die Hepatitis problemlos aus. Ein Teil der an akuter Hepatitis B erkrankten Patienten entwickelt eine **fulminante Hepatitis** mit raschem Zusammenbrechen der Leberfunktion und Leberzerfallskoma. In dramatischen Fällen kann nur eine rasche Transplantation den letalen Verlauf aufhalten.
Etwa 10% der Patienten mit akuter Hepatitis-B-Infektion bleiben über 6 Monate HBs-Antigen-positiv. Die meisten dieser Patienten eliminieren das Antigen innerhalb der nächsten Jahre, jedoch ein kleiner Prozentsatz bleibt HBs-Antigen positiv. Im Serum dieser Patienten ist Anti-HBc hochtitrig positiv, während Anti-HBs kaum nachgewiesen werden kann. Diese Patienten können asymptomatische Träger, Patienten mit einer chronischen persistierenden Hepatitis (mit geringer Aktivität) oder Patienten mit einer chronisch aktiven Hepatitis sein. Die Möglichkeit, HBS-Antigenträger nach einer Infektion zu werden, ist besonders hoch bei Neugeborenen, Patienten mit Morbus Down, chronischen Dialysepatienten und Patienten mit einer Unterdrückung des Immunsystems.
Die **chronisch aktive Hepatitis** ist die Hauptspätkomplikation bei einer Hepatitis B und tritt bei etwa 3% der Fälle auf. Meistens zeigen diese Patienten eine mehr

als 6-12 Monate andauernde Erhöhung der Transaminasen, des Bilirubins und der alkalischen Phosphatase, sowie einen persistierenden Nachweis von HBs-Antigen über 6 Monate nach der akuten Hepatitis.
Seltene Komplikationen einer Virushepatitis sind Pankreatitis, Myokarditis, atypische Pneumonie, aplastische Anämie und periphere Neuropathie.
Im Verlauf einer chronisch aktiven Hepatitis kommt es häufig zur Entwicklung einer **Leberzirrhose**. Das Risiko eines **hepatozellulären Karzinoms** ist (auch bei asymptomatischer HBs-Ag Persistenz) erhöht.

Quintessenz

Eine HBV-Infektion führt in den meisten Fällen (65%) zu einer klinisch inapparenten Serokonversion, manchmal auch zur Persistenz von HBs-Antigen ohne Symptomatik. Kommt es zu einer manifesten Erkrankung, steht im allgemeinen der Ikterus im Vordergrund des klinischen Bildes. Neben der meist komplikationslosen Ausheilung kann es zu fulminanten Verläufen (0,1-1%) kommen. In 10% persistiert das Virus mit der Möglichkeit einer chronisch persistierenden oder chronisch aktiven (=aggressiven) Hepatitis (10-30% bei Persistenz des des HBs-Ag). Bei der chronisch aktiven Hepatitis besteht das Risiko einer Leberzirrhose, bei Viruspersistenz ist die Häufigkeit eines hepatozellulären Karzinoms erhöht.

28

Fall 28

▷ Anamnese

Eine 78jährige Patientin wird wegen gürtelförmiger Oberbauchschmerzen gleichbleibender Intensität eingewiesen. Die Schmerzen seien etwa 1 h nach der letzten Mittagsmahlzeit aufgetreten. Der Schmerz hätte im linken Oberbauch begonnen und in Richtung Schulter und Rücken ausgestrahlt, später auch nach rechts. Sie habe mehrmals zuhause erbrochen. Es sei ihr schon einige Wochen lang nicht mehr ganz gut gewesen.

▷ Bisherige Anamnese

Seit etwa 10 Jahren nehme sie wegen „Herzschwäche" 1x1 Digimerck®, ab und zu habe sie abends dicke Beine. Der Blutdruck sei schon länger erhöht. Vor einem Jahr sei sie einmal gelb gewesen und damals wegen Gallensteinen behandelt worden. Derzeitige Medikamente: Digimerck minor® 1x1.

▷ Aufnahmebefund

78jährige Patientin in akut reduziertem Kräftezustand, Gesicht fahl, blaß, eingefallen, Sklerenikterus. EZ normal; Appetit, Schlaf, Miktion, Stuhl unauffällig. Kein Alkohol, kein Nikotin. Haut trocken, kühl, blaß, leicht gelblich; Schleimhäute ausreichend durchblutet. Zunge trocken, belegt, Kopf, Hals Thorax sonst o.B. Lungen: perkutorisch o.B.; beidseits etwas abgeschwächtes Atemgeräusch bei Vesikuläratmen. Herz: Töne rein, keine pathologischen Geräusche; Herzaktionen arrhythmisch; RR 140/90 mmHg. Abdomen: diffuser Spontan- und Druckschmerz im gesamten Abdomen, federnde Abwehrspannung im Oberbauch („Gummibauch"); Leber und Milz nicht sicher palpabel, lebhafte Peristaltik; beide Nierenlager druck- und klopfschmerzhaft. Temperatur rektal 38,5°C. Extremitäten: Varikosis und Ödeme beider Beine; Pulse alle tastbar, grob neurologisch o.B.

Gürtelförmige Oberbauchschmerzen, Erbrechen, Gallensteine bekannt; Ikterus, „Gummibauch", Fieber

Welche Arbeitsdiagnose stellen Sie?

Die geschilderte Symptomatik und der Sklerenikterus lassen an eine Abflußbehinderung im Bereich der Gallenwege in Verbindung mit einer akuten Pankreatitis denken. Die Tatsache, daß bereits vor einem Jahr einmal ein Verschlußikterus bestand, bestärkt Ihre Verdachtsdiagnose. Das Gallensteinleiden ist nach dem chronischen Alkoholabusus die häufigste Ursache einer akuten Pankreatitis. Möglich wäre auch ein Pankreaskarzinom, allerdings wäre der recht akute Beginn der Schmerzsymptomatik dafür untypisch. Differentialdiagnostisch ist ein Magengeschwür, eine Peritonitis, eine Milzruptur, auch einmal eine Gallen- oder Nierenkolik oder auch ein Myokardinfarkt möglich, theoretisch auch eine Aneurysmaruptur. Ein Myokardinfarkt ist aufgrund der Schmerzsymptomatik und der Klinik allerdings eher unwahrscheinlich, gegen eine Aneurysmaruptur spricht der mit 140/90 mmHg regelrechte Blutdruck.
Die Beinödeme sind am ehesten durch eine chronisch venöse Insuffizienz bei Varikosis zu erklären, klinische Zeichen einer Herzinsuffizienz bestehen ansonsten nicht. Außerdem liegt eine Arrhythmia absoluta vor.

Wie schätzen Sie die Primärsituation ein, welche Untersuchungen veranlassen Sie?

Die Patientin ist ernsthaft erkrankt. Eine Aufnahme auf die Intensivstation scheint jedoch primär nicht erforderlich. Sie veranlassen folgende Diagnostik:

- Sonographie (Gallensteine, Cholestase, Pankreas?)
- Abdomenübersichtsaufnahme und Thoraxaufnahme im Stehen (Spiegel, freie Luft, Lungenstauung?)
- EKG (Ausschluß Myokardinfarkt)
- Labor (Entzündungsparameter, Cholestasezeichen, Lipase, Kreatinin)

Ergebnisse

Oberbauchsonographie: Das Pankreasorgan kann bei der schlanken Patientin gut abgegrenzt werden. Es findet sich eine etwas verbreiterte Pankreasloge mit einem im Pankreaskopfbereich echodichten Organ. In das Pankreas eingelagert mehrere echodichtere Strukturen, die differentialdiagnostisch kleinen Organverkalkungen nach früher durchgemachten Pankreatitiden entsprechen könnten. Im Korpus- und Schwanzbereich zeigt sich eine etwas echoärmere Parenchymstruktur. Kein Hinweis auf Aufstau des Ductus pancreaticus. Kein Nachweis zystischer Veränderungen im Pankreasbereich und in der umliegenden Region. Während der Untersuchung kann mit dem Schallkopf ein gezielter Druckschmerz provoziert werden. Leber und intrahepatische Gallenwege stellen sich unauffällig dar. Steintypische Reflexe in der Gallenblase, Ductus choledochus ist mit 9 mm erweitert. Die Milz zeigt sich unauffällig, kein Hinweis auf Milzruptur, keine freie Flüssigkeit im Abdomen. Somit kann eine intraabdominelle Blutung ausgeschlossen werden. Die Aorta mit echodichten Wandveränderungen und Wandunregelmäßigkeiten, jedoch keine Aneurysmata. Beide Nieren mit 8,5 cm etwas verkleinert, relativ schmaler Parenchymsaum, der zu einer altersbedingten Arterio-Arterolosklerose passen könnte. Kein Hinweis auf Konkremente. Die Harnblase flüssigkeitsgefüllt.

Röntgen: Hierbei zeigt sich keine freie Luft unter dem Zwerchfell, keine Spiegelbildung, so daß eine Darmperforation oder ein Subileuszustand ausgeschlossen werden können, wobei letzterer auch aufgrund der regelrechten peristaltischen Bewegungen von klinischer Seite unwahrscheinlich erscheint. Bezüglich der Thoraxaufnahme normal großes Herz, keine Lungenstauung, keine pulmonalen Infiltrate.

Labor: BKS 37/75 mm n.W., Hb 13,6 g/dl, Leuko 12,6/nl, im Differentialblutbild 64% Segmentkernige, 20% Lymphozyten, 12% Stäbe, 2 Monozyten, 2 Eosinophile. Kreatinin 1,4 mg/dl, Kalium 3,8 mmol/l, Calcium 2,25 mmol/l, Natrium 142 mmol/l. Gesamtbilirubin 3,37 mg/dl, direktes Bilirubin 3,02 mg/dl, γ-GT 178 U/l, GOT 69 U/l, GPT 78 U/l, alkalische Phosphatase 308 U/l, Amylase 480 U/l, Lipase 693 U/l. Blutzucker 118 mg/dl, Elektrophorese und Gesamteiweiß im Normbereich.

EKG: Arrhythmia absoluta bei Vorhofflimmern mit Frequenz um 90/min. Linkstyp; diskrete Erregungsrückbildungsstörungen vom Innenschichttyp, evtl. Digitaliseffekt

Sonographie: Cholezystolithiasis, Pankreas etwas verbreitert mit Kalkeinlagerungen, Labor: Cholestasezeichen und Lipase erhöht; EKG: absolute Arrhythmie bei Vorhofflimmern

Welche ätiologische Erklärung des Krankheitsbildes haben Sie?

Der klinische Befund in Zusammenhang mit dem Sonographiebefund, den zusätzlich durchgeführten Untersuchungen und insbesondere den typischerweise erhöhten Pankreas-, Cholestase- und Leberenzymen sprechen für eine Cholestase mit beginnender Cholangitis und akuter, biliärer Pankreatitis. Andere Pankreatitisursachen sind bei der vorliegenden Konstellation unwahrscheinlich.
Als Nebenbefund besteht eine klinisch nicht im Vordergrund stehende Arrhythmia absoluta.

Die leichtgradige Erhöhung des Kreatinins erklärt sich wohl durch eine Exsikkose der Patientin; inwieweit eine präexistente Niereninsuffizienz vorliegt, wird sich nach Rehydrierung zeigen.

Welche Therapie leiten Sie ein?

Primäres Behandlungsziel ist die Schmerzbefreiung. Wir geben über den Perfusor als Basismedikation 2 ml einer 1%ige Procainlösung pro Stunde und injizierten initial ein spasmolytisch wirkendes Analgetikum (Metamizol = Baralgin®). Wegen der Pankreatitis mit erheblichen Schmerzen ist eine Nahrungskarenz und parenterale Flüssigkeits- und Nährstoffzufuhr indiziert, überdies besteht bei der Pankreatitis meist ein ausgeprägter Volumenmangel. Um die parenterale Flüssigkeitszufuhr regulieren zu können, ist ein zentralvenöser Zugang zur Bestimmung des ZVD sinnvoll; außerdem können so auch hochkalorische Lösungen infundiert werden. Der ZVD ist mit 3 cm Wassersäule niedrig, es wird daher eine Infusionsmenge von 3 l täglich (2 l eines fertigen hochkalorischen Aminosäure-Glukose-Gemisches und 1 l einer kristalloiden Lösung) vorgesehen. Regelmäßige ZVD-Kontrollen sind erforderlich, um eine Überwässerung rechtzeitig zu erkennen. Zur Thromboseprophylaxe wird die Patientin mit 3x5000 Einheiten Heparin subkutan low-dose-heparinisiert.

Welche weitere Maßnahme ist erforderlich?

Wegen der nachweisbaren Cholestase, der Erhöhung der Transaminasen und der Entzündungsparameter ist eine beginnende Cholangitis anzunehmen. In dieser Situation besteht die Gefahr einer Cholangiosepsis. Dringlichste Maßnahme ist eine Beseitigung der Cholestase, außerdem sollte eine antibiotische Therapie eingeleitet werden. Noch am Aufnahmetag wird daher eine ERCP durchgeführt. Dabei findet sich ein Choledochuskonkrement, das nach Papillotomie extrahiert werden kann. Als Antibiotikum kann z. B. ein Cephalosporin der 3. Generation, das hauptsächlich biliär ausgeschieden wird (z. B. Cefoperazon (Cefobis®)), gewählt werden.

▷ Verlauf

Nach der Steinextraktion und unter der oben aufgeführten Therapie lassen die Beschwerden rasch nach. Bereits am nächsten Tag ist die Patientin entfiebert und deutlich beschwerdegebessert, eine analgetische Therapie ist jedoch weiterhin erforderlich. Nach weiteren drei Tagen bestehen keine Beschwerden mehr, Analgetikagaben sind nicht mehr erforderlich, ein Kostaufbau kann beginnen. Die Pankreasfermente bilden sich relativ rasch zurück und liegen nach 4 Tagen fast wieder im Normbereich (Lipase 250 U/l, Amylase 140 U/l). Das Bilirubin ist ebenfalls wieder normalisiert. Die Leberenzyme gehen langsamer zurück, die GOT beträgt am 4. Tag des Klinikaufenthaltes 22 U/l, die GPT 36 U/l und die γ-GT 90 U/l.

Endoskopische Steinextraktion, Analgesie, antibiotische Therapie, Korrektur des Flüssigkeitsdefizits

Welche Ursachen einer Pankreatitis kennen Sie?

Neben der hier vorliegenden biliären Genese sind alkoholtoxische Pankreatitiden häufig. Seltener Ursachen sind Hyperlipoproteinämie und Hyperparathyreoidismus sowie auch Virusinfekte und manche Pharmaka (z. B. Thiazide). Gedacht werden muß auch immer an einen Pankreastumor als Ursache einer Pankreatitis. In diesem Fall ist die Genese klar, so daß eine weitere Diagnostik nicht notwendig ist.

Wie sehen Sie den weiteren Verlauf, mit welcher Therapie entlassen Sie die Patientin?

Der Kostaufbau verläuft problemlos, erneute Beschwerden treten nicht mehr auf. Antibiotische Therapie und Infusionen können nach einer Woche beendet werden. Auch die Lipase und die Cholestasezeichen haben sich innerhalb von 10 Tagen normalisiert (zu den möglichen Komplikationen einer Pankreatitis siehe Fall 1). Nach der Rehydratation geht auch das Kreatinin in den Normalbereich zurück, die Blutdruckwerte steigen wieder auf Werte um 180-200/90-100 mmHg an.

Was unternehmen Sie bezüglich der absoluten Arrhythmie?

Zunächst sollte geklärt werden, ob eine kardiale Grundkrankheit vorhanden ist. Dazu führen Sie eine Echokardiogramm und ein Belastungs-EKG durch. Echokardiographisch findet sich ein Normalbefund. Auch im Belastungs-EKG sind keine pathologische Auffälligkeiten erkennbar, wobei die Patientin nach der vorausgegangenen Cholangitis nur bis 50 Watt belastbar ist. Unter dieser Belastung kommt es allerdings zum raschen Frequenzanstieg bis 160/min. Eine kardiale Grundkrankheit besteht also nicht. Da die Arrhythmia absoluta bereits seit 5 Jahren dokumentiert ist, besteht wenig Aussicht, durch eine elektrische oder medikamentöse Kardioversion einen Sinusrhythmus zu erreichen, so daß auf einen Rhythmisierungsversuch verzichtet wird. Erforderlich ist jedoch eine Frequenzkontrolle. Dazu eignet sich im Zusammenhang mit der Hypertonie ein Betablocker (s. auch Fall 34). Unter einer Therapie mit 25-0-12,5 mg Atenolol besteht zuletzt eine gute Frequenz, auch der Blutdruck ist normalisiert. Wegen der Hypertonie ist von einem nicht unerheblichen Embolierisiko auszugehen. Eine Antikoagulation mit Marcumar® wird daher eingeleitet, nachdem die Patientin über die Problematik aufgeklärt wurde. Die Digitalisierung kann bei normaler Ventrikelfunktion beendet werden.

Was sollte weiterhin geplant werden?

Da das Gallensteinleiden zu einer gefährlichen Komplikation geführt hat, ist eine elektive Cholezystektomie indiziert. Aufgrund des insgesamt guten Allgemeinzustandes ist die Patientin ohne wesentlich erhöhtes Risiko operabel. Für den Eingriff muß die Antikoagulation unterbrochen werden.

Quintessenz

Eine typische Komplikation des Gallensteinleidens ist die Choledocholithiasis, evtl. mit Cholangitis, oft auch mit Pankreatitis. Choledochussteine müssen immer beseitigt werden, wobei sich die Dringlichkeit der Indikation nach dem Ausmaß des Ikterus und vor allem nach dem Vorhandensein einer Cholangitis richtet, während eine biliäre Pankreatitis ohne Cholestase nicht eine unmittelbare Intervention erfordert. Günstig ist ein zweizeitiges Vorgehen mit endoskopischer Behandlung der Choledocholithiasis und elektiver Cholezystektomie.

Fall 29

29

▷ Anamnese

Ein 46jähriger Krankenpfleger wird eingeliefert, weil er zu Hause kollabiert war. Er habe Schmerzen hinter dem Brustbein und in der linken Thoraxhälfte, die auf Nitrospray nicht besser geworden waren. Nach Novalgin® sei der Schmerz besser geworden. Seit dem Vortag 38-39,2°C Fieber und Husten. Bei der Aufnahme erneut starke Schmerzen in der linken Thoraxseite.
Vor etwa 3 Wochen Erkältungserkrankung der oberen Rachenwege, danach sei es vor 3 Tagen auf einer Reise beim Fahren zu starken Schmerzen zwischen den Schulterblättern gekommen. Diese Schmerzen hätten in die linke Rückenhälfte und in den Arm ausgestrahlt. Nach diesem Schmerzanfall habe der Patient erbrechen müssen. Seit dieser Zeit spüre er die Schmerzen im Rücken immer einmal wieder. Beim forcierten Durchatmen habe er Hustenreiz und Schmerzen im Bereich des Rückens links. Auf Adalat® seien die Beschwerden nicht besser geworden, jedoch auf Valium®.
Vegetative Funktionen außer dunklem Urin unauffällig.

Welche Arbeitsdiagnose stellen Sie?

Die atemabhängigen Beschwerden könnten zu einer Pleuritis passen. Die febrilen Temperaturen und der zurückliegende Infekt sprechen für ein entzündliches Krankheitsbild und machen einen Myokardinfarkt weniger wahrscheinlich. Allerdings könnte dieser theoretisch zusätzlich bestehen.
Da der klinische Gesamteindruck jedoch stabil ist und der Patient keine Zeichen einer akuten Lebensbedrohung aufweist, können Sie Ihre normale Aufnahmeuntersuchung mit Anamneseerhebung in üblicher Weise durchführen.

▷ Frühere Anamnese

Seit etwa 7 Jahren Dubin-Johnson-Syndrom bekannt (direkte Hyperbilirubinämie, familiäre, gutartige chronische Erkrankung); vor etwa 5 Jahren schon einmal ähnliche Beschwerden am Herzen, deren Ursache nicht geklärt wurde, da nach etwa 1 Woche spontan verschwunden.

▷ Aufnahmebefund

46jähriger Patient in gutem EZ; reduziertem KZ, Haut ikterisch, warm, trocken, Schleimhäute feucht. Keine Zyanose, keine Exantheme. Deutlicher Ikterus der Haut und der Skleren. Kopf und Hals unauffällig. Thorax symmetrisch, seitengleich beatmet. Über beiden Lungen sonorer Klopfschall, links-basal Dämpfung des Klopfschalls. Verschieblichkeit der unteren Lungengrenzen beidseits je 2 Querfinger. Abgeschwächtes Atemgeräusch bei leichter Tachypnoe. Herztöne rein, keine Geräusche, Herzfrequenz 88/min., Herzaktionen rhythmisch. Blutdruck nach RR 115/80 mmHg. Abdominalbefund außer einem leichten Druckschmerz im Bereich des Epigastriums unauffällig. Leber 2 QF unter dem Rippenbogen tastbar, Milz nicht vergrößert. Extremitäten frei beweglich, alle peripheren Pulse gut tastbar. Bewußtseinslage klar, voll orientiert, kein Tremor, kein Meningismus, grob neurologische Untersuchung unauffällig. Temperatur rektal 39,3°C.

Linksthorakale und retrosternale Schmerzen, auch atemabhängige Schmerzen, Fieber, Klopfschalldämpfung und AG-Abschwächung links basal, kein Perikardreiben

Wie werten Sie das Krankheitsbild nun nach Kenntnis des körperlichen Untersuchungsbefundes?

Wahrscheinlichste Diagnose ist eine Perikarditis, auch wenn das typische Perikardreiben nicht hörbar ist. Dieses kann sehr flüchtig sein, der Patient sollte daher weiter mehrmals täglich auskultiert werden. Der Auskultations- und Perkussionsbefund der Lunge spricht für einen linksseitigen Pleuraerguß, so daß wahrscheinlich (zusätzlich?) eine Pleuritis vorliegt.

Welche apparative Untersuchung führen Sie primär durch?

EKG

Wie beurteilen Sie das folgende EKG?

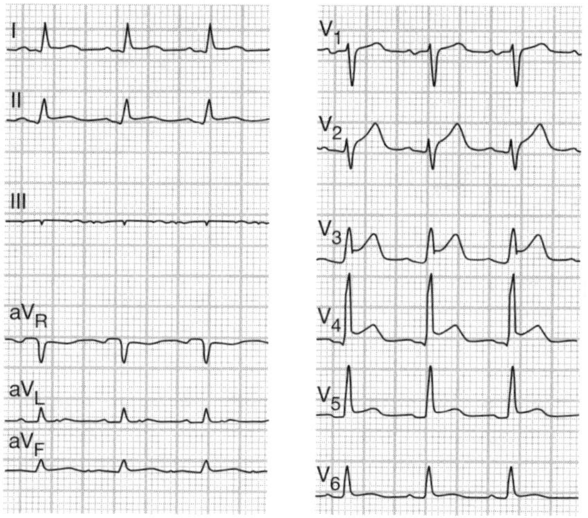

Normfrequenter Sinusrhythmus bei Linkstyp, konkavbogiger, monophasisch erhöhter ST-Abgang aus einem weitgehend unveränderten QRS-Komplex in I, II, aVF und am deutlichsten V_2 bis V_4, sowie V_5 und V_6. Dieser Befund ist hochgradig verdächtig auf eine akute Perikarditis (Stadium I).
Differentialdiagnostisch gehen die ST-Hebungen beim Myokardinfarkt meist höher aus der QRS-Zacke ab und zeigen einen weniger ansteigenden, sondern mehr horizontalen Verlauf.

Welche weiteren Untersuchungen veranlassen Sie?

- Labor mit Entzündungsparametern
- Röntgen-Thorax
- Echokardiographie

Labor: BKS 124/136 mm n.W., CRP 80 mg/l, Hb 13,7 g/dl, Hämatokrit 39,7%, Ery 4,43/ul, HBE 30,9 pg/Ery, MCV 89 fl, Leukozyten 17,6/nl, im Differentialblutbild 76% Segmentkernige, 9% Lymphozyten, 12% Monozyten, 3% Stabkernige, Quick 70%, Gesamtbilirubin 6,36 mg/dl, direktes Bilirubin 4,99 mg/dl, GPT, γ-GT, AP, CHE, HBDH, Kreatinin, Harnstoff, Harnsäure und Serumelektrolyte im Normbereich. CKMB 6 U/l, Amylase 60 U/l, Lipase 92 U/l, BZ 94 mg/dl.

In der Eiweißelektrophorese geringgradige Hypalbuminämie, Erhöhung der α_2- und β-Globuline wie bei Infektdysproteinämie.
Urinstatus: Eiweiß +, Urobilinogen +, Bilirubin ++, Leuko negativ, Hb und Erythrozyten negativ.

Echokardiographie: Es zeigt sich ein Perikarderguß mit einer Lamellendicke von 1,5 cm. Abgesehen von dem Perikarderguß ist der Echokardiographiebefund unauffällig; insbesondere sind Kontraktilitätsanomalien oder Klappenvegetationen nicht sichtbar.

Was zeigt das Röntgenbild?

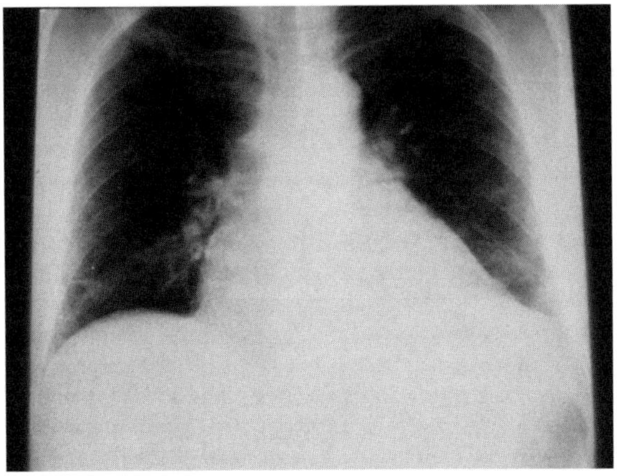

EKG: ST-Streckenhebung in fast allen Ableitungen, Echo: kleiner Perikarderguß, radiologisch kleiner Pleuraerguß links, im Labor deutliche Entzündungszeichen, myokardspezifische Enzyme normal

Röntgen-Thorax: rechte Zwerchfellhälfte glatt begrenzt, Randsinus frei, linke Zwerchfellhälfte im medialen Anteil vom Herzschatten überlagert und mit zusätzlichen pleuritischen Adhäsionen versehen. Linker Randsinus nicht völlig frei entfaltet (Pleurawinkelerguß).
Nach links und rechts gleichermaßen dilatiertes Herz. Prominente Gefäßhili beidseits. Keine frischen Infiltrate oder Rundherde in der Lungenperipherie.

Welche Diagnose stellen Sie nun?

Der EKG-Befund ist dringend verdächtig auf eine Perikarditis. Hierzu paßt auch der Röntgenbefund mit dem dilatierten Herzen und der echokardiographisch sichtbare Perikarderguß. Die Verschattung des linken Randsinus paßt zu dem Hustenreiz und ist durchaus als Pleuritis zu sehen. Für das entzündliche Krankheitsbild sprechen auch die Entzündungsparameter mit der deutlich erhöhten BKS, dem erhöhten CRP und die febrilen Temperaturen.
Der Pleurawinkelerguß in Zusammenhang mit dem Husten spricht für eine Pleuritis, so daß es sich um eine Polyserositis mit Perikarditis und Pleuritis links handelt.
Der Herzinfarkt ist aufgrund des EKG-Befundes, der Enzymuntersuchung und des Echobefundes äußerst unwahrscheinlich.

Welche Therapie leiten Sie ein?

Die Diagnose einer Perikarditis hat sich durch die Echokardiographie bestätigt. Im übrigen ergaben die EKG-Kontrollen und die kontrollierten herzmuskelspezifischen Enzyme keinen Hinweis auf einen Myokardinfarkt. Bei der Genese der Perikarditis gehen Sie von einer viralen Perikarditis aus, insbesondere auch in Hinblick auf die anamnestischen Angaben mit dem vorangegangenen Atemwegsinfekt.
Die Therapie der viralen Perikarditis ist symptomatisch. Wir geben 3x50 mg eines nichtsteroidalen Antirheumatikums (Diclofenac = Voltaren®).
Eine Perikardpunktion hielten wir aufgrund des Ergußumfangs und der fehlenden Tamponadesymptomatik für nicht notwendig; allerdings sollte der Erguß regelmäßig echokardiographisch kontrolliert werden.

Welche weiterführenden Untersuchungen sind zur Klärung der Ätiologie der Perikarditis angezeigt?

Man unterscheidet die **viralen Perikarditiden**, die meist durch Coxsackie- oder Echoviren, EBV, CMV oder Influenzaviren ausgelöst werden, von den **bakteriellen Perikarditiden**.
Bakterielle Perikarditiden entstehen hämatogen im Rahmen einer Sepsis, wobei meist Pneumokokken, Meningokokken oder Staphylococcus aureus als ursächliche Erreger gelten.
Darüber hinaus gibt es die **tuberkulöse Perikarditis**, die meist bei immunsupprimierten Patienten und bei florider Tuberkulose auftritt, eine **Pilzperikarditis**, meist nach Chemotherapie bei immunsupprimierten Patienten, und die **urämische Perikarditis** bei Patienten mit fortgeschrittener Niereninsuffizienz. Die **Pericarditis epistenocardica** ist definiert als Perikarditis nach einem Myokardinfarkt und steht in Zusammenhang mit einer Muskelnekrose. Eine **Strahlenperikarditis** tritt manchmal Monate bis Jahre nach Bestrahlung des Thorax auf. Darüber hinaus gibt es Perikarditiden bei Autoimmunerkrankungen im Rahmen von Perikardtumoren oder Perikardmetastasen, sowie sehr seltene Perikarditiden bei schwerer Hypothyreose, eine Cholesterinperikarditis nach Perikardtrauma und medikamenteninduzierte Perikardergüsse, z. B. nach Therapie mit Dihydralazin, Methysergid und Minoxidil.
In diesem Falle ist die **virale Perikarditis** am wahrscheinlichsten. Da sich dabei keine therapeutischen Konsequenzen ergeben würden, ist eine serologische Untersuchung auf kardiotrope Viren nicht notwendig. Ausgeschlossen werden sollte allerdings eine Infektion mit Mycoplasmen oder Chlamydien, die eine gezielte Therapie erfordern würde. Die entsprechenden Antikörperbestimmungen sind jedoch normal. Auch HIV-Antikörper sind nicht nachweisbar. Die anderen Erreger oder auch nicht infektiösen Ursachen einer Perikarditis sind so wenig wahrscheinlich, daß zunächst der Verlauf abgewartet werden kann.

▷ Verlauf

Unter der eingeleiteten Therapie gehen die Beschwerden des Patienten allmählich zurück. Bei einer echokardiographischen Kontrolle am 3. Tag beträgt die Ergußlamelle nur noch 8 mm und hat sich somit nahezu halbiert. Im weiteren Verlauf läßt sich auch ein systolisch-diastolisches, ohrnahes, allerdings recht leises Reibegeräusch (Perikardreiben) auskultieren. Da sich der Befund so rasch bessert, wird unsere Vermutungsdiagnose einer sogenannten akuten benignen (am ehesten viralen) Perikarditis bestätigt. Perikard- und Pleuraerguß werden regel-

Besserung unter antiphlogistischer Therapie

mäßig sonographisch (bzw. echokardiographisch) kontrolliert und bilden sich innerhalb von 10 Tagen völlig zurück. Auch die humoralen Entzündungszeichen sind deutlich rückläufig. Die antiphlogistische Therapie kann schließlich beendet werden.

Welche Komplikationen können auftreten?

Die gefährlichste Akutkomplikation ist eine starke Zunahme der Ergußmenge mit Herzbeuteltamponade. Bei der Herzbeuteltamponade kommt es durch Kompression des rechten Ventrikels zu akuten Zeichen der Rechtsherzinsuffizienz, Hypotonie und Schock. In dieser Situation ist eine sofortige Entlastung durch Perikardpunktion und -drainage erforderlich. Dies ist allerdings vor allem bei malignen Ergüssen und selten im Rahmen einer Virusperikarditis zu befürchten. Ansonsten kann eine Chronifizierung der Erkrankung entstehen, wobei in diesen Fällen häufig eine Pericarditis constrictiva als Endstadium resultiert. In so einem Fall muß unter Umständen eine Perikardfensterung vorgenommen werden.

Wie werten Sie folgendes EKG bei Entlassung in beschwerdefreiem Zustand nach 3 Wochen?

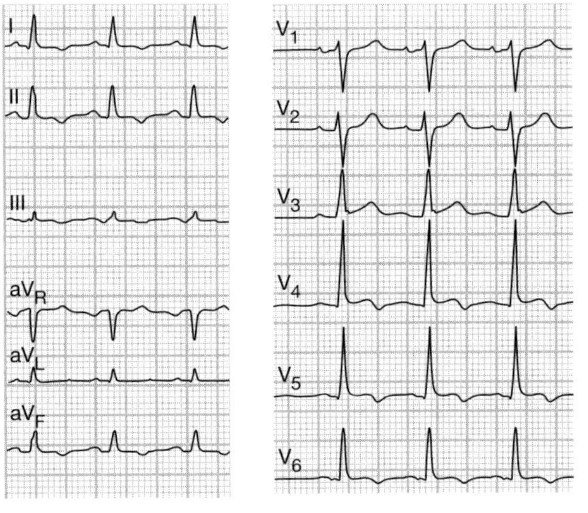

EKG bei Entlassung: normfrequenter Sinusrhythmus bei Linkstyp, ST-Abgang nicht mehr erhöht, SL-Index positiv, deutlich negative T-Wellen in I bis III, aVF, V_3 bis V_6 als Spätstadium der Perikarditis (Stadium III der Perikarditis).
Diese EKG-Veränderungen können Monate persistieren.

▷ Verlauf

In Hinblick auf das Dubin-Johnson-Syndrom, bei dem es sich um eine autosomal vererbbare benigne Hyperbilirubinämie handelt, wurden wir bei bekannter Diagnose weder diagnostisch noch therapeutisch tätig. Es ist bekannt, daß es bei diesen Patienten zu Bilirubinspiegeln von 3-10 mg/dl kommen kann. Häufig sind die Patienten asymptomatisch, manchmal ist die Leber geringfügig vergrößert (wie bei unserem Patienten). Bei der letzten Blutkontrolle vor Entlassung war das Gesamtbilirubin auf 4 mg/dl rückläufig.

Quintessenz

Akute Perikarditiden sind meist viraler Genese, myokardiale Beteiligungen oder Mitreaktionen anderer seröser Häute sind möglich. Die Diagnose fußt auf dem klinischen Befund (Perikardreiben), dem EKG (typische ST-Streckenhebungen) und dem Echo (Perikarderguß). Dabei geht das Perikardreiben dem Erguß häufig voraus und verschwindet mit dem Auftreten des Ergusses. Ätiologisch sollten behandelbare oder sonst Konsequenzen nach sich ziehende Ursachen untersucht werden (Mycoplasmen, Clamydien, Tbc, HIV, Autoimmunkrankheiten, Neoplasien etc.).

Fall 30

30

▷ Anamnese

Ein 44jähriger Waldarbeiter klagt seit 2 Wochen über Schmerzen im Oberbauch (Magengegend), Sodbrennen und häufiges Erbrechen von Schleim. Die stechenden Schmerzen seien nüchtern und nach Nahrungsaufnahme gleich, kein Bluterbrechen (letzte Angaben nach spezieller Fragestellung). Stuhl normal gefärbt, Nikotin 20 Zigaretten pro Tag, Alkoholgenuß etwa 7 Flaschen Bier.

▷ Frühere Anamnese

Als Kind Diphtherie.

▷ Aufnahmeuntersuchung

44jähriger Mann in gutem AZ und EZ; Haut und Schleimhäute o.B. Kopf bis auf sanierungsbedürftiges Gebiß o.B., Hals und Thorax o.B.
Lungen: sonorer KS, Verschieblichkeit der unteren Lungengrenzen 2 QF bds.; Vesikuläratmen, vereinzelt trockene RG's beidseits basal.
Herz: Herztöne rein, akzentuiert, Frequenz 60/min., rhythmisch, RR 150/90 mmHg.
Abdomen: Bauchdecke weich, nicht gespannt, Druckschmerz im mittleren und rechten Oberbauch. Leber und Milz nicht tastbar vergrößert, Nierenlager frei, kein Aszites, keine Venenzeichnung.
Extremitäten frei beweglich, periphere Pulse o.B., Bewußtseinslage klar, voll orientiert; Reflexstatus o.B.

Nahrungsunabhängige Oberbauchschmerzen, Sodbrennen, Erbrechen, Druckschmerz im mittleren und rechten Oberbauch

Welche Arbeitsdiagnose stellen Sie?

Schmerzcharakter und -lokalisation sprechen für eine Erkrankung des Magens, z. B. akute Gastritis oder Ulkus. Denkbar wäre auch ein Ulcus duodeni, die Schmerzlokalisation wäre dafür jedoch weniger charakteristisch, auch fehlt der typische Nüchternschmerz. Mit letzter Sicherheit nicht auszuschließen ist eine Pankreatitis, die jedoch aufgrund der klinischen Symptomatik eher unwahrscheinlich ist. Das Sodbrennen spricht für eine (zusätzliche) Refluxösophagitis.

Mit welcher Untersuchung können Sie die Diagnose am wahrscheinlichsten bestätigen?

Die Untersuchung, mit der Sie die Diagnose am wahrscheinlichsten auf Anhieb stellen können, ist die Ösophagogastroduodenoskopie.

Gastroskopiebefund: großes Ulcus ventriculi an der Minorkurvatur im unteren Korpusbereich.
Die Ösophagusschleimhaut stellt sich unauffällig dar, im Magenfundus diffuse Schleimhautrötung, ebenso im Corpus und Antrum im Sinne einer Pangastritis. Bulbus duodeni und postbulbäres Duodenum unauffällig. Der Urease-Schnelltest auf Helicobacter pylori ist rasch positiv.

Histologie: Histologisch kann ein florides Ulcus ventriculi mit entzündlicher Infiltration und Nekrosen bestätigt werden. Im Antrumbereich findet sich eine chronische Antrumgastritis mit teilweise bestehender enteraler Metaplasie sowie eine chronische Oberflächengastritis im Corpus ventriculi. Helicobacter pylori massenhaft vorhanden.

Großes kleinkurvaturseitiges Korpusulkus, Hp positiv

Welche Diagnose stellen Sie?

Ulcus ventriculi, Nachweis von Helicobacter pylori

Welche prädisponierenden Faktoren für eine Ulkuskrankheit kennen Sie?

Heutzutage geht man von zwei Hauptursachen der Ulkusentstehung aus: Eine Infektion mit Helicobacter pylori (Hp) auf der einen sowie eine Therapie mit nichtsteroidalen Antirheumatika (NSAR) auf der anderen Seite. Bei Nachweis von Hp ist eine Eradikationstherapie (s. u.) indiziert. Diese sollte so rasch wie möglich eingeleitet werden, daher ist neben dem histologischen Nachweis ein Schnelltest sinnvoll. Nach einer erfolgreichen Eradikationsbehandlung entspricht die (früher sehr hohe) Rezidivwahrscheinlichkeit bei Patienten mit einer Ulkuskrankheit der der Normalbevölkerung.
Ein Hinweis auf eine Blutung besteht bei unserem Patienten nicht, bei der Gastroskopie zeigen sich keine frischen Blutspuren, auch läßt sich kein hämatinisiertes Blut im Magen oder Duodenum nachweisen.
Um einen früheren Blutverlust sicher auszuschließen, sollten Sie zusätzlich ein Blutbild abnehmen. Wegen der anamnestischen Angabe eines Alkoholgenusses von 7 Flaschen Bier täglich sollten die Leberwerte ebenfalls kontrolliert werden.

Labor: Im Blutbild ergab sich eine BKS von 43/76 mm n.W., der Hb-Wert war mit 15 g/dl im Normbereich, das restliche Blutbild war bis auf eine leichte Leukozytose von 9,2/nl ebenfalls im Normbereich gelegen. γ-GT von 63 U/l, die übrigen Transaminasen und die Pankreasfermente waren ebenfalls im Normbereich.

Welche Behandlung leiten Sie ein?

Therapie der Wahl ist die Gabe eines Protonenpumpenhemmers, beispielsweise Omeprazol (Antra® 20 mg 2x1) oder Pantoprazol 2x40 mg (Pantozol®, Rifun®), bzw. Lansoprazol (Agopton®) 2x30 mg. Der Protonenpumpenblocker wird jeweils vor dem Frühstück und dem Abendessen gegeben.
Zur Eradikation des Helicobacter pylori leiten Sie eine Eradikationstherapie ein. Hierzu gehört der bereits erwähnte Protonenpumpenhemmer in der obigen Dosierung, sowie ein oder zwei Antibiotika, z. B. 2x1000 mg Amoxicillin über 14 Tage oder 2x250 mg Clarithromycin und 2x400 mg Metronidazol über eine Woche. Die Antibiotika werden nach dem Essen gegeben.

Behandlung mit einem Protonenpumpenblocker und einer antibiotischen Kombination (Eradikationstherapie)

Welche Komplikationen des Ulcus ventriculi kennen Sie?

- Blutung
- Perforation
- maligne Entartung

Welche zusätzlichen Untersuchungen veranlassen Sie? Was machen Sie mit dem Patienten?

Wegen der erhöhten Leberwerte und der Alkoholanamnese führen Sie noch eine **Oberbauchsonographie** durch. Hierbei ergibt sich neben einer leicht vergrößerten und in ihrem Reflexmuster diffus verdichteten Leber im Sinne einer Hepatopathie vom Fettlebertyp kein pathologischer Befund.

Der Patient kann wieder nach Hause entlassen werden. Eine stationäre Behandlung ist nicht notwendig.
Der **Alkoholgenuß** sollte auch in Hinblick auf die magensäureaktivierende Wirkung von Alkohol während der Akutbehandlung völlig eingestellt werden. Langfristig wäre eine drastische Reduktion des deutlich über dem verträglichen Maße liegenden Bierkonsums notwendig. Der Patient sollte zusätzlich darauf hingewiesen werden, daß die Einnahme von Schmerztabletten sowie eine Fortführung des Nikotinabusus eine ulzerogene Potenz haben und die Heilung des Ulkus verzögern können.
In der Regel läßt sich unter der **Protonenpumpenblockertherapie** eine Abheilung des Ulkus innerhalb von 14 Tagen erreichen. Bei einem Magenulkus müssen wegen der Möglichkeit eines malignen Ulkus endoskopische Kontrollen bis zu vollständigen Abheilung erfolgen. Der Kontrollzeitpunkt richtet sich nach der Klinik, bei unkompliziertem Verlauf empfiehlt sich eine Kontrolle nach 6 Wochen, da dann der Eradikationserfolg am besten beurteilt werden kann. Bei Duodenalulzera ist das Malignitätsrisiko minimal, daher kann man (bei problemlosem Verlauf) ganz auf eine endoskopische Kontrolle verzichten und den Eradikationserfolg anders (^{13}C-Atemtest) überprüfen.

Quintessenz

Die Entdeckung der Helicobacter-pylori-Infektion als wesentliches ulzerogenes Agens neben der NSAR-Therapie hat die Behandlung der Ulkuskrankheit in den letzten Jahren völlig verändert. Wichtigste Prinzipien der Ulkustherapie sind die Säurehemmung (heutzutage vor allem mit Protonenpumpeninhibitoren) und die Beseitigung der Hp-Infektion (Eradikation). Die Rezidivhäufigkeit kann damit erheblich gesenkt werden, so daß Magenresektionen zu Behandlung einer chronischen Ulkuskrankheit normalerweise nicht mehr nötig sind.

Fall 31

31

▷ Anamnese

Ein 26jähriger Patient wird beim Handballspiel durch einen Wurf an den Kopf kurz bewußtlos und danach stationär in die Chirurgie eingewiesen. Hier kann er sich an den Unfallhergang nicht erinnern. Er klagt über Brechreiz und Druckgefühl im Kopf. Konsiliarisch wird der Internist wegen eines Geräuschbefundes über dem Herzen zugezogen. Der Patient gibt keinerlei Beschwerden von Seiten des Herzens an; er treibt bis dato Handball als Leistungssport in der Bezirksliga.

▷ Frühere Anamnese

Außer Appendektomie mit 24 Jahren nie krank gewesen.

▷ Befund

26jähriger athletischer Mann (186 cm, 95 kg); Kopf, Hals Thorax unauffällig. Lungen auskultatorisch und perkutorisch o.B.; Herzfrequenz 57/min., rhythmisch, RR 140/80 mmHg. Auskultation: 1. HT mit direkt anschließendem, rauhem, spindelförmigem Systolikum und diastolisches Decresdencogeräusch mit p.m. über dem 2.-3. ICR rechts parasternal. Fortleitung des Geräusches in die Carotiden, nicht in die Axilla. Keine kardialen Insuffizienzzeichen. Abdominalbefund unauffällig; grob neurologische Untersuchung unauffällig; periphere Pulse gut tastbar.

Welche Diagnose stellen Sie betreffend des Einweisungsbefundes? Welche Therapie schlagen Sie vor?

Die Anamnese, die zur Einweisung führte, ist typisch für eine Commotio cerebri (Trauma, Bewußtlosigkeit, retrograde Amnesie, Brechreiz, Druck oder Schmerz im Kopf) → Therapie: zunächst für 1-2 Tage Bettruhe, dann Mobilisierung. Zum Ausschluß eines Folgeschadens (wie bei Contusio) sollte eine neurologische Konsiliaruntersuchung mit EEG und CT durchgeführt werden.
Die neurologische Untersuchung ergibt einen unauffälligen Befund, auch im CT keine Auffälligkeiten, insbesondere keine Blutung, kein Hinweis auf eine Contusio cerebri.

Aufnahme wegen Commotio cerebri, pathologisches Herzgeräusch als Zufallsbefund, am ehesten zu einer Aortenstenose passend

Welche Differentialdiagnosen sind aufgrund des Auskultationsbefundes möglich?

Der beschriebene Auskultationsbefund paßt am ehesten zu einem kombinierten Aortenvitium mit überwiegender Stenose. Differentialdiagnostisch ist bei systolischen Geräuschen auch an eine Mitralinsuffizienz, eine hypertrophisch obstruktive Kardiomyopathie oder einen Ventrikelseptumdefekt zu denken. Das Mitralinsuffizienzgeräusch hat allerdings einen anderen Klangcharakter (weicher, „musikalisch") und wird in die Axilla fortgeleitet, auch das Geräusch bei hypertrophisch obstruktiver Kardiomyopathie ist weicher und meist weniger stark fortgeleitet. Beim Ventrikelseptumdefekt ist das Geräusch bandförmig, der 2. Herzton gespalten, in der Regel besteht ein Pulsus celer et altus. Am wahrscheinlichsten ist also das Aortenvitium, wenn auch klinisch keine absolut sichere Diagnose möglich ist.

Welche Untersuchungen veranlassen Sie als nächstes?

- Röntgen-Thorax (Herzform und -größe?)
- EKG und Phonokardiogramm (Links- oder Rechtsherzbelastungszeichen? Dokumentation des Geräuschbefundes)
- Echokardiographie (Vitium direkt oder indirekt erkennbar? Auswirkungen auf das Herz?)

Ergebnisse

Röntgen-Thorax: Herz in Form und Größe unauffällig, Lungen und Zwerchfell o.B.

Wie beurteilen Sie die abgebildeten EKG- und Phonokardiographiebefunde?

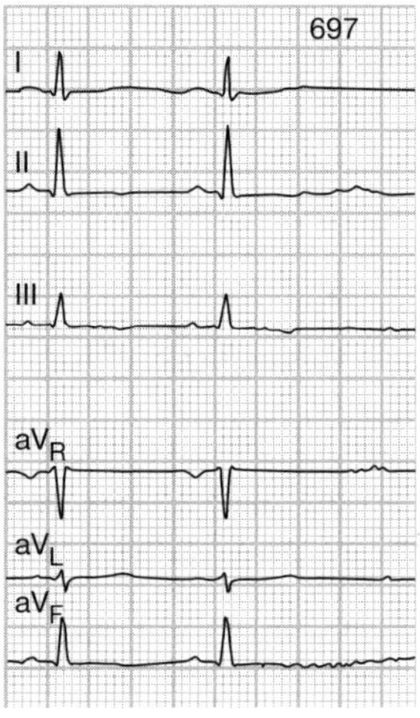

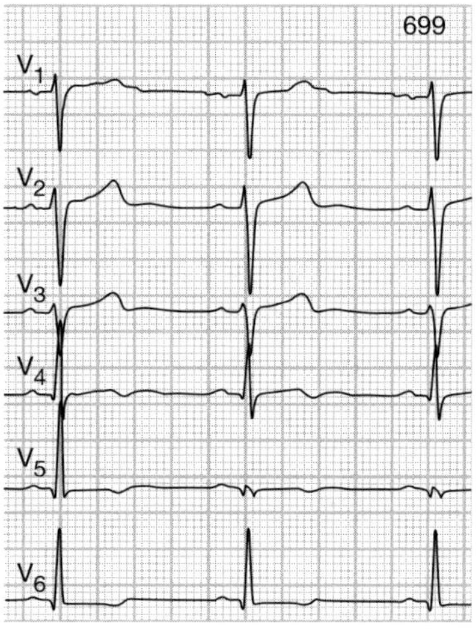

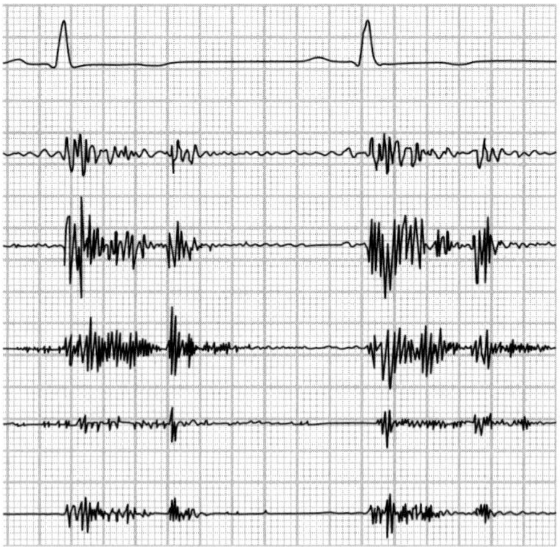

EKG: HF 57, SR, flach neg. T-Welle in II und III, aVF, präterminal bis terminal neg. T in V_{4-6}; SL Index pos. als Zeichen der Linksherzhypertrophie (Widerstandshypertrophie)
Im EKG hätte man typischerweise einen Links- oder überdrehten Linkstyp erwartet sowie ggf. eine Veränderung der P-Welle. ST-Veränderungen sind als Zeichen der Linksherzhypertrophie zu werten und können auf einen höherwertigen Druckgradienten hinweisen (kein sicheres Zeichen). Bei fortgeschrittenen Aortenstenosen kommt es häufig zu Schenkelblockbildern und intraventrikulären Erregungsausbreitungsstörungen, bei dekompensierten Aortenstenosen oft zu Vorhofflimmern oder ventrikulären Arrhythmien.

Phonokardiogramm: Das Phonokardiogramm bestätigt den Auskultationsbefund.
1. HT abgeschwächt, spindelförmiges Systolikum mit frühsystolischem Maximum, im Anschluß an 2. HT ein Diastolikum mit Decrescendocharakter.

Im EKG Linksherzhypertrophiezeichen, im Phonokardiogramm Bestätigung eines frühsystolischen spindelförmigen Geräusches

▷ Diagnose

Kombiniertes Aortenvitium mit deutlichem Insuffizienzanteil.
Die Hypertrophiezeichen im EKG sprechen für eine höhergradige Stenose; die Tatsache, daß das Geräusch unmittelbar dem 1. HT folgt, spricht eher dagegen.

Was erkennen Sie auf dem abgebildeten Echokardiographiebefund?

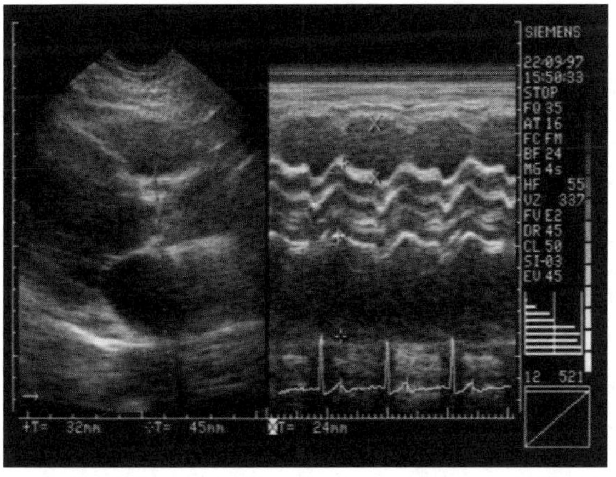

Paraaortaler Längsschnitt: Man erkennt im links abgebildeten linken Ventrikel eine verdickte linksventrikuläre Muskulatur im Septum- und Hinterwandbereich von jeweils 15 mm. Verdichtete Aortenklappenechos, mit 45 mm erweiterter linker Vorhof.
Zusammenfassend zeigt die Echokardiographie verdickte Aortenklappenstrukturen mit einer etwas verringerten Aortenseparation. Die Aortenklappenöffnungsfläche ist 1,0 cm^2, was einer mittleren bis hochgradigen Aortenstenose entspricht. Der linke Ventrikel zeigt eine konzentrische Hypertrophie bei guter linksventrikulärer Funktion und regelrechter Kammerbeweglichkeit. Unauffällige Darstellung der Mitralklappe. Insgesamt regelrecht weite Herzhöhlen, kein Perikarderguß.

Echokardiographisch Feststellung einer Aortenstenose des Schweregrades II

Dopplersonographisch läßt sich über der Aortenklappe ein Fluß von 4,2 m/s messen, dies entspricht einem Druckgradienten von 70 mmHg.

Welche Diagnose stellen Sie anhand der vorliegenden Befunde?

kombiniertes Aortenvitium mit überwiegender Aortenstenose mit einem Druckgradienten von 70 mmHg (entsprechend Schweregrad II) und konsekutiver linksventrikulärer Hypertrophie

Welche konservative Therapie leiten Sie ein? Welche Verhaltensregeln geben Sie dem Patienten?

Keine medikamentöse Therapie, Endokarditisprophylaxe indiziert

Da keine Symptome der Aortenstenose bestehen, ist eine medikamentöse Therapie zur Zeit nicht angezeigt.
Der Patient sollte auf mögliche Symptome hingewiesen werden. Hierzu gehören Schwindelerscheinungen, Synkopen, pektanginöse Beschwerden und Herzrhythmusstörungen. Sollte eine solche Komplikation auftreten, muß sich der Patient umgehend zur Kontrolluntersuchung vorstellen. Leistungssport und schwere körperliche Belastungen sollten vermieden werden.
Der Patient sollte einer Endokarditisprophylaxe unterzogen werden, d. h. Antibiotikagabe bei Infekten und vor operativen Eingriffen, auch Eingriffen der kleinen Chirurgie und Zahnextraktionen.

Was ist die häufigste Ursache der Aortenstenose?

Die **häufigste Ursache** der valvulären Aortenstenose ist die angeborene Form, die meist zwischen dem 15. und 65. Lebensjahr diagnostiziert wird.
10% dieser angeborenen Aortenstenosen liegen unikospide, domartige Aortenklappen zugrunde, die bereits im Kindesalter zu einer Stenose führen.
Bei etwa 60% handelt es sich um bikuspide Klappen, mit kongenitaler Fusion der Kommissuren, von denen etwa 1/3 zu einer Aortenstenose führen kann.
Die restlichen 30% sind trikuspide Klappen mit ungleich großen Klappentaschen und partieller Fusion der Kommissuren oder einem hypoplastischem Anulus.
Die **zweithäufigste Form** ist die rheumatische Aortenstenose, die jedoch selten isoliert auftritt.
Die kalzifizierte bikuspide Aortenstenose ist die häufigste Form im Erwachsenenalter, die aufgrund degenerativer Veränderungen als Folge chronischer Traumatisierung durch Strömungsturbulenzen auftritt. Meist besteht, wie auch bei der rheumatischen Stenose, eine zusätzliche Aorteninsuffizienz. Bei alten Menschen ist die häufigste Form die primär degenerative kalzifizierte Aortenstenose, die als Vitium des alten Mannes bezeichnet wird. Hierbei findet sich eine wenig bewegliche, stenosierte trikuspidale Aortenklappe, die durch eine vom Anulus und der Klappenbasis bis zum freien Klappenrand fortschreitende Kalzifizierung gekennzeichnet ist. Es gibt fließende Übergänge von der Aortenklappensklerose zur Stenose.
Von den **valvulären Vitien** müssen die **supravalvulären Aortenstenosen** unterschieden werden, bei denen eine kongenitale Ausflußobstruktion an der oberen Begrenzung der Sinus valsalvae vorliegt. Meist besteht eine diffuse Hypoplasie der Aorta ascendens, seltener eine umschriebene membranöse Eineingung.
Die **subvalvuläre Aortenstenose** besteht in einem angeborenen, fibrösen Diaphragma oder aus einem fibromuskulären Tunnel. Bei der hypertrophisch obstruktiven Kardiomyopathie kommt es durch eine muskuläre subvalvuläre Ob-

struktion unterhalb der Aortenklappenebene häufig zu einer daraus resultierenden subvalvulären Aortenstenosierung.

Wie sehen Sie den weiteren Verlauf, welche Therapiemöglichkeiten kennen Sie?

Die Aortenstenose hat prinzipiell eine günstige **Prognose**, die so lange besteht, bis Beschwerden auftreten. Die mittlere Überlebenszeit beträgt nach dem Auftreten von Angina-pectoris-Beschwerden 4 1/2 Jahre, nach einer Synkope 2 1/2 Jahre und bei Zeichen der Linksherzinsuffizienz maximal 1 1/2 Jahre. Etwa 3,5% der asymptomatischen Patienten erleiden einen plötzlichen Herztod.
Die **Progression** der senilen Aortenstenose ist am schnellsten, die anderen Formen haben oft langjährige Verläufe. Allerdings beträgt die mittlere Überlebensrate nach Stellen der OP-Indikation nur noch 2 Jahre.
Bei erworbenen Aortenstenosen richtet sich die **OP-Indikation** nach der Klinik. Asymptomatische Patienten sollten auch bei hochgradigen Stenosen nicht operiert werden. Bestehen eindeutig auf die Aortenstenose zurückzuführende Symptome, ergibt sich auch bei weniger hohen Druckgradienten eine OP-Indikation. Bei angeborenen Aortenstenosen ist das Risiko eines **plötzlichen Herztodes** auch bei asymptomatischen Patienten nicht unerheblich. Daher muß bei hochgradigen Stenosen auch bei asymptomatischen Patienten individuell entschieden werden. Eine OP-Indikation wird z. B. gestellt, wenn die Öffnungsfläche weniger als 0,75 cm^2 beträgt, eine deutliche Progression bei den Verlaufsuntersuchungen erkennbar ist oder die linksventrikuläre Funktion eingeschränkt ist.
Bei unserem Patienten liegt eine mittelgradige Stenose (Schweregrad II) vor, es besteht allerdings bereits eine deutliche linksventrikuläre Hypertrophie, so daß wahrscheinlich in absehbarer Zeit eine OP-Indikation besteht. Relativ engmaschige Kontrollen sind daher angezeigt.

Welche Komplikationen können auftreten?

- Vorhofflimmern, welches frühzeitig aggressiv behandelt werden muß, da das Vorhofflimmern die Hämodynamik bei der Aortenstenose deutlich verschlechtert (frühzeitige elektrische Kardioversion)
- ventrikuläre Arrhythmien, plötzlicher Herztod
- Herzinsuffizienz oder akutes Lungenödem
- Thromboembolie
- infektiöse Endokarditis

Quintessenz

Angeborene Aortenstenosen bleiben meist lange Zeit asymptomatisch und werden dann oft als Zufallsbefund durch die Auskultation erkannt. Eine medikamentöse Therapie ist nur bei Beschwerden nötig, in diesen Fällen besteht meist eine OP-Indikation. Im Gegensatz zu erworbenen Aortenstenosen, die ausschließlich beim Auftreten von Symptomen operiert werden sollten, ergibt sich bei schweren angeborenen Stenosen wegen der Gefahr eines plötzlichen Herztodes auch eine prophylaktische OP-Indikation.

Fall 32

32

▷ Anamnese

Ein 41jähriger Mann habe seit etwa 8 Tagen allmählich zunehmende stechende Schmerzen in der rechten Thoraxseite. Seit 2 Tagen seien die Schmerzen stärker geworden, besonders beim tiefen Atmen. Seit einigen Tagen habe er Husten und Fieber; am Aufnahmetag morgens Schüttelfrost.

▷ Frühere Anamnese

Vor 8 Jahren Krampfadern verödet an beiden Beinen. Vor 4 Jahren Gichtanfall rechtes Großzehengrundgelenk, seither mit Allopurinol (Zyloric®) behandelt; vor 2 Jahren Nierenentzündung rechts. Alkoholkonsum 1-2 Flaschen Bier pro Tag, kein Nikotinabusus.

▷ Aufnahmeuntersuchung

Rechtsseitige Thoraxschmerzen, Husten, Schüttelfrost; klingende RG's über der rechten Lunge, Fieber

41jähriger, adipöser Patient (175 cm, 88 kg) in reduziertem KZ; kein Ikterus, keine Zyanose; Belastungsdyspnoe, Kopf und Hals o.B. Über der rechten Lunge abgeschwächtes Atemgeräusch mit mittelblasigen klingenden RG's, Bronchophonie fraglich positiv, KS abgeschwächt; linke Lunge o.B.
Herzfrequenz 92/min., rhythmisch; keine pathologischen Geräusche auskultierbar. Abdomen weich, Leber und Milz nicht vergrößert, Nierenlager beidseits ohne Klopf- und Druckschmerz. Peripherer Pulsstatus o.B. Keine Ödeme, Z. n. Varizenverödung beider Beine; neurologisch unauffällig. Temperatur 39,4°C rektal.

Welche Verdachtsdiagnose stellen Sie?

Verdachtsdiagnose: Pleuro-Bronchopneumonie rechts; DD Lungenembolie (bei anamnestisch bekannten Varizen), zur Zeit jedoch kein Hinweis auf periphere Thromben. Gedacht werden muß auch an ein Bronchialkarzinom, wobei in diesem Fall jedoch keinerlei Hinweis besteht.

Wie können Sie Ihre Verdachtsdiagnose weiter erhärten?

Die aussagekräftige Untersuchung ist in diesem Fall die Röntgen-Thorax-Aufnahme in 2 Ebenen mit Durchleuchtung.

Wie interpretieren Sie den folgenden Röntgen-Thorax-Befund?

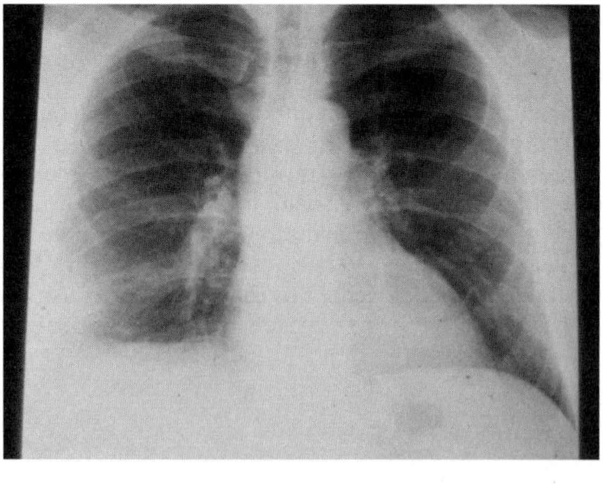

Der rechte Randsinus ist nicht frei entfaltet. Es findet sich eine randständige, rundliche Verschattung im rechten lateralen Unterfeld, die auch auf der Seitaufnahme zur Darstellung kommt. Verdacht auf begleitenden Pleuraerguß. Die linke Lunge ist frei entfaltet, ohne Hinweis auf Infiltrationen. Herz in Form und Größe unauffällig.
Der Befund paßt zu einer Bronchopneumonie mit Pleuraerguß im Sinne einer Pleuropneumonie des rechten Unterlappens.

Welche weiteren Untersuchungen unternehmen Sie?

- Labor: Entzündungszeichen?
- EKG: Rechtsherzbelastungszeichen?

Ergebnisse

Labor: BKS 38/79 mm n.W., Hb 16,4 g/dl, Hämatokrit 42%, MCH, MCV und MCHC unauffällig. Leuko 16,8/nl, im Differentialblutbild 75 Segmentkernige, 10 Stabkernige, 11 Lymphozyten, 1 Eosinophiler, 1 Basophiler, 2 Monozyten, CRP 91 mg/l. In der Eiweißelektrophorese Gesamteiweiß 7,2 g/dl, Albumin 58 rel.-%, α_1-Globuline 4 rel.-%, α_2-Globuline 11 rel.-%, β-Globuline 14 rel.-%, γ-Globuline 10 rel.-%. Das Restlabor ist unauffällig.

Radiologisch rechtsseitiges Infiltrat mit Pleuraerguß, Leukozytose und Erhöhung der anderen Entzündungsparameter

EKG: unauffälliger Stromkurvenverlauf

Welche Diagnose stellen Sie nach Kenntnis der vorliegenden Befunde? Wie schätzen Sie die Primärsituation ein?

Die Klinik mit dem angegebenen Husten, den rechtsseitigen Schmerzen und dem röntgenologisch nachweisbaren Infiltrat in Kombination mit dem Laborbefund, einer deutlichen Leukozytose mit Linksverschiebung und einer beschleunigten BKS und dem erhöhten CRP-Wert sowie der in der Eiweißelektrophorese vorliegenden Erhöhung der Entzündungsglobuline (α_2- und β-Globuline erhöht) spricht mit den febrilen Temperaturen für das Vorliegen einer Pneumonie. Eine Lungenembolie ist letztendlich nicht mit absoluter Sicherheit auszuschließen, erscheint aber äußerst unwahrscheinlich.
Eine akut lebensbedrohliche Situation liegt nicht vor, so daß der Patient auf der Normalstation aufgenommen werden kann.

Welche Therapie leiten Sie ein?

Die Auswahl der antibiotischen Therapie richtet sich nach dem zu erwartenden Keimspektrum, den Begleiterkrankungen und dem Risiko des Patienten (s. u.). In diesem Fall liegt eine typische, ambulant erworbene Pneumonie ohne wesentliche Risikofaktoren vor, so daß die in Frage kommenden Keime, nämlich Pneumokokken, Hämophilus influenzae, Enterobakterien, durch Ampicillin oder Amoxicillin erreicht werden müßten. Es wird also eine Therapie mit 3x1 g Amoxicillin eingeleitet, die am ersten Tag i. v., dann oral erfolgt. Ein Keimnachweis (Blutkultur, Bronchoskopie) ist in dieser Situation nicht unbedingt erforderlich, kann aber die Diagnose unterstützen.

Therapie mit Amoxicillin

Wie beurteilen Sie Ihre primär angesprochenen Differentialdiagnosen, welche noch nicht erwähnte Differentialdiagnose muß man zumindest in Betracht ziehen?

Aufgrund der febrilen Temperaturen und der fehlenden Hinweiszeichen auf eine Thrombose erscheint die Lungenembolie wenig wahrscheinlich. Auch für ein Bronchialkarzinom ergeben sich bei den akuten Entzündungszeichen wenig Hinweise, allerdings kann es auch einmal im Rahmen eines Bronchialkarzinoms zu einer begleitenden Pneumonie kommen, so daß diese Differentialdiagnose erst endgültig durch eine unauffällige Kontrollröntgenaufnahme nach Behandlungsende ausgeschlossen werden kann. Bei Nichtrauchern ist ein Bronchialkarzinom ohnehin wesentlich weniger wahrscheinlich als bei Rauchern.
Immer in Erwägung zu ziehen ist eine Tuberkulose, wobei allerdings die Lokalisation des Infiltrates und der klinische Verlauf völlig atypisch wären und somit die Tuberkulose aufgrund der Klinik ebenfalls wenig wahrscheinlich ist.

Wie unterscheidet man die Pneumonien, welche Ätiologie kennen Sie?

Klinisch unterscheiden wir zunächst zwischen typischen und atypischen Pneumonien. Außerdem ist zu beachten, ob Risikofaktoren (Herzinsuffizienz, chronische Bronchitis, Alkoholismus, Diabetes mellitus, Immunschwäche, Bettlägerigkeit, Niereninsuffizienz, Alter über 60 Jahre) vorliegen. Wichtig ist weiterhin die Differenzierung zwischen ambulant und nosokomial (im Krankenhaus) erworbenen Infektionen.
Typische Pneumonien sind durch einen meist akuten Beginn mit hohem Fieber, oft auch Schüttelfrost, reichlich purulentes Sputum, einen ausgeprägten Auskultationsbefund, ein dichtes Infiltrat im Röntgenbild und eine meist vorhandene Leukozytose gekennzeichnet. Pleuraergüsse sind häufig. Typische Pneumonien können sich als die klassische **Lobär- oder Segmentpneumonie** äußern. In diesem Fall läßt sich der charakteristische physikalische Befund mit verkürztem Klopfschall und Bronchialatmen erheben, radiologisch besteht ein dichtes, lobär oder segmental begrenztes Infiltrat. Bei der (heute häufigeren) **Bronchopneumonie** sind klinisch Rasselgeräusche (meist ohrnah oder klingend) zu auskultieren, im Röntgenbild ist das Infiltrat weniger kompakt und scharf begrenzt als bei der Lobärpneumonie, wenn auch weniger diffus als bei der atypischen Pneumonie.
Liegen keine Risikofaktoren vor, handelt es sich bei den Erregern meist um Pneumokokken, Hämophilus influenzae oder Enterobakterien. Bei Vorhandensein von Risikofaktoren, insbesondere auch bei nosokomialen Pneumonien, ist mit einem breiteren Keimspektrum mit gramnegativen Keimen oder anderen Problemkeimen zu rechnen.
Bei **atypischen Pneumonien** ist der Auskultationsbefund meist nur gering ausgeprägt, radiologisch findet sich eher eine diffuse, weniger dichte („milchglasartige") Verschattung der Lunge. Die klinischen Symptome sind weniger eindrucksvoll, eine Leukozytose ist seltener. Erreger sind oft Viren, Legionellen, Chlamydien oder bei Kindern Mykoplasmen.
Bei der **Friedländer-Pneumonie** handelt es sich um eine häufig bei Alkoholikern und Diabetikern auftretende Klebsiellen-Pneumonie, die gelegentlich zu kavernösen Einschmelzungen führen kann, im Gegensatz zur TBC aber vorwiegend in den Untergeschossen abläuft.
In unserem Fall ist der recht allmähliche Krankheitsbeginn nicht ganz charakteristisch, ansonsten liegt eindeutig eine typische Pneumonie vor, die ambulant er-

worben wurde. Die angesprochenen Risikofaktoren bestehen nicht. Daher ist mit dem o. g. Keimspektrum zu rechnen und die Therapie mit Amoxicillin erfolgversprechend.

▷ Verlauf

Das Fieber ist rasch rückläufig und nach zwei Tagen finden sich lediglich noch subfebrile Temperaturen bis 37,5°C. Klinisch bessert sich der Befund ebenfalls rasch, der Husten wird vorübergehend produktiv, die Hustenattacken lassen in ihrer Zahl jedoch deutlich nach und auch die Schmerzen sind rasch gebessert.
Bei einer Kontrolle der Laborwerte nach 5 Tagen ist die BKS mit 19/40 mm n.W. rückläufig, das CRP beträgt 41 mg/dl und die Leukozytenzahlen haben sich normalisiert (Leuko 7,8/nl).
Der Patient kann nach 10 Tagen beschwerdefrei entlassen werden.

Komplikationsloser Verlauf unter antibiotischer Therapie

Wann sollte eine radiologische Kontrollaufnahme des Thorax erfolgen?

Frühzeitige radiologische Kontrollen sind nur bei dem Verdacht auf Komplikationen (Abszeß, Pleuraempyem etc.) sinnvoll. Ansonsten sollte erst nach 2-3 Wochen eine Abschlußkontrolle (vor allem zu Ausschluß eines zugrundeliegenden Bronchialkarzinoms) durchgeführt werden. Die Röntgenkontrollaufnahme 10 Tage nach der Entlassung (also 3 Wochen nach Krankheitsbeginn) zeigt ein vollständig rückgebildetes Infiltrat bei unauffälligem Herz-Lungen-Befund. Somit ist die am Anfang angesprochene Differentialdiagnose eines Bronchialkarzinoms ebenfalls auszuschließen.

Quintessenz

Pneumonien sind auch heute noch häufige Infektionen und bedingen je nach Erscheinungsbild und Vorerkrankungen des Patienten eine mehr oder weniger ausgeprägte Gefährdung des Erkrankten. Aufgrund anamnestischer, klinischer und radiologischer Kriterien läßt sich eine Abschätzung des Keimspektrums vornehmen und so eine kalkulierte Antibiotikatherapie einleiten. Bei unkomplizierten Verläufen muß nicht unbedingt ein Keimnachweis geführt werden. Besteht bei vorgeschädigten Patienten und schweren Verläufen der Verdacht auf Problemkeime, sollte eine bakteriologische Diagnostik erfolgen (Bronchoskopie mit Mikroskopie und Kultur des Sekretes, Blutkultur). Meist muß eine breite antibiotische Therapie begonnen werden, die nach Keimidentifizierung deeskaliert werden kann.

33

Fall 33

▷ Anamnese

Ein 70jähriger Patient klagt seit 4 Wochen über zunehmende Atemnot, besonders beim Laufen und deutliche Gewichtszunahme. Die Beine würden immer dicker anschwellen. Seit einigen Tagen seien der Penis und das Skrotum angeschwollen. Er habe 20 kg in den letzten Wochen an Gewicht zugenommen.

▷ Frühere Anamnese

Seit Jahren ist ein Diabetes mellitus bekannt mit diabetischer Retinopathie, die vom Augenarzt behandelt wird. Seit 2 Jahren sei er nicht mehr so leistungsfähig wie früher und müsse beim Treppensteigen wegen Luftnot stehenbleiben. Es habe deshalb vom Hausarzt Herztabletten erhalten.

Medikation bei Klinikaufnahme: Lanitop® (β-Methyldigoxin) 1x1, Euglucon® 2-1-0 (Glibenclamid), Diabetes-Diät. Kein Alkoholkonsum angegeben, Nikotinkonsum bis vor einem Jahr.

▷ Aufnahmebefund

70jähriger Patient in gutem AZ und akut reduziertem KZ (173 cm, 87,4 kg); Haut und Schleimhäute bis auf gringe Lippenzyanose unauffällig, Belastungsdyspnoe, Sklerenikterus. Pupillen o.B. Zunge feucht, belegt. Rachenring o.B.; venöse Einflußstauung am Hals; keine Struma.

Lungen: beidseits Vesikuläratmen, links basal feinblasige feuchte RG's; rechts basal abgeschwächtes Atemgeräusch, perkutorisch rechts bis ins Mittelfeld reichende Dämpfung, Atemverschieblichkeit aufgehoben. Herz perkutorisch und auskultatorisch o.B.; Frequenz 120/min., Aktionen rhythmisch, Blutdruck 175/80 mmHg beidseits.

Bauchdecken weich, nicht gespannt, etwas Aszites, Leber 2 QF unter Rippenbogenrand tastbar, Milz nicht palpabel, Nierenlager beidseits frei, beiseits reponierbare Leistenhernien. Periphere Pulse bis auf A. tibialis posterior beidseits tastbar. Massive Beinödeme beidseits, Skrotal- und Penisödem, geringe Varikosis beidseits; neurologisch o.B.

Dyspnoe, Ödeme, Stauungsgeräusche über den Lungen, Pleuraerguß rechts

Welche Symptomatik steht im Vordergrund, welche Arbeitshypothese stellen Sie auf?

Im Vordergrund der klinischen Symptomatik stehen die Zeichen einer massiv dekompensierten Herzinsuffizienz mit generalisierten Ödemen, Lungenstauung und Verdacht auf rechtsseitigem Pleuraerguß (abgeschwächtes Atemgeräusch und gedämpfter Klopfschall).

Darüber hinaus besteht ein anamnestisch seit Jahren bekannter medikamentenpflichtiger Diabetes mellitus Typ II (bisher nicht insulinbehandelt). Die erhöhte Herzfrequenz spricht für eine adaptive Anpassung eines kontraktionsgeschwächten Herzens, das die Kreislaufverhältnisse nur durch Erhöhung der Herzfrequenz und nicht durch Vermehrung des Schlagvolumens aufrecht erhalten kann.

Welche Untersuchungen führen Sie im Rahmen der Primärdiagnostik durch?

- Röntgen-Thorax in 2 Ebenen: Stauung, Pleuraergüsse, Herzgröße?
- EKG: Rhythmus, Ischämie- oder Hypertrophiezeichen?
- Labor mit Blutbild, Elektrolyten, Kreatinin, Fetten, Bilirubin, Transaminasen,

Digoxinspiegel, Blutzuckertagesprofil, HBA1c-Wert, Blutgasanalyse
- Echokardiographie: systolische Funktion, Hypertrophie, Klappenfunktion?
- Sonographie: Aszites, Lebertextur, Gallenstauung oder -steine, Nieren, Gefäße, Venenstauung?

Wie beurteilen Sie das Röntgen-Bild?

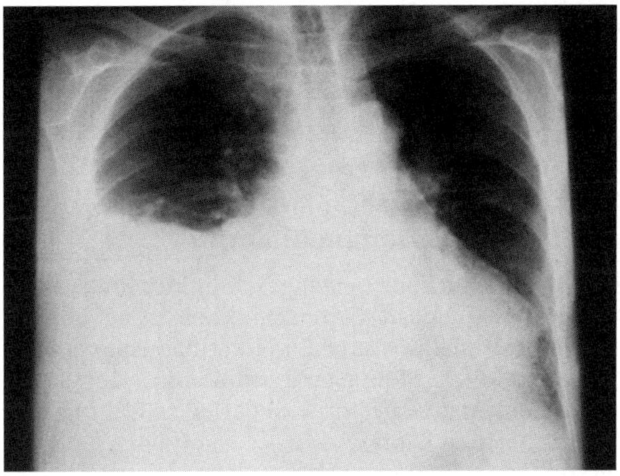

Die bis zur Thoraxmitte reichende rechtsseitige Verschattung entspricht am ehesten einem Pleuraerguß. Linker Pleurawinkel nicht ganz frei wie bei Randwinkelerguß. Allseitige Herzdilatation und Zeichen der Lungenstauung mit betonten Hilusgefäßen und vereinzelten Kerley-Linien, die jedoch auf dem Foto nicht deutlich erkennbar sind.
Die weiteren Untersuchungen ergaben folgende Ergebnisse:

EKG: regelmäßiger Sinusrhythmus, Herzfrequenz 96/min., Indifferenztyp, P 0,12, PQ 0,18, QRS 0,08, QT 0,36. Zögernde R-Progression über der Vorderwand. RS-Umschlag in V_4, SL-Index mit 4,4 mV positiv. Etwas muldenförmig gesenkte ST-Strecken in I-III und V_5 bis V_6, in II, III mit angedeutet präterminal negativem T. Doppelgipflige P-Welle in II, III, aVF. Insgesamt Zeichen der Linksherzyhypertrophie, P sinistrocardiale, Erregungsrückbildungsstörungen (DD hypertrophiebedingt, Digitaliseffekt, Durchblutungsstörungen)

Labor: BKS 15/29 mm n.W., Hb 14,8 g/dl, Hämatokrit 44,9%, Leukozyten 5,4/nl, Thrombozyten 221/nl, Ery 4,4/ul. Restliches Blutbild im Normbereich gelegen. Kreatinin 1,47 mg/dl, Harnstoff 47 mg/dl, Harnsäure 8,3 mg/dl, Gesamtbilirubin 2,25 mg/dl, direktes Bilirubin 0,9 mg/dl, GOT 24 U/l, GPT 41 U/l, γ-GT 61 U/l, LDH 52 U/l. Cholesterin 278 mg/dl, Triglyceride 327 mg/dl. Natrium 142 mmol/l, Kalium 4,2 mmol/l, Calcium 2,21 mmol/l HBA1c 9,6%, Digoxinspiegel 0,7 ng/ml. Blutzucker bei Klinikaufnahme 204 mg/dl. Im Urinstatus Glukoseausscheidung von etwa 100 mg/dl. Proteinurie von 3 g/l. In der Blutgasanalyse PO_2 50 mmHg, PCO_2 30 mmHg.

Echokardiographie: Es zeigt sich ein auf 42 mm vergrößerter linker Vorhof, ein mit 59 mm im enddiastolischen Durchmesser erweiterter linker Ventrikel mit globaler Hypokinesie und dadurch eingeschränkter linksventrikulärer Funktion (EF ca. 35%). Die Hinterwanddicke war mit 13 mm etwas erhöht. Das Septum mit 12 mm grenzwertig. An den Herzklappen unauffälliger Befund, kein Perikarderguß.

Radiologisch Lungenstauung und Pleuraergüsse bds., echokardiographisch globale Hypokinesie mit erniedrigter EF

Sonographie: Hierbei ergibt sich eine deutlich vergrößerte, homogen diffus verdichtete Leber mit den sonographischen Zeichen einer Fettleber; Lebervenen und V. cava erweitert. Als Nebenbefund findet sich ein kleiner Gallenstein in einer ansonsten unauffällig dargestellten Gallenblase. Die abführenden Gallenwege stellen sich unauffällig dar. Im Abdomen finden sich einzelne Aszitespfützen, die zu der Diagnose der globalen Herzinsuffizienz mit allgemeiner Überwässerung passen. Beide Nieren stellen sich in Form, Lage, Größe und Atemvariabilität regelrecht dar, der Parenchymsaum ist grenzwertig weit, was auf eine gewisse arteriosklerotische Nierenschädigung im Sinne einer Arterio-Arteriosklerose schließen läßt, für eine diabetische Nephropathie weniger typisch. Die Milz ist unauffällig, die Prostata mit 5x4x4 cm leichtgradig vergrößert. Großer Pleuraerguß rechts, Randwinkelerguß links.

Welche Arbeitsdiagnose stellen Sie, wie sehen Sie die pathophysiologischen Zusammenhänge?

1. Es besteht eine Herzinsuffizienz bei eingeschränkter linksventrikulärer Pumpfunktion. Die wahrscheinlichste Grundkrankheit ist bei den vorliegenden Risikofaktoren (Diabetes mellitus und Ex-Nikotinabusus) eine koronare Herzkrankheit (wahrscheinlich Mehrgefäßerkrankung). Gerade bei Diabetikern fehlt oft das Symptom Angina pectoris, so daß die KHK in Form einer Herzinsuffizienz manifest werden kann.
2. schlecht eingestellter medikamentös behandelter Diabetes mellitus
3. Das erhöhte Kreatinin und die Proteinurie können prärenal im Rahmen der Herzinsuffizienz erklärt werden, möglich ist auch eine diabetische Nephropathie mit Niereninsuffizienz im Stadium der kompensierten Retention.
4. gemischte Hyperlipidämie mit Hypercholesterinämie und sekundärer Hypertriglyceridämie im Rahmen des schlecht eingestellten Diabetes
5. erhöhte Leberwerte, die bei der Gesamtsituation am ehesten im Rahmen einer stauungsbedingten Leberschädigung zu sehen sind

Welche Therapie leiten Sie ein?

Als **erste Maßnahme** ist der Einsatz eines Diuretikums notwendig, wobei sich bei der massiven Ödembildung und einer notwendigen schnellen Wirksamkeit Schleifendiuretika anbieten. Wir beginnen die Therapie mit Furosemid mit einem Bolus von 40 mg i. v. und kontinuierlicher Gabe von 125 mg in 24 h (Perfusor). Die Ausschwemmung von Ödemen sollte nicht zu rasch folgen, da es sonst zu Kreislaufproblemen kommen kann. Anzustreben ist eine tägliche Gewichtsabnahmen von maximal einem Kilogramm. Die bereits eingeleitete Herzglykosidtherapie belassen Sie. In Hinblick auf die Niereninsuffizienz im Stadium der kompensierten Retention muß man beim therapeutischen Einsatz von Herzglykosiden Vorsicht walten lassen. Allerdings ist unser Patient mit seinem Digoxinspiegel am unteren therapeutischen Bereich gelegen, so daß bei versicherter regelmäßiger Tabletteneinnahme hier keine Gefahr einer Überdosierung vorliegt. Wegen der Hypoxie erfolgt eine O_2-Gabe von 2 l /min.
Zusätzlich geben wir zur Behandlung der Herzinsuffizienz einen **ACE-Hemmer** (z. B. Enalapril in einer Initialdosierung von 1x5 mg mit dem Ziel einer Dosissteigerung auf möglichst 10-20 mg).
Wegen der bekannten Varikosis, der Immobilisation und der gesteigerten Thromboseneigung unter einer diuretischen Therapie heparinisieren wir den Patienten mit einer Low-Dose-Gabe von 3x5000 Einheiten Heparin subkutan.

Eine stabile Diabeteseinstellung ist in der Akutsituation nicht möglich, so daß zusätzlich zur Behandlung mit Glibenclamid eine bedarfsadaptierte Gabe von Altinsulin je nach Blutzucker erfolgt. Eine Hypercholesterinämie stellt bei Diabetikern primär eine Indikation zur medikamentösen Cholesterinsenkung dar, wir beginnen daher eine Behandlung mit einem CSE-Hemmer.
Bei dem Patienten sollten Sie täglich das Gewicht kontrollieren, anfänglich mindestens 2tägige Elektrolyt- und Laborkontrollen durchführen.

▷ Verlauf

Unter der eingeleiteten Therapie kommt es innerhalb von 5 Tagen zu einer Gewichtsreduktion von insgesamt 5 kg. Die diuretische Therapie kann jetzt oral mit zunächst 80 mg Furosemid weitergeführt werden. Unter der diuretischen Therapie können in 18 Tagen 16 kg an Gewicht ausgeschwemmt werden. Die Ödeme sind nicht mehr nachweisbar, die Furosemidtherapie kann auf eine Tagesdosis von 40 mg reduziert werden. Die Blutdruckwerte liegen zwischen 130/80 und 140/90 mmHg, so daß die Dosis des ACE-Hemmers auf 10 mg, später auf 15 mg Enalapril erhöht werden kann. Die Serumelektrolyte sind bei den Kontrollen im Normbereich, der Kreatininwert geht auf 1,0 mg/dl zurück und liegt somit ebenfalls im Normbereich. Bilirubin und GOT normalisieren sich, GPT und γ-GT sind noch geringfügig erhöht. Eine Proteinurie, auch eine Mikroalbuminurie, sind nicht mehr nachweisbar.
Unter Fortführung der Sulfonylharnstofftherapie sind Blutzuckerwerte zwischen 250 und 350 mg/dl zu messen. Zu diesem Anstieg trägt sowohl die Immobilisierung als auch die Herzinsuffizienz (erhöhte Katecholaminspiegel) und der diabetogene Effekt der Saluretika bei. Zunächst wird je nach Blutzucker Altinsulin verabreicht, damit lassen sich die Blutzuckerwerte unter 250 mg/dl halten. Nach Rekompensation und Mobilisierung liegen die Nüchternwerte weiterhin über 200 mg/dl, so daß (auch unter Berücksichtigung des hohen HbA_{1c}-Wertes) eine Insulinbehandlung eingeleitet wird.

Unter diuretischer Therapie Ausschwemmen der Ödeme

Welche Art der Insulinbehandlung schlagen Sie dem Patienten vor?

Da der Patient über einen regelmäßigen Tagesablauf zu Hause berichtet und angibt, immer zur gleichen Zeit annähernd gleich große Mahlzeiten zu sich zu nehmen, bietet sich eine konventionelle Insulintherapie mit zweimaliger Gabe eines Mischinsulins an. Unter einer Therapie mit morgens 24 und abends 12 Einheiten einer Mischung von 30% Alt- zu 70% Depotinsulin und einer Diabetesdiät mit 14 BE liegen die Nüchternwerte zwischen 100 und 140 mg/dl, die postprandialen Blutzucker bei maximal 180 mg/dl.

Wie beurteilen Sie den Röntgen-Thorax-Befund im Vergleich zur Erstaufnahme?

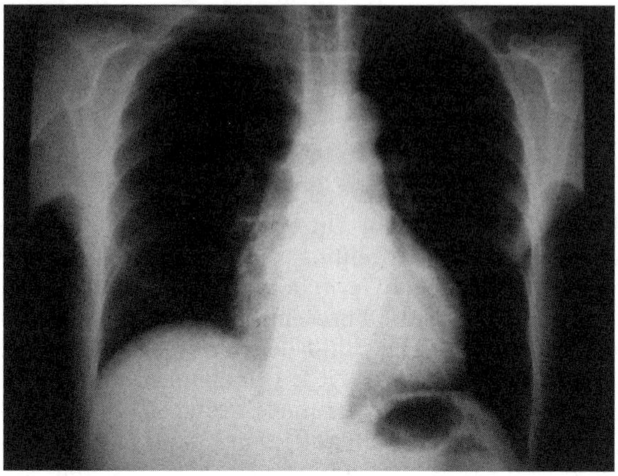

Röntgen-Thorax: Beide Randsinus frei. Völlige Rückbildung des rechtsseitigen Pleuraergusses, linksseitig ebenfalls kein Randwinkelerguß mehr nachweisbar. Die Zeichen der Lungenstauung sind verschwunden. Es findet sich noch ein allseits etwas verbreitertes, jedoch größenmäßig deutlich rückläufiges Herz.

Sind weiterführende Maßnahmen erforderlich?

Eine ätiologische Klärung des Syndroms Herzinsuffizienz sollte immer angestrebt werden und damit auch die Möglichkeit einer kausalen Therapie überprüft werden. In diesem Falle ist die wahrscheinlichste Grundkrankheit eine koronare Herzkrankheit, so daß evtl. die Möglichkeit einer Revaskularisation besteht. Dazu wird zunächst nach Myokardischämien gesucht; die einfachste Methode dazu ist ein Belastungs-EKG.

Belastungs-EKG: Nach einer stufenweisen Steigerung der Belastung muß bei 100 Watt wegen Atemnot abgebrochen werden, Angina pectoris tritt nicht auf. Im EKG zeigen sich allerdings ST-Streckensenkungen bis 0,3 mVolt in $V_4 - V_6$.

Welche Konsequenz ziehen Sie aus diesem Belastungs-EKG?

Es bestehen Ischämien, die nach Möglichkeit beseitigt werden sollten. Eine invasive Diagnostik (Koronarangiographie) ist also indiziert.

ST-Streckensenkung im Belastungs-EKG, angiographisch Drei-Gefäß-Erkrankung, Operationsindikation

Koronarangiographie: Koronare Drei-Gefäß-Erkrankung mit 70-80%igen Stenosen. Aufgrund der Koronarmorphologie, aber auch wegen der eingeschränkten linksventrikulären Funktion, der durchgemachten Dekompensation und dem Ischämienachweis im Belastungs-EKG sowie des Diabetes mellitus ist eine operative Revaskularisation indiziert.

▷ Weiterer Verlauf

Der Patient wird in eine thoraxchirurgische Abteilung verlegt. Nach erfolgreicher Bypassoperation erfolgt eine Anschlußheilbehandlung in einer entsprechend ausgestatteten Reha-Klinik.

Welche Dauertherapie empfehlen Sie?

Aus prognostischen Gründen sind ACE-Hemmer in einer möglichst hohen Dosis, Betablocker und ASS sinnvoll, außerdem (bezüglich der Risikofaktoren) ein CSE-Hemmer und die Insulinbehandlung. Die diuretische Therapie kann sich nach den Symptomen richten und sollte möglichst niedrig dosiert werden.

Welche endgültigen Diagnosen stellen Sie?

- Herzinsuffizienz bei koronarer Drei-Gefäß-Erkrankung
- Diabetes mellitus Typ II
- Hypercholesterinämie und Exnikotinabusus als Risikofaktoren

Quintessenz

Eine hydropisch dekompensierte Herzinsuffizienz erfordert zunächst eine symptomatische Therapie, vor allem mit Diuretika. Die Klärung der Ursache ist immer anzustreben, damit nach Möglichkeit eine kausale Behandlung durchgeführt werden kann. Medikamente mit prognostischer Bedeutung sind ACE-Hemmer und Betablocker, aus symptomatischen Gründen sind Digitalis und eventuell Diuretika sinnvoll.

Fall 34

Leistungsknick und Herzrasen seit einigen Monaten, tachyarrhythmischer Puls

▷ Anamnese

Ein 50jähriger Mann (Fabrikarbeiter) fühlt sich seit einigen Monaten nicht mehr so leistungsfähig wie früher. Er verspüre manchmal Herzrasen und eine gewisse Pulsunregelmäßigkeit. In der letzten Zeit habe er häufig ein Druckgefühl über der Brust. Ansonsten sei er noch nie krank gewesen. Auf Frage zweimalige Nykturie. Nikotingenuß verneint, Alkoholbedarf 3 Flaschen Bier pro Tag.

▷ Aufnahmebefund

50jähriger Patient in gutem AZ und EZ; Haut und Schleimhäute unauffällig, kein Ikterus, keine Dyspnoe, keine Zyanose; kleine Struma diffusa colli, keine Einflußstauung. Lungen perkutorisch und auskultatorisch o.B.; Herzfrequenz 130/min., Herzaktionen arrhythmisch, Herztöne rein. Kein pathologisches Geräusch auskultierbar. RR beidseits 140/90 mmHg. Abdominalbefund unauffällig, Leber und Milz nicht palpabel; Nierenlager beidseits frei; Extremitäten frei beweglich und Pulsstatus o.B., grob neurologisch unauffällig, keine Ödeme oder Varizen.

Was ist Ihre Verdachtsdiagnose?

Klinisch besteht eine Arrhythmia absoluta, wobei Sie die Herzrhythmusstörungen am besten mittels eines EKGs beurteilen können. Insofern sollten Sie umgehend ein EKG ableiten.

Wie beurteilen Sie das folgende EKG?

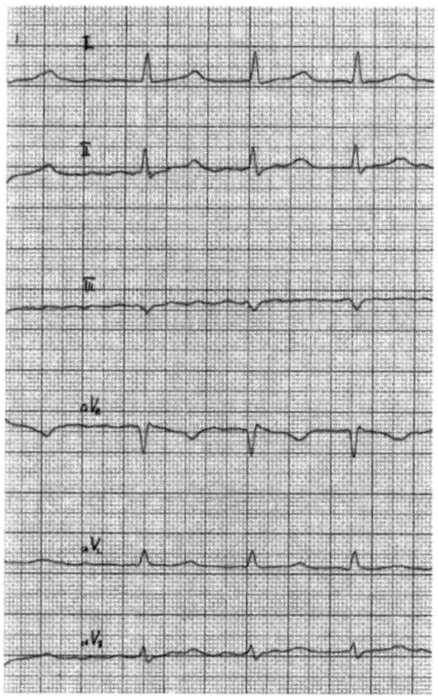

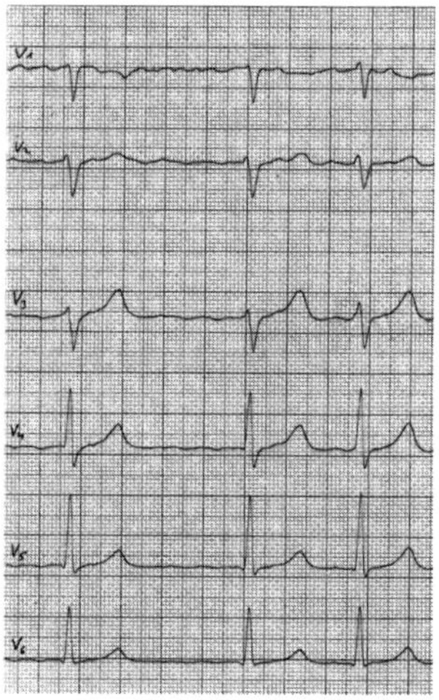

EKG-Befund: Auf dem abgebildeten EKG-Streifen handelt es sich um eine Passage mit in etwa normfrequenter Arrhythmia absoluta bei Vorhofflimmern/-flattern. Es besteht ein Linkstyp, eine über der Vorderwand zögerliche R-Progression sowie eine weitgehend unauffällige Erregungsrückbildung. Hinweise auf KHK-verdächtige Kammerendteilveränderungen liegen nicht vor. Die Kammerkomplexe sind unauffällig, keine ventrikulären Extrasystolen. Die nachfolgenden Kammeraktionen weisen eine Frequenz um 130 bis 150 auf, so daß sich eine Mittelfrequenz von etwa 130/min. ergibt.

Welche Diagnose stellen Sie?

Die Diagnose lautet Tachyarrhythmia absoluta bei Vorhofflimmern.

Welche Ursachen für Vorhofflimmern kennen Sie? Wie kann man einige davon erfassen?

Ursachen der Arrhythmia absoluta bei Vorhofflattern/-flimmern und aufschlußreiche Untersuchungen:

- Vitien (am häufigsten Mitralstenose): Auskultations-, Echokardiographie- und Röntgenbefund
- Myokardinfarkt: Klinik, EKG-Veränderung, Enzymmuster
- koronare Herzkrankheit: Zunahme oder Auftreten von Ischämiezeichen im Belastungs-EKG
- (rheumatische) Myokarditis: BKS und Leukos, ASL, C-reaktives Protein und kardiotrope Viren
- Hyperthyreose: TSH-Test, (T3, T4)
- hypertensive Herzkrankheit: Vorgeschichte, Echo
- Sinusknotensyndrom: Vorgeschichte (liegt ein permanentes Vorhofflimmern vor, kann ein Sinusknotensyndrom nicht mehr diagnostiziert werden)
- Kardiomyopathien: Echo
- „idiopathisches Vorhofflimmern“: Ausschlußdiagnose

Welche weiteren Untersuchungen veranlaßten Sie?

- Echokardiographie
- Labor mit Gerinnungswerten, Schilddrüsenhormonen
- Belastungs-EKG
- Röntgen-Thorax-Untersuchung

Ergebnisse

Labor: BKS 1/3 mm n.W., Hb 16,4 g/dl, HKT 45,2%, Leukozyten 5,8/nl, restliches Blutbild im Normbereich. CRP 2 mg/l, Antistreptolysintiter 84 U/l, Kreatinin, Harnstoff, Harnsäure, Leberenzyme, Serumelektrolyte sämtlich im Normbereich gelegen, Quick 100%, Thrombozyten 320/nl, PTT 26 sec., TSH basal 0,8 mU/ml, T3 1,7 ng/ml, T4 9,7 µg/dl, sämtlich im Normbereich gelegen.

Echokardiographie: Hierbei zeigt sich ein normal weiter linker Ventrikel mit regelrecht dicker linksventrikulärer Muskulatur. Der linke Vorhof ist mit 42 mm etwas erweitert. Rechte Herzhöhlen nicht erweitert. In den Vorhöfen keine Thrombenbildungen erkennbar.

Belastungs-EKG: Belastbarkeit bis 125 Watt, Frequenzanstieg bis auf 150/min., keine Angina pectoris, keine EKG-Veränderungen

Röntgen-Thorax: unauffällige Herzfigur; Zwerchfell und Lungen o.B.

Normales Echo und Belastungs-EKG, normale Schilddrüsen-Stoffwechsellage

Welchen Schluß ziehen Sie aus den Untersuchungsergebnissen?

Eine augenfällige Ursache der Arrhythmia absoluta findet sich bei unserem Patienten nicht: Eine Hyperthyreose als Ursache kann ausgeschlossen werden. Ebenso eine rheumatische Myokarditis (unauffällige Entzündungswerte, regelrechtes Echokardiogramm). Auch ein Klappenfehler ist aufgrund der Klinik und des Echokardiogramms auszuschließen. Gleiches gilt für den Myokardinfarkt und die Kardiomyopathie. Für eine koronare oder hypertensive Herzkrankheit findet sich ebenfalls kein Anhalt. Insofern besteht ein idiopathisches Vorhofflimmern.

Welche Therapie leiten Sie ein?

Die in solchen Fällen beklagten Symptome werden in erster Linie durch die Tachykardie hervorgerufen. Erste therapeutische Maßnahme ist also eine Frequenzsenkung durch Verlangsamung der AV-Überleitung. In diesem Sinne wirksame Medikamente sind Digitalisglykoside, Ca.-Antagonisten (vom Verapamil-Typ) und Betablocker. Digitalispräparate sind bei normaler linksventrikulärer Funktion weniger günstig, da die Frequenzkontrolle meist nur in Ruhe und nicht unter Belastung ausreichend ist, außerdem wird die Flimmerschwelle des Vorhofmyokards eher gesenkt. Wegen der guten Kombinierbarkeit mit Klasse-I-Antiarrhythmika wird eine Betablockertherapie mit 2 x 50 mg Atenolol eingeleitet.

Ist eine Antikoagulation erforderlich?

Bei einem mehr als wenige Tage bestehendem Vorhofflimmern besteht prinzipiell immer die Gefahr von Embolien durch Ausschwemmung von Thromben aus dem linken Vorhof. Wie groß dieses Risiko ist, hängt vom Alter des Patienten, der Vorgeschichte und der Grundkrankheit ab. Ein sehr hohes Risiko besteht bei der Mitralstenose. Beim „nicht valvulären" Vorhofflimmern steigt das Risiko mit zunehmendem Alter, mit dem Vorliegen einer Hypertonieanamnese sowie bei eingeschränkter linksventrikulärer Funktion. In diesem Fall liegt offenbar ein idiopathisches Vorhofflimmern vor, so daß im Alter von 50 Jahren zunächst eine Antikoagulation nicht unbedingt erforderlich ist. Allerdings ist gerade zum Zeitpunkt einer Konversion zum Sinusrhythmus die Emboliegefahr wieder höher. Vor einem Rhythmisierungsversuch sollte mindestens drei Wochen lang eine effektive Antikoagulation bestehen. Nur wenn mittels TEE ein Vorhofthrombus ausgeschlossen wurde, kann auch nach kürzerer Antikoagulation rhythmisiert werden. Auch dann muß während und drei Wochen nach Rhythmisierung noch antikoaguliert werden.

Ist ein Rhythmisierungsversuch sinnvoll?

Die Chance einer dauerhaften Rhythmisierung hängt von der Dauer des Vorhofflimmerns, der kardialen Grundkrankheit und der Größe der Vorhöfe ab. In diesem Fall besteht das Vorhofflimmern wohl seit einigen Monaten, der linke Vorhof ist nur gering vergrößert, eine Grundkrankheit besteht nicht. Ein Rhythmisierungsversuch erscheint daher erfolgversprechend. Primär sollte man einen medikamentösen Rhythmisierungsversuch starten und die elektrische Kardioversion erst beim Scheitern der medikamentösen Maßnahmen anstreben.

Wie gehen Sie therapeutisch bei der medikamentösen Kardioversion vor?

Zunächst wird eine Antikoagulation begonnen. Wegen des rascheren Wirkungseintritts beginnen wir mit einer Heparinisierung. Therapieziel ist die Verlängerung der Thrombinzeit auf das 2-3fache. Die Gerinnung sollte mindestens einmal täglich während der Therapie kontrolliert werden. Parallel dazu kann bereits die Cumarintherapie eingeleitet werden.

Zur Beschleunigung der Verfahrens wird eine transösophageale Echokardiographie durchgeführt:

Transösophageale Echokardiographie (TEE): Keine Thromben in den Vorhöfen und in den Herzohren, auch ein sogenanntes Sludge-Phänomen (Spontanechos oder „smoke") war nicht nachweisbar. Dieses findet man häufig bei Patienten mit Vorhofflimmern, da es hierdurch zu einer vermehrten Blutstase und dadurch bedingt zu einer Hyperkoagulabilität der Blutsäule kommt. Auch sonst keine neuen Aspekte im Vergleich zu transthorakalen Echokardiographie.
Nun können Sie mit der medikamentösen Kardioversion beginnen. Der Patient erhält dazu einen Bolus eines Klasse-I-Antiarrhythmikums. Alternativ wäre auch ein Betablocker mit einer antiarrhythmischen Wirkung der Klasse IV (Sotalol) in Frage gekommen. In diesem Fall verabreichen wir 300 mg Flecainid zusätzlich zur Betablockertherapie. Drei Stunden nach der Einnahme läßt sich am Monitor ein Umschlagen zum Sinusrhythmus beobachten.

Nach Ausschluß von Vorhofthromben medikamentöse Rhythmisierung unter einer effektiven Antikoagulation

▷ Weiterer Verlauf

Bei allen weiteren Kontrollen liegt ein regelmäßiger Sinusrhythmus vor. Als Rezidivprophylaxe wird die Behandlung mit Flecainid (2x100 mg) fortgesetzt. Möglich ist auch eine Kombination mit einem Betablocker, z. B. bei einem Rezidiv unter der Monotherapie. Die Antikoagulation wird mit Marcumar® fortgesetzt. Nach drei Wochen läßt sich weiterhin ein stabiler Sinusrhythmus dokumentieren, echokardiographisch hat sich die mechanische Vorhoffunktion erholt (A-Welle des diastolischen Mitralflusses). Die Antikoagulation kann jetzt beendet werden, so daß lediglich eine Monotherapie mit Flecainid besteht.

Rezidivprophylaxe mit einem Klasse-Ic-Antiarrhythmikum

Was hätten Sie gemacht, wenn der Patient unter der medikamentösen Therapie nicht in den Sinusrhythmus umgeschlagen wäre?

In diesem Fall hätte man die Antikoagulation belassen und eine elektrische Kardioversion durchgeführt. Da diese Maßnahme nach antiarrhythmischer Vorbehandlung höhere Erfolgsaussichten hat, kann eine Therapie mit z. B. 2x100 mg Flecainid zum Zeitpunkt der Kardioversion beibehalten werden und (wenn diese erfolgreich war) als Rezidivprophylaxe fortgeführt werden. Kommt es nach elektrischer Kardioversion und Unterstützung des Sinusrhythmus mit antiarrhythmisch wirkenden Medikamenten innerhalb kurzer Zeit wieder zum Auftreten einer Arrhythmia absoluta, wird die Antikoagulation fortgesetzt, um die häufigsten Komplikationen der Arrhythmia absoluta, die Embolie, zu vermeiden. Außerdem ist meist eine frequenzkontrollierende Therapie erforderlich.

Quintessenz

Ein Vorhofflimmern mit absoluter Arrhythmie kommt bei fast allen kardialen Erkrankungen vor, insbesondere, wenn eine Vorhofdilatation besteht. Eine häufige extrakardiale Ursache ist die Hyperthyreose. Findet sich keine Ursache, liegt ein idiopathisches Vorhofflimmern vor. Die Beschwerdesymptomatik wird überwiegend durch die (bei normaler Funktion des AV-Knotens immer bestehende) Tachyarrhythmie hervorgerufen, daher ist eine frequenzsenkende Therapie erforderlich. Unter Abwägung von Nutzen und Risiko muß man über die Indikation zu einer Rhythmisierung entscheiden. Notwendig ist im allgemeinen auch eine Antikoagulation, deren Indikation sich nach der Abwägung von Embolie- zu Blutungsrisiko richtet.

35

Chronische Dyspnoe, zunehmende Verschlechterung seit vier Wochen, mit Vermehrung und Verfärbung des Sputums einhergehend. Emphysemthorax, hypersonorer Klopfschall, verlängertes Exspirium mit Giemen und Brummen, Fieber

Fall 35

▷ Anamnese

Ein 58jähriger Patient klagt seit etwa 4 Wochen über zunehmende Atemnot und Müdigkeit. Es gäbe Tage, an denen er kaum Luft bekäme. Er sei deshalb schon beim Hausarzt gewesen und habe Euphyllin®-Tabletten, Sanasthmyl® und Berotec®-Spray verordnet bekommen. Seit 1 Woche habe er zunehmend Husten und gelblich-grünen Auswurf. Morgendlichen Husten und Auswurf habe er schon seit vielen Jahren, seit 8 Jahren leide er häufig unter Atemnot, die meist im Herbst am schlimmsten sei. Nikotinabusus von etwa 10 Zigaretten täglich.

▷ Aufnahmebefund

58jähriger Mann in gutem EZ und reduziertem Kräftezustand. Haut trocken, warm. Schleimhäute o.B., Lippenzyanose, massive Ruhedyspnoe, NAP frei, Pupillenreaktion seitengleich, prompt; beidseitige Halsvenenstauung, keine Struma. Symmetrischer, starrer, glockenförmiger Thorax; über beiden Lungen hypersonorer Klopfschall, keine Dämpfung, Verschieblichkeit der unteren Lungengrenzen bei Zwerchfelltiefstand 1/2 QF; über beiden Lungen diffuses Giemen und Brummen (exspiratorisch > inspiratorisch). Herztöne rein, keine pathologischen Geräusche auskultierbar. HF 120/min., rhythmisch, RR 145/85 mmHg. Abdomen o.B.; reizlose Appendektomienarbe, Leber und Milz nicht palpabel; kein Klopfschmerz über WS; Extremitäten frei beweglich; leichte Varikosis beider Unterschenkel; peripherer Pulsstatus und neurologische Untersuchung unauffällig. Körpertemperatur 38,5°C.
Während der Untersuchung kommt es zu einem Hustenanfall, in dessen Folge der Patient kaum noch Luft bekommt, hochgradig tachy- und dyspnoisch wird → starke Zyanose, Angst- und Erregungszustand.

Welche Verdachtsdiagnose stellen Sie?

Die Diagnose lautet akut entzündlich exazerbierte chronisch-obstruktive Lungenerkrankung (COLD).

Welche Soforttherapie leiten Sie ein? Welche Untersuchungen veranlassen Sie?

Wir legen einen peripheren venösen Zugang, nehmen Blut zur Laboruntersuchung ab und geben sofort 250 mg Solu-Decortin H® (Prednisolon) i. v. Über Nasensonde geben wir 6 l Sauerstoff/min. und legen über den venösen Zugang eine Theophyllininfusion (Dosierung 1 mg/kg und Stunde) über einen Perfusor an.

Untersuchungen:

Röntgen-Thorax und EKG, Blutgasanalyse

Ergebnisse

Labor: BKS 20/52 mm n.W., Hb 16,0 g/dl, Hämatokrit 66,8%, Leukozyten 14,2/nl, Thrombozyten 274/nl. Im Differentialblutbild relative Vermehrung der Granulozyten auf 75% und entsprechende Reduktion der Lymphozyten. CRP 24 mg/l. Übriges Routinelabor unauffällig. Die Blutgasanalyse zeigt eine geringfügige Erhöhung des PCO_2-Drucks bei einem PO_2 von 50 mmHg unter O_2-Gabe, regelrechter Säure-Basen-Haushalt .

Wie beurteilen Sie den folgenden Röntgen-Thorax und das EKG?

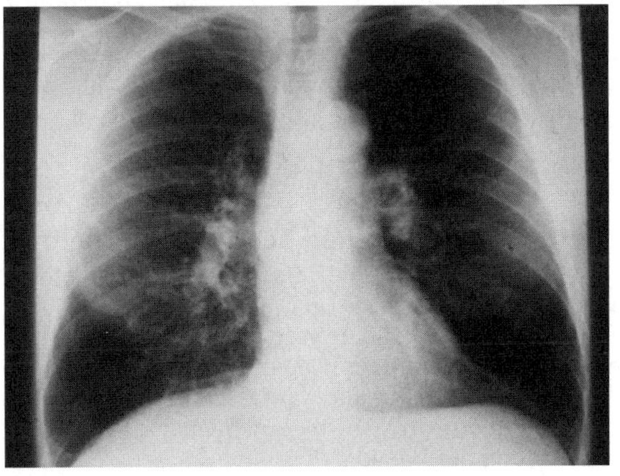

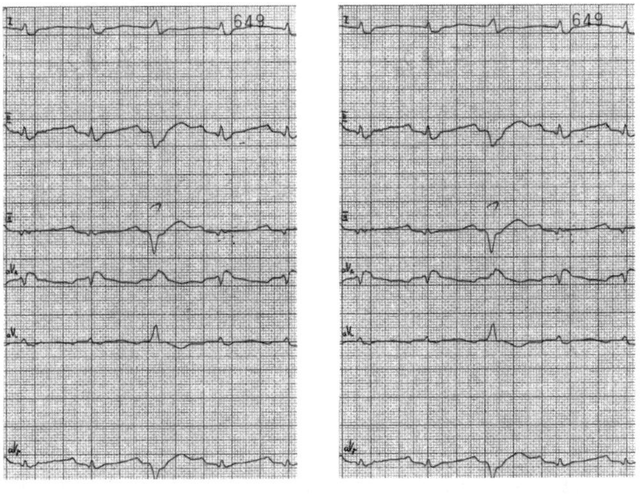

Rö-Thorax: Beide Zwerchfellhälften glatt begrenzt, Randsinus frei, unauffällige Herzfigur, Lungenperipherie frei von frischen Infiltraten oder Rundherden. Betonte Pulmonalgefäße.

EKG: HF 125/min., Indifferenztyp; betontes P in II, III, aVF, periphere Niedervoltage, inkompl. Rechtsschenkelblock v. Wilsontyp mit blockspezifischen Erregungsrückbildungsstörungen. Beurteilung: Zeichen der Rechtsherzbelastung (Cor pulmonale), 1 VES.

Leukozytose, CRP-Erhöhung; Hypoxämie; im EKG Rechtsherzbelastung, radiologisch keine Infiltrate

Welche Diagnose stellen Sie nach Kenntnis der gesamten Befunde?

Die chronisch-obstruktive Lungenerkrankung unterscheidet sich in Pathogenese, Symptomatik und Therapie vom Asthma bronchiale, so daß die Differenzierung wichtig ist. In diesem Falle ist die geschilderte Symptomatik mit dem über

Jahre bestehenden morgendlichen Auswurf typisch für eine chronische Bronchitis. Dazu paßt auch der Nikotinkonsum, der bei unserem Patienten anamnestisch seit dem 15. Lebensjahr besteht und zwischen 20 und 40 Zigaretten/Tag über letztendlich 43 Jahre beträgt. Eine Asthmaanamnese mit Asthmaanfällen und einer allergischen Diathese fehlt.
Hier können wir also die Diagnose einer chronisch-obstruktiven Lungenerkrankung bei bekanntem Nikotinabusus mit akuter infektbedingter Exazerbation stellen.

Welche weiteren diagnostischen Schritte unternehmen Sie?

- Lungenfunktionsprüfung (nach Abklingen der akuten Symptomatik)
- Echokardiogramm: Rechtsherzbelastung?

Die **Lungenfunktionsprüfung** zeigt eine grenzwertig erniedrigte Vitalkapazität, eine deutlich erniedrigte Ein-Sekunden-Kapazität (1,2 l entspricht 45% der Norm) sowie eine erhöhte Resistance. Totalkapazität und Residualvolumen sind ebenfalls erhöht. Der Befund entspricht einer erheblichen obstruktiven Ventilationsstörung mit Überblähung der Lunge.
Echokardiographisch findet sich eine Vergrößerung des rechten Ventrikels auf 34 mm, nach der Trikuspidalinsuffizienz läßt sich ein rechtsventrikulärer Druck von etwa 50 mmHg abschätzen.

FEV1 1,2 l; echokardiographisch Vergrößerung des rechten Ventrikels mit Druckerhöhung

Wie therapieren Sie?

Basis der Therapie ist (neben der O_2-Gabe) eine inhalative Behandlung mit einem langwirksamen $Beta_2$-Mimetikum (z. B. Formeterol). Zusätzlich kann bedarfsweise ein kurzwiksames $Beta_2$-Mimetikum (z. B. Fenoterol) gegeben werden. Da die systemische Gabe eines Glukokortikoids gute Wirksamkeit gezeigt hat, ist eine topische Kortisontherapie sinnvoll. Wir stellten den Patienten auf ein inhalatives Glukokortikoid (Budesonid = Pulmicort® Turbohaler 2x2 Hub) ein. Anamnese, Fieber und Sputumverfärbung sprechen zusammen mit den humoralen Entzündungszeichen für einen akuten Infekt, so daß eine antibiotische Therapie in diesem Fall indiziert ist. Da die Behandlung möglichst rasch eingeleitet werden sollte und mikrobiologische Sputumuntersuchungen oft unzuverlässig sind, wird eine kalkulierte Therapie mit Ampicillin in Verbindung mit einem Betalaktamasehemmer i. v. begonnen.
Unter der Therapie kommt es zu einer raschen Besserung der Symptomatik, so daß wir die parenterale Theophyllin-Therapie am 2. Tag des Klinikaufenthaltes wieder absetzen können und auf eine orale Gabe umstellen.
Bei der **Auskultation** läßt sich nur noch in den basalen Lungenabschnitten ein diskretes Giemen und Brummen nachweisen. Das Exspirium ist noch geringfügig verlängert, eine nennenswerte Bronchospastik liegt nicht vor. Auch die Herzfrequenz hat sich mittlerweile auf 75/min. reduziert. Nach 4 Tagen ist das Sputum wieder weißlich gefärbt. Die Entzündungszeichen bilden sich zurück. Die antibiotische Therapie kann nach drei Tagen auf eine orale Gabe umgestellt werden und wird für insgesamt eine Woche beibehalten.
Darüber hinaus wird dem Patienten dringend nahegelegt, den Nikotinkonsum einzustellen, da das Rauchen zu einer ständigen Reizung der Bronchialschleimhaut führt und dort entzündliche Prozesse auslöst, die eine chronische Entzündung unterhalten können und zusätzlich die Zilien des Bronchialsystems schädigt. Hierdurch kommt es zu einer Dyskrinie und einer verschlechterten Selbstreinigungskraft der Bronchien, die zu einem Sekretstau und zu einer vermehrten Bronchospastik führen können.

Auch nach **klinischer Besserung** ist lungenfunktionsanalytisch nur eine geringfügige Besserung erkennbar, in der Blutgasanalyse (ohne O_2-Gabe) liegt weiterhin eine Erniedrigung des PO_2 vor, die sich unter O_2-Inhalation normalisiert.

Antibiotische Behandlung, Sauerstoffgabe, antiobstruktive Therapie mit inhalativen Beta-2-Mimetika und Theophyllin, topische und systemische Kortisontherapie

Wie sehen Sie die Prognose? Was empfehlen Sie bei Entlassung?

Eine Aufgabe des Rauchens verbessert die Prognose wesentlich. Ansonsten wird die Prognose vom Ausmaß der Lungenfunktionseinschränkung (vor allem von der Erniedrigung der FEV1), der Gasaustauschstörung sowie der kardialen Komplikationen bestimmt. In diesem Falle liegt eine erhebliche Lungenfunktionsstörung mit respiratorischer Partialinsuffizienz und Cor pulmonale vor, so daß eine deutliche Prognoseeinschränkung vorliegt.
Bei jeglicher Verschlechterung der Symptomatik bzw. einer Verfärbung des Sputums sollte sich der Patient umgehend bei seinem Hausarzt vorstellen, damit jegliche akute entzündliche Exazerbation antibiotisch behandelt werden kann.

Welche Dauertherapie empfehlen Sie?

Wichtigste Grundlagen der Behandlung sind die häusliche Fortführung der O_2-Therapie sowie die inhalative Gabe von $Beta_2$-Mimetika (Basistherapie mit langwirksamen, Bedarfstherapie mit kurzwirksamen Präparaten). Bei guter Wirksamkeit einer systemischen Kortisontherapie im Akutfall ist als Dauerbehandlung eine topische Gabe indiziert. Die systemische Kortisontherapie sollte auf die Akutsituation beschränkt werden, dann sind auch hohe Dosen unproblematisch. Dagegen ist eine Kortisondauertherapie wegen der Nebenwirkungen auch in geringen Dosen nach Möglichkeit zu vermeiden. Erst als nächster Schritt ist dann eine orale Theophyllinbehandlung zu erwägen.

Quintessenz

Eine chronisch-obstruktive Lungenerkrankung entwickelt sich meist in Folge einer chronischen Bronchitis, oft bei Rauchern. Im Gegensatz zu Asthma bronchiale stehen als Ursache der Bronchialobstruktion vermehrte Schleimbildung und Verlust von Lungenstruktur im Vordergrund. Die Prognose wird vom Ausmaß der Ventilationsstörung, der Gasaustauschstörung und der Rechtsherzbelastung bestimmt. Entzündliche Exazerbationen müssen antibiotisch behandelt werden, ansonsten sind eine antiobstruktive sowie bei Hypoxämie eine O_2-Therapie erforderlich.

Fall 36

36

Linksseitige Flankenschmerzem mit Ausstrahlung in die Genitalregion, Pollakisurie, klopfschmerzhaftes linkes Nierenlager

▷ Anamnese

Ein 36jähriger Mann kommt wegen an Intensität zunehmender Flankenschmerzen links, die in Leiste und Hoden ausstrahlen, in die Klinik. Zudem habe er häufig Urindrang, wobei kaum Urin produziert wird. Kein Brennen beim Wasserlassen (auf Frage).

▷ Aufnahmebefund

36jähriger Mann in gutem EZ und reduziertem Kräftezustand klagt bei der Untersuchung über obige Beschwerden; krümmt sich dabei vor Schmerzen. Körperliche Untersuchung bis auf intensiv druck- und klopfschmerzhaftes Nierenlager links unauffällig. Herzfrequenz 95/min., RR 120/80 mmHg.

Welche Prima-vista-Diagnose stellen Sie?

Die geschilderte Klinik ist typisch für eine Nierenkolik. Häufig klagen die Patienten neben einem Klopf- und stumpfem Dauerschmerz über wellenartig verstärkte Beschwerden. Häufig besteht eine Hämaturie. Begleiterscheinungen sind oft Brechreiz und ein Subileuszustand.
Differentialdiagnostisch sind eine akute Lumbalgie, eine akute Pankreatitis und ein Ulcus ventriculi zu bedenken, in dem vorliegenden Fall aber wegen der klassischen Symptomatik an sich eher auszuschließen.
Theoretisch möglich wäre ein durch einen anderen Nierenprozeß bedingter Schmerz, beispielsweise durch Verlegung des ableitenden Harnwegssystems durch eine abgegangene Papillennekrose, einen Blutkoagel oder einen Tumor. Auch ein Niereninfarkt kann eine ähnliche Symptomatik auslösen, führt aber regelmäßig zu einer Hämaturie.

Was unternehmen Sie therapeutisch zur Behandlung der Akutsituation sofort? Wie schätzen Sie die Primärsituation ein?

Erstmaßnahme ist die Gabe eines Analgetikums, wobei wir uns wegen der konstriktiven Wirkung von Opiatderivaten auf die Sphinkteren zur Gabe eines peripher wirkenden Analgetikums entschließen. Wir injizieren 1 Ampulle Metamizol® (Baralgin®) langsam i. v. und verabreichen zusätzlich ein Spasmolytikum (1 Ampulle N-Butylscopolamin (Buscopan®)) à 20 mg. Die Injektionen werden durch eine vorher angelegte Verweilkanüle in einer peripheren Vene appliziert. Danach beginnen wir eine Infusionstherapie mit Kochsalzlösung, wobei wir bei regelrechten Herz-Kreislauf-Verhältnissen und fehlender Anamnese von kardialen Komplikationen eine tägliche Infusion von 3 l Kochsalzlösung planen.

Welche Untersuchungen führen Sie sofort durch?

- Oberbauchsonographie
- Labor mit Kreatinin und Entzündungszeichen, Urinuntersuchung inklusive Urinkultur zum Ausschluß eines begleitenden Harnwegsinfekts
- Röntgen-Leeraufnahme der Nieren und Infusionsurogramm

In der Sonographie erkennt man ein etwas erweitertes Nierenbecken links bei ansonsten regelrechtem Befund. Ein Hinweis auf ein zusätzliches Konkrement im Bereich der linken oder rechten Niere ergibt sich nicht. Die Sonographie zeigt ansonsten unauffällige Befunde.

Labor: BKS 12/28 mm n.W., Hb 15,7 g/dl, Leukozyten 9,9/nl, Restblutbild im Normbereich. Kreatinin 1,2 mg/dl, Harnstoff 38 mg/dl, Elektrolyte und restliche Laborwerte im Normbereich.
Urinstatus: pH 5, Eiweiß +; in Sediment 12-15 Erys, Bakt. +, 2-3 Leukos, 1-2 Plattenepithelien; Restprogramm o.B.

Was sehen Sie auf dem I.-v.-Urogramm?

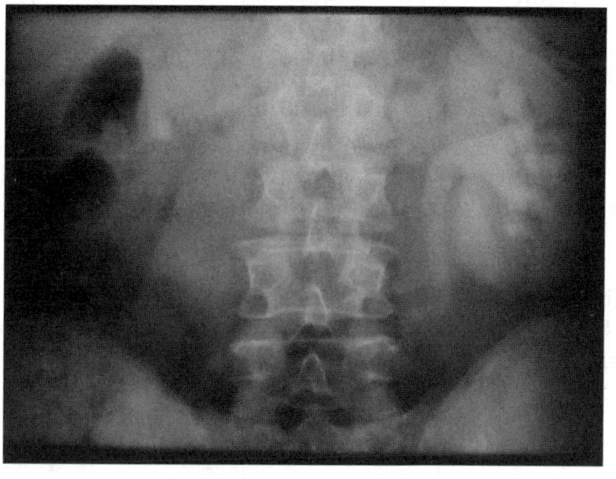

Auf der Röntgen-Leeraufnahme beider Nieren ergibt sich auf der linken Seite ein Verdacht auf ein kleines prävesikales Konkrement. In dem dargestellten I.v.-Urogramm, 15 min. nach Gabe des Kontrastmittels, ist die rechte Niere bereits wieder entleert, linksseitig findet sich ein etwas gestautes Nierenbeckenkelchsystem sowie ein etwas erweiterter Ureter.

Mikrohämaturie, sonographisch Nierenstauung links, I.-v.-Pylographie: Ureterkonkrement und verzögerte Ausscheidung links

Welche Diagnosen stellen Sie nach bisherigem Kenntnisstand, welche Therapie leiten Sie ein?

Die Verdachtsdiagnose eines linksseitigen Ureterkonkrements mit Nierenkolik hat sich aufgrund der durchgeführten Untersuchungen bestätigt. Somit wird die eingeleitete Therapie mit Analgetikagabe, Spasmolytika und Flüssigkeit zunächst fortgeführt. Wegen der bereits sichtbaren Nierenstauung wird der Patient in der Urologie vorgestellt. Hier wurde eine innere Schienung mittels Doppel-J-Katheter zur Entlastung der Niere durchgeführt und eine extrakorporale Stoßwellenlithotrypsie geplant.

Analgetische und spasmolytische Therapie, Entlastung der Niere durch innere Schienung

▷ Weiterer Verlauf

Nach Gabe des Analgetikums und Entlastung der Niere sind die Beschwerden deutlich rückläufig. Am nächsten Morgen kommt es zu einem plötzlichen Fieberanstieg auf 39,5°C und im Urinstatus besteht eine Leukozyturie mit Nachweis von stäbchenförmigen Bakterien im Sediment. Wegen des Harnweginfekts bei Nephrolithiasis und nach endoskopischem Eingriff an den Harnwegen wird eine parenterale antibiotische Therapie mit einem Cephalosporin (z. B. Cephtriaxon) und Gentamycin eingeleitet. Unter dieser Therapie entfiebert der Paient innerhalb eines Tages. Am nächsten Tag kann die Lithotrypsie durchgeführt werden und der Doppel-J-Katheter entfernt werden. Die antibiotische Therapie kann auf

Fieberanstieg, Leukozyturie: komplizierter Harnwegsinfekt → breite und parenterale antibiotische Therapie

eine orale Behandlung mit einem Gyrasehemmer (z. B. Ofloxazin) umgestellt werden, sollte aber für insgesamt etwa 20 Tage beibehalten werden.

Welche Ursachen für eine Nierensteinbildung kennen Sie?

In der Regel handelt es sich um **Mischkonkremente**. Die häufigsten Steine (etwa 80%) enthalten Calciumoxalat, etwa 15% Urat und Cystin, Xanthin oder Carbonatapatit in geringeren Mengen.

Risikofaktoren für die Nierensteinbildung sind eiweißreiche Kost, Hyperurikämie, ein Hyperparathyreoidismus, eine obstruktive Uropathie, die renal tubuläre Azidose und rezidivierende Harnwegsinfekte. Sämtliche Risikofaktoren konnten bei unserem Patienten ausgeschlossen werden. Es handelte sich anamnestisch auch um die erste Episode eines Konkrements im Bereich der ableitenden Harnwege. Da die Rezidivhäufigkeit etwa zwischen 50 und 70% schwankt, ist eine unspezifische **Rezidivprophylaxe** angezeigt. Hierzu gehört eine reichliche Flüssigkeitszufuhr. Ebenfalls sollte die Eiweißaufnahme nicht übertrieben werden und evtl. eine oxalat- und purinarme Kost eingenommen werden.

Bei Phosphat- und Infektsteinen wäre ein Ansäuern des Harns mittels L-Methionin (Acimethin®) zu empfehlen, bei Harnsäure- und Cystinsteinen eine Alkalisierung des Harns mit Uralyt U®. Bei einer obstruktiven Uropathie sollte eine operative Korrektur erfolgen, bei rezidivierenden Harnwegsinfekten eine konsequente antibiotische Behandlung.

Bei unserem Patienten handelte es sich wie bei den meisten Fällen um ein Mischkonkrement, so daß sich keine spezifische Prophylaxe anbot.

Welche Komplikationen können auftreten?

Harnwegsinfekt mit Urosepsis, reflektorischer Ileus, Festsitzen des Steines mit starker Harnabflußbehinderung, so daß eine urologische Intervention notwendig wird.

Handelt es sich um relativ kleine, bis maximal bohnengroße Konkremente, die sich im distalen Ureterdrittel befinden, ist eine Therapie mit der Schlinge möglich. Hierbei wird transurethral katheterisiert und eine sogenannte Zeiss-Schlinge eingelegt. Bei größeren schattengebenden Konkrementen, die einer Schlingenbehandlung nicht zugänglich sind, ist auch ein Versuch einer extrakorporalen Lithotrypsie möglich, die in etwa 80% der Fälle zu einem Erfolg führt. Ultima ratio der Behandlungsmöglichkeiten ist die operative Steinentfernung in konventioneller Operationstechnik.

Quintessenz

Nierenkoliken werden meistens durch Harnleiterkonkremente ausgelöst. Die Therapie ist zunächst symptomatisch mit Analgetika und Spasmolytika. Ein Teil der Konkremente geht spontan ab. Persistieren die Beschwerden, auf jeden Fall aber bei Nierenstauung und Harnwegsinfekten, ist eine rasche Wiederherstellung der Abflusses erforderlich, um der Gefahr einer Urosepsis sowie Nierenschäden vorzubeugen. Die antiobiotische Thrapie muß in solchen Fällen ein breiteres Keimspektrum erreichen und wesentlich länger durchgeführt werden als bei unkomplizierten Harnwegsinfekten.

Fall 37

37

▷ Anamnese

Ein 59jähriger Patient wird eingewiesen, weil er am Morgen (etwa 4 Stunden vor Aufnahme) beim Aufstehen ein Druck- und Völlegefühl in der Magengegend verspürt habe → Schweißausbruch, keine Atemnot. Sodbrennen und Druckgefühl im Magen bei Belastung habe er schon einige Zeit verspürt. Die Schmerzen seien ständig schlimmer geworden, nicht kolikartig, nicht atemabhängig. Der herbeigerufene Hausarzt habe ihm Spray auf die Zunge gespritzt; dies habe aber nichts geholfen.

▷ Frühere Anamnese

Vor etwa 15 Jahren schon einmal in Klinik gewesen wegen Herzbeschwerden. Dabei sei aber nichts herausgekommen. Man habe damals lediglich einen Gallenstein festgestellt, der aber noch nie Beschwerden gemacht habe.

▷ Aufnahmeuntersuchung

59jähriger Patient in gutem EZ und etwas reduziertem KZ, Haut warm, blaß, trocken, Schleimhäute gut durchblutet, kein Ikterus, keine Dyspnoe, keine Zyanose. Kopf und Hals o.B., Lunge perkutorisch und auskultatorisch o.B., Herztöne rein, leise, keine path. Geräusche, HF 55/min., rhythmisch, RR 120/80 mmHg. Bauchdecken weich, eindrückbar, kein Aszites, keine Narben, Leber und Milz nicht palpabel. Geringer Druck- und Spontanschmerz im rechten und mittleren Oberbauch. Nierenlager frei, WS o.B., Extremitäten frei beweglich, periphere Pulse und grob neurolog. Untersuchung o.B.

Druckartige Schmerzen im Oberbauch, Schweißausbrüche, vorher belastungsabhängig solche Beschwerden; klinische Untersuchung bis auf geringen Druckschmerz im Oberbauch unauffällig

Welche Differentialdiagnosen kommen in Frage?

Die angegebenen Beschwerden passen zu einer Gastritis oder einem Ulkusleiden, denkbar wäre auch eine Cholezystitis oder eine Pankreatitis (Anamnese: Gallenstein). Der Druckschmerz im Oberbauch, besonders im Gallenblasenlager, ist allerdings nur relativ gering ausgeprägt. Oberbauchbeschwerden können auch Symptom eines Hinterwandinfarkts sein. Suspekt in dieser Richtung ist zum einen der Schweißausbruch, auch die geschilderte Belastungsabhängigkeit spricht für eine kardiale Genese.

Wie gehen Sie primär vor?

Sie verhalten sich vorsichtshalber wie bei einem Myokardinfarkt und nehmen den Patienten auf die Intensivstation auf, wo sofort ein EKG geschrieben wird (s. auch die Fälle 14, 19 und 24).

EKG: Herzfrequenz 57/min., regelmäßiger Sinusrhythmus bei Linkstyp, in II, III und V_5 bis V_6 flach negative T-Wellen wie bei Erregungsrückbildungsstörungen vom Innenschichttyp, ansonsten keine Auffälligkeiten, insbesondere kein Hinweis auf frischen Myokardinfarkt

EKG ohne richtungsweisenden Befund

Wie gehen Sie weiter vor?

Da die Diagnose bis jetzt unklar ist, müssen Sie weiter untersuchen:

- Labor mit Entzündungszeichen, myokardspezifischen Enzyme und Troponintest, Pankreasenzymen, Transaminasen, Cholestasezeichen, Kreatinin
- Oberbauchsonogramm (Gallensteine, Pankreatitis?)
- Echokardiogramm (Kontraktionsanomalien?)

Ergebnisse

Labor: BKS 24/47 mm n.W., Hb 14,3 g/dl, Leuko 6,0/nl, Hämatokrit 42%, Troponin I 1,4 µg/l, CK 24 U/l, CKMB 4 U/l, GOT 7 U/l, GPT 12 U/l, γ-GT 17 U/l, BZ 94 mg/dl, Kreatinin 1,0 mg/dl, Gesamtcholesterin 180 mg/dl, HDL-Cholesterin 70 mg/dl, restliche Laborwerte im Normbereich. Amylase 40 U/l, Lipase 102 U/l.

Oberbauchsonographie: unauffälliger Befund mit einer glatt bewandeten und konkrementfrei dargestellten Gallenblase. Die abführenden Gallenwege sind nicht aufgestaut. Die Aorta stellt sich im einsehbaren Bereich regelrecht dar, kein Hinweis auf Aneurysmata oder Paravasate. Darüber hinaus unauffälliger Oberbauchsonographiebefund.

Echokardiographie: normal großes Herz mit guter linksventrikulärer Funktion, Hypokinesie der basalen Hinterwand. Die Herzmuskeldicke liegt im Normbereich. Es stellt sich ein unauffälliger Klappenbefund dar.

Wie werten Sie die Befunde?

Am wahrscheinlichsten erscheint aufgrund des EKGs und des Echobefundes ein koronares Ereignis (instabile Angina pectoris/Myokardinfarkt), auch wenn die myokardspezifischen Enzyme und Troponin normal sind. Weitere engmaschige EKG-Kontrollen sind also erforderlich, auch Enzyme und Troponin müssen kontrolliert werden. Eine Gallenwegserkrankung ist nach dem Sonographiebefund sehr unwahrscheinlich. Eine Magen-Duodenum-Erkrankung ist nicht auszuschließen, allerdings aufgrund der Klinik auch eher unwahrscheinlich. Aufgrund der im Normbereich gelegenen Pankreasenzyme ist auch die differentialdiagnostisch erwogene Pankreatitis weitgehend auszuschließen.

Welche Primärtherapie leiten Sie ein?

Sie behandeln wie bei einer instabilen Angina pectoris mit ASS, Heparin (5000 Einheiten Heparin im Bolus initial, danach 18 Einheiten/kg Körpergewicht/Stunde über Perfusor) unter Kontrolle der PTT, die ca. auf das 1,5-2,5-fache des oberen Normwertes angehoben werden sollte, und Nitroglycerin i. v., außerdem Monitoring und Anlage eines zentralvenösen Zugangs. Wegen der immer noch starken Schmerzen geben Sie Nitroglycerin in einer hohen Dosierung (bis 3-4 mg/Stunde), soweit die Kreislaufverhältnisse es erlauben (einschleichend dosieren).

Eine halbe Stunde später leiten Sie folgendes EKG ab:

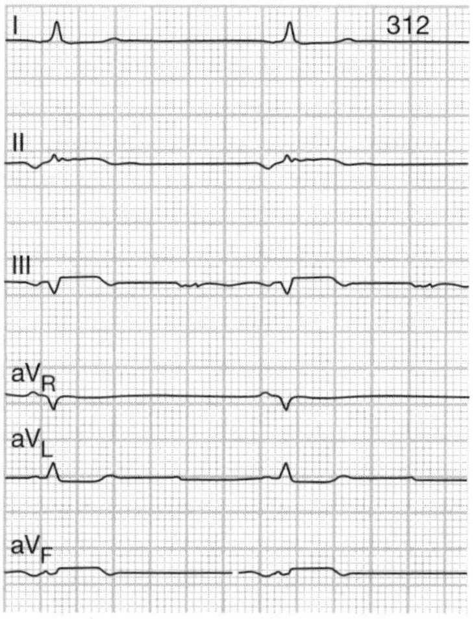

Wie interpretieren Sie den EKG-Befund? Welche Diagnose stellen Sie unter Berücksichtigung der Laborwerte?

Bradykardie mit einer Frequenz um 45/min., P neg. in II, III und aVF, (AV-Knoten-Rhythmus), ST-Strecken-Hebung in II, III, aVF mit R-Reduktion bzw. Verlust in II, III, aVF. Zusätzlich findet sich über den Brustableitungen von V_5 bis V_8 eine minimal gesenkte ST-Strecke mit zum Teil deutlich negativem T. In Neeb D ist das T negativ, ansonsten unauffällige Zusatzableitung.
Der für einen frischen Hinterwandinfarkt sprechende EKG-Befund in Zusammenhang mit dem angestiegenen Troponin T und Myoglobin bestätigen nunmehr die Diagnose eines Hinterwandinfarkts.

Jetzt ST-Streckenhebungen im Hinterwandbereich

Welche Therapie leiten Sie ein?

Nachdem es sich bei unserem Patienten um einen ganz frischen Infarkt handelt, ist eine Thrombolyse indiziert. Nach entsprechender Aufklärung auch über mögliche Nebenwirkungen (insbesondere Blutungskomplikationen) wird eine Lysetherapie mit rtPA (Actilyse®) durchgeführt. Die Entscheidung zu einer rTPA-Lyse wird zum einen aufgrund des Alters des Patienten getroffen, zum anderen wegen der bereits eingeleiteten Heparintherapie, die in Zusammenhang mit Streptokinase ein erhöhtes Blutungsrisiko bedingen würde. Die Fibrinolyse wird nach Schema vorgenommen, indem 15 mg Actilyse® im Bolus i. v. gegeben werden und anschließend 50 mg Actilyse® in einer Perfusorspritze, die 50 ml einer 0,9%igen NaCl-Lösung enthält, über 30 min. infundiert werden. Danach werden die restlichen 35 mg innerhalb von 60 min. über den Perfusor zugefügt. Parallel wird die High-dose-Heparinisierung fortgesetzt.

Was unternehmen Sie bezüglich der Bradykardie?

Bradykarde Rhythmusstörungen sind bei Hinterwandinfarkten häufig und meist spontan reversibel, besonders bei erfolgreicher Rekanalisation des Infarktgefäßes. Sollte es zu einer weiteren Verlangsamung der Herzfrequenz kommen, wäre ggf. ein passagerer Schrittmacher indiziert, da es bei entsprechenden Bradykardien zu konsekutiven Problemen (z. B. Herzinsuffizienz, Blutdruckabfall, Bewußtseinstrübungen etc.) kommen kann. Eine permanente Schrittmacherversorgung ist meist nicht erforderlich.

▷ Verlauf

Nach Fibrinolyse kommt es rasch zu einer Rückbildung der ST-Hebung im EKG. Der vorher bestehende AV-Knotenrhythmus wird plötzlich durch verbreiterte QRS-Komplexe mit einer Frequenz von etwa 80/min. ohne vorangehende erkennbare P-Welle abgelöst. Nach etwa 10 min. liegt dann ein regelmäßiger Sinusrhythmus mit einer Frequenz von 80/min. vor.
Der Troponin-T-Wert steigt rasch auf 40 µg/l an, auch die CK zeigt einen raschen Anstieg bis 12 Stunden nach der Lyse, um dann ebenfalls rasch wieder zu sinken.

Wie beurteilen Sie den Erfolg der Thrombolysetherapie?

Der Patient wird bei einer erfolgreichen Lyse normalerweise rasch beschwerdefrei. Typischerweise kommt es bei einer erfolgreichen Fibrinolyse zu einer raschen Rückbildung der ST-Hebung und durch die Wiederdurchblutung des Myokards oft zu Reperfussionsarrhythmien, die unterschiedliche Manifestationen zeigen. Häufig können regelmäßige monomorph verbreiterte QRS-Komplexe ohne vorhergehende P-Welle beobachtet werden (idioventrikulärer Rhythmus). Diese Herzrhythmusstörung bildet sich innerhalb kurzer Zeit wieder zurück und ist auch bei längerem Anhalten nicht therapiebedürftig. Der Anstieg der CK ist als Auswaschphänomen zu interpretieren und spricht ebenfalls für eine erfolgreich verlaufende Fibrinolyse.
Der Patient ist 2 Stunden nach Fibrinolyse beschwerdefrei. Die CK erreichte ihr Maximum 12 Stunden nach der Lyse mit 1286 U/l.
In unserem Fall ist also von einer erfolgreichen Lyse mit Rekanalisation des Infarktgefäßes auszugehen.

Rasche klinische Besserung nach Lyse, auch Rekanalisationskriterien bei der EKG- und Enzymkinetik erfüllt

Welche Alternative zu einer Lysetherapie ist möglich?

Eine Akut-PTCA stellt eine Alternative zu einer Thrombolysetherapie dar, die besonders bei Kontraindikationen gegen eine Lyse durchgeführt werden kann. Ob eine primäre Intervention der routinemäßigen Lyse überlegen ist, ist noch umstritten. Die Fibrinolyse ist bei frischen Infarkten generell in ihren Ergebnissen mit einer Akut-PTCA wohl vergleichbar.

Wie therapieren Sie den Patienten weiter?

Nachdem sich der Rhythmus normalisiert hat, kann eine Betablockertherapie eingeleitet werden (s. auch Fall 19 und 24). Da der Patient beschwerdefrei bleibt, kann die Nitrattherapie beendet werden. Die Heparinisierung wird wegen der bei rTPA größeren Reokklusionsrate für 4 Tage belassen und dann bis zur vollständigen Mobilisierung auf eine Low-dose-Heparinisierung mit 3x5000 Einheiten subkutan umgestellt. Nach 3 Tagen sind die Enzyme vollständig normalisiert. Der Patient wird am 4. Tag auf die Allgemeinstation verlegt und hier rasch mobilisiert.

Ist eine Koronarangiographie erforderlich?

Nach einer erfolgreichen Lyse richtet sich die **Indikation** zu einer invasiven Diagnostik nach dem Vorhandensein von verbleibenden Ischämien: Entwickelt ein Patient eine Postinfarktangina oder lassen sich Ischämien nachweisen (Belastungs-EKG, evtl. Myokardszintigramm), ist eine Angiographie indiziert. In un-

serem Fall läßt sich beim Belastungs-EKG eine Angina pectoris ohne eindeutige EKG-Veränderungen auslösen, so daß eine Angiographie erforderlich wird. Hierbei zeigt sich eine 80%ige Stenose im Bereich der rechten Koronararterie relativ proximal im Hauptstamm gelegen. Die übrigen Gefäße weisen nicht signifikante Stenosen bis zu 25% auf, wobei sich hier eine im Bereich des Ramus circumflexus und eine im Bereich der distalen LAD findet. Zusätzlich sind diskrete Wandunregelmäßigkeiten in sämtlichen Gefäßen erkennbar.
Aufgrund der proximal gelegenen Stenose im Bereich der rechten Koronararterie wird die Indikation zur sofortigen PTCA, bei der die Stenose auf eine 25%ige Reststenose aufgeweitet werden kann, gestellt.
Der postinterventionelle Verlauf ist problemlos. Eine Echokontrolle zeigt jetzt eine regelrechte Kontraktilität des linken Ventrikels, die vorbeschriebene Hypokinesie ist nicht mehr erkennbar.

Die 80%ige RCA-Stenose (Infarktgefäß) wird mittels PTCA behandelt.

Welche Komplikationen können auftreten?

- Herzrhythmusstörungen (Extrasystolie, polytope VES, Kammerflattern, -flimmern → Tod in mechanischem Herzversagen (kardiogener Schock))
- Bradykardie mit Ausbildung eines supraventrikulären Ersatzrhythmus (oft bei Hinterwandinfarkten, meist A. coronaria dextra betroffen, die auch den Sinusknoten versorgt)

In unserem Fall ist es zu einer Bradykardie mit einer Frequenz um 45/min. gekommen, was einem AV-Knoten-Rhythmus entsprach (siehe auch negative P-Wellen in II, III und aVF).
Bei ausgedehnten Hinterwandinfarkten ist manchmal auch ein Übergreifen der Nekrosezone auf den rechten Ventrikel möglich, wobei sich dann eine Rechtsherzinsuffizienz ausbilden kann. Daher sollten bei allen Hinterwandinfarkten die rechtsventrikulären Ableitungen aufgezeichnet werden.
Bei ausgedehnten Infarkten kann es zu einer Aneurysmabildung, evtl. zur Herzwandruptur und nachfolgender Herzbeuteltamponade mit kardiogenem Schock und Tod kommen.
Übrige Komplikationen des Myokardinfarkts siehe auch bei Fall 19 und 24.

Wie sehen Sie den weiteren Verlauf? Mit welcher Medikation entlassen Sie den Patienten?

Bei einem weiteren komplikationslosen Verlauf, fehlender Angina pectoris und guter Belastbarkeit ist eine routinemäßige Kontrolle der Koronarangiographie nicht erforderlich.
Der Patient kann 2 Tage nach erfolgreicher PTCA mit folgender Medikation entlassen werden:
ASS 100 1x1
Atenolol 2x25 mg
Prinzipiell ist eine aggressive Behandlung von Risikofaktoren zur Sekundärprophylaxe sinnvoll. In diesem Fall liegen allerdings keine erkennbaren kardiovaskulären Risikofaktoren vor (fehlender Nikotingenuß, keine Hypertonie in der Anamnese, normale Fette). Zur Wiedererlangung der körperlichen Leistungsfähigkeit ist ein AHB-Verfahren zu empfehlen.
Der gut rehabilitierte und leistungsfähige Patient sollte in Zukunft regelmäßig einer sportlichen Betätigung nachgehen, wobei es sinnvoll ist, wenn die Patienten über eine Koronarsportgruppe an die sportliche Belastbarkeit herangeführt werden.

Quintessenz

Akute Myokardinfarkte sind im Aufnahme-EKG nicht immer sicher zu erkennen. Bei klinischem Verdacht müssen engmaschige EKG-Kontrollen erfolgen, damit rechtzeitig eine rekanalisierende Therapie (Thrombolyse oder Akut-PTCA) eingeleitet werden kann.

Fall 38

38

▷ Anamnese

Eine 62jährige Frau klagt über eine Gewichtsabnahme von 6 kg in 3 Monaten, obwohl sie eigentlich viel esse. Außerdem könne sie nicht gut schlafen, sei oft nervös und fahrig und würde häufig schwitzen. Sie sei auch psychisch nicht mehr so belastbar, alles ginge ihr sehr nahe und sie fühle sich manchmal durch ihre Familie gereizt und überfordert. In der letzten Zeit habe sie gehäuft das Gefühl von Herzrasen gehabt.

Vegetative Anamnese: In letzter Zeit sei der Stuhl etwas dünnflüssiger geworden, die Miktion sei regelmäßig, einmalige Nykturie. Trinkmenge etwa 1 l täglich, kein Nikotingenuß, Alkohol sehr selten ein Glas Wein. Menarche mit 14 Jahren, Menopause mit 48 Jahren.

▷ Frühere Anamnese

Vor 6 Jahren einmal Bluthochdruck festgestellt, seit 3 Jahren aber auch ohne Therapie normoton.

Die Patientin nimmt Kliogest®, ein Präparat zur postmenopausalen Hormonsubstitution, ein.

▷ Aufnahmebefund

62jährige Frau in altersentsprechendem KZ (161 cm, 58 kg), Haut und Schleimhäute o.B., kein Ikterus, keine Dyspnoe, keine Exantheme. Pupillenreaktion bds. o.B., NAP frei; Zahnprothese oben und unten; diffuse Struma colli I-II°. Herz und Lungen auskultatorisch und perkutorisch o.B., HF 96/min., rhythmisch, RR 140/90 mmHg; Bauchdecken weich, Leber und Milz nicht vergrößert tastbar. Nierenlager frei, Varikosis beider Beine, periphere Pulse und grob neurologische Untersuchung o.B.

Gewichtsverlust bei gutem Appetit, Nervosität, Schlaflosigkeit, Schwitzen, Herzrasen; Struma

Welche Diagnostik sehen Sie vor?

Die Anamnese mit Angaben über Zittrigkeit, häufiges Schwitzen, schlechten Schlaf, Herzrasen, Durchfälle und Gewichtsverlust sowie der Befund mit einer vergrößert tastbaren Schilddrüse paßt gut zu einer Hyperthyreose, am ehesten bei M. Basedow. Auszuschließen sind eine Thyreoiditis und eine Schilddrüsenautonomie. Differentialdiagnostisch wären funktionelle Beschwerden (perimenopausales Syndrom, larvierte Depression) denkbar, aufgrund der typischen Symptomatik des Untersuchungsbefundes jedoch unwahrscheinlich. Wegen der Gewichtsabnahme muß auch ein konsumierendes Leiden erwogen werden.

Erforderliche Diagnostik:

- Schilddrüsensonographie (Größe des Organs, diffuse Echoarmut, Knoten?)
- Schilddrüsenszintigraphie (Technetium-uptake, „heiße" Knoten?)
- In-vitro-Diagnostik mit Schilddrüsenhormonbestimmung (Stoffwechsellage?), Untersuchung der TSH-Rezeptor-Antikörper (M. Basedow?), evtl. auch der mikrosomalen Antikörper (Thyreoiditis?)
- bei unklarem oder malignitätsverdächtigem Befund Feinnadelpunktion der Schilddrüse zur zytologischen Diagnostik
- EKG (Rhythmus?)
- Oberbauchsonogramm und Röntgen-Thorax-Aufnahme (Hinweise auf maligne Erkrankung als evtl. sonstige Ursache der Gewichtsabnahme)

Ergebnisse

Schilddrüsensonographie: Beide Schilddrüsenlappen sind auf der Unterlage gut schluckverschieblich. Der linke Schilddrüsenlappen mißt 6,2x3,1x2,4 cm und zeigt ein überwiegend echoarmes Parenchymreflexmuster ohne umschriebene knotige Areale. Das Volumen des linken Schilddrüsenlappens beträgt etwa 17 cm^3. Der rechte Schilddrüsenlappen mißt 5,9x3,4x2,6 cm und zeigt ebenfalls ein echoarmes Parenchymreflexmuster ohne umschriebene knotige Areale. Das Gesamtvolumen beträgt etwa 18 cm^3.

Beurteilung: relativ symmetrisch ausgebildete Struma diffusa colli mit etwas inhomogenem Parenchymreflexmuster. Der Befund könnte zu einer hyperthyreoten Struma passen. Gesamtschilddrüsenvolumen etwa 35 cm^3.

Schilddrüsenszintigraphie: über die gesamte Schilddrüse diffus vermehrte Speicherung im Sinne einer diffusen Hyperthyreose

Labor: BKS 1/5 mm n.W., Hb 15,8 g/dl, Leukozyten 6,7/nl, Differential- und Restblutbild o.B. Kreatinin 1,0 mg/dl, Harnstoff 46 mg/dl, Harnsäure 4,9 mg/dl, Natrium 141 mmol/l, Kalium 3,9 mmol/l, Calcium 2,16 mmol/l. GOT 8 U/l, GPT 12 U/l, γ-GT 14 U/l, alkalische Phosphatase 160 U/l, LDH 180 U/l, Blutzucker 94 mg/dl.

T3 2,3 ng/ml, T4 16,2 µg/dl, TSH basal 0,01 µU/ml. Die TSH-Rezeptorantikörper sind mit 200 U/l deutlich positiv, die mikrosomalen Antikörper negativ.

EKG: relativ tachykarder Sinusrhythmus mit einer Grundfrequenz von 96/min., Zeitmeßwerte im Normbereich gelegen, unauffällige Erregungsrückbildung

Röntgen-Thorax: an Herz und Lungen kein auffälliger Befund, nach retrosternal hineinreichende Weichteilverschattung ohne wesentliche Trachealkompression am ehesten einer Struma colli entsprechend

Sonographisch vergrößerte, echoarme Schilddrüse, szintigraphisch homogene Mehrspeicherung, T3 und T4 erhöht, TSH-Rezeptorantikörper positiv

Oberbauchsonographie: Die Leber normal groß mit homogener Parenchymtextur, keine tumorverdächtigen Areale. Die Gallenblase an regelrechter Stelle gelegen, glatt bewandet, ohne konkrementverdächtige Binnenreflexe. Die Milz unauffällig. Keine Zeichen einer portalen Hypertension, keine Aszitesbildung; Pankreas, Aorta, Nieren und Harnblase unauffällig dargestellt.

Welche Arbeitsdiagnose stellen Sie? Was veranlassen Sie weiterhin?

Die Vermutungsdiagnose einer Hyperthyreose ist aufgrund der Laborwerte bestätigt. Der Sonograpie- und Szintigraphiebefund sprechen für eine diffuse Hyperthyreose und gegen ein autonomes Adenom. Die deutlich positiven TSH-Rezeptorantikörper sprechen für eine autoimmune Ursache der Hyperthyreose im Sinne eines M. Basedow. Die beim Morbus Basedow häufig auftretende endokrine Orbitopathie mit Exophthalmus liegt bei unserer Patientin nicht vor.

Welche Therapie leiten Sie ein?

Die **Hyperthyreose** behandeln wir initial mit Thiamazol (Favistan®) 3x10 mg täglich bis zur Normalisierung der erhöhten Schilddrüsenhormonwerte, was nach 14 Tagen gelingt. Danach muß die Thiamazoldosis gesenkt werden, wobei als Dauertherapie in der Regel 5-10 mg ausreichend sind. Die Schilddrüsenwerte müssen unter der Therapie anfangs in 2-4wöchigem Intervall, später alle 6-8 Wochen und nach Erreichen einer Erhaltungsdosis etwa alle 12 Wochen kontrolliert werden.

Bei der **thyreostatischen Therapie** hat man die Möglichkeit, mit einem Thyreostatikum als Monotherapie die Erhaltungsdosis herauszufinden. Dies macht relativ häufige Schilddrüsenhormonkontrollen notwendig. Ab und zu kommt es hierbei trotz Euthyreose zur Entwicklung einer Struma oder Vergrößerung der bereits vergrößerten Schilddrüse (unerwünschte Begleitwirkung der Thyreostatika), so daß sich in der Regel eine Kombinationstherapie mit Thiamazol oder Carbimazol, einem anderen Thyreostatikum, mit Thyroxin in einer Dosierung zwischen 50 und 100 Mikrogramm täglich bewährt hat.
Sie müssen die Patienten über den chronischen Charakter des **Morbus Basedow** aufklären und auf die Notwendigkeit einer ständigen Überwachung hinweisen. Unter der Thyreostatikagabe kommt es in etwa 50% der Fälle zu einer spontanen Ausheilung der Erkrankung, so daß man nach einem Jahr einen Auslaßversuch unternimmt. Bei etwa der Hälfte der Patienten (s. o.) bleibt die Stoffwechsellage euthyreot, so daß keine weiteren Maßnahmen erforderlich sind. Kommt es jedoch zu einem Rezidiv der Hyperthyreose, kann entweder eine erneute thyreostatische Therapie für eine weiteres Jahr eingeleitet werden oder eine definitive Behandlung (Operation bzw. Radiojodtherapie) veranlaßt werden.
Neben der thyreostatischen Behandlung ist die Gabe eines (vorzugsweise nicht kardioselektiven) Betablockers zur Dämpfung der hyperthyreoten Symptome sinnvoll, wir verabreichen Propranolol in einer Dosierung von 3x40 mg. Nach Erreichen einer euthyreoten Stoffwechsellage kann diese Behandlung meist beendet werden.

Thyreostatische Therapie in Kombination mit Thyroxin, Betablockertherapie

Welche alternativen Therapiemöglichkeiten stehen Ihnen in Hinblick auf die Schilddrüsenerkrankung zur Verfügung?

Alternativ ist auch primär eine subtotale Strumektomie oder eine Radiojod-Therapie möglich.

Wie sehen Sie die weitere Prognose? Mit welcher Medikation entlassen Sie die Patientin? Welche weiteren Untersuchungen sollten zur Routinekontrolle durchgeführt werden?

Die Patientin muß angehalten werden, regelmäßig zu Kontrollen der Schilddrüsenwerte und des Blutbildes (s. u.) zu erscheinen, um die Erhaltungsdosis des Thyreostatikums bzw. die Höhe der Schilddrüsensubstitutionsdosis festzulegen.
Nebenwirkungen der Thyreostatika sind Schilddrüsenunterfunktion und Strumawachstum. Besonders gefürchtet sind allergische Blutbildveränderungen bis hin zur Agranulozytose, die ganz plötzlich auftreten können. Die Patienten müssen darüber aufgeklärt werden, daß sie sich bei Auftreten von Fieber sofort zur Blutbildkontrolle vorstellen müssen. Zusätzlich können weitere allergische Reaktionen im Sinne von Hauterscheinungen, Gelenkschwellungen, Fieber, Kopfschmerzen, Schwindel und gastrointestinalen Beschwerdebildern sowie ein medikamenteninduzierter Ikterus auftreten.

Quintessenz

Bei einer Hyperthyreose kommen ätiologisch eine Schilddrüsenautonomie, eine Thyreoiditis oder ein M. Basedow in Betracht. Liegt eine endokrine Orbitopathie vor oder lassen sich TSH-Rezeptorantikörper nachweisen, ist letzterer gesichert. Die Behandlung erfolgt üblicherweise mit Thyreostatika, durch die eine Euthyreose erreicht werden kann. Alternativ sind ablative Verfahren (Operation oder Radiojodtherapie) auch primär möglich. Die Thyreostatikatherapie wird nach einem Jahr abgesetzt. Etwa 50% der Patienten bleiben dann rezidivfrei. Ansonsten kann entweder eine erneute Thyreostatikatherapie oder ein ablatives Verfahren zur Anwendung kommen.

Fall 39

39

▷ Anamnese

Ein 53jähriger Mann klagt zu Hause seit Tagen über leichte Kopfschmerzen. Beim Hausarzt wurden bei mehrfachen Messungen Blutdruckwerte zwischen 190/100 und 220/100 mmHg festgestellt. Davon unabhängig klagte der Patient über starke Schmerzen im rechten Großzehengrundgelenk, welches intensiv gerötet und geschwollen war. Daraufhin erfolgte die stationäre Einweisung zur Hypertonieeinstellung durch den Hausarzt.

Früher sei er nie krank gewesen, vegetative Funktionen o.B.; Nikotin 40 Zigaretten/Tag; Alkohol 1-2 Flaschen (zugegeben) Bier/Tag. In der Familienanamnese ist eine Bluthochdruckerkrankung des Vaters und der Mutter bekannt.

▷ Aufnahmebefund

53jähriger, adipöser Patient (170 cm, 88 kg). Altersentsprechender Allgemeinzustand, gerötete Gesichtsfarbe. Kopf und Hals unauffällig. Herz und Lungen auskultatorisch und perkutorisch o.B., Herzfrequenz 80/min., RR rechts 220/120 mmHg, links 210/110 mmHg. Periphere Pulse seitengleich tastbar. Abdominalbefund bis auf 2 QF unter dem Rippenbogen vergrößert tastbare Leber unauffällig. Schmerzhafte Rötung und Schwellung am rechten Großzehengrundgelenk.

Mehrfach erhöhte Blutdruckwerte, bis auf leichte Kopfschmerzen asymptomatisch; Aufnahme-Blutdruck 220/120 mmHg; Podagra am rechten Großzehengrundgelenk

Welche Arbeitsdiagnose stellen Sie?

Die Arbeitsdiagnose lautet arterielle Hypertonie Stadium 3. Daneben liegt ein Gichtanfall am rechten Großzehengrundgelenk vor.

Wie schätzen Sie die Primärsituation ein? Was unternehmen Sie therapeutisch und diagnostisch?

Akute Blutdruckerhöhungen, selbst Blutdruckwerte über 200 mmHg, stellen – in Abwesenheit von Beschwerden – nicht prinzipiell eine gefährliche Situation dar. Schlaganfälle oder zerebrale Massenblutungen kommen extrem selten vor. Dagegen ist die rasche Blutdrucksenkung, z. B. mit Nifedipin, eher gefährlich und sollte daher vermieden werden. Wahrscheinlich ist der Blutdruck zusätzlich durch die psychisch belastende Klinikaufnahme situativ erhöht, so daß zunächst abgewartet werden kann. Bei der Kontrolle der Blutdruckwerte nach 20 min. beträgt der Blutdruck am rechten Arm 190/115 und links 185/110 mmHg. Im Gegensatz zur Akutsituation sind Blutwerte in dieser Größenordnung auf Dauer natürlich nicht akzeptabel. Daß eine behandlungsbedürftige Hypertonie vorliegt, ist durch die Anamnese bereits klar. Hypertonien im Stadium 2 und 3 erfordern auch ohne zusätzliche Risiken und ohne bekannte Gefäßkrankheit eine medikamentöse Therapie.

Der Patient wird zur weiteren Diagnostik und Blutdruckeinstellung auf die Normalstation aufgenommen.

Keine Akutbehandlung der erhöhten Blutdruckwerte

Welche Diagnostik ist erforderlich?

- Labor mit Blutbild, Nüchternblutzucker, Fetten, Kreatinin, Elektrolyten, Schilddrüsenhormonen, Harnsäure
- EKG (Zeichen einer linksventrikulären Hypertrophie?)
- Röntgen-Thorax (Herzgröße, Aortenform?)
- Echokardiographie (linksventrikuläre Hypertrophie?)
- Sonographie (Nierenveränderungen, Aortensklerose/-aneurysma?)

Ergebnisse

Labor: BKS 12/26 mm n.W., Hb 14,3 g/dl, Ery 4,8/dl, Leuko 6,7/nl, Thrombozyten 348/nl. Harnsäure 11,1 mg/dl, Kreatinin 1,2 mg/dl, Natrium 141 mmol/l, Kalium 4,7 mmol/l, Kalzium 4,24 mmol/l, Cholesterin 287 mg/dl, Triglyceride 300 mg/dl, Nüchternblutzucker 90 mg/dl, und Schilddrüsenhormone im Normbereich.

Röntgen-Thorax: Links verbreitertes Herz (Herz-Thorax-Quotient 32:18 cm). Keine Lungenstauung, Hilusgefäße unauffällig, die Lungen ohne Hinweiszeichen auf Infiltrate oder Rundherde, Zwerchfelle glatt begrenzt und frei einsehbar.

Wie interpretieren Sie das vorliegende EKG?

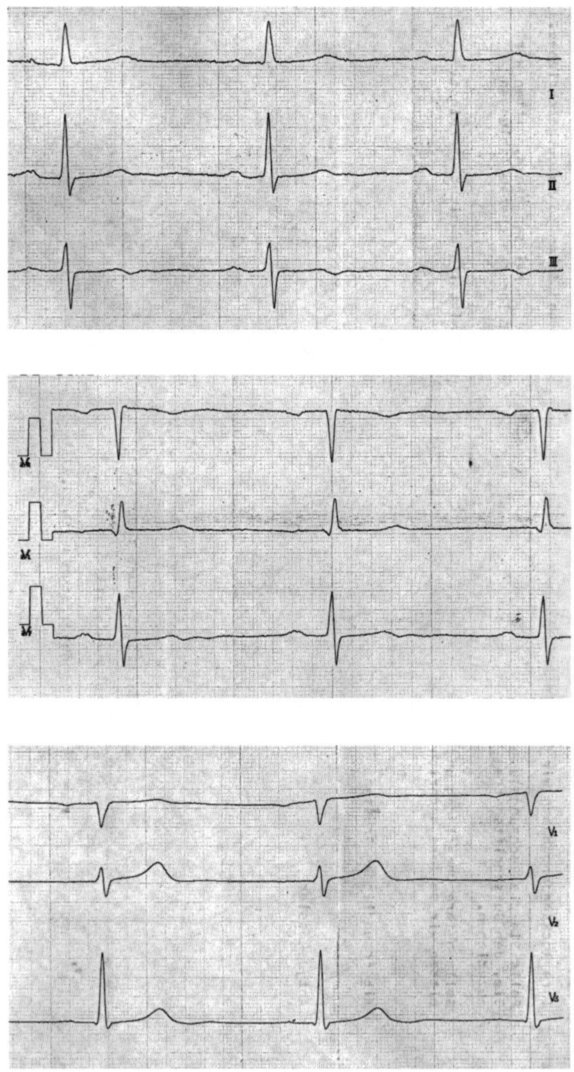

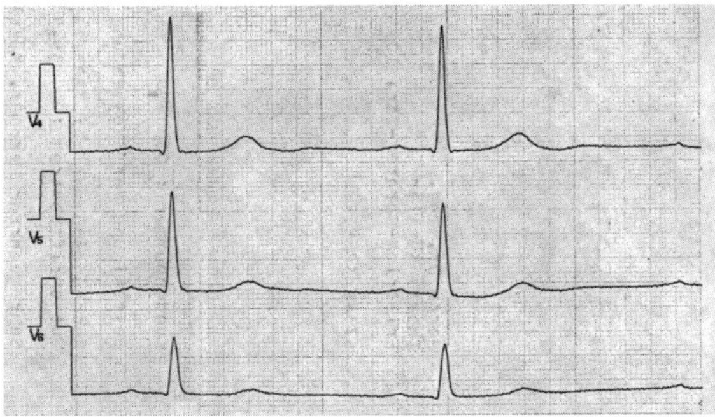

EKG-Befund: etwas bradykarder Sinusrhythmus bei Indifferenztyp, Herzfrequenz 56/min., P 0,12, PQ 0,22, QRS 0,1, QT 0,38. RS-Umschlag zwischen V_2 und V_3, SL-Index mit 2,8 mV nicht erfüllt (+/-/+)-T in III, isoelektrische ST-Strecken. S-Zacken in II, III, aVF und bis V_3. AV-Block I°, unauffällige Erregungsrückbildung

Wie werten Sie den abgebildeten Echokardiographiebefund?

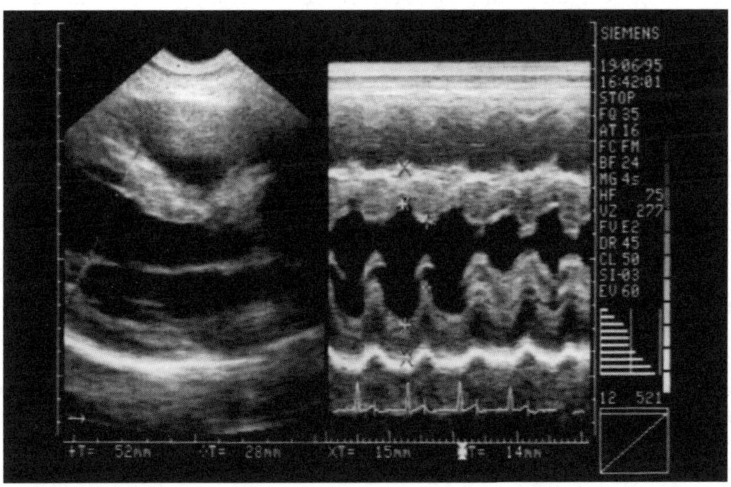

Es handelt sich um einen parasternalen Schnitt in der langen Achse. Man erkennt eine hypertrophierte linksventrikuläre Muskulatur (Hinterwanddicke 15 mm, Septumdicke 14 mm). Die Herzhöhlen sind normal weit. Darüber hinaus ergibt die Echokardiographie eine gute linksventrikuläre Funktion mit einer Ejektionsfraktion von 60%. Der linke Vorhof ist nicht erweitert, die Herzklappen stellen sich unauffällig dar.

Wie beurteilen Sie den vorliegenden Ultraschallbefund?

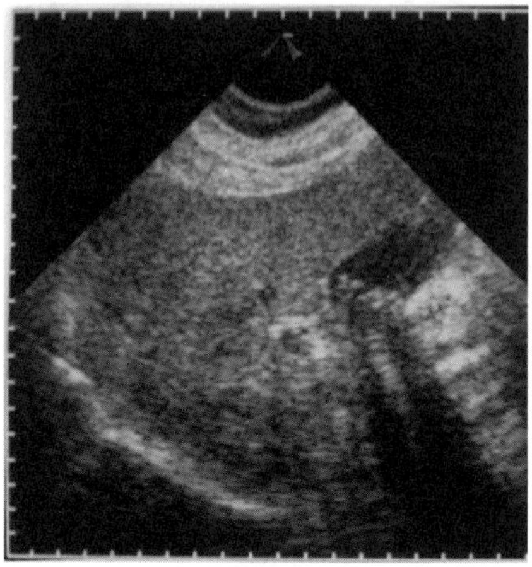

Hyperurikämie, Kreatinin und Elektrolyte normal, linksventrikuläre Hypertrophie im Echo, Nieren und Aorta normal

In der Gallenblase stellen sich mehrere schattengebende Konkremente dar.
Die Nieren sind nach Form, Lage, Größe und Atemvariabilität regelrecht. Es findet sich eine seitengleiche unauffällige Parenchymstruktur ohne Hinweis auf einen renoparenchymatösen Prozeß. Die seitengleiche Größendarstellung spricht gegen eine Nierenarterienstenose, schließt diese jedoch nicht aus. Die Nebennierenregion stellte sich unauffällig dar, ein größerer Nebennierentumor ist also nicht vorhanden, Ein Phäochromozytom oder andere hormonaktive Tumoren sind jedoch oft klein und nicht immer in typischer Lokalisation zu finden und daher nicht mit Sicherheit auszuschließen.

Was wissen Sie über die Ätiologie der Bluthochdruckerkrankung?

Etwa 95% der Bluthochdruckerkrankungen sind sogenannte **essentielle primäre Hypertonien**, deren pathophysiologische Ursache bis heute noch nicht mit letzter Sicherheit geklärt ist und bei deren Genese ein multifaktorielles Geschehen anzunehmen ist.
Davon abzugrenzen sind die wesentlichen selteneren **symptomatischen** oder **sekundären Hypertonien**, wobei man hierbei in der Regel renoparenchymatös bedingte (2-3%), renovaskuläre (etwa 1%) und endokrine (primärer Hyperaldosteronismus, Hyperthyreose, Cushing-Syndrom, Phäochromozytom, Akromegalie, Hyperparathyreoidismus) und neurogene Ursachen (gesteigerter Hirndruck, erhöhter Sympathikotonus) sowie vaskulär bedingte Bluthochdruckerkrankungen bei Aortenklappeninsuffizienz, hyperkinetischem Herzsyndrom und arteriovenösen Fisteln ausschließen muß.
Weitere Ursachen sind medikamentös bedingte Bluthochdruckformen, wobei in erster Linie Behandlungen mit Ovulationshemmern, Glukokortikoiden, Psychopharmaka (trizyklische Antidepressiva und Monoaminooxidasehemmer bei Aufnahme tyraminhaltiger Nahrung), Sympathomimetika (übliche Augen- und Nasentropfen), Schilddrüsenhormone und Antirheumatika durch die verursachte Natrium- und Wasserretention eine Hypertonie auslösen können. Weitere Ursachen einer Bluthochdruckerkrankung, wie z. B. eine Polyzythämie, das Vorliegen einer Aortenklappeninsuffizienz und einer AV-Fistel, sind meistens klinisch in Form von anderen Symptomen offensichtlich.

Welche zusätzlichen Untersuchungen sind bei derart erhöhten Werten sinnvoll?

- 24-h-Blutdruck-Messung (nächtliche Absenkung? Diese spräche für eine essentielle Hypertonie)
- Nierenszintigraphie unter ACE-Blockade (Nierenarterienstenose?)
- Katecholaminausscheidung im 24-h-Urin (Phäochromozytom?)
- Augenhintergrunduntersuchung (Fundus hypertonicus?)
- Mikroalbumintest im Urin (Nierenschädigung?)

Wie beurteilen Sie das Ergebnis der 24-h-Blutdruck-Messung?

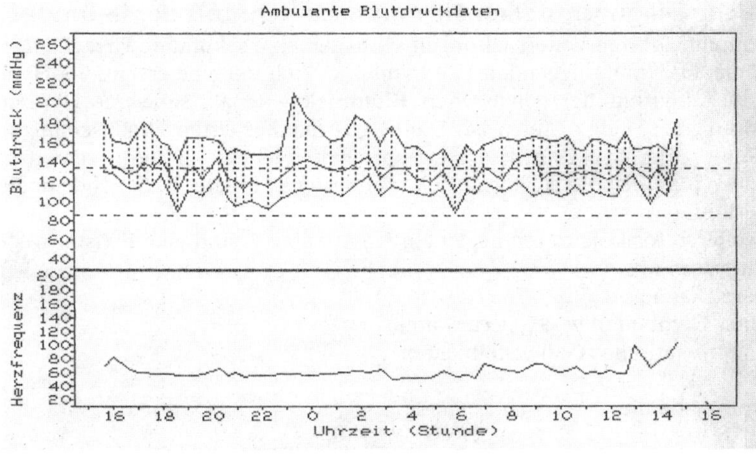

Die Messung erfolgte vom 02.07.95, 10.28 Uhr bis 03.07.95, 10.05 Uhr. Insgesamt wurden 55 Messungen durchgeführt. Alle systolischen und diastolischen Blutdruckwerte lagen über dem Normblutdruck von 135/85 mmHg.
Der höchste gemessene systolische Wert betrug 210 mmHg, der höchste diastolische Wert 126 mmHg. Der mittlere systolische Blutdruck betrug 175 mmHg, der mittlere diastolische 102 mmHg und der mittlere arterielle Druck 135 mmHg. Die Herzfrequenz schwankte zwischen 58 und 115 Schlägen/min. und lag im Mittel bei 82/min.
Ein Tag-Nacht-Rhythmus ist nicht erkennbar.

▷ Weitere Ergebnisse

24-h-Urinausscheidung: Die 24-h-Urinausscheidung auf Adrenalin, Noradrenalin, Normetanephrin und Dopamin erbringt im Normbereich gelegene Werte (Adrenalin 12 µg/24 h, Noradrenalin 80 µg/24 h, Dopamin 350 µg/24h).
Während und Tage vor der Bestimmung der Katecholamine sollten keine Betablocker und Diuretika verabreicht werden, darüber hinaus sollte der Patient keine Vanilleprodukte, Nüsse, Bananen, Rotwein, Kaffee, Tee oder Käse zu sich nehmen, da hierdurch die Untersuchungsergebnisse beeinflußt werden können.
Folgende Medikamente sollten ebenfalls vor der Untersuchung möglichst abgesetzt werden: Barbiturate, Clonidin, Chlorpromazin, Coffein, Guanethidin, Insulin, α-Methyldopa, Reserpin, Salizylate, Sedativa, Sulfonamide, Tetrazykline und Vitamin B1.

Nierenszintigraphie: Unter ACE-Hemmer-Gabe seitengleiche Anflutungs- und Ausscheidungsprofile des Isotopes, kein Hinweis auf eine Nierenarterienstenose.

Augenhintergrundspiegelung: Fundus hypertonicus Grad II mit Kupferdrahtarterien (goldgelben Reflexstreifen), vermehrter korkenzieherartiger Schlängelung der perimakulären Arteriolen und Venolen sowie Venen mit Kaliberschwankungen und Kompressionen der Venen durch die darüber hinweg ziehenden Arterien (Gunn-Kreuzungs-Phänomen). Netzhautblutungen liegen noch nicht vor.
Ein Hirndruck kann aufgrund der unauffällig dargestellten Papille ausgeschlossen werden.

Keine sekundäre Hypertonie

Mikroalbumintest negativ.

Welche Diagnose stellen Sie nun nach Kenntnis der Befunde?

Die durchgeführten Untersuchungen schließen eine sekundäre Ursache der Hypertonie aus. Im vorliegenden Fall handelt es sich um eine essentielle Hypertonie, die aufgrund der gemessenen Blutdruckwerte als schwerer Hypertonus (Schweregrad 3) einzustufen ist. Die bereits manifestierten Organschädigungen im Sinne einer hypertensiven Herzkrankheit und eines Fundus hypertonicus sprechen für eine bereits längere Zeit (mindestens Monate) bestehende deutliche Hypertonie.
An weiteren Risikofaktoren liegen ein Nikotinabusus und eine Fettstoffwechselstörung vor.
Weitere Diagnosen sind:
- akuter Gichtanfall bei Hyperurikämie
- asymptomatisches Gallensteinleiden
- AV-Block I°
- Hyperlipidämie

Welche Therapie leiten Sie ein?

In Hinblick auf den vorliegenden AV-Block I°, der zwar keine Kontraindikation für die Gabe eines Betablockers darstellt, jedoch Vorsicht beim Einsatz von Betablockern begründet, entschließen wir uns zur primären Gabe eines **ACE-Hemmers**: Ramipril initial 2,5 mg, nach 2 Tagen Steigerung auf 5 mg (Delix®).
Bei der **Einstellung der Hypertonie** sollte primär auf eine nicht allzu rasche Blutdrucksenkung geachtet werden. Außerdem muß berücksichtigt werden, daß die Antihypertensiva ihre volle Wirkungsstärke oft erst nach 1-3 Wochen erreichen, so daß sich ein Behandlungsbeginn mit Maximaltherapie nicht anbietet. Trotzdem ist bei derart hohen Blutdruckwerten wie bei unserem Patienten durchaus zu erwarten, daß die Blutdruckwerte mit einer Monotherapie nicht ausreichend eingestellt werden können und zu einem späteren Zeitpunkt der Einsatz eines weiteren Antihypertensivums zur Kombinationsbehandlung notwendig wird. Eine medikamentöse Blutdruckeinstellung sollte jedoch generell unter häuslichen Bedingungen erfolgen, da die Erfahrung zeigt, daß unter den im Krankenhaus herrschenden Ruhebedingungen andere Voraussetzungen als unter den täglichen Belastungen vorliegen.
Zusätzlich zu der medikamentösen Therapie wird der Patient angehalten, eine **Salzrestriktion** durchzuführen, da Kochsalz durch seine wasserretinierende Wirkung zu einer Blutdruckerhöhung führen kann. Auch eine Gewichtsreduktion ist sinnvoll, ebenso eine cholesterinarme Diät.
Der Patient wird über das Risiko eines fortgesetzten **Nikotinkonsums** aufgeklärt und ihm dringend angeraten, das Rauchen einzustellen. Darüber hinaus ist ein

regelmäßiger Ausdauersport empfehlenswert. Auch eine Verringerung des Alkoholkonsums wird sich auf die Blutdruckeinstellung günstig auswirken.
Die gichtbedingten Schmerzen im Großzehengrundgelenk behandeln wir bis zum Rückgang der Beschwerden mit 3x50 mg Diclofenac/Tag.
Zur Therapie der **Hyperurikämie** leiten wir nach Besserung des Lokalbefundes eine Behandlung mit Allopurinol 300 mg täglich ein. Hierbei handelt es sich um ein Urikostatikum. Allopurinol hemmt aufgrund seiner Ähnlichkeit mit Hypoxanthin die Xanthinoxidase als kompetitiver Antagonist und verhindert somit die Harnsäurebildung. Ebenso wird Phosphoribosylphosphat verbraucht und damit die Purinbiosynthese gehemmt, wobei beide Effekte senkend auf die Harnsäurebildung wirken.
Wegen der bei Klinikaufnahme deutlich erhöhten Harnsäurewerte und der Gefahr eines Ausfallens von Harnsäurekristallen bei saurem Urin-pH (Begünstigung einer Nierensteinbildung) geben wir initial während des Klinikaufenthaltes 3x1 Eßlöffel Uralit U®, ein Präparat zur Harnalkalisierung, welches die Harnsäurelöslichkeit im Urin verbessert.
Das **asymptomatische Gallensteinleiden** stellt keine Indikation zu einer Therapie dar.
Nach Abschluß der Diagnostik wird der Patient am 6. Tag des Klinikaufenthaltes wieder in die hausärztliche Betreuung entlassen. Bei der Laborkontrolle vor Entlassung ist der Serumharnsäurewert mit 9,4 mg/dl rückläufig. Ebenso zeigen die Cholesterin- und Triglyceridwerte rückläufige Tendenz, das Cholesterin beträgt 240 mg/dl, der HDL-Wert ist mit 55 mg/dl nur leichtgradig erniedrigt und die Triglyceride betragen 178 mg/dl. Trotzdem ist bei der ausgeprägten Hypertonie mit Endorganschäden eine medikamentöse Cholesterinsenkung (mit einem **CSE-Hemmer**) sinnvoll.
Die Blutdruckwerte bewegen sich zwischen 160 und 165 mmHg systolisch und 95-100 mmHg diastolisch, so daß wir uns noch vor Entlassung des Patienten zum zusätzlichen Einsatz eines Diuretikums entschließen und den Patienten auf das Kombinationspräparat Delix plus® (5 mg Ramipril, 25 mg Hydrochlorothiazid) einstellen.
Der Patient kann unter der ACE-Hemmer-Medikation bis 150 Watt belastet werden. Unter der durchgeführten Belastung zeigen sich keine Hinweiszeichen auf das Vorliegen einer koronaren Herzerkrankung (unauffällige Kammerendteile während und nach der Belastung).

Mit welcher Therapie entlassen Sie den Patienten? Welche Empfehlungen geben Sie an den Hausarzt?

Der Patient wurde mit folgender Therapie entlassen:

- Delix plus® 1x1 Tablette täglich (Kombinationspräparat aus ACE-Hemmer und Diuretikum), Allopurinol 300 1x1, Atorvastasin (Sortis® 10 mg)
- Empfehlung der Alkoholreduktion und eine Aufgabe des Nikotinkonsums
- Salzrestriktion, cholesterin- und fettarme Reduktionskost

Dem Hausarzt wird empfohlen, die Blutdruckwerte unter der Therapie in den ersten Wochen nach Entlassung engmaschig zu kontrollieren. Sollten sich dabei nach etwa 3-4 Wochen weiterhin überhöhte Blutdruckwerte zeigen, wäre der zusätzliche Einsatz eines Kalziumantagonisten zu empfehlen.
Sollten sich die Blutfettwerte und insbesondere das Serumcholesterin nicht normalisieren lassen, wäre eine Dosiserhöhung des Cholesterinsynthesehemmers zu empfehlen.

Die **Diagnosen bei Entlassung** lauteten:

- Hypertonie mit sekundären Organschäden (hypertensive Herzkrankheit, hypertoniebedingte Augenhintergrundveränderungen)
- AV-Block I°
- Hyperlipidämie
- Hyperurikämie mit Podagra

Welche Komplikationen können bei der Hochdruckerkrankung auftreten?

In erster Linie ist das kardiovaskuläre Risiko bei Hochdruckpatienten erhöht. Dieses Risiko wird durch zusätzlichen Nikotingenuß, Hypercholesterinämie, Übergewicht und einem Diabetes mellitus deutlich gesteigert. Es kommt zu einem erhöhten Arterioskleroserisiko mit Folgeerkrankungen im Sinne einer Nephrosklerose, einer Beschleunigung der KHK und möglichen Aneurysmen im Rahmen von degenerativen Gefäßwandveränderungen. Zerebral können transitorisch-ischämische Attacken, zerebrale Insulte und Hirnmassenblutungen auftreten. Ebenso kann sich eine hypertensive Enzephalopathie mit Schwindel, Kopfschmerzen und Sehstörungen ausbilden. Am Auge kann es durch die hypertoniebedingten Augenhintergrundveränderungen zu Netzhautblutungen und Beeinträchtigungen der Sehfähigkeit kommen. Am Herzen manifestiert sich eine hypertensive Herzkrankheit mit Verschlechterung der kardialen Durchblutung und der Möglichkeit einer Herzinsuffizienz.

Welche Therapiemöglichkeiten der Hypertonie werden von der Hochdruckliga empfohlen? Wie sehen Sie den Einsatz von Antihypertensiva bei verschiedenen Grunderkrankungen?

Die Hochdruckliga veröffentlicht in regelmäßigen Abständen Therapieempfehlungen zur Behandlung der Hochdruckkrankheit, die sich nach einem Stufenschema richten und normalerweise mit einer Monotherapie beginnen, die bei schweren Bluthochdruckerkrankungen durch eine Kombinationstherapie abgelöst wird.

Stufe I	Stufe II	Stufe III	Stufe IV
Diuretikum	Diuretikum	Diuretikum	zusätzlicher Einsatz von Guanethidin
oder β_1-Blocker	und β_1-Blocker	und β_1-Blocker	
	oder Ca-Antagonist	und Vasodilatator	
	oder ACE-Hemmer		
	oder α_1-Rezeptorblocker		Prinzipiell sind in Stufe II-IV alle genannten Wirkstoffe frei kombinierbar, wobei einige Kombinationen vorteilhafter sind, letztendlich aber auf den Patienten bezogen entschieden werden muß
oder Ca-Antagonist	oder β_1-Blocker	oder Ca-Antagonist	
	und Ca-Antagonist	und ACE-Hemmer	
	oder ACE-Hemmer		
oder ACE-Hemmer	oder Ca-Antagonist	oder zentrales Sympatholytikum	
	und ACE-Hemmer	und Vasodilatator	

Tab.39.1: Empfehlung zur Hochdrucktherapie in der Praxis

Es gibt bestimmte Erkrankungen, die den Einsatz verschiedener Antihypertensiva aufgrund ihres Wirkungs- und Nebenwirkungsprofil günstig erscheinen lassen, währenddessen andere Antihypertensiva bei bestimmten Erkrankungen nicht eingesetzt werden sollten. Derartige Empfehlungen sind der folgenden Tabelle zu entnehmen.

Erkrankung	Antihypertensivum
Diabetes mellitus	Vorsicht mit Diuretika und β-Blockern; günstig sind ACE-Hemmer und α_1-Blocker
Gicht	Zurückhaltung mit Diuretika
Herzinsuffizienz	Günstig sind Diuretika, ACE-Hemmer und postsynaptische α1-Blocker. Vorsicht mit β-Blockern
KHK	β-Blocker, ACE-Hemmer und Kalziumantagonisten bieten sich für die Therapie an.
Niereninsuffizienz	Bei Serumkreatininwerten > 1,8 mg/dl sind kaliumsparende Diuretika kontraindiziert. Als Diuretika sollen die stark wirksamen Schleifendiuretika anstelle der Thiaziddiuretika eingesetzt werden. Die Dosis von ACE-Hemmern und einigen β-Blockern muß reduziert werden.
Nierenarterienstenose	Kontraindikation für ACE-Hemmer
periphere Gefäßerkrankungen	Vorsicht mit β-Blockern und ACE-Hemmern
Asthma	Vorsicht mit β-Blockern
Hyperlipidämie	Vorsicht mit Diuretika und β-Blockern

Tab.39.2: Auswahl von Antihypertensiva bei bestehenden Begleiterkrankungen

	Ges. Cholesterin	Triglyceride	LDL-Cholesterin	HDL-Cholesterin	Insulinresistenz
Diuretika	↑	↑↑	↑	↓	↑
β-Blocker • nicht selektive	→	↑↑↑	→	↓	↑
• mit ISA	(→)	(→)	(→)	(→)	↑
α_1-Blocker	↓	↓	↓	↑	↓
Ca-Antagonisten	→	→	→	→	→
ACE-Hemmer	→	→	→	→	↓
Zentral wirksame Substanzen	→	→	→	→	→
↑ = erhöht ↓ = senkt → = neutral (→) = fast neutral					

Tab.39.3: Einfluß verschiedener Antihypertensiva auf Lipidprofil und Insulinresistenz

Fall 40

▷ Anamnese

Ein 62jähriger Patient kommt wegen seit etwa 3 Monaten bestehender plötzlicher Veränderung der Stuhlgewohnheiten. Er müsse seither 4-6mal tägl. Stuhl absetzen, vorher nur 1mal. Kein Blut im Stuhl. Manchmal ginge bei Winden etwas Stuhl mit ab. Keine Gewichtsabnahme. Vegetative Funktionen bis auf 1mal Nykturie o.B. Kein Alkohol, kein Nikotin.

▷ Frühere Anamnese

Vor 5 Jahren transurethrale Resektion eines Prostataadenoms, vor 3 Jahren spontaner Nierensteinabgang re.

▷ Untersuchungsbefund

62jähriger Patient in gutem AZ und EZ (181 cm, 85 kg); Haut und Schleimhäute o.B.; kein Ikterus, keine Dyspnoe, keine Zyanose, Kopf und Hals o.B.
Herz und Lungen perkutorisch und auskultatorisch o.B. HF 70/min., rhythmisch, RR 140/90 mmHg, Abdominalbefund o.B., Leber und Milz nicht palpabel. Keine pathologischen Resistenzen tastbar. Varikosis beider Beine, periphere Pulse und grob neurologische Untersuchung o.B. Bei der rektal digitalen Untersuchung unauffälliger palpatorischer Befund.

Stuhlunregelmäßigkeiten seit 3 Monaten

Welche Arbeitsdiagnose stellen Sie?

Die Arbeitsdiagnose lautet kolorektales Karzinom. Die Tatsache, daß keine Blutabgänge im Stuhl beschrieben werden, spricht primär nicht gegen diese Verdachtsdiagnose.

Welche Untersuchungen ordnen Sie an?

- Koloskopie
- Sonographie (Lebermetastasen, pathologische Darmkokarde?)
- Labor mit Blutbild, Kreatinin, Elektrolyten, Gerinnung
- Röntgen-Thorax-Aufnahme (Lungenmetastasen?)

Ergebnisse

Labor: BKS 12/44 mm n.W., Hb 14,4 g/dl, Ery 4,6/µl, Leukozyten 4,9/nl, Thrombozyten 324/nl, Kreatinin 1,1 mg/dl, Natrium 141 mmol/l, Kalium 4,6 mmol/l, Kalzium 2,21 mmol/l, Quick 100%, PTT 26,9 s.
Die CEA-Bestimmung (carcinoembryonales Antigen), das bei Kolontumoren oft erhöht ist, ist zur Verlaufskontrolle (vor und nach OP) eines Tumors geeignet, dient aber nicht als Screening-Methode zur Erstdiagnose.

Rö-Thorax: an Herz, Lungen und Zwerchfell kein path. Befund

Koloskopie: In 12 cm Höhe findet sich ein stenosierend wachsender, bei Berühung leicht blutender tumoröser Prozeß, der das Lumen so hochgradig einengt, daß eine Passage mit dem Koloskop nicht möglich ist. Aus dem Tumorrandbereich werden mehrere PEs entnommen und zur histologischen Untersuchung eingeschickt.

Histologie: infiltrierend wachsendes, tubulär gebautes Adenokarzinom
Um die Tumorausdehnung nach proximal beurteilen zu können, veranlassen wir einen Kolonkontrasteinlauf.

Wie beurteilen Sie die dargestellten Röntgenbilder?

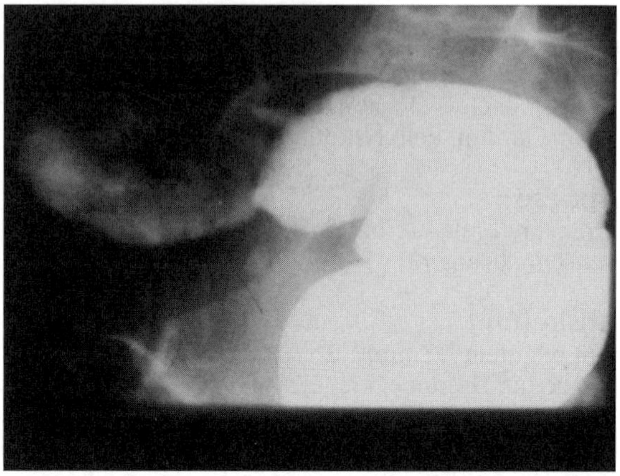

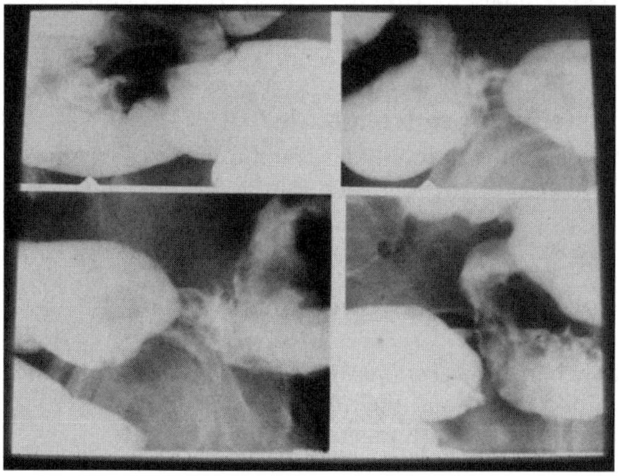

Stenosierendes Adenokarzinom des Rektums

Befund des Kolonkontrasteinlaufs: prallgefüllte Ampulla recti; hochgradige Stenose mit unregelmäßigem Schleimhautrelief. Abbruch der weiteren Untersuchung wegen Schmerzen.

Welche Diagnose stellen Sie? Welche weiteren Untersuchungen veranlassen Sie?

Die Diagnose lautet stenosierendes Adenokarzinom der Rektumschleimhaut.
Der unauffällige Röntgen-Thorax-Befund macht eine pulmonale Metastasierung unwahrscheinlich.
Die Oberbauchsonographie ergab wie beschrieben keinen Hinweis auf das Vorliegen einer Lebermetastasierung.

Welche weiteren Untersuchungen sollten noch durchgeführt werden?

- CT des Abdomens (lokale Ausdehnung des Tumors, Lymphknoten- oder Lebermetastasen?)
- EKG (präoperativ)
- CEA-Bestimmung (zur späteren Verlaufsbeurteilung)

Ergebnisse

CT-Untersuchung des Abdomens: Kein Hinweis für das Vorliegen intraabdomineller Lymphome oder einer Lebermetastasierung. Subtotal stenosierendes Rektumkarzinom mit Infiltration in das umgebende Fettgewebe. Die regionären Lymphknoten stellen sich unauffällig dar.

Infiltration des perirektalen Fettgewebes, kein Nachweis von Lymphomen oder Fernmetastasen

EKG: SR, HF 70/min., Linkstyp, unauffälliger Stromkurvenverlauf
Der **CEA-Wert** ist auf 7 mg/l erhöht.

Welches Tumorstadium besteht? Welche Therapie schlagen Sie vor?

Das **präoperative Staging** hat eine Infiltration des perirektalen Gewebes gezeigt, Lymphknoten- oder Fernmetastasen sind nicht feststellbar, so daß ein Tumorstadium T3, N0, M0 vorliegt. Therapie der Wahl ist die Operation in kurativer Absicht. Eine neoadjuvante Therapie wird diskutiert, jedoch bislang nicht allgemein empfohlen. Bei allen Rektumkarzinomen Stadium T3, M0 ist eine adjuvante Kombinationstherapie (s. u.) indiziert.
Nach präoperativer einwöchiger Vorbehandlung mit intensiver atemgymnastischer Therapie, zusätzlich hochkalorischer Ernährungssubstitution über einen zentralnervösen Zugang, wird eine tiefe anteriore Rektumresektion bei dem Patienten durchgeführt. Protektiv wird eine Zökalröhrenfistel nach vorhergehender Appendektomie angelegt. Aufgrund des lokalen Befundes kann der Patient mittels **tiefer anteriorer Rektumresektion** noch kontinenzerhaltend operiert werden. Das Problem liegt bei tief sitzenden Tumoren darin, den Schließmuskelapparat nicht zu beschädigen, so daß bei noch tiefer sitzenden Tumoren in der Regel eine kontinenzerhaltende OP nicht mehr möglich ist und man einen endständigen Anus praeter sigmoideus anlegen muß.
Die **Histologie** des Operationspräparates ergibt ein mäßig differenziertes, teils tubulär gebautes, teils papillärdrüsig wachsendes Adenokarzinom mit Tumorrandinfiltration bis in das beginnend infiltrierte mesenteriale Binde- und Fettgewebe. Der orale und aborale Absetzungsrand sind tumorfrei. Acht Lymphknoten im angrenzenden mesenterialen Fettgewebe sind ebenfalls tumorfrei.
Die **pTNM-Klassifikation** ergab folgenden Befund: pT3, G2, pNO, pMx.
Der Patient wird postoperativ für insgesamt 5 Tage intensivmedizinisch betreut und nach komplikationslosem Verlauf auf die chirurgische Normalstation zurückverlegt. Nach regelrechtem Kostaufbau kann die Zökalröhrenfistel nach 16 Tagen entfernt werden. Die zur Platzbauchprophylaxe eingebrachten Ventrofilnähte werden termingerecht am 21. postoperativen Tag entfernt.

▷ Postoperative Behandlung

Im Anschluß an die Operation wird der Patient nach 6wöchigem Intervall mit insgesamt 6 Therapiezyklen 5-Fluorouracil (500 mg/m^3) in 4wöchigem Abstand behandelt. In den Wochen 8 und 12 wird eine kombinierte Radiotherapie und Chemotherapie durchgeführt. Die Kombinationstherapie wird gut vertragen; ro-

Kontinenzerhaltende Operation, adjuvante Kombinationstherapie

tes Blutbild, Leukozyten und Thrombozyten zeigen keine signifikanten Abfälle, so daß die Behandlung in der errechneten Dosis durchgeführt werden kann. Mittlerweile befindet sich der Patient in der Tumornachsorge, wobei die ersten in vierteljährlichem Abstand durchzuführenden Untersuchungen (Laborwerte, Tumormarker, Oberbauchsonographie, Koloskopie in halbjährlichem und Röntgen-Thorax in jährlichem Abstand) bisher unauffällige Befunde ergeben, so daß kein Hinweis auf eine Tumorausbreitung oder ein lokales Rezidiv besteht.

Quintessenz

Kolorektale Karzinome gehören zu den häufigsten Tumoren (an zweiter Stelle nach Bronchialkarzinomen bei Männern und Mammakarzinomen bei Frauen) mit steigender Inzidenz. Die Karzinome entstehen überwiegend aus Polypen. Symptome treten meist erst in fortgeschrittenen Stadien auf. Soweit möglich ist eine operative Therapie anzustreben. Je nach Tumorstadium ist eine adjuvante Therapie indiziert (zytostatisch bei Kolon-, kombiniert bei Rektumkarzinomen). Früherkennungsmaßnahmen und prophylaktische Polypektomien sind sinnvoll.

Fall 41

41

▷ Anamnese

Ein 82jähriger Patient mit bekanntem Prostatakarzinom (Adenokarzinom gut ausdifferenziert, T_4, Nx, Mx), Z. n. Orchiektomie und gegengeschlechtlicher Hormonbehandlung klagt über seit Tagen zunehmende Miktionsbeschwerden. Es sei immer weniger Urin gekommen, er habe dauernd Drang verspürt, ohne richtig Wasser lassen zu können. Seit etwa 12 Stunden könne er nun gar kein Wasser mehr lassen; er habe starkes Harndranggefühl und Schmerzen im Unterbauch.

▷ Frühere Anamnese

Vor etwa 5 Jahren Gallensteine festgestellt, nie Beschwerden gehabt. Prostataleiden seit etwa 10 Jahren bekannt.

▷ Aufnahmeuntersuchung

82jähriger Patient in gutem EZ und reduziertem KZ; Haut fahl, warm, trocken, Schleimhäute anämisch, keine Dyspnoe, kein Ikterus, keine Exantheme, keine Zyanose, keine Lymphknoten. Kopf o.B., Zunge weißlich belegt, Hals o.B. Beidseitige Gynäkomastie, Lungen auskultatorisch und perkutorisch o.B. Lautes, bandförmiges Systolikum über der Herzspitze, Herztöne rein. Herzfrequenz 82/min., rhythmisch, RR 170/90 mmHg. Bauchdecke weich, nicht gespannt, kein Aszites, keine Narben, glatt begrenzte, prall elastische, bis dicht unter den Nabel reichende Resistenz im Unterbauch mit deutlicher Druckdolenz. Leber und Milz nicht palpabel, Nierenlager stark klopfempfindlich. Ödeme beider Unterschenkel, freie Beweglichkeit aller Extremitäten, Wirbelsäule druck- und klopfschmerzfrei. Periphere Pulse o.B., neurologische Untersuchung unauffällig. Rektal digitaler Befund: apfelgroße, derbe Prostata, deutliche Konsistenzvermehrung, nach links nicht eindeutig abgrenzbar.

Bekanntes Prostatakarzinom, jetzt Harnverhalt; prall gefüllte Blase tastbar

Welche Arbeitsdiagnose stellen Sie?

Grundleiden: Prostatakarzinom; jetzt akuter Harnverhalt bei V.a. Infekt der ableitenden Harnwege. Die getastete Resistenz entspricht am ehesten der prallgefüllten Harnblase.

Was unternehmen Sie diagnostisch und therapeutisch zuerst?

Primäre therapeutische Maßnahme ist die Wiederherstellung des Harnabflusses, am besten mittels suprapubischem Katheter. Zum Ausschluß einer anderen Raumforderung im Unterbauch führen Sie eine orientierende Sonographie durch und sehen die maximale Harnblasenfüllung bestätigt. Daraufhin legen Sie einen suprapubischen Blasenkatheter, über den sich insgesamt 800 ml trüber Urin abfließt.

Welche Diagnostik veranlassen Sie weiter?

- Labor (Entzündungsparameter, Retentionswerte, prostataspezifisches Antigen, Urinstatus)
- Sonographie (Stauung der Nieren, Prostata?)
- Röntgen-Thorax (Lungenstauung?)
- EKG (Zeichen einer Elektrolytentgleisung?)

Labor: BKS 52/108 mm n.W., Hb 10,3 g/dl, Hämatokrit 29,7%, Leukozyten 13,1/nl, Thrombozyten 287/nl, Erythrozyten 3,42/µl, HBE 30,1 pg/Ery, MCV 87 fl, im Differentialblutbild mit 83% erhöhte Granulozyten bei auf 11% erniedrigten Lymphozyten. Quick 100%, PTT 27,2 sec. Kreatinin 11,44 mg/dl, Harnsäure 9,8 mg/dl, Calcium 4,1 mmol/l, Kalium 5,3 mmol/l, Natrium 136 mmol/l. Harnstoff 232 mg/dl, AP 109 U/l, prostataspezifisches Antigen 18 ng/ml (normal bis 5, suspekt bis 10), Eiweiß-Elektrophorese: normo-proteinämische Hypoproteinämie.
Urin: Leukozytenzahl 500/µl, zusätzlich fanden sich etwa 50 bis 100 Ery/µl, vermehrt Plattenepithelien und Bakterien. Der Teststreifen auf Nitrit war positiv. Daraufhin legen Sie eine Urinkultur mit Resistenztestung an.

Rö-Thorax: Linksbetontes Herz; verkalkter, betonter Aortenknopf, Lungen frei von frischen Infiltraten oder Rundherden. Knöcherner Thorax ohne Hinweis auf Filiae; deutliche Mammaschatten beidseits.

Sonographie: Beidseits gestaute Nierenbecken, Nierenparenchym beidseits etwas verschmälert. Prostata 7x6 cm, nicht eindeutig abgrenzbar. Gallenblase mit kirschgroßem Konkrement; übriger Befund o.B.

Wie beurteilen Sie folgendes EKG?

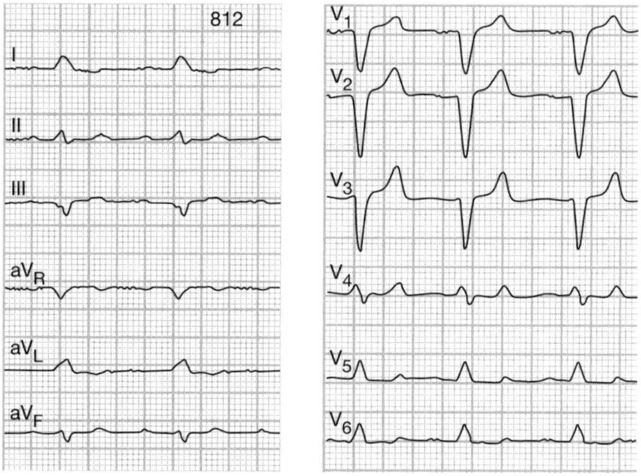

Entlastung durch suprapubischen Blasenkatheter, Kreatininerhöhung auf 11 mg/dl, sonographisch Harnstauungsnieren bds.

SR (HF 74), Linkstyp – bis überdrehter Linkstyp, kompl. Linksschenkelblock (QRS > 0,12) mit blockspezifischen Erregungsrückbildungsstörungen, R-Reduktion bis V_3.

Wie werten Sie die erhaltenen Befunde? Wie erklären Sie den Kreatininwert? Wie deuten Sie das Hb? Welche Diagnosen stellen Sie nach Kenntnis der bisherigen Befunde?

Zusammenfassend haben Sie durch die vorliegenden Untersuchungen den Verdachtsbefund eines akuten Harnverhaltes bei Infekt der ableitenden Harnwege bestätigt. Zusätzlich besteht eine Überwässerung des Organismus (Beinödeme), wobei sich jedoch kein Pleuraerguß und keine Lungenstauung ausgebildet ha-

ben. Der Kreatininwerte von über 11 mg/dl sowie der Harnstoff von 232 mg/dl lassen sich durchaus durch einen einige Tage bestehenden Harnverhalt mit Nierenstauung erklären. Inwieweit die Retention reversibel ist bzw. eine präexistente chronische Nierenschädigung zugrunde liegt, muß der weitere Verlauf zeigen.
Der herabgesetzte Hb-Wert läßt sich einerseits im Rahmen einer Tumor- oder Infektanämie erklären, wäre aber auch bei einer chronischen Nierenerkrankung denkbar. Darüber hinaus wird der Hb-Wert bei einer relativen Überwässerung des Organismus durch die Erhöhung des Flüssigkeitsanteils und die Verminderung der korpuskulären Elemente reduziert.
Zusammenfassend stellen Sie folgende Diagnosen:

- Zustand nach palliativer Orchiektomie und gegengeschlechtlicher Hormonbehandlung bei Prostatakarzinom
- Harnstauungsniere auf dem Boden der subvesikalen Harnableitungsstörung mit Infektion der ableitenden Harnwege
- asymptomatische Cholezystolithiasis

Wie interpretieren Sie die röntgenologisch nachweisbaren deutlichen Mammaschatten beidseits?

Die Gynäkomastie und die dadurch bedingten vergrößerten Mammaschatten auf dem Röntgenbild sind als unerwünschte Begleitwirkung der gegengeschlechtlichen Hormonbehandlung zu sehen. Um die Ausbildung einer Gynäkomastie bei gegengeschlechtlicher Hormonbehandlung zu unterdrücken, wäre eine Bestrahlung der männlichen Brust vor Therapiebeginn möglich.

Welche Therapie leiten Sie ein?

Der Patient kann auf die Normalstation aufgenommen werden. Um die harnpflichtigen Substanzen auszuschwemmen, muß die Urinausscheidung bei ausreichendem Flüssigkeitsangebot gesteigert werden. Über einen peripher venösen Zugang erhält der Patient täglich 2 l Kochsalzlösung und wird angehalten, reichlich zu trinken. Außerdem werden insgesamt 80 mg Furosemid (Lasix®) verabreicht. Wegen der Ödeme sollte darauf geachtet werden, daß die Flüssigkeitsbilanz etwas negativ ist, evtl. muß die Diuretikadosis angepaßt werden. Außerdem ist wegen des Harnwegsinfektes eine antibiotische Therapie erforderlich. Bei obstruktiven Harnwegsinfekten ist mit einem breiteren Keimspektrum als bei unkomplizierten Harnwegsinfekten zu rechnen. Daher wird eine Therapie mit einem Gyrasehemmer eingeleitet (z. B. Ofloxacin oder Levofloxacin). Wegen der deutlich herabgesetzten Nierenfunktion wird das Dosierungsintervall auf 48 h erhöht.

▷ Verlauf

Unter der **diuretischen Therapie** kommt die Wasserdiurese wieder in Gang und der Patient scheidet täglich etwa 0,5 l überschießend aus. Die Kreatinin- und Elektrolytwerte werden täglich kontrolliert. Das Kreatinin zeigt folgenden Verlauf: 2. Tag 8,6 mg/dl, 3. Tag 5,1 mg/dl, 4. Tag 3,2 mg/dl, 5. Tag 2,67 mg/dl, 6. Tag 1,82 mg/dl. Bei diesem Niveau stabilisieren sich die Kreatininwerte und fallen während des restlichen stationären Aufenthaltes noch ganz langsam sukzessive auf 1,5 mg/dl ab. Der Harnstoff zeigt eine entsprechend den Kreatininwerten verlaufende Rückbildungstendenz und liegt nach 1 Woche mit 48 mg/dl wieder im Normbereich. Die Elektrolyte sind trotz der Furosemidbehandlung ausgeglichen. Die Furosemiddosis kann nach 3 Tagen auf 40 mg täglich reduziert werden. Im weiteren Verlauf kommt es dann spontan zu einer stark überschießenden Diurese, so daß die Gabe des Diuretikums ganz beendet werden kann (polyurische Phase des Nierenversagens). Zunächst muß der **Flüssigkeitsverlust** parenteral ausgeglichen werden. Nach 8 Tagen normalisiert sich die Diurese (gleichzeitig Rückgang des Kreatinins, s. o.), so daß die Infusionstherapie beendet werden kann.

Nach Wiederherstellung des Harnabflusses, Flüssigkeits- und Diuretikagabe deutlich rückläufige Retentionswerte

Die später eingetroffene **Resistenzbestimmung** ergibt auf Ofloxacin sensible E.-coli-Bakterien, so daß die Behandlung über insgesamt 3 Wochen fortgeführt wird, wobei die Dosierungsintervalle bei sinkendem Kreatinin allmählich auf 12 h reduziert werden. Der Harnbefund normalisiert sich ebenso wie die Leukozytenzahlen, die bei Kontrolle nach 1 Woche bei 8,4/nl liegen. Die Beinödeme sind nach 10 Tagen völlig verschwunden, wobei das Gewicht des Patienten in dieser Zeit um 9,2 kg abgenommen hat.

Welche Untersuchungen sollten noch durchgeführt werden?

- Echokardiographie wegen des Herzgeräusches (hämodynamisch wirksame Mitralinsuffizienz?)
- Knochenszintigramm (Metastasen?)

Ergebnisse

Echokardiographie: Die Aortenklappe ist verdichtet und etwas eingeschränkt beweglich, eine wesentliche Stenose liegt nicht vor. Die Mitralklappe ist normal beweglich, dopplerechokardiographisch nur geringe, klappennahe Mitralinsuffizienz. Ursache des Geräuschbefundes sind wohl ausgeprägte submitrale Verkalkungen. Ansonsten normale linksventrikuläre Funktion, keine Kontraktionsstörung, keine Linksherzhypertrophie.

Knochenszintigramm: Zwei Aktivitätsanreicherungen im Beckenskelett, die am ehesten Metastasen entsprechen. Darüber hinaus keine weiteren Bezirke, die auf eine Metastasierung verdächtig wären.

Zur Klärung der Herde im Becken wird eine **Beckenübersichtsaufnahme** durchgeführt. Dabei stellen sich, dem Szintigrammbefund entsprechend, zwei osteoplastische Herde im Beckenskelett dar, die als Knochenmetastasen gedeutet werden müssen.

Knochenmetastasen im Becken

Was veranlassen Sie weiter, wie sehen Sie die Prognose?

Die Niereninsuffizienz ist als akutes Ereignis auf dem Boden des postrenalen Harnstaus zu sehen und hat sich nach Wiederherstellung des Harnabflusses weitgehend rückgebildet. Wegen der Knochenmetastasen wird eine Therapie mit einem Bisphosphonat eingeleitet, außerdem die gegengeschlechtliche Hormontherapie fortgesetzt. Nach urologischer Konsiliaruntersuchung wird beschlossen, den suprapubischen Katheter zu belassen, da eine Prostataoperation nicht erfolgversprechend ist.

Therapie mit einem Bisphosphonat, Belassen des suprapubischen Katheters

▷ Entlassungstherapie

- 1 x 10 mg Alendronat
- Estradurin 80 mg alle 4 Wochen
- regelmäßige urologische Kontrolluntersuchung, auch zum Wechsel des suprapubischen Katheters

Quintessenz

Eine subvesikale Harnabflußbehinderung bei benignem oder malignem Prostataleiden kann zu einem postrenalen Nierenversagen führen. Häufig findet sich in diesen Situationen auch ein Harnwegsinfekt. Wichtigste Therapiemaßnahme ist die Wiederherstellung des Harnabflusses. Darüber hinaus wird die Diurese mit Schleifendiuretika unterstützt und durch ein ausreichendes Flüssigkeitsangebot die Ausscheidung der harnpflichtigen Substanzen forciert. Harnwegsinfekte müssen in solchen Situationen mindestens 3 Wochen lang behandelt werden. Soweit möglich sollte eine kausale Therapie des Grundleidens angestrebt werden.

Fall 42

42

Anamnese

Eine 56jährige Frau hat seit 3 Tagen ständig erbrochen, kaum noch Appetit. In den letzten Tagen Durchfall gehabt, jetzt keinen Stuhl mehr seit 2 Tagen. Seit etwa 5 h plötzlich stechende Schmerzen im rechten Oberbauch. Seit längerer Zeit habe sie Abneigung gegen fette Speisen verspürt und diese gemieden (auf spezielle Frage).
In der früheren Anamnese der Patientin keine Auffälligkeiten, keine abdominellen Operationen, keine ernsteren Erkrankungen.

Aufnahmeuntersuchung

Erbrechen, rechtsseitige Oberbauchschmerzen; lokale Abwehrspannung im rechten Oberbauch, Fieber

56 Jahre alte, 160 cm große und 57,8 kg schwere Patientin in reduziertem AZ. Haut und Schleimhäute unauffällig, kein Ikterus der Skleren. Keine kardiopulmonalen Insuffizienzzeichen. Oberkieferprothese, lückenhaftes Gebiß im Unterkiefer. Keine Struma. Normaler Perkussions- und Auskultationsbefund über Herz und Lungen. Töne rein, HF 72/min., rhythmisch, RR 130/80 mmHg. Lokale Abwehrspannung und heftige Druckschmerzen im rechte Oberbauch, spärliche Darmgeräusche. Nierenlager frei. Leber und Milz nicht palpabel. Mac Burney, Loslaßschmerzversuch und rektal digital o.B. Keine Ödeme, keine Varizen, periphere Pulse und neurologische Untersuchung o.B. Temperatur 38,5°C.

Welche Verdachtsdiagnose stellen Sie?

Anamnese und klinischer Befund mit Abwehrspannung im Gallenblasenlager passen am ehesten zu einer akuten Cholezystitis bei Cholelithiasis. Denkbar wären auch ein Ulcus duodeni oder eine Pankreatitis. Eine akute Appendizitis kann gelegentlich recht atypisch beginnen, ist bei fehlendem Druckschmerz am Mac Burneyschen Punkt unwahrscheinlich. Pektanginöse Beschwerden (besonders bei Hinterwandinfarkt) können manchmal in das Abdomen projiziert werden, verursachen aber dann meist keine Abwehrspannung.

Nach Abschluß der körperlichen Untersuchung müssen Sie die immer noch starken Schmerzen behandeln. Was geben Sie?

Sie legen einen peripheren venösen Zugang und injizieren eine Ampulle eines Analgetikums, beispielsweise Baralgin N® (Metamizol 5 mg), sowie ein Spasmolytikum (20 mg Butylscopolaminiumbromid = Buscopan®). Danach wird eine Infusion mit einer Kochsalzlösung begonnen, der ebenfalls ein Analgetikum und ein Spasmolytikum zugefügt sind.

Welche Akutdiagnostik führen Sie durch?

- Sonographie (Gallensteine, Cholezystitis, Cholestase?)
- Labor (Entzündungszeichen, Cholestasezeichen, Pankreatitis?)
- EKG (Ausschluß Hinterwandinfarkt)
- Abdomenübersichtsaufnahme und Thoraxaufnahme im Stehen (freie Luft, Spiegel?)

Wie beurteilen Sie folgenden Ultraschallbefund (oben) und Röntgenbefund (unten)?

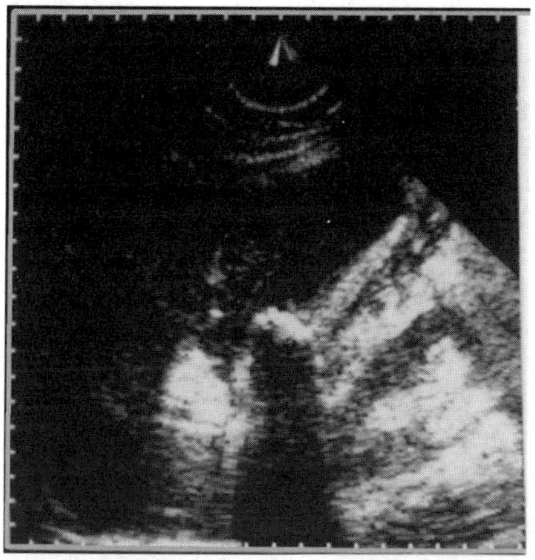

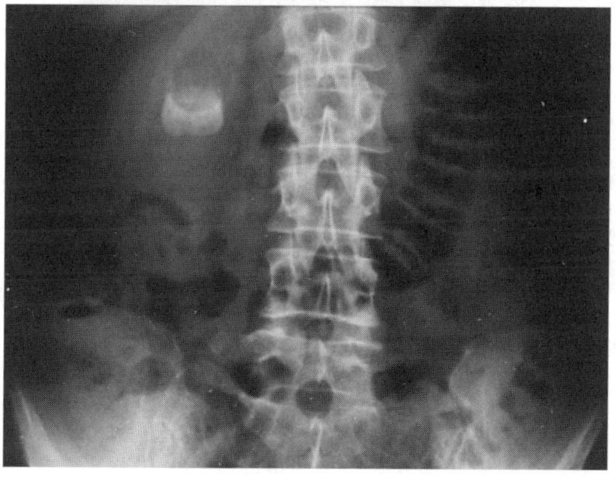

Ultraschall (schlecht erkennbar): Gallenblase prall gefüllt mit großem Konkrement mit dorsalem Schatten, Gallenblasenwand verdickt wie bei Entzündung, Leber, Pankreas, Milz und Nieren o.B.
Der Ductus choledochus bzw. die abführenden Gallenwege sind wegen Luftüberlagerung nicht einsehbar.

Rö-Abdomenübersicht im Stehen: keine freie Luft unter der Zwechfellsichel, keine Spiegelbildung, pflaumengroßer kalkdichter Schatten in Projektion auf Gallenblase

Weitere Ergebnisse

Laborwerte: BKS 28/46 mm n.W., Hb 14,2 g/dl, Leukozyten 11,1/nl, Gesamtbilirubin 1,02 mg/dl, direktes Bilirubin 0,68 mg/dl, GPT 35 U/l, GOT 23 U/l, alkalische Phosphatase 160 U/l, γ-GT 18 U/l.
Amylase, Lipase, Elektrolyte, Kreatinin, im Normbereich. Der Urinbefund ist unauffällig, Erythrozyten, Leukozyten oder Bakterien lassen sich nicht nachweisen.

EKG und Rö-Thorax: ohne jeglichen path. Befund

Sonographisch Cholezystolithiasis mit Zeichen einer Cholezystitis, im Labor keine Cholestase, aber geringe Leukozytose

Welche Diagnose stellen Sie? Welche Therapie leiten Sie ein?

Die Diagnose lautet akute Cholezystitis bei Cholezystolithiasis, kein Hinweis auf Perforation oder Ileus. Ein Hinweis auf das Vorliegen einer Abflußbehinderung (Cholestasezeichen und Pankreasenzyme nicht erhöht) zeigt sich nicht.
Therapeutisch verordnen wir bis zur Schmerzfreiheit Null-Diät und führen eine Infusionstherapie mit 2000 ml Elektrolytlösung durch. Der Zusatz von Analgetika und Spasmolytika wird bedarfsweise erneuert. Eine Cholezystitis ist primär eine abakterielle Entzündung, meist hervorgerufen durch einen Cysticusverschluß. Sekundär kommt es in der Regel zu einer Infektion, daher wird auch eine antibiotische Therapie begonnen, z. B. mit Mezlocillin oder Ceftriaxon. Die symptomatische Therapie führt zu einer raschen Beschwerdebesserung, bereits am nächsten Tag ist die Patientin spontan beschwerdefrei, der Druckschmerz im rechten Oberbauch hat sich deutlich verringert, die lokale Abwehrspannung ist nur noch angedeutet vorhanden.

Wie ist das weitere Vorgehen?

Besserung durch symptomatische Therapie und Antibiotikagabe, Operationsplanung

Die Akutsituation ist zunächst gebessert. Trotzdem sollte in den nächsten Tagen eine Cholezystektomie erfolgen, da weiterhin Komplikationsmöglichkeiten bestehen (s. u.). Hätte sich die Klinik nicht wie in unserem Fall rasch gebessert, wäre auch sofort eine Operation erforderlich geworden.

Welche Komplikationen können beim Gallensteinleiden auftreten?

Möglich sind (wie in diesem Falle) eine akute Cholezystitis, die zu Perforationen oder Penetrationen von Gallensteinen führen kann. Auch ein Gallenblasenempyem oder pericholezystitische Abszesse sind möglich. Durch Penetration eines Gallensteines in den Darm kann ein Gallensteinileus auftreten. Eine weitere Komplikation stellt die Choledocholithiasis dar, die ihrerseits zu konsekutiven Problemen führen kann, beispielsweise zur Cholangitis oder auch zur akuten Pankreatitis, wenn durch ein präpapillär sitzendes Konkrement der Abfluß der Pankreasenzyme behindert wird.

▷ Weiterer Verlauf

Nach drei Tagen ist die Patientin entfiebert, der abdominale Untersuchungsbefund ist unauffällig. Die Cholezystektomie wird vorgesehen. Allerdings können vor dem Eingriff noch 2 Untersuchungen diskutiert werden.

Um welche Untersuchungen könnte es sich dabei handeln?

Die Operateure verlangen in der Regel vor Durchführung einer endoskopischen Cholezystektomie eine Röntgenuntersuchung der Gallenwege und -blase („I.-v.-Galle"), um möglichst genaue Informationen über die Lage und anatomischen Beschaffenheit der Oberbauchorgane zu erhalten und um ein Konkrement in den abführenden Gallenwegen auszuschließen. Mit der I.-v.-Cholezystocholangiographie lassen sich Gallengangssteine ausschließen, die Gallenblase stellt sich nicht dar (negatives Cholezystogramm). Außerdem wird oft eine Gastroskopie durchgeführt, um ein Ulkus als Ursache der Beschwerden auszuschließen. In diesem Fall ist die Diagnose jedoch klar, so daß auf diese Untersuchung verzichtet werden kann. Die Patientin wird am Folgetag in die chirurgische Abteilung verlegt und dort 2 Tage später endoskopisch cholezystektomiert. Der postoperative Verlauf ist komplikationslos, so daß nach weiteren 3 Tagen die Entlassung erfolgen kann.

Quintessenz

Eine akute Cholezystitis ist eine typische Komlikation des Gallensteinleidens. Sie wird meist durch einen steinbedingten Cystikusverschluß hervorgerufen. In der Folge können weitere Komplikationen (Gallenblasenempyem, Abszesse, Perforationen) auftreten. Bei unkompliziertem Verlauf kann zunächst konservativ vorgegangen werden und eine symptomatische Analgetika- und Spasmolytikagabe sowie eine antibiotische Therapie durchgeführt werden. Eine operative Sanierung sollte jedoch rasch erfolgen. Bei Komplikationen ist eine sofortige Operation erforderlich.

Fall 43

43

▷ Anamnese

Eine 53jährige Patientin klagt sei einiger Zeit über zunehmende Luftnot, besonders beim Treppensteigen. Sie habe auch öfter Herzklopfen und -rasen; dabei würde sie oft schwitzen.
Schlafen könne sie schlecht. Manchmal könne sie schlecht schlucken.

▷ Frühere Anamnese

Vor 25 Jahren Ulcus ventriculi. Einen Kropf habe sie schon lange, in der letzten Zeit habe sich daran nichts wesentliches mehr verändert.

▷ Aufnahmebefund

53jährige, adipöse Patientin (157 cm, 71 kg), in altersentsprechendem KZ; Haut und Schleimhäute o.B., kein Ikterus, keine Zyanose; inspiratorischer Stridor, mäßige Ruhedyspnoe. NAP sämtlich druckschmerzhaft, Pupillenreaktion o.B.; Zunge feucht, belegt, Zahnstatus saniert. Ausgedehnte Struma nodosa colli, besonders linker Schilddrüsenlappen massiv knotig aufgetrieben, beidseitige Halsvenenstauung (li.>re.). Abgesehen vom inspiratorischen Stridor Lungen und Herz auskultatorisch und perkutorisch o.B. HF 90/min., rhythmisch, Blutdruck 150/70 mmHg. Abdominalbefund unauffällig, Besenreiservarikosis beidseits, periphere Pulse und grob neurologische Untersuchungen o.B.

Dyspnoe, Schluckstörungen, Schwitzen, Herzrasen; große Knotenstruma, Stridor

Welche Verdachtsdiagnose stellen Sie?

Die Verdachtsdiagnose lautet große Knotenstruma mit Kompression der Halsorgane (Belastungsdyspnoe, Schluckbeschwerden, inspirat. Stridor, Halsvenenstauung). Aufgrund der klinischen Angaben von Herzrasen und häufigem Schwitzen muß der Verdacht auf eine hyperthyreote Stoffwechsellage geäußert werden.

Welche diagnostischen Schritte leiten Sie ein?

- Schilddrüsensonographie und -szintigraphie (Schilddrüsengröße? Knoten? Autonomie?)
- EKG (Rhythmusstörungen, z. B. Vorhofflimmern?)
- Röntgen-Thorax-Aufnahme und Tracheaaufnahme mit Saug- und Preßversuch (Tracheaverdrängung bzw. -kompression, Tracheomalazie?)
- Labor mit TSH-basal (Hyperthyreose?), bei pathologischem TSH auch periphere Schilddrüsenhormonwerte

Ergebnisse

EKG: HF 75/min., Sinusrhythmus, keine Schädigungszeichen

Labor: BKS 14/37 mm n.W., Hb 14,1 g/dl, Hämatokrit 40,8%, Leuko 5,2/nl, Thrombo 364/nl, Kreatinin, Blutgerinnung, Eiweiß und Elektrophorese unauffällig.
Die Schilddrüsenwerte ergaben folgende Ergebnisse: T3 2,1 ng/ml, T4 14,1 µg/dl, TSH basal 0,01 µU/ml.

Wie beurteilen Sie den beiliegenden Rö-Thorax und die Tracheaspezialaufnahme?

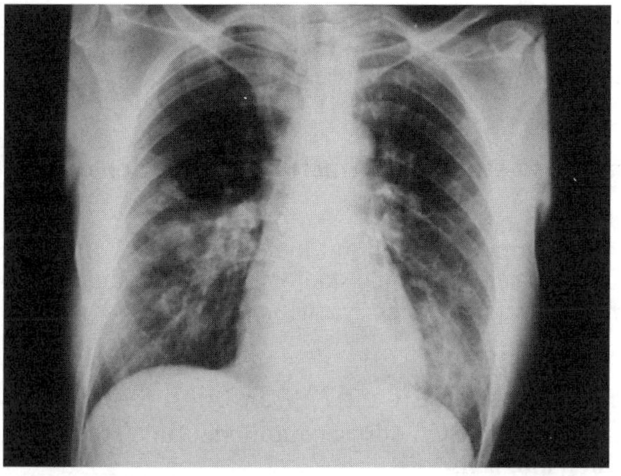

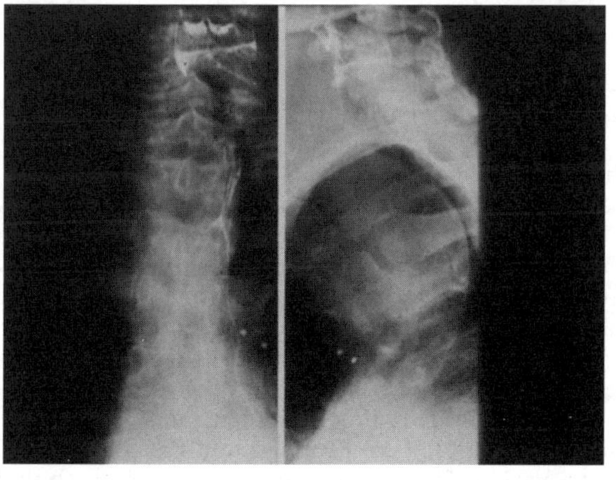

Röntgen-Thorax: grenzwertig großes links betontes Herz, beide Lungen frei von entzündlichen Infiltraten oder tumorösen Rundherden, keine Zeichen der Lungenstauung. Zwerchfellrippenwinkel beidseits frei einsehbar. auf beiden Seiten dichte Mammaschatten. Große nach intrathorakal hineinreichende Struma mit Verlagerung der Trachea und zirkulärer Kompression in Höhe der 2. Rippe. Beim Saug- und Preßversuch keine Lumenänderung der Trachea, insbesondere beim Saugen kein Kollaps.

Weitere Ergebnisse

Schilddrüsensonographie: Der rechte Schilddrüsenlappen mißt 4,0 x 2,0 x 1,7 cm, entsprechend einem Volumen von 7 cm^3. Der linke Schilddrüsenlappen mißt 6,2 x 3,9 x 4,0 cm, entsprechend einem Volumen von etwa 50 cm^3. Teils echodichte, teils echoarme Struktur im Sinne eines hochgradig regressiv veränderten, adenomatösen Schilddrüsenlappens.

Sonographie: Struma nodosa mit regressiven Veränderungen

Szintigraphie: Tc-Uptake erhöht, kalter Knoten; hyperthyreote Stoffwechsellage; Verdrängung und Kompression der Trachea

Beurteilung: linksseitige Struma adenomatosa, die nach retrosternal eintaucht. Rechts nahezu regelrechte Darstellung eines normal großen Schilddrüsenlappens.

Schilddrüsenszintigraphie (mit Technetium): intensive, etwas inhomogene Nuklidaufnahme, Tc-uptake erhöht; im linken Schilddrüsenlappen ein etwa pflaumengroßer, kalter Knoten

Welche Diagnose stellen Sie nach Kenntnis der bisherigen Befunde?

Links betonte Struma nodosa colli mit hyperthyreoter Stoffwechsellage bei disseminierter Schilddrüsenautonomie, kalter Knoten im linken Schilddrüsenlappen, Einengung der Trachea, keine Tracheomalazie

Welche Therapie leiten Sie ein? Wie gehen Sie weiter vor?

Prinzipiell sind bei einer Schilddrüsenautonomie mit Hyperthyreose folgende Therapieverfahren möglich:

- thyreostatische Therapie
- Radiojodbehandlung
- Operation

Eine **thyreostatische Pharmakotherapie** ist wegen der möglichen Nebenwirkungen (vor allem Agranulozytose) nicht als Dauertherapie geeignet und daher nicht als definitive Behandlung anzusehen; eine Strumaverkleinerung ist ohnehin nicht möglich. Eine **Radiojodbehandlung** ist zwar eine definitive Therapie der Hyperthyreose, führt jedoch ebenfalls nicht zu einer wesentlichen Verkleinerung der Struma. Da hier durch die große Struma eine mechanische Behinderung des Schluckaktes und eine Kompression der Trachea vorliegen, ist in diesem Falle eine **Operation** die Therapie der Wahl, zumal bei einem kalten Knoten das Vorliegen eines Malignoms nicht ausgeschlossen werden kann. Vor einer Operation sollte allerdings medikamentös eine Euthyreose erreicht werden. Zur **präoperative Behandlung** der Hyperthyreose eignet sich besonders Jodid. In hohen Dosen gegeben hemmt Jodid die TSH-Produktion, woraufhin weniger Jodid in die Schilddrüse aufgenommen und die Synthese und Freisetzung der Hormone abgesenkt wird. Die Vaskularisierung der Schilddrüse nimmt ab und das Gewebe induriert etwas; ein Effekt, der vor einer Operation durchaus erwünscht ist. Zur Routinebehandlung der Hyperthyreose und zur längeren Therapie ist Jodid allerdings nicht geeignet.

Was bedeutet der Nachweis eines kalten Knotens für die weitere Therapie?

Prinzipiell ist eine **Feinnadelpunktion** zur Beurteilung der Dignität des Gewebes möglich, jedoch läßt sich ein Tumor bei fehlendem Nachweis von Karzinomzellen im Schilddrüsenpunktat nicht ausschließen. Sicher ist nur der positive Nachweis. In diesem Falle ist die Entscheidung zur Operation ohnehin gefallen, so daß weitere Diagnostik bezüglich des kalten Knotens nicht erforderlich ist.

Da eine Schädigung des Nervus recurrens mit nachfolgender Stimmbandlähmung eine mögliche Operationskomplikation ist, wird die Patientin präoperativ noch **HNO-ärztlich konsiliarisch untersucht**. Auch hierbei ergeben sich keine Auffälligkeiten.

Nachdem innerhalb von 8 Tagen unter Endojodingabe von 2x400 mg täglich eine euthyreote Stoffwechsellage erreicht werden kann, wird die Patientin operiert. Dabei wird eine **subtotale Strumaresektion** auf beiden Seiten vorgenommen und nur noch sehr wenig Schilddrüsenrestgewebe belassen, da die ganze Schilddrüse stark regressiv verändert und mit multiplen Knoten durchsetzt ist. Histologisch ergibt sich eine regressiv veränderte, mit follikulären Schilddrüsenadenomen durchsetzte Schilddrüse ohne Malignitätshinweis. Die postoperative Heilung ist regelrecht. Die Patientin kann am 8. postoperativen Tag wieder nach Hause entlassen werden.
Der weitere Verlauf ist komplikationslos. Das von der Patientin beklagte ab und zu auftretende Herzrasen sowie der Stridor und die Atemnot sind postoperativ nicht mehr vorhanden.

Operation nach Erreichen einer Euthyreose

Wie sehen Sie den weiteren Verlauf? Welche Untersuchungen sind notwendig?

Bei einer primär hyperthyreoten Struma wird postoperativ zunächst keine Therapie durchgeführt, nach 8 Wochen erfolgt als Follow-up eine Schilddrüsensonographie und eine TSH-Bestimmung. Bei einem Restvolumen der Schilddrüse von weniger als 10 ml und bei hypothyreotem TSH wird eine Thyroxinsubstitution (initial 75 Mikrogramm), ansonsten eine Jodidsubstituion mit 200 Mikrogramm begonnen. In diesem Fall war bei sehr niedrigem Restvolumen von etwa 6 ml eine Thyroxingabe erforderlich. Eine Kontrolle erfolgt dann nach weiteren 6 Wochen sowie jeweils 6 Wochen nach jeder Veränderung der Thyroxindosis. Anschließend sind jährliche Kontrollen (TSH und Sonographie) ausreichend.

Quintessenz

Eine Jodmangelstruma ist normalerweise zunächst euthyreot, kann dann sekundär durch Entwicklung einer (fokalen oder disseminierten) Autonomie zu einer Hyperthyreose führen. Diagnostisch richtungsweisend ist in einem solchen Fall ein erniedrigtes TSH. Zur Messung der Schilddrüsengröße eignet sich die Sonographie. Mit der Frage nach einer Autonomie ist die Szintigraphie Methode der Wahl. Therapeutisch bietet sich bei lokalen Verdrängungserscheinungen die Operation an.

Fall 44

44

▷ Anamnese

Ein 53jähriger Patient fühlt sich seit etwa 8-9 Monaten zunehmend schlapper und antriebslos, hat den Drang, dauernd einzuschlafen. Außerdem könne er sich nicht mehr richtig konzentrieren und sich ganz im Gegensatz zu früher nichts mehr merken. Er sei fast nicht mehr fähig, seinen Handwerksbetrieb, in dem er schon lange nur Büroarbeit verrichtet, zu führen. Seit 2 Wochen sei er auch kurzatmig geworden. 2-3 Nykturie, kein Alkohol, kein Nikotin.

▷ Frühere Anamnese

Vor 40 Jahren Leistenbruchop. rechts. Als Kind Masern und Keuchhusten. Vor 20 Jahren stationär wegen Schwindelanfälle im Krankenhaus; dabei leichter Hochdruck festgestellt. Vor 15 Jahren 2x wegen Erschöpfungszuständen in einer Nervenklinik untersucht worden. Vor 7 Jahren Basaliomoperation am Genick; in letzter Zeit häufigere Blutdruckschwankungen.

▷ Aufnahmebefund

Während der Patient die obigen Angaben macht, muß er sich sehr konzentrieren; trotzdem schläft er beim Erzählen fast ein; fast läppisch euphorische Stimmung, die im Gegensatz zu einer lustlosen, gleichgültigen Haltung in Bezug auf die Zukunft und seine Gesundheit steht.

53jähriger Patient (175 cm, 76 kg) in gutem EZ und reduziertem AZ und KZ. Foetor uraemicus. Haut und Schleimhäute unauffällig, kein Ikterus, keine Dyspnoe, leichte periorale Zyanose. Deutliche Plethora des Gesichts. NAP frei, Pupillenreaktion bds. o.B., Zunge trocken, etwas belegt; Hals und Thorax o.B. Herz und Lungen perkutorisch und auskultatorisch o.B., HF 72/min., rhythmisch, RR 160/110 mmHg. Bauchdecken weich, nicht gespannt, Leber 1 QF unter Rippenbogen tastbar, Milz nicht palpabel, beide Nieren deutlich vergrößert tastbar, Patient äußert dabei Schmerzen. Nierenlager klopfschmerzhaft. Periphere Pulse o.B., keine Ödeme, keine Varikosis. Neurologische Untersuchung (abgesehen von Schläfrigkeit) regelrecht.

Zunehmende Müdigkeit und Antriebslosigkeit, Dyspnoe; Foetor uraemicus, vergrößert tastbare Nieren

Welche Verdachtsdiagnose stellen Sie? In welche Richtung forschen Sie diagnostisch?

Vordergründig ist zunächst der neurolog.-psychiatrische Befund mit der Schläfrigkeit und der jetzt euphorischen Stimmungslage. Außerdem fällt ein Foetor uraemicus und eine tastbare Nierenvergrößerung mit Schmerzen auf, so daß der Verdacht auf eine Nierenerkrankung mit Niereninsuffizienz (Zystennieren?) geäußert werden muß. Darüber hinaus bestehen hypertensive Blutdruckwerte. Denkbar ist, daß die Nierenerkrankung Ursache der anderen Symptome ist. Sie veranlassen also folgende Diagnostik:

- Sonogramm (Zystennieren?)
- Labor mit Retentionswerten, Blutbild, Elektrolyten, Elektrophorese, Säure-Basen-Haushalt, Urinstatus
- Röntgen-Thorax-Aufnahme (Überwässerung?)
- neurologische Konsiliaruntersuchung (Ursache der psychischen Auffälligkeiten?)
- Computertomographie des Gehirns (fokale Läsionen, z. B. Tumoren oder Insultnarben?)
- EKG (Hypertrophiezeichen?)
- Echokardiographie (linksventrikuläre Hypertrophie?)

Wie beurteilen Sie beiliegenden Ultraschallbefund der Niere?

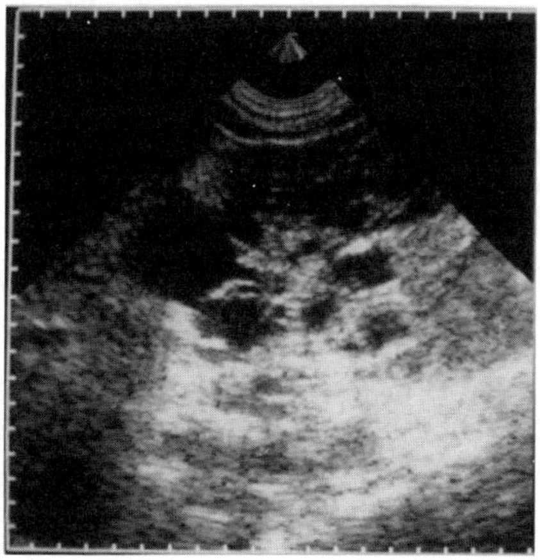

Beidseitige Zystennieren mit multiplen, bis zu max. 6,2 cm im Durchmesser messenden Einzelzysten. Leber, Gallenblase, Milz, Pankreas o.B.

Ergebnisse

Labor: BKS 8/23 mm n.W., Hb 17,3 g/dl, Ery 6,07/µl, HbE 28,5 pg/Ery, MCV 98 fl, Leukozyten 8,1/nl, Thrombozyten 190/nl, Harnstoff 123 mg/dl, Kreatinin 5,23 mg/dl, Natrium 142 mmol/l, Kalium 4,7 mmol/l, Calcium 2,07 mmol/l, die restlichen Werte inklusive Säure-Basen-Haushalt und Blutgasanalyse o. B.
Im Urinstatus Proteinurie mit 500 mg/dl, Glukosurie 200 mg/dl, spezifisches Gewicht 1008, pH 6, Ery 5/µl, Nitrit und Keton negativ.

Rö-Thorax: Herz, Lunge, Zwerchfell ohne path. Befund

Neurologische Untersuchung: Störung des Kurzzeitgedächtnisses und eine Antriebslosigkeit mit depressivem Verstimmungszustand bei ansonsten unauffälliger Reaktionsweise, regelrechten peripheren Reflexen und somatisch-neurologisch unauffälligem Befund. Insgesamt hirnorganisches Psychosyndrom, als Ursache kommt die jetzt festgestellte Niereninsuffizienz in Betracht.

Computertomographie: keine pathologischen Auffälligkeiten des Gehirns

EKG: normfrequenter SR bei Steiltyp, diskrete intraventrikuläre Erregungsausbreitungsstörung, kein verwertbarer path. Befund

Echokardiographie: normale linksventrikuläre Pumpfunktion bei regelrecht weiten Herzhöhlen und im Normbereich gelegener linksventrikulärer Muskeldicke

Sonographisch Zystennieren, Erhöhung der Retentionswerte. Neurologischerseits und im CT keine andere Erklärung für die psychischen Auffälligkeiten.

Welche Diagnose stellen Sie, welche Veränderungen können bei der Grunderkrankung noch vorkommen? Wie beurteilen Sie den weiteren Verlauf?

Nach den vorliegenden Informationen lautet die Diagnose familiäre **Zystennierenerkrankung** mit Niereninsuffizienz im Stadium der kompensierten Retention. Da die Erkrankung dominant vererbt wird, sollten Sie die Familienanamnese erheben. Hierbei ergibt sich bei den Eltern des Patienten kein Hinweis, wobei jedoch zu sagen ist, daß der Vater im Alter von 40 Jahren im Krieg gefallen ist. Bei

einer Schwester des Patienten bestehen ebenfalls Zystennieren. Sie war in letzter Zeit wegen Hämaturie und rezidivierender Nierenbeckenentzündung auffällig geworden.
Neben der **Zystenbildung** in der Niere kann es bei Patienten mit familiären Zystennieren zu Zystenbildungen in Pankreas, Leber und Milz kommen. Zu der Zystennierenerkrankung paßt die zerebrale Symptomatik mit Müdigkeit und depressiven Verstimmungszustand. Da es sich bei dem Leiden um eine generelle Gewebetexturstörung handelt, kommen ab und zu auch Aneurysmata in den Gefäßen, besonders auch im Gehirn, vor.
Zysten im Bereich des Pankreas, der Milz und der Leber sowie Hirngefäßaneurysmata sind bei unserem Patienten nicht nachweisbar. Die hypertensiven Blutdruckwerte sind ebenfalls durch die Zystennierenerkrankung erklärbar und als renoparenchymatös bedingte Hypertonie anzusehen.
Üblicherweise bleibt die Zystennierenerkrankung, abgesehen von manchmal auftretenden Makrohämaturien, häufig bis ins 5. Lebensjahrzehnt klinisch oligosymptomatisch. In der Regel entwickeln männliche Patienten zwischen dem 50. und 60. Lebensjahr, Frauen etwa 5-10 Jahre später eine progrediente Niereninsuffizienz, wobei die Dialysepflichtigkeit meist zwischen dem 55. und 60. Lebensjahr beginnt.
Der relativ hohe Hb-Gehalt und die etwas erhöhte Erythrozytenzahl sind im Rahmen einer **Polyglobulie** zu sehen, die bei der Zystennierenerkrankung häufig auftritt und als deren Ursache eine vermehrte Erythropoetinbildung in der Niere anzusehen ist.
Zu dieser Erkrankung paßt auch die zerebrale Symptomatik mit Müdigkeit, Depression.

Wie gehen Sie diagnostisch weiter vor?

Bestimmung der Kreatininclearance, des Serumphosphatspiegels und der Erythropoetinkonzentration. Der Serumphosphatspiegel ist mit 1,95 mmol/l leichtgradig erhöht. Die Kreatininclearance beträgt 15 ml/min. (etwa 1/7 bis 1/8 des Normwertes). Der Erythropoetinspiegel liegt bei 58 U/l und ist somit erhöht (NW 11,5-19,0 U/l).

Was müssen Sie differentialdiagnostisch bei einem erhöhten Hb- und Hämatokritwert bedenken?

Die Differentialdiagnose zur Polyglobulie stellt die Polycythaemia vera dar. Bei der Polycythaemia vera besteht eine statistisch signifikante Verbindung zu sekundären hämatologischen Systemerkrankungen, so daß diese Patienten häufiger eine chronische myeloische und lymphatische Leukämie, ein Plasmozytom oder eine Erythroleukämie (Di-Guglielmo-Syndrom) entwickeln. Bei einigen Patienten mit Polycythaemia vera tritt unerwartet eine akute Leukämie auf.
In diesem Falle ist die Diagnose einer Polyglobulie bei der vorhandenen Grundkrankheit und dem erhöhten Erythropoetinspiegel klar, so daß eine weitere Diagnostik (Knochenmarksuntersuchung) nicht erforderlich ist.

Welche Therapie leiten Sie ein?

Der Patient ist im Moment nicht lebensbedrohlich erkrankt, so daß eine Aufnahme auf der Normalstation möglich ist.

Eine kausale Therapie der Zystennieren ist nicht möglich. Die Therapie entspricht der der chronischen Niereninsuffizienz.
Durch eine Steigerung der **Flüssigkeitszufuhr** und konsekutiv der Diurese (evtl. auch durch Schleifendiuretika unterstützt) kann versucht werden, die harnpflichtigen Substanzen verstärkt auszuschwemmen. Der Patient wird also angehalten, mindestens 3 l täglich zu trinken, und erhält 2x 250 mg Furosemid p. o., um eine entsprechend große Ausscheidung zu erreichen.
Da in diesem Fall im Gegensatz zu anderen Formen der Niereninsuffizienz mit meist renaler Anämie ein erhöhter Hämatokrit besteht, wird zur Senkung des Hämotokrits und zur Verbesserung der Rheologie ein **Aderlaß** von 500 ml durchgeführt und im Austausch dafür 250 ml HAES infundiert. Hierdurch kann der Hb-Wert auf 15,9 g/dl und der Hämatokrit auf 46% gesenkt werden.
Von großer Bedeutung ist die Senkung des Blutdrucks bei der Niereninsuffizienz. Der günstige Effekt von **ACE-Hemmern** auf die Progression der Niereninsuffizienz ist bei Zystennieren weniger ausgeprägt als bei anderen Nierenerkrankungen (diabetische Nephropathie, chronische Glomerulonephritis); trotzdem kann auch hier primär ein ACE-Hemmer verabreicht werden. Wir setzen Enalapril in einer Dosis von zunächst 2,5 mg, später 5 mg ein. Unter der Kombinationstherapie (Enalapril und Furosemid) liegen die Blutdruckwerte bei den darauffolgenden Kontrollen stets zwischen 120 und 135 mmHg systolisch und um 80-90 mmHg diastolisch.
Zur Verbesserung der Fließeigenschaften des Blutes und zu einer Verminderung der **Thrombozytenaggregation** behandeln wir den Patienten mit 100 mg Acetylsalicylsäure täglich.
Die Aderlaßtherapie wird noch insgesamt 3 mal wiederholt, wobei jeweils 300 ml Blut entnommen werden. Der Patient fühlt sich bei Hb-Werten zwischen 12 und 14 g/dl subjektiv am wohlsten. Bei diesen Hb-Werten ist die Müdigkeit etwas gebessert und auch die depressive Symptomatik rückgebildet, was sich vorwiegend in einer Antriebssteigerung zeigt.
Bei einer **chronischen Niereninsuffizienz** entwickelt sich meist eine renale Osteopathie. In den geschädigten Nieren wird nicht genügend 1,25-Dihydroxyvitamin D_3 gebildet, so daß es zu einer verminderten Kalziumresorption, einer gesteigerten Kalziumausscheidung und dadurch bedingt zu einem sekundären **Hyperparathyreoidismus** kommt. Hierdurch kommt es zu einer vermehrten Knochenentkalkung und es entwickelt sich das typische klinische Bild einer renalen Osteopathie. Diese liegt bei unserem Patienten (noch) nicht vor, der Kalzium ist jedoch im Blut etwas erniedrigt, Phosphat erhöht, so daß eine Therapie mit Aluminiumhydroxid zur Senkung des Phosphatspiegels und mit 1,25-Dihydroxyvitamin D_3 begonnen wird.

Erhöhung des Flüssigkeitsumsatzes, Behandlung der Folgeerkrankungen (Hypertonie, Hyperparathyreoidismus)

Wie sehen Sie den weiteren Verlauf? Was sollten Sie zusätzlich unternehmen?

Patienten mit fam. Zystennieren entwickeln meist innerhalb von 2 Jahren nach Auftreten erster Zeichen von Niereninsuffizienz ein **terminales Nierenversagen**. Da auch akute Verschlechterungen mit einer rasch entstehenden Dialysepflichtigkeit möglich sind, sollten bereits jetzt die Vorbereitungen für die voraussichtlich bald notwendig werdende **Dialysebehandlung** begonnen werden. Insbesondere können in Notsituationen durch prophylaktische Anlage eines arteriovenösen Shunts Komplikationen durch unzureichende Gefäßzugänge vermieden werden. Bei der Brescia-Cimino-Fistel wird die Arteria radialis subkutan mit einer benachbarten Vene, meist der Vena cephalica antebrachii, verbunden. Die

Durchblutung der Finger wird durch die verbliebene Arteria ulnaris garantiert. Unter dem durch den Shunt entstehenden höheren Druck entwickelt sich ein kräftiges venöses Gefäß mit verdickter Wand, welches einen für die Hämodialysebehandlung notwendigen Blutfluß garantiert. Bei unserem Patienten wird also bereits jetzt eine solche Fistel angelegt.
Darüber hinaus führen wir die für eine Hämodialysebehandlung notwendigen **Voruntersuchungen** durch. Bei dem Patienten wird ein HIV-Test, eine Hepatitis-Serologie und eine Blutgruppenbestimmung durchgeführt. Die HIV-Test und die Serologie auf Hepatitis B sind negativ. Hbs-Antigen-positive Patienten müssen abgesondert von den übrigen Patienten in einer sogenannten gelben Dialyse (Dialyseabteilung für Hbs-Antigen-positive Patienten) dialysiert werden, um die Ansteckungsgefahr für andere Patienten möglichst gering zu halten.

Vorbereitung einer Dialysebehandlung

Der Patient wird vor seiner Entlassung bei einem Nephrologen mit Dialysemöglichkeit vorgestellt.

▷ Entlassungsmedikation

Xanef® 5 mg	1x1
ASS 100®	1x1
Lasix 250® mg	2x1

Trinkmenge 3 l täglich, eiweißarme Diät. Tägliche Gewichtskontrollen.
Bei ungewöhnlichen Gewichtsschwankungen, dem Auftreten von Ödemen oder sonstigen Problemen soll sich der Patient sofort beim Hausarzt oder beim Nephrologen vorstellen.
Gelegentlich Aderlässe bei Übersteigen eines Hämatokritwerts von 50% sollten durchgeführt werden, da sich der Patient bei Hb-Werten zwischen 12 und 14 g/dl am wohlsten fühlt.
14-tägige Kontrollen von Kreatinin, Harnstoff und Kalium sind anzuraten.

Wann sollte bei dieser Grundkrankheit eine Dialysebehandlung begonnen werden?

Der Dialysebeginn sollte vom klinischen Gesamteindruck (Übelkeit, Brechreiz und Appetitlosigkeit), der verbliebenen Wasserdiurese und den Nierenretentionswerten abhängig gemacht werden. Eine akute Überwässerung oder ein plötzlicher drastischer Kaliumanstieg würden die Indikation für den sofortigen Beginn der Dialysebehandlung darstellen.
Die Schwester des Patienten, die bei Diagnosestellung noch ein Kreatinin von 3 mg/dl hatte, wurde im Rahmen einer Pneumonie progredient niereninsuffizient (Kreatinin um 15 mg/dl) und wird derzeit schon 3x/Woche hämodialysiert.

Quintessenz

Bei der beidseitigen Zystenniere handelt es sich um eine kongenitale Entwicklungsstörung der Niere mit autosomal-dominantem Erbgang. Häufig sind auch andere Organe von der Zystenbildung betroffen, auch Aneurysmen der Hirnbasisarterien finden sich vermehrt. Eine kausale Therapie ist nicht möglich, die Therapie richtet sich nach den Grundsätzen der Niereninsuffizienzbehandlung. Da es im Unterschied zu anderen chronischen Nierenerkrankungen zu einem progredienten Verlust gesunder Nephrone kommt, ist die konservative Therapie (ACE-Hemmer!) weniger erfolgreich. Im Terminalstadium ist eine Dialyse erforderlich.

Fall 45

45

▷ Anamnese

Eine 68jährige Frau kommt wegen seit einigen Wochen zunehmender Ödeme an den Beinen und Zunahme des Leibesumfangs zur Aufnahme. Sie habe 11 kg an Gewicht zugenommen. Außerdem habe sie starke Atemnot und könne nicht mehr als 50 m weit gehen. Die Lippen seien blau geworden und nachts habe sie quälenden Husten, sie könne nicht flach liegen.

▷ Frühere Anamnese

Als Kind Gelenkrheuma; seit dem 14. Lebensjahr Herzfehler bekannt, auch Rhythmusstörungen seien schon lange bekannt. Vor ungefähr 30 J. Appendektomie und Cholezystektomie. Derzeit eingenommene Medikamente: β-Methyldigoxin (Lanitop®) 1x1, Isosorbiddinitrat (Isoket 40®) 3x1.

Dyspnoe, Orthopnoe, zunehmende Ödeme, Z. n. Gelenkrheuma als Kind und bekannter Herzfehler

▷ Aufnahmebefund

68jährige Patientin (138 cm, 50 kg), schlechter AZ und KZ; Schleimhäute zyanotisch, Lippen- und Akrenzyanose, Ruhedyspnoe, Orthopnoe, Subikterus von Haut und Skleren, obere Einflußstauung, Lid- und Wangenödeme. Lungen: beidseits sonorer KS, Verschieblichkeit der Lungengrenzen eingeschränkt, basal beidseits feinblasige RG's auskultierbar. Herz: Herzspitzenstoß in vorderer Axillarlinie hebend tastbar. Über Herzspitze paukender 1 HT mit dumpfem Diastolikum, klickender Ton nach dem 2. HT, HF 90/min., arrhythmisch; RR 150/80 mmHg. Bauchdecke gespannt, Aszites, Meteorismus, reizlose Narben nach AE und Cholezystektomie; Leber 2 QF unter Rippenbogenrand tastbar. Nierenlager klopfempfindlich, massive Beinödeme beidseits, Varikosis beider Beine. Peripherer Pulsstatus und neurol. Untersuchung o.B.

Klinische Zeichen einer dekompensierten Herzinsuffizienz, paukender I. HT, Mitralöffnungston, Diastolikum über der Herzspitze

Welche Vermutungsdiagnose stellen Sie?

Die Verdachtsdiagnose lautet dekompensierte globale Herzinsuffizienz. Grundleiden ist der bekannte, nach Anamnese typische rheumatische Herzklappenfehler. Gemäß dem Auskultationsbefund handelt es sich am ehesten um eine Mitralstenose (paukender 1. HT, Mitralöffnungston, dumpfes Diastolikum über Herzspitze). Typisch ist dabei die Dyspnoe und das recht lange Kompensationsstadium des Vitiums (das Leiden läuft hier schon 54 Jahre). Lungenstauung und periphere Ödeme sowie Aszites sind Folge der globalen Herzinsuffizienz.

Welche diagnostischen Maßnahmen veranlassen Sie?

- EKG (Rhythmus, Rechtsherzbelastungszeichen?)
- Röntgen-Thorax (Herzform, Lungenstauung, Ergüsse?)
- Echokardiographie (Art und Ausmaß des Vitium, Ventrikelfunktion, pulmonale Hypertonie?)
- Labor (Nierenfunktion, Cholestase, Dysproteinämie?)
- Sonographie (Stauungsleber, Aszites?)

Wie beurteilen Sie folgendes EKG?

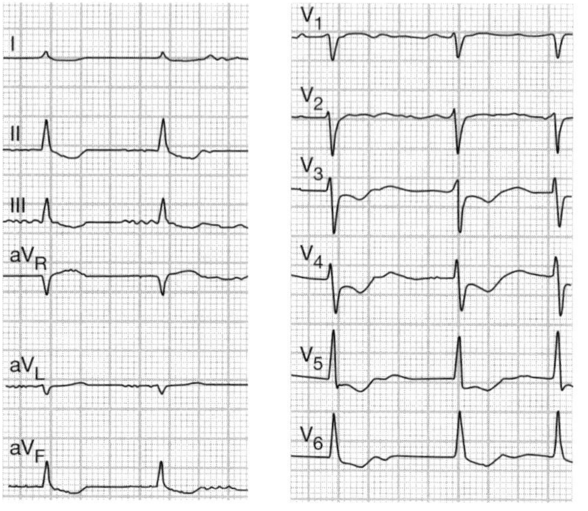

EKG-Befund: Arrhythmia absoluta bei Vorhofflimmern, HF um 90, Steiltyp, inkompl. Rechtsschenkelblock, RS-Umschlag in V5 verspätet, descendierende ST-Senkung mit präterminal bis terminal neg. T-Wellen in I-III, V_{3-6}; SL-Index neg. Die präterminal bis terminal negativen T-Wellen sind als Zeichen einer Innenschichtischämie, der bei dem Alter auffällige Steiltyp und der nach links verschobene RS-Umschlag als Zeichen einer Rechtsherzbelastung zu werten.

Wie beurteilen Sie folgende Röntgenbilder?

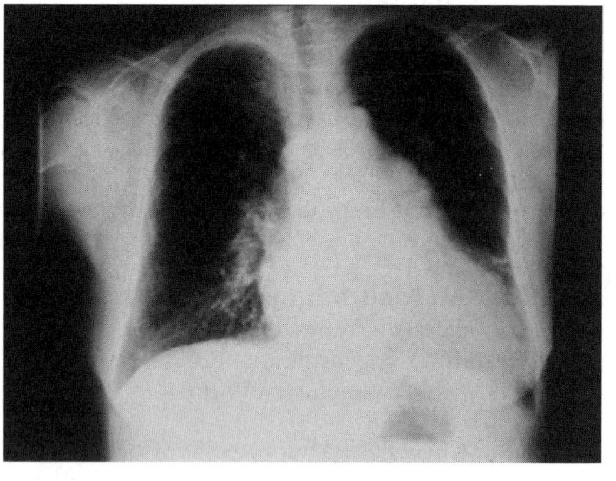

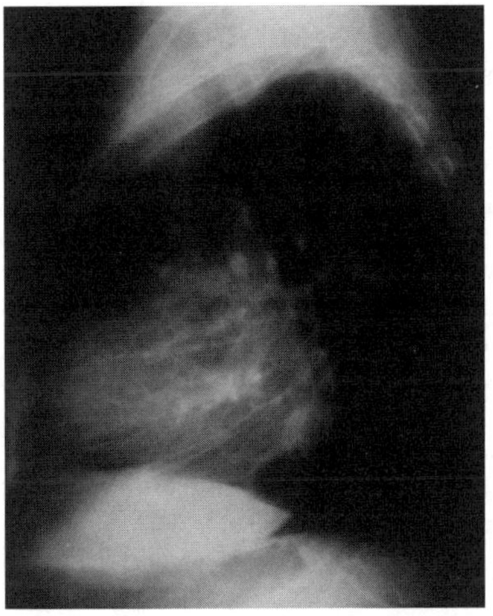

Stark nach links dilatiertes Herz, Vorbuckelung der Herzkontur im Bereich des Pulmonalsegments (wahrscheinlich durch li. Vorhof); Stauungshili und gestaute Lungenvenen. Auf der Seitaufnahme: eingeengter Retrokardialraum hauptsächlich in Vorhofhöhe. Rundrückenbildung mit deg. BWS-Veränderungen (Spondylosis deformans bei V.a. Osteochondrose). Kompressionswirbel bei Th 12, V.a. Osteoporose.

EKG- und Röntgenbefund sind mit einer Mitralstenose gut vereinbar. Der beschriebene Kompressionswirbel und die Spondylosis deformans kommen auf der technisch unzureichenden Abbildung des Röntgenbildes nicht zur Darstellung.

Der **Echokardiographiebefund** zeigt einen mit 47 mm deutlich erweiterten linken Vorhof sowie einen mit 58 mm geringfügig erweiterten linken Ventrikel mit eingeschränkter linksventrikulärer Funktion bei globaler Kammerwandhypokinesie und paradoxen Septumbewegungen. Regelrecht dickes linksventrikuläres Myokard. Die Aortenklappe stellt sich verdichtet mit noch ausreichender Separationsbewegung der Klappentaschen dar. Die Mitralklappe zeigt das typische „Doming“, eine domförmige Stellung der stenosierten Klappe in der Diastole. Das Dopplerprofil über der Mitralklappe zeigt eine typische hohe initiale transmitrale Pulsgeschwindigkeit mit langsamer Abnahme mit verlängerter Druckhalbzeit (PHT). Der maximale Druckgradient beträgt 19 mmHg. Die Mitralklappenöffnungsfläche ist planimetrisch bestimmt und mittels der PHT berechnet knapp über 1 cm^2. Nur gering ausgeprägte Mitralinsuffizienz.

Echokardiographisch Mitralstenose, im EKG Rechtsherzbelastungszeichen, radiologisch Lungenstauung, Vergrößerung des linken Vorhofes und des rechten Ventrikels

Labor: BKS 16/35 mm n.W., Hb 14,5 g/dl, Hämatokrit 39,7%. Leukozyten 4,5/nl, Thrombozyten 194/nl, Erythrozyten 4,75/µl, restliches Blutbild im Normbereich. Kreatinin 1,24 mg/dl, γ-GT 152 U/l, alkalische Phosphatase 284 U/l, GOT 76 U/l, GPT 68 U/l, Bilirubin 1,84 mg/dl, direktes Bilirubin 0,7 mg/dl. Quick, PTT, Serumelektrolyte im Normbereich gelegen. Digoxinspiegel mit 1,1 ng/dl im Normbereich.

Sonographie: deutliche Aszitesbildung, etwas vergrößerte Leber mit leicht vergröbertem Parenchym und Erweiterung der großen Lebervenen. Der Befund paßt zu einer Stauungsleber. Die Gallenblase ist steinfrei und unauffällig. Relativ große Milz, die ebenfalls im Rahmen der Organstauung zu deuten ist. Die Nieren größenmäßig im Normbereich gelegen mit grenzwertig schmalem Parenchymsaum. Ansonsten unauffälliger Oberbauchsonographiebefund.

Wie schätzen Sie die Primärsituation ein? Welche Sofortmaßnahmen leiten Sie therapeutisch ein?

Die Patientin ist schwer krank und wird aufgrund der schlechten Allgemeinsituation und der Zyanose auf der Intensivstation aufgenommen. Hier wird ein zentralvenöser Zugang über einen Armvenenkatheter gelegt und Sauerstoff in einer Dosierung von 3 l/min. zugeführt. Über den zentralvenösen Zugang wird der ZVD gemessen, der mit 20 cm Wassersäule erhöht war.

Wegen der Lungenstauung ist eine diuretische und eine vorlastsenkende Therapie indiziert. Die Patientin erhält zunächst einen Bolus von 20 mg Furosemid, anschließend 10 mg/h über einen Perfusor, außerdem 2-3 mg Nitroglycerin/Stunde ebenfalls über einen Perfusor unter Kontrolle der Blutdruckwerte. Die Fortführung der Herzglykosidbehandlung mit Lanitop® ist im Hinblick auf die Arrhythmia absoluta sinnvoll, in Ruhe sind die Frequenzen damit ausreichend kontrolliert. Bei einer absoluten Arrhythmie auf dem Boden einer Mitralstenose besteht ein besonders hohes Embolierisiko (s. auch Fall 34), so daß eine Antikoagulation dringend indiziert ist. Wegen des rascheren Wirkungseintritts beginnen wir zunächst mit einer Heparintherapie (2 x 12500 E Heparin s. c., tägliche PTT-Kontrolle und eventuelle Dosisanpassung) und leiten anschließend eine Marcumarisierung ein.

Diuretische und vorlastsenkende Therapie, Frequenzkontrolle, Antikoagulation

Wie deuten Sie die erhöhten Kreatinin- und Leberwerte?

Die erhöhten Kreatininwerte sind wahrscheinlich prärenaler Genese im Rahmen der Herzinsuffizienz. Die erhöhten Leberwerte (Transaminasen, alkalische Phosphatase und Bilirubin) sehen wir als stauungsbedingt an.

Welche weitere Untersuchung sollte erfolgen?

Eine Rechtsherzkatheteruntersuchung ist bei den vorliegenden Befunden angezeigt. Dabei zeigt sich ein erhöhter Druck im rechten Vorhof (12 mmHg), im rechten Ventrikel endsystolisch von 45 mmHg und enddiastolisch von 20 mmHg. Der Pulmonalarteriendruck ist auf systolisch ebenfalls 45 mmHg erhöht, diastolisch beträgt er 20 mmHg. Der pulmonal kapilläre Verschlußdruck betrug 30 mmHg.

▷ Verlauf

Durch die Sauerstoffgabe und die eingeleitete herzentlastende Therapie bessert sich der klinische Allgemeinzustand der Patientin rasch, die Zyanose ist innerhalb von 1 1/2 Stunden beseitigt. Auch die Dyspnoe läßt deutlich nach. Die Ausscheidung beträgt etwa 150 ml/h. Nach 3 Tagen ist eine Negativbilanz von 3 l erreicht, die Patientin kann nach Umstellung der I.-v.-Therapie auf eine orale Medikation (1x 40 mg eines retardierten Mononitrates statt der Nitroglycerininfusion, diuretische Therapie mit 2x 40 mg Furosemid.) auf die Normalstation verlegt werden. Da die Herzfrequenz unter Belastung nicht ausreichend kontrolliert ist, beginnen wir zusätzlich eine niedrig dosierte Betablockertherapie (Carvedilol = Dilatrend® 2x 6,25 mg). Unter dieser Behandlung kommt es innerhalb von weiteren 16 Tagen zu einem Rückgang des Körpergewichtes um 7 kg auf 43 kg. Der Allgemeinzustand der Patientin ist deutlich gebessert, die Dys- und Orthopnoe beseitigt, eine Belastungsdyspnoe bei kleineren Belastungen besteht allerdings weiterhin.

Welche Behandlung schlagen Sie auf Dauer vor?

Die Indikation zu einer chirurgischen Therapie richtet sich nach dem klinischen Stadium, dem echokardiographischen Bild und dem Vorhandensein bzw. Ausmaß einer pulmonalen Hypertonie, außerdem nach den zu erwartenden Operationsverfahren (klappenerhaltender Eingriff oder Klappenersatz). Da die Langzeitprognose nach einem klappenerhaltenden Eingriff besser ist als nach einem Klappenersatz, kann die Indikation zu einem solchen Vorgehen bereits im Stadium II, zu einem Klappenersatz eher im Stadium III gestellt werden. In diesem Fall ist also ein operatives Vorgehen indiziert. Aufgrund des Echokardiographiebefunds ist wahrscheinlich ein klappenerhaltender Eingriff (Kommissurotomie) möglich. Zur Vorbereitung ist eine Linksherzkatheteruntersuchung zum Ausschluß einer koronaren Herzkrankheit und zur genaueren Quantifizierung der Mitralinsuffizienz erforderlich. Vor der Entlassung wird für diese Untersuchung und zur weiteren Planung ein Termin in einem Herzzentrum vereinbart.

Indikation zur operativen Therapie, am ehesten Kommissurotomie

Mit welcher Therapie entlassen Sie die Patientin? Wie sehen Sie die langfristige Prognose?

Die Therapie bei Entlassung lautete:
Lanitop 0,1 mg® 1x1
Dilatrend 6,25 mg® 2x1
Ismo 40® 1x1
Lasix 40® 2x1
Marcumar® nach Quick
Obwohl die Patientin unter der nun eingeleiteten Therapie wieder rekompensiert werden konnte und sich sowohl die Herzgröße als auch die peripheren Ödeme zurückbildeten, ist die langfristige Prognose nur durch eine Operation entscheidend zu bessern. Nach einer Operation hängt die Prognose von der Art des Eingriffs (bessere Prognose nach klappenerhaltenden Eingriffen) und vom Ausmaß einer linksventrikulären Funktionsstörung ab.

Welche Komplikationen der Mitralstenose kennen Sie?

1. Vorhofflimmern; tritt bei etwa 80% der Patienten mit fortgeschrittener Mitralstenose auf, damit zusammenhängend thromboembolische Komplikationen (vor allem Risiko der Hirnembolie)
2. akutes Lungenödem
3. ventrikuläre Tachyarrhythmien (vor allem bei reduzierter linksventrikulärer Funktion)
4. infektiöse Endokarditis
5. Rechtsherzinsuffizienz im fortgeschrittenen Stadium der Mitralstenose. Hierbei ist in der Regel eine Operation des Vitiums erforderlich. Bei fixierter pulmonaler Hypertonie ist im allgemeinen eine Operation nicht mehr möglich (oder eine gleichzeitige Lungentransplantation zu erwägen).

Quintessenz

Die Mitralstenose ist das häufigste rheumatische Vitium. Die Symptomatik wird durch die Lungenstauung bei einem kleinen linken Ventrikel, später auch durch Zeichen einer Rechtsherzinsuffizienz bestimmt. Durch die Vorhofdehnung kommt es häufig zu einem Vorhofflimmern mit großem Embolierisiko, so daß dann immer eine Antikoagulation indiziert ist. Ansonsten entspricht die konservative Therapie der Herzinsuffizienzbehandlung, wobei allerdings nachlastsenkende Medikamente weniger vorteilhaft als bei der systolischen Insuffizienz des linken Ventrikels sind. Die Operationsindikation ergibt sich aus dem klinischen Stadium und dem morphologischen Klappenbefund.

Fall 46

46

▷ Anamnese

Laut Fremdanamnese ist ein 34jähriger Patient auf der Straße plötzlich mit steifem Körper nach rückwärts gefallen, habe dabei nicht geschrien. Er habe bewegungslos dagelegen und keine Reaktionen gezeigt. Die Augen seien weit aufgerissen gewesen mit starren Pupillen. Plötzlich seien Muskelkrämpfe aufgetreten und Schaum aus Mund und Nase ausgetreten → er habe Beine und Arme ausgestreckt und sei eingeschlafen.

Welche Vermutungsdiagnose stellen Sie?

Die Symptomatik ist typisch für einen Grand-mal-Anfall (generalisierte Muskelkrämpfe, Schlafphase nach Anfall).

▷ Frühere Anamnese

Vor 10 Jahren Billroth-II-Resektion wegen eines blutenden Ulcus ventriculi, seit etwa 8 Jahren zerebrales Anfallsleiden bekannt, mit 4x1 Tablette Carbamazepin (Tegretal®) eingestellt. In letzter Zeit habe er die Tabletten selbst abgesetzt. Alkoholkonsum 2-3 Fl. Bier/Tag zugegeben, kein Nikotin.

▷ Aufnahmebefund

34jähriger Mann, guter EZ, schläfrig, aber ansprechbar und orientiert, 5-markstückgroße Platzwunde am Hinterkopf, Hautabschürfungen an beiden Händen. Zunge feucht, nicht belegt, kein Zungenbiß. Sklerenikterus und leichter Hautikterus bei graugelblichem Hautkolorit; Kopf, Hals und Thorax sonst o.B., keine Dyspnoe, keine Zyanose. Herz und Lungen perkutorisch und auskultatorisch o.B., Herzfrequenz 80/min., rhythmisch, RR 180/80 mmHg. Abdomen: reizlose Narbe nach Billroth-II-Op., Leber 2-3 QF prall elastisch in MCL unter Rippenbogen tastbar, Milz 2 QF unter Rippenbogen tastbar, kein Druckschmerz, keine Aszites, Darmgeräusche o.B., Nierenlager frei, periphere Pulse o.B., neurologisch bis auf die Somnolenz unauffällig.

Plötzliche Bewußtlosigkeit mit offenen Augen, Krämpfe, Schaum vor dem Mund; anschließende Somnolenz, sonst keine neurologischen Auffälligkeiten; Ikterus

Welche Diagnose stellen Sie nun nach Kenntnis des Untersuchungsbefundes?

Die Diagnose lautet bekannte Grand-mal-Epilepsie mit Kopfplatzwunde und Hautabschürfungen. Zu dem Anfall ist es wahrscheinlich auch dadurch gekommen, daß der Patient die Medikamente selbständig abgesetzt hat.
Zusätzliche Diagnose: Ikterus.

Welche Untersuchungen veranlassen Sie?

Wegen des Krampfanfalls:
- EEG
- neurologische Konsiliaruntersuchung

Wegen des Ikterus:
- Labor mit Bilirubin, Cholestaseenzymen, Transaminasen, CHE, Elektrolyten, Kreatinin, Gerinnung, Blutbild
- Sonographie

Ergebnisse

Neurologische Untersuchung mit EEG: Befunde und Anamnese sprechen für ein zerebrales Anfallsleiden, obwohl derzeit keine krampfstromverdächtigen Potentiale ableitbar sind. Wahrscheinlich alkoholinduziertes Krampfleiden. Therapie: absolutes Alkoholverbot, allmähliche Steigerung der Tegretaldosis auf die bekannte Dauermedikation von 4x1 Tbl.

Labor: BKS 0/4 mm n.W., Hb 12,1 g/dl, Erythrozyten 3,7/µl, HbE 32,6 pg/Ery, MCV 89 fl, Leukozyten 6,2/nl, Thrombozyten 164/nl, Differentialblutbild o.B. Quick 58%, PTT 39,7 sec. Gesamtbilirubin 2,28 mg/dl, direktes Bilirubin 1,36 mg/dl, GOT 56 U/l, GOT 65 U/l, γ-GT 57 U/l, LDH 220 U/l, alkalische Phosphatase 143 U/l, Cholinesterase 5100 U/l, Gesamteiweißgehalt 6,5 g/dl, in der Elektrophorese unauffälliges Verteilungsmuster. Kreatinin, Serumelektrolyte im Normbereich. Urinstatus: Urobilinogen 3fach positiv, sonst unauffälliger Urinbefund.

EEG: keine Krampfpotentiale, Labor: leichte Bilirubin- und Transaminasenerhöhung, Quick erniedrigt, Sonographie: Hepatosplenomegalie mit Zeichen eines Leberparenchymschadens

Oberbauchsonogramm: Hepatosplenomegalie mit deutlicher Verdichtung und Vergröberung der Leberparenchymtextur, Gallenblase steinfrei, kein Hinweis auf Aufstau der Gallenwege, Nieren und Oberbauchgefäße o.B.
Pankreasregion durch Narben nach Billroth-II-Op. nicht einsehbar.

Welche Initialbehandlung führen Sie durch?

Der Patient wird auf die Normalstation aufgenommen. Zur Prophylaxe weiterer Krampfanfälle wird zunächst eine Behandlung mit einem Benzodiazepinpräparat (Clonazepam) als Infusion eingeleitet. Anschließend wird die antikonvulsive Therapie mit Tegretal® weitergeführt; akut notwendig ist die chirurgische Versorgung der Kopfplatzwunde in Lokalanästhesie (Wundnaht mit 4 Nähten).

Wie werten Sie die bisher erhaltenen Befunde? Welche weitere Diagnostik schlagen Sie vor?

Die **Epilepsiediagnose** ist bestätigt.
Die Transaminasenerhöhung, der niedrige Quickwert und der erhöhte Bilirubin weisen auf einen höherwertigen **Leberschaden** hin. Differentialdiagnostisch ist eine alkoholbedingte Fettleberhepatitis möglich. Nicht auszuschließen ist auch eine unerwünschte Begleitwirkung von Carbamazepin, welches zu Leberfunktionsstörungen führen kann. Möglich wäre auch eine (evtl. chronische) Hepatitis, daher sollte die Hepatitisserologie untersucht werden. Für einen Aufstau der Gallenwege ergeben sich sonographisch keine Hinweise, gegen eine Cholestase spricht auch die im Normbereich gelegene alkalische Phosphatase. Bei Lebererkrankungen muß man immer auch an **Eisenspeichererkrankungen** denken, dazu passen würde das graugelbe Hautkolorit. Eine Abklärung des Eisenstoffwechsels mit Bestimmung des Fe-Spiegels und des Serumferritinspiegels ist also sinnvoll.
Der Eisenspiegel betrug 250 µg/dl, der Serumferritinwert war mit 1100 ng/ml um das 9fache erhöht. Die Hepatitisserologie ergab einen unauffälligen Befund (Zustand nach alter Hepatitis A (HAV IgG positiv)).
Zur Klärung der Verdachtsdiagnose **Hämochromatose** ist eine Leberbiopsie indiziert. Der entnommene Leberpunktionszylinder ergab folgenden histologischen Befund: vermehrte bräunliche Pigmentablagerung in den Hepatozyten und periportalem Bindegewebe. Vermehrung des periportalen Bindegewebes. Die Eisenspezialfärbung war positiv, so daß sich der Befund einer Hämochromatose mit beginnendem zirrhotischen Leberparenchymumbau ergibt.

Eisen und Ferritin erhöht, histologisch Bild einer Hämochromatose mit beginnender Zirrhose

Welche Ursachen einer Hämochromatose erkennen Sie?

Man unterscheidet die primäre, genetisch determinierte Hämochromatose, die durch eine erhöhte Eisenresorption und Ablagerung in den parenchymatösen Organen bedingt ist, von den wesentlich häufigeren sekundären Hämochromatosen. Ursache der erworbenen Hämochromatosen als Folgen einer Hämosiderose sind hämolytische Anämien, iatrogene oder alimentäre Eisenüberladungen durch vermehrte Bluttransfusionen und der chronische Alkoholismus. Männer sind in der Regel sechsmal häufiger als Frauen betroffen, da diese über die Menstruationsblutungen viel Eisen verlieren.
Von einem chronischen Alkoholismus kann von unserem Patienten als Entstehungsursache ausgegangen werden.
Aufgrund dieser Befunde kann folgende Abschlußdiagnose gestellt werden.
1. Grand-Mal-Epilepsie
2. sekundäre Hämochromatose bei Alkoholabusus

▷ Entlassungsmedikation

Tegretal® 4x1, absolute Alkoholkarenz. Zur Verringerung des erhöhten Eisenspiegels sind regelmäßige Aderlässe indiziert, um des Serumeisen unter 150 µg/dl zu senken.

Quintessenz

Bei einem bekannten Krampfleiden kann das Absetzen der antikonvulsiven Medikamente Krampfanfälle auslösen.
Als Ursache eines Ikterus sind exogen-toxische Ursachen häufig (Alkohol, Medikamente). Eisenspeicherkrankheiten sind dagegen selten, sollten aber immer in Betracht gezogen und nach Möglichkeit ausgeschlossen werden, da in solchen Fällen eine kausale Therapie durch Aderlässe möglich ist. Das Risiko eines bei Hämochromatosen ansonsten häufigen Leberzellkarzinoms kann dadurch verringert werden.

Fall 47

47

Gewichtsabnahme, postprandiales Erbrechen, Abneigung gegen Fleisch und Wurst

▷ Anamnese

Eine 80jährige Frau kommt wegen seit etwa 3 Monaten bestehenden postprandialen Erbrechens. In letzter Zeit habe sie nur noch flüssige Kost zu sich genommen. Oft Aufstoßen, kein Bluterbrechen, kein dunkler Stuhl. Im letzten Jahr 12 kg Gewichtsabnahme, Abneigung gegen Wurst und Fleisch, kaum noch Appetit. Früher nie krank gewesen, abgesehen von einer seit Jugend an bestehenden Struma. Medikamente: 1x1 Digimerck minor®, Maaloxan® bei Bedarf.

Welche Vermutungsdiagnose stellen Sie allein durch die anamnestischen Angaben?

Passagehindernis im oberen Gastrointestinaltrakt, Verdacht auf Magentumor. Nebenbefund: anamnestisch bekannte Schilddrüsenvergrößerung

▷ Aufnahmeuntersuchung

80jährige Frau in reduziertem AZ und EZ (165 cm, 51 kg); Haut und Schleimhäute blaß, ausreichend durchblutet, Kopf o.B.; kein Ikterus, keine Zyanose, keine Dyspnoe; Struma nodosa colli re. gänseei-, li. hühnereigroß mit Halsvenenstauung re. > li.; kein inspiratorischer Stridor.
Lungen auskultatorisch und perkutorisch o.B.; Herztöne rein, Sklerosegeräusche über allen Ostien, HF 84/min., rhythmisch, RR 120/80 mmHg.
Abdomen weich, kein Aszites, Druckschmerz in rechtem und mittleren Oberbauch, hier etwa apfelgroße derb-höckrige Resistenz tastbar, Leber randständig, Milz nicht palpabel, Nierenlager bds. frei, keine Ödeme, periphere Pulse und grob neurologische Untersuchung unauffällig.

Derbe Resistenz im Oberbauch

Wie gehen Sie weiter vor, wie schätzen Sie die Primärsituation ein?

Die Patientin weist einen schlechten Allgemeinzustand auf. Es muß ein Tumorleiden vermutet werden. Die Patientin wird auf die Normalstation aufgenommen. Eine intensivmedizinische Betreuung ist wegen im Moment fehlender Zeichen einer akuten lebensbedrohlichen Situation nicht notwendig.

Welche Untersuchungen veranlassen Sie?

- Gastroskopie (Magentumor?)
- Oberbauchsonographie (Metastasen?)
- Labor (Anämie, Exsikkose, Resorptionsstörung?)

Gastroskopiebefund: dilatierter oberer Magenabschnitt mit etwas atrophischem Schleimhautrelief und leichtgradiger Rötung der Magenschleimhaut. Im Corpus ventriculi findet sich ein großer Tumorkrater mit einem zirkulär stenosierenden Prozeß. Beim Versuch, die Stenose mit dem Gastroskop zu passieren, kommt es zu einer Schleimhautblutung, so daß bei der ausgedehnten Stenosierung auf ein weiteres Vorschieben des Gastroskops verzichtet wird.
Mehrere PE-Entnahmen aus dem Tumorrandbezirk zur histologischen Untersuchung.
Die **Histologie** ergibt ein teils exulzeriertes, teils nekrotisch zerfallendes, wenig differenziertes, teils siegelringzelliges infiltrierend wachsendes Adenokarzinom des Magens.

Ultraschallbefund: Die Leber stellt sich vergrößert dar, etwas unregelmäßiges Reflexmuster mit zentral zwei echoärmeren inhomogenen Rundherden. Leberpforte unauffällig dargestellt, die Gallenblase ohne Steinnachweis, regelrecht flüssigkeitsgefüllt. Das Pankreas bei Luftüberlagerung nicht eindeutig einsehbar. Konstante Kokarde im Bereich des Magens. Die Milz und die großen Oberbauchgefäße unauffällig dargestellt. Beide Nieren mit je einer 1 cm großen Nierenzyste links am oberen, rechts am unteren Pol.

Labor: BKS 120/122 mm n.W., Hb 11,6 g/dl, Ery 4,42/µl, HbE 26,2 pg/Ery, MVC 80/fl, Leuko 9,8/nl, HKT 35,1%, Diff.-BB. o.B., Quick 72%, Fe 30 µg/dl, Kreatinin 1,2 mg/dl, Harnstoff, Harnsäure, Elektrolyte o.B., Urinstatus o.B.
Eiweißelektrophorese: Gesamteiweiß 6,1 g/dl, Albumin 41 rel%, α_1-Globulin 9 rel%, α_2-Globulin 18 rel%, β-Globulin 10 rel%, γ-Globulin 22 rel%, BZ 92 mg/dl.
Nachdem Sie wegen der aufgetretenen Schleimhautblutung und der schwierigen Passierbarkeit der Magenstenose mit dem Gastroskop die Gastroskopie abgebrochen haben, führen Sie eine Röntgenuntersuchung mit Gastrographin durch, um eine Aussage über die Magenpassage machen zu können.

Wie beurteilen Sie folgendes Röntgenbild?

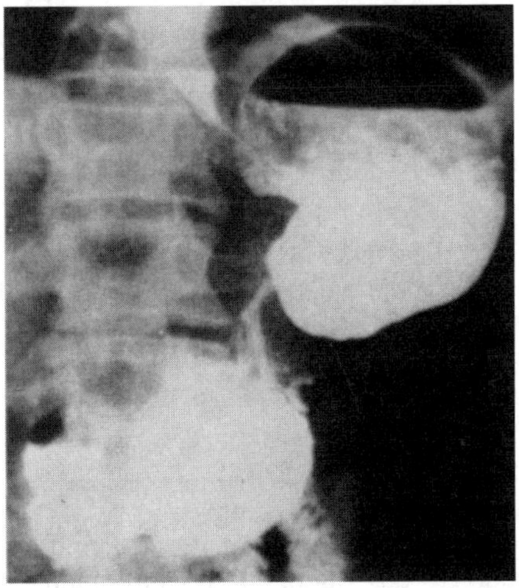

Röntgen-Magen: dilatierter oberer Magenabschnitt, karzinomatöser Sanduhrmagen. Unregelmäßig begrenzter, stenosierender Prozeß im Corpus. Stufenbildung und Schleimhautzerstörung. Unauffällige Darstellung von Cardia und Pylorus.

Großes Siegelringkarzinom des Corpus ventriculi mit stenosierendem Effekt

Welche Diagnose stellen Sie nach Kenntnis der Befunde?

Sowohl die Gastroskopie als auch der Röntgenbefund sprechen bereits ohne Vorliegen der Histologie für ein Magenkarzinom. Die konstante Kokarde im Magenbereich im Ultraschallbefund stellt ebenfalls einen Hinweis auf einen tumorösen Wandprozeß des Magens dar. Histologisch wird das Karzinom bestätigt und als Siegelringzellkarzinom spezifiziert. Das ungleiche Reflexmuster der Leber sowie die zwei nachweisbaren Rundherde sprechen für eine Lebermetastasierung.

Wie deuten Sie Blutbild und Eisenspiegel?

Das Blutbild mit einer mikrozytären Anämie bei zusätzlich bestehendem Eisenmangel spricht für eine Tumor- bzw. Blutungsanämie.

Wie beurteilen Sie den Fall? Welche Therapie schlagen Sie vor?

Eine kurative Maßnahme ist bei dem ausgedehnten Tumorbefund, den vorliegenden Metastasen in der Leber und dem schlechten Allgemeinzustand sowie dem Alter der Patientin nicht mehr möglich.
Als Palliativmaßnahme ist lediglich eine Operation zu Verbesserung der Nahrungspassage zu diskutieren. In dieser Hinsicht bietet sich die Anlage einer Gastroenterostomie an. Bis zur Operation erhält die Patientin flüssige Kost. Wegen der Übelkeit und des Erbrechens behandeln wir mit 3x20 Tropfen Metoclopramid (Paspertin®) per os oder injizieren bei stärkerem Erbrechen Triflupromazin (Psyquil®) i. m.
Auf eine weiterführende Diagnostikbestimmung von Tumormarkern und einer CT-Untersuchung des Oberbauchs kann in Hinblick auf die fehlenden therapeutischen Konsequenzen verzichtet werden. Präoperativ werden eine Röntgen-Thorax-Aufnahme und ein EKG angefertigt.

EKG: normfrequenter SR bei überdrehtem Linkstyp, LAH + inkompl. Rechtsschenkelblock → bifaszikulärer Block, Erregungsrückbildungsstörungen vom Innenschichttyp

Gastroenterostomie als Palliativmaßnahme

Rö-Thorax: Herz, Lungen und Zwerchfell o.B.; keine Rundherde sichtbar, retrosternal eintauchende Struma mit erheblicher Kompression der Trachea

▷ Weiterer Verlauf

Die Patientin wird zur Anlage einer Gastroenterostomie in die Chirurgie verlegt. Der Eingriff und der postoperative Nahrungsaufbau verläuft komplikationslos, die Patientin kann wieder feste Nahrung zu sich nehmen und fühlt sich einigermaßen wohl. Nach weiteren vier Wochen kommt es jedoch zu einem zunehmenden Verfall der Patientin. Schließlich verstirbt sie an einer progredienten Tumorkachexie.

Quintessenz

Bei einem fortgeschrittenen Tumorleiden ist oft keine kurative Behandlung mehr möglich. Je nach Art des Tumors und Symptomatik kann eine palliative Therapie (Bestrahlung oder Chemotherapie), eventuell auch ein palliativer Eingriff (z. B. zur Wiederherstellung der Magen-Darm-Passage) erwogen werden. Auch diagnostische Maßnahmen sollten nur durchgeführt werden, wenn sich therapeutische Konsequenzen ergeben.

Fall 48

48

▷ Anamnese

Ein 69jähriger Mann klagt seit 14 Tagen über zunehmende Oberbauchbeschwerden, teils gürtelförmig, teils in der Magengegend lokalisiert. Ständiges Erbrechen galliger, z. T. auch bräunlicher Flüssigkeit; vor 3 Tagen Durchfall, seit gestern kein Stuhlgang mehr. Jetzt bei Aufnahmeuntersuchung wieder krampfartige Leibschmerzen.

▷ Frühere Anamnese

Vor 10 Jahren Hinterwandinfarkt bei koronarer Herzkrankheit.
Therapie: Metoprolol 100 mg (Beloc Zok® 1x1), Isosorbiddinitrat (Isoket retard® 40 2x1), Captopril 12,5 mg (Lopirin Cor®) 2x1, Acetylsalicylsäure 100 mg (ASS 100® 1x1).

▷ Aufnahmebefund

69jähriger, adipöser Mann (175 cm, 98 kg) in akut reduziertem KZ, Haut und Schleimhäute o.B., Zunge belegt, mäßig feucht, keine Dyspnoe, keine Zyanose, keine Struma, keine HVS. Herz und Lungen auskultatorisch und perkutorisch o.B., HF 90/min., rhythmisch, RR 155/100 mmHg.
Bauchdecke weich, nicht gespannt, Druckschmerz im rechten Oberbauch, spärliche, zum Teil hochgestellte Darmgeräusche auskultierbar, keine Op-Narben, Leber und Milz nicht palpabel, Nierenlager beidseits frei. Extremitäten frei beweglich; peripherer Pulsstatus und grob neurologisch o.B.

Bauchschmerzen seit 14 Tagen, Miserere, erst Durchfall, dann Stuhlverhalt; hochgestellte Peristaltik

Welche Arbeitsdiagnose stellen Sie?

Die Vermutungsdiagnose lautet Ileus bzw. Subileus, wobei die primäre Ursache nicht klar ist. Wahrscheinlich liegt ein mechanischer und nicht ein paralytischer Ileus vor, da hochgestellte Darmgeräusche auskultierbar sind und keine „Totenstille" herrscht. Das Erbrechen (Miserere) und der zunächst noch vorhandene Stuhlgang sprechen für einen Dünndarmileus.

Wie schätzen Sie die Primärsituation ein?

Der Patient ist schwer krank. Sie nehmen ihn bei verstärkter Überwachung auf die Normalstation auf, legen einen venösen Zugang und verordnen primär Nahrungskarenz. Gleichzeitig wird Kontakt zum Chirurgen aufgenommen, da wahrscheinlich eine Operation erforderlich wird.

Welche Untersuchungen veranlassen Sie?

- Abdomen-Leeraufnahme im Stehen, Thorax-Aufnahme (Spiegel?)
- Oberbauchsonographie (Peristaltik, stehende Darmschlingen, Tumorhinweise, Gallensteine?)
- Labor mit Entzündungszeichen, Pankreasfermenten, Cholestasezeichen, Blutzucker, Kreatinin, Elektrolyten, Lactat, Urinstatus
- EKG (Op.-Vorbereitung bei Z. n. Hinterwandinfarkt)

Wie beurteilen Sie folgendes Rö-Bild?

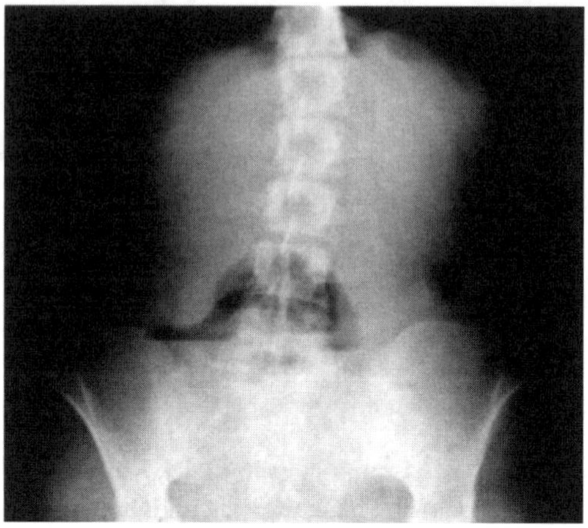

Röntgen-Abdomen: keine freie Luft unter dem Zwerchfell, Spiegelbildung im Bereich des re. Unterbauchs (Dünndarm) im Sinne eines Ileus, keine Darstellung des Kolons.

Weitere Ergebnisse

Labor: BKS 10/35 mm n.W., Hb 16,3 g/dl. Ery 5,1/µl, HbE 27,6 pg/Ery, MCV 85 fl, Leuko 8,9/nl, BZ 105 mg/dl, Kreatinin 1,2 mg/dl, Bilirubin 0,8 mg/dl, GOT 16 U/l, GOT 22 U/l, γ-GT 21 U/l, AP 121 U/l, LDH 241 U/l, Amylase 10 U/l, Lipase 52 U/l, Harnstoff, Elektrolyte, Lactat im Normbereich gelegen. Urinstatus unauffällig.

Rö-Thorax: an Zwerchfell, Herz und Lungen keine path. Befunde

Oberbauchsonographie: schwierige Untersuchungsbedingungen bei deutlicher Luftüberlagerung des Abdomens. Die Leber stellt sich in ihrem Reflexmuster unauffällig dar, kein Hinweis auf umschriebene herdförmige Veränderungen. Cholezystolithiasis, Oberbauchgefäße soweit beurteilbar unauffällig. Deutlicher Meteorismus und geblähte zum Teil flüssigkeitsgefüllte Darmschlingen. Beide Nieren und Milz unauffällig. Der Befund mit den geblähten und flüssigkeitsgefüllten Darmschlingen paßt zu einem Ileus.

Radiologisch und sonographisch Bild des Ileus

EKG: normfrequenter SR bei Linkstyp; Z. n. altem Hinterwandinfarkt (Q in II, III, aVF), keine frischen Schädigungszeichen

Welche Diagnose stellen Sie?

Die klinische Verdachtsdiagnose eines Ileus wird durch das Röntgenbild bestätigt. Die stehenden Schlingen im mittleren Unterbauch weisen auf einen tief sitzenden, zumindest partiellen Dünndarmileus hin. Die Ursache bleibt weiterhin unklar. Eine Gallenblasenentzündung oder eine Pankreatitis sind aufgrund der Laborwerte sowie der Oberbauchsonographie eher unwahrscheinlich.

Um was für einen Ileus handelt es sich? Welche Differentialdiagnosen müssen Sie überdenken?

Aufgrund der Lokalisation der stehenden Schlinge ist von einem tief sitzenden Dünndarmileus oder einem hochsitzenden Dickdarmileus auszugehen. Hierfür spricht auch das Miserere und die Tatsache, daß zunächst noch Stuhlgang vorhanden war. Da sich im Bereich des Kolons keine Spiegel darstellen ließen, ist ein tiefer sitzender Verschluß unwahrscheinlich.
Zur Differenzierung zwischen **mechanischem** oder **paralytischem** Ileus ist zu sagen, daß die Darmgeräusche und die kolikartigen Schmerzen einen paralytischen Ileus ausschließen. Auch das Erbrechen spricht mehr für einen mechanischen Ileus. Zudem sind beim paralytischen Ileus die Spiegel meist in allen Darmabschnitten sichtbar, während beim mechanischen Ileus die Spiegel nur proximal der Stenose nachweisbar sind.

Welche Ursachen für einen mechanischen Ileus müssen Sie diskutieren?

Bei einer **Strangulation** durch Inkarzerierung einer Hernie, durch eine Bride oder durch einen Volvolus tritt in der Regel innerhalb weniger Stunden eine Gangrän mit Peritonitis und septischen Symptomen auf. Da die Anamnese des Patienten bereits seit 14 Tagen mit allmählicher Zunahme der Beschwerden läuft, spricht dies eher gegen eine Strangulation. Auch Zeichen einer lokalen Peritonitis bestehen nicht. Eine Voroperation als Ursache von **Briden** liegt bei dem Patienten nicht vor. Klinisch ergab sich kein Hinweis auf das Vorliegen einer äußeren Hernie, eine innere Hernie wäre jedoch denkbar. Auch der **Gallensteinileus** ist nicht mit Sicherheit auszuschließen. Allerdings findet man in mehr als der Hälfte der Fälle von Patienten mit Gallensteinileus Luft in den Gallenwegen, da eine ileodigestive Fistel vorliegen muß. Weiterhin könnte ein **Morbus Crohn** Ursache eines Ileus sein, wobei in der Regel jüngere Patienten betroffen sind und meist eine längere Anamnese besteht. **Seltenere Ursachen** sind Fremdkörper, Dünndarmtumor oder Lymphome. Differentialdiagnostisch wäre auch noch ein **Mesenterialinfarkt** zu erwägen, wobei sich hier meist ein paralytischer Ileus ausbildet und die Klinik durch die Ischämie heftiger ist und sich relativ früh eine Peritonitis entwickelt. Im Labor ist meist das Lactat erhöht. Wahrscheinlichste Ursache ist aufgrund dieser Überlegungen und bei dem Alter des Patienten ein **Tumor** der Ileozökalregion.

Welche Therapie leiten Sie ein, wie gehen Sie weiter diagnostisch vor?

Da bereits ein Ileus besteht, ist eine rasche Operation erforderlich. Durch weitere Diagnostik könnte wahrscheinlich eine Diagnose gestellt oder zumindest weiter eingegrenzt werden. Die dadurch entstehende Verzögerung wäre für den Patienten jedoch potentiell gefährlich. Präoperativ behandeln wir den Patienten mit einer peripher venösen Wasser- und Elektrolytsubstitution. Er erhält 3000 ml einer isotonen Fertiginfusionslösung (Normofundin) sowie eine Magensonde. Diagnostisch ist lediglich noch die Bestimmung der CEA und CA 19/9 sinnvoll, wobei CEA auf 8,6 mg/dl und CA 19/9 auf 98 U/ml erhöht sind.
Bei einer notfallmäßigen Ileusoperation besteht immer ein erhöhtes Op.-Risiko, außerdem ist eine koronare Herzkrankheit mit Z. n. Hinterwandinfarkt bekannt, die bei sonst gutem Allgemeinzustand das Risiko nur gering weiter erhöht.

▷ Verlauf

Intraoperativ zeigt sich ein Tumor des Colon ascendens, der knapp distal der Zökalregion lokalisiert ist. Die regionären Lymphknoten sind z. T. befallen (Stadium Dukes C). Bei dem Patienten wird eine rechtsseitige Hemikolektomie unter Mitnahme des ileozökalen Übergangs vorgenommen und eine Ileotransversostomie durchgeführt. Die histologische Aufarbeitung ergibt ein mäßiggradig differenziertes Adenokarzinom. Der postoperative Verlauf gestaltet sich regelrecht.
Die postoperativ bestimmten Tumormarker CEA und CA 19/9 liegen mit 2,0 ng/ml bzw. 11 U/ml wieder im Normbereich.

Welche diagnostischen und therapeutischen Maßnahmen sind postoperativ erforderlich?

Intraoperative Diagnosestellung eines Kolonkarzinoms im C. ascendens (Stadium Dukes C), Hemikolektomie rechts und Ileotransversostomie, kein Nachweis von Fernmetastasen, adjuvante Chemotherapie

Da es sich um ein fortgeschrittenes Tumorstadium (Dukes C) handelt, sollte zum einen nach Fernmetastasen gefahndet werden, zum anderen ist eine adjuvante Chemotherapie indiziert. Eine erneute Sonographie sowie ein CT zeigen keinen Hinweis auf Lebermetastasen (meist primäre hämatogene Metastasierung beim Kolonkarzinom). Auch in der Lunge, im Gehirn und im Skelett finden sich radiologisch, im Schädel-CT sowie szintigraphisch keine Metastasen.
Postoperativ wird der Patient nach 6wöchigem Intervall mit 5 Fluorouracil und Folinsäure (Leukovorin®) in etwa 4wöchigem Abstand behandelt. Die Chemotherapie wird gut vertragen, es können insgesamt 6 Zyklen durchgeführt werden. Anschließend sollte der Patient in ein Tumornachsorgeprogramm aufgenommen werden.

Quintessenz

Das Vollbild eines Ileus ist immer eine Indikation zu einer raschen operativen Intervention, durch die meist auch die Diagnose geklärt werden kann. Mit Anamnese, klinischer Untersuchung und wenigen apparativen Methoden läßt sich oft ohne großen Zeitverlust eine wahrscheinliche Ileusursache feststellen; aufwendigere Diagnostik sollte zugunsten einer raschen Operation vermieden werden.

Fall 49

49

▷ Anamnese

Eine 68jährige Frau klagt seit einigen Wochen über Husten und gelblichen Auswurf, der vom Hausarzt mit Antibiotika behandelt worden (Vibramycin®), aber nicht besser geworden sei. Seit etwa 4 Tagen deutliche Verschlechterung, zusätzliche Atemnot, nachts könne sie nur noch im Sitzen schlafen und am Tage nur wenige Schritte laufen. Dann müsse sie stehen bleiben. Seit 2 Tagen habe sie auch einen langsamen Herzschlag festgestellt; es sei ihr öfter schwindelig gewesen, sie sei aber nicht umgefallen.

▷ Frühere Anamnese

Seit 12 Jahren Diabetes mellitus, der derzeit mit 36 IE (24 morgens und 12 abends) eines Mischinsulins (Actraphane HM 30/70®) bei 16 BE eingestellt sei; sie sei mit dieser Einstellung immer gut zurechtgekommen und habe auch gute Blutzuckerwerte gehabt. Vor etwa 10 Jahres Deszensusoperation, sonst sei sie immer gesund gewesen. Vegetative Funktionen unauffällig. Keine Einnahme von Medikamenten.

▷ Aufnahmebefund

68jährige, adipöse Frau (158 cm, 75 kg) in akut reduziertem KZ; Orthopnoe und Ruhedyspnoe, Haut blaß; Schleimhäute feucht, ausreichend durchblutet. Gebiß prothetisch saniert, Pupillenreaktion o.B., beiseitige Halsvenenstauung, keine Struma. Lungen: beidseits sonorer KS, keine Dämpfung, über beiden Mittel- und Unterfeldern fein-mittelblasige RG's auskultierbar; Stimmfremitus o.B., Bronchophonie negativ. Herz: Töne rein, keine path. Geräusche, HF 43/min., rhythmisch, RR 140/80 mmHg. Bauchdecken weich, schlaff, adipös, Leber und Milz nicht tastbar, Nierenlager frei, periphere Pulse bis auf A. dorsalis pedis re. tastbar, beidseitige Varikosis, keine Ödeme, neurologisch unauffällig, Temperatur 38,8°C rektal.

Husten, Dyspnoe, Schwindel; Fieber, Herzinsuffizienzzeichen, regelmäßige Bradykardie mit 43 Schlägen/min.

Welche Arbeitsdiagnose stellen Sie?

Die Klinik mit Atemnot und Zeichen einer Herzinsuffizienz sowie der langsame Herzschlag weisen auf eine bradykarde Herzrhythmusstörung hin. Der regelmäßige Puls spricht für einen AV-Block III°. Zusätzlich weist die Klinik mit Angabe von Husten und gelblichen Auswurf auf eine Bronchitis hin.

Welche Akutdiagnostik veranlassen Sie, um das weitere Vorgehen festlegen zu können?

EKG, da bei der Bestätigung der Verdachtsdiagnose AV-Block III° das Risiko lebensbedrohlicher bradykarder oder auch tachykarder Arrhythmien besteht und somit eine Aufnahme auf der Intensivstation erforderlich ist.

Wie beurteilen Sie folgenden EKG-Befund?

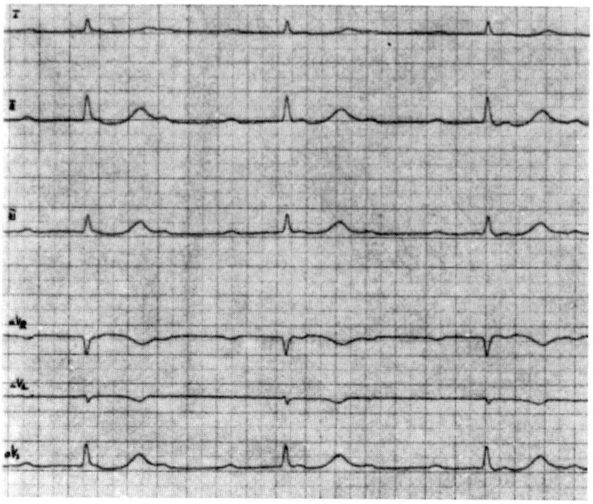

EKG-Befund: regelmäßiger Grundrhythmus, Herzfrequenz 43/min., schmale Kammerkomplexe, Steiltyp, AV-Block III°. Die Vorhöfe schlagen mit einer Frequenz von 130/min. (regelmäßige Abstände). Diskrete Erregungsrückbildungsstörung vom Innenschichttyp. Die Brustwände (nicht abgebildet) zeigen unauffällige Stromkurvenverläufe.
Der schmale Kammerkomplex spricht für einen suprahissären AV-Block mit einem hochsitzenden Ersatzrhythmus, der in der Regel eine Frequenz zwischen 40 und 60/min. aufweist. Der QRS-Komplex ist wahrscheinlich nicht verändert und identisch mit dem vor Auftreten des AV-Blocks.
Differentialdiagnostisch kommt es beim Intra-His-Bündel-Block oder einem infrahissären Block zu einem Ersatzrhythmus aus dem distalen His-Bündel oder dem Ventrikel. Die Frequenz liegt meist zwischen 30 und 40/min. und die QRS-Komplexe sind schenkelblockartig deformiert.
Der Verdacht auf einen totalen AV-Block hat sich also bestätigt; die Patientin wird auf die Intensivstation aufgenommen und hier mittels EKG-Monitor überwacht.

Welche weitere Diagnostik veranlassen Sie?

- Röntgen-Thorax-Aufnahme (Lungenstauung, Pneumonie?)
- Labor mit Entzündungszeichen, Elektrolyten, Kreatinin, Blutzucker, HbA1c, myokardspezifischen Enzymen, Fetten, Urinstatus

Wie beurteilen Sie das beiliegende Rö-Bild?

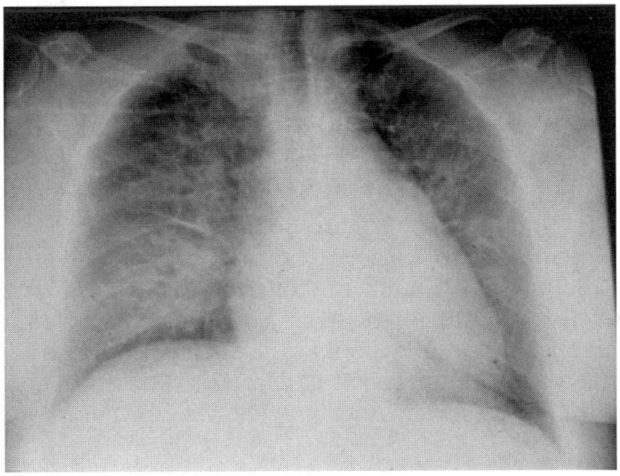

Beide Zwerchfellhälften glatt begrenzt, Randsinus frei. Herz größenmäßig im oberen Normbereich gelegen, etwas mitral konfiguriert. Deutliche Zeichen einer Lungenstauung. Rechts parakardial gelegenes rundliches Infiltrat, welches einer zusätzlichen Pneumonie entsprechen kann.

Labor: BKS 56 /98 mm n.W., Hb 15,4 g/dl, Leuko 14,5/nl, Thrombozyten 258/nl, Restblutbild im Normbereich. Im Differentialblutbild 60% Segmentkernige, 27% Lymphozyten, 10% Stabkernige, 2% Eosinophile, 1 Basophiler. CRP 96 mg/l, Blutzucker 292 mg/dl, HBA1c 6,4%, Kreatinin 1,45 mg/dl, Kalium 4,9 mmol/l, Natrium 146 mmol/l, Calcium 2,22 mmol/l, Cholesterin 220 mg/dl, Triglyceride 230 mg/dl, restliche Laborwerte, einschließlich Herzfermente und Urinstatus normal.

EKG: AV-Block III°, schmale Kammerkomplexe, Röntgen: Lungenstauung plus Pneumonie

Welche Diagnose stellen Sie nach Kenntnis der Befunde?

- AV-Block III°, Lungenstauung
- Verdacht auf rechtsseitige Pneumonie
- Diabetes mellitus Typ II

Als Auslöser der Herzinsuffizienz ist die langsame Herzfrequenz bei totalem AV-Block anzusehen. Wahrscheinlich liegt auch eine Einschränkung der linksventrikulären Funktion vor, da bei gesundem Ventrikel eine Bradykardie in dieser Größenordnung normalerweise nicht zu einer Dekompensation führt.

Für die Diagnose einer Pneumonie spricht die Anamnese mit seit längerer Zeit bestehendem Husten und gelblichem Auswurf, die erhöhte Körpertemperatur, das röntgenologisch nachweisbare Infiltrat und die Laborbefunde mit Leukozytose und Linksverschiebung.

Der Blutzucker bei Aufnahme ist erhöht, das HbA1c spricht allerdings dafür, daß der Zucker jetzt im Rahmen des Infektes entgleist und sonst ausreichend eingestellt ist.

Welche Ursachen des totalen AV-Blocks kennen Sie?

Der erworbene AV-Block tritt bei **degenerativen Erkrankungen** des Erregungsleitungssystem auf. Als Grundkrankheit besteht oft eine KHK, manchmal eine Myokarditis oder eine hypertensive Herzkrankheit. Auch ein akuter Hinter-

wandinfarkt, seltener ein Vorderwandinfarkt, kann zu einem AV-Block führen. In manchen Fällen beschränken sich die degenerativen Veränderungen auf das Reizleitungssystem, so daß keine sonstige Herzerkrankung gefunden wird. Darüber hinaus gibt es AV-Blöcke durch **Medikamententoxikation**, beispielsweise Betablocker, Herzglykoside oder Antiarrhythmika. Eine weitere Ursache ist der chirurgisch bedingte AV-Block nach **Herzoperationen**. Der **kongenitale AV-Block** zeigt meist schmale QRS-Komplexe und relativ rasche Kammerfrequenzen. Weiterhin können bei einer **Borreliose** AV-Blockierungen auftreten.
Bei unserer Patientin läßt sich ein akuter Myokardinfarkt ausschließen. Auch ein medikamentös induzierter, ein angeborener (ein 3 Jahre altes EKG zeigt regelrechte Überleitungsverhältnisse) und ein postoperativer AV-Block liegen nicht vor. Somit muß von der häufigsten Ursache einer degenerativen Erkrankung des Erregungsleitungssystems ausgegangen werden. Aufgrund des Risikoprofils mit Diabetes und Hyperlipoproteinämie ist eine KHK wahrscheinlich, die auch die vermutete linksventrikuläre Funktionsstörung erklären kann. Nicht ganz auszuschließen, wenn auch unwahrscheinlich, ist die Borreliose.

Wie gehen Sie weiter vor? Welche Therapie leiten Sie primär ein?

Wie erwähnt wird die Patientin zur Monitorüberwachung auf die Intensivstation verlegt. Dort wird ein passagerer Herzschrittmacher eingeführt. Diese Maßnahmen dienen der Sicherheit, da es bei einem totalen AV-Block immer einmal zu einem plötzlichen Herzstillstand oder starkem Abfall der Grundfrequenz kommen kann und auch bradykardieinduzierte ventrikuläre Tachykardien möglich sind. Außerdem fördert die schnellere Herzfrequenz die Rekompensation. Der ZVD ist mit 22 cm Wassersäule erhöht.
Da die außerhalb eingeleiteten Therapie mit einem Tetracyclinderivat offensichtlich bislang nicht erfolgreich war, wird eine Behandlung mit einem Betalaktamantibiotikum (z. B. mit einem Cephalosporin der 2. Generation) eingeleitet. Wegen der Lungenstauung beginnen wir eine diuretische Therapie mit Furosemid (i.v. 40 mg), die weitere diuretische Therapie wird vom klinischen Verlauf und der Diureseleistung abhängig gemacht.

passagerer Schrittmacher, diuretische Therapie

Welche zusätzlichen Untersuchungen veranlassen Sie?

- Echokardiographie (linksventrikuläre Funktion?)
- Borrelienantikörper
- Sonographie (Nierenmorphologie?)

Borrelienserologie: keine Borreliose

Echokardiographie: mit 58 mm dilatierter linker Ventrikel mit ubiquitär herabgesetzter Kontraktilität, keine Narben erkennbar, EF ca. 45%, unauffällige Klappen.

Sonographie: Bild einer Steatosis hepatis, unauffällige Nieren

▷ Verlauf

Unter der diuretischen Therapie schwemmt die Patientin innerhalb von einem Tag 2 l Flüssigkeit aus. Die Lungenstauung bildet sich rasch zurück, der ZVD normalisiert sich. Ebenfalls nach einem Tag ist die Patientin entfiebert. Wegen der eingeschränkten linksventrikulären Funktion wird eine ACE-Hemmer-Therapie (1x4 mg Perindopril = Coversum®) eingeleitet. Unter dem Schrittmacherschutz kann jetzt auch eine Digitalisierung begonnen werden.

Die spontane Herzfrequenz bleibt konstant zwischen 40 und 45/min. bei fortbestehendem AV-Block III°, so daß wir die Indikation zur Implantation eines Schrittmachersystems stellen.

Was für ein Schrittmachersystem ist in diesem Fall indiziert?

Bei einem AV-Block ist eine AV-sequentielle Stimulation sinnvoll, so daß ein DDD-System indiziert ist. Bei Vorhofeigenaktionen wird der atriale Impuls inhibiert, der ventrikuläre getriggert. Liegen die Vorhofeigenfrequenzen unter der programmierten Frequenz, wird der Vorhof und falls keine AV-Überleitung erfolgt, auch die Kammer stimuliert. Eigenaktionen werden im Vorhof und Kammer erkannt und führen zu einer Inhibition der Impulse.

Wie ist das praktische Vorgehen?

In Lokalanästhesie wird ein infraklavikulärer Hautschnitt angebracht. Die Elektroden werden in die Vena cephalica oder direkt in die Vena subclavia eingebracht und im rechten Vorhof bzw. Ventrikel unter Durchleuchtung plaziert. Über ein externes Meßgerät und die liegenden Elektroden können Reizschwelle und Sensing sowohl im Ventrikel als auch im Vorhof gemessen werden. Die Reizschwelle sollte unter 1 Volt liegen. Das Sensing der R-Zacke sollte mehr als 6 mV, der P-Welle mehr als 2,5 mV betragen. Nach Plazierung der Sonden wird das Aggregat angeschlossen und in einer subfaszialen Tasche implantiert.

▷ Verlauf

Nach der Schrittmacherimplantation ist die von der Patientin geklagte Atemnot deutlich rückläufig. Unter der Antibiose bleibt die Patientin fieberfrei, der Husten ist rückläufig. Bei einer Röntgenkontrollaufnahme nach 8 Tagen ist das Infiltrat rückgebildet, die Lungenstauung nicht mehr sichtbar. Auch die Herzgröße hat sich etwas zurückgebildet. Die Antibiotikagabe kann beendet werden, die diuretische Therapie wird zunächst auf 10 mg Torasemid täglich umgesetzt und kann schließlich beendet werden, ohne daß erneute Dekompensationserscheinungen auftreten.

Nach Schrittmacherimplantation und unter Therapie mit Diuretika, ACE-Hemmer und Digitalis kardiale Rekompensation, Entfieberung unter antibiotischer Behandlung

Wie deuten Sie den Kreatininwert von 1,45 mg/dl bei Klinikaufnahme?

Die Kreatininerhöhung ist am ehesten prärenal im Rahmen der Niereninsuffizienz zu erklären. Jedenfalls bestehen keine Hinweiszeichen auf einen arteriosklerotisch oder diabetisch bedingten Nierenschaden. Dazu paßt auch, daß das Kreatinin bei einer Kontrolle nach 6 Tagen mit 1,1 mg/dl wieder normal ist.

Was unternehmen Sie bezüglich der Diabeteseinstellung?

Bei Klinikaufnahme waren erhöhte Blutzuckerwerte zu messen. Im Rahmen von Infekten kommt es meist zu einer Verschlechterung der Stoffwechselsituation. In unserem Fall berichtet die Patientin, daß der Blutzucker sonst immer gut eingestellt gewesen sei und sie mit ihrer Einstellung, die gut zu ihrem Tagesablauf passe, problemlos zurechtgekommen sei. Auch der HBA1c-Wert von 6,4% spricht für eine befriedigende Diabeteseinstellung. Unter Fortführung der vorbestehenden Therapie mit 16 BE und von 24-0-12 Einheiten Actraphane HM® lassen sich im weiteren Verlauf des Klinikaufenthalts im Tagesprofil gute Blutzuckerwerte erzielen. Die Werte schwankten zwischen 100 und 120 mg/dl nüchtern sowie postprandial maximal 180 mg/dl, so daß in Hinblick auf das Alter der Patientin von einer sehr guten Blutzuckereinstellung ausgegangen werden konnte. Die Blutfette haben sich im Verlauf des Klinikaufenthaltes unter entsprechenden diätetischen Maßnahmen normalisiert.

Welche weitere Diagnostik ist erforderlich?

Ausschluß interventionsbedürftiger Koronarstenosen, konservative Therapie

Aufgrund des Risikoprofils und der eingeschränkten Ventrikelfunktion ist eine Ischämiediagnostik erforderlich. Die Patientin kann am Fahrradergometer bis 75 Watt belastet werden, erreicht dabei eine Herzfrequenz von 110/min. und klagt über thorakales Engegefühl. Die ST-Strecken sind beim Schrittmacher-EKG nicht zu beurteilen. Wegen der unter Belastung geklagten Symptomatik wird die Indikation zu einer invasiven Diagnostik gestellt. Koronarangiographisch zeigt sich eine diffuse KHK ohne umschriebene bzw. interventionsfähige Stenosen, so daß weiter eine konservative Therapie sinnvoll ist.

▷ Entlassungsmedikation

1x4 mg Perindopril
1x100 mg ASS
Actraphane HM 30/70® 14-0-12 Einheiten
Diabetes-Diät mit 16 BE

Welche Komplikationen können bei Patienten mit Schrittmacherimplantation auftreten?

Akute Komplikationen bei der Implantation:
- intraoperative Arrhythmien
- Nachblutungen im Bereich der Schrittmachertasche
- Gefäßperforationen, wesentlich seltener Myokardperforationen durch die Elektrode
- Pneumothorax nach Subclaviapunktion
- Sehr selten sind Luftembolien nach Punktion der Vena subclavia über das Einführungsbesteck möglich.

Langzeitkomplikationen:
- Schrittmachertaschen- oder Systeminfektionen
- Perforationen oder Nekrosen durch Druck der Schrittmacherbatterie auf die Haut
- venöse Thrombosen im Elektrodenverlauf
- Elektrodenbrüche oder Defekte (erkennbar durch verkleinerte Amplituden des Schrittmacherpotentials oder durch Muskelstimulationen)
- Exit- oder Entrance-Block (fehlende Reizbeantwortung oder mangelnde Reizerkennung) als häufigste sondenbedingte Spätkomplikation durch chronische Reizschwellenerhöhung

Beim **Exit-Block** wird das Schrittmacherpotential mit normaler Amplitude nicht von einer Myokarddepolarisation beantwortet.
Beim **Entrance-Block** wird ein Patienteneigenrhythmus (P-Welle oder R-Zacke) manchmal oder dauernd vom Schrittmacher nicht erkannt.
Die Therapie besteht beim Exit-Block in einer Stimulation mit höherer Spannung, beim Entrance-Block in einer Verringerung der Sensing-Schwelle.
Führen diese Maßnahmen nicht zu einer Behebung des Defekts, muß eine chirurgische Revision vorgenommen werden.

Twiddler-Syndrom: Eine Drehung oder Rotation des Schrittmachers in seiner Tasche führt zum Zug an der Elektrode, die verkürzt oder sogar aus ihrer endokardialen Lage herausgelöst wird. Kann spontan bei nicht oder schlecht fixiertem Schrittmacher in einer zu großen Tasche oder durch Manipulation des Patienten auftreten.

Schrittmachervermittelte Tachykardien: Supraventrikuläre Tachykardien werden vom DDD-Schrittmacher erkannt und getriggert und auf die Kammern übertragen.

Therapie: Umprogrammierung des Schrittmachers sowie medikamentöse Therapie der zugrundeliegenden atrialen Rhythmusstörung.

Eine weitere Ursache sind externe elektromagnetische Störungen, die zu einer Schrittmacherbeeinflussung und zu unerwünschten Aktionen führen können.

Schrittmacherinduzierte Tachykardien im Sinne einer Endless-Loup-Tachykardie. Nach ventrikulärer Stimulation werden die Vorhöfe durch eine retrograde Leitung erregt. Die atriale Erregung wird vom Schrittmacher erkannt und auf die Ventrikel übertragen, so daß sich der Tachykardiekreis schließt. Die Therapie besteht in einer Umprogrammierung des Schrittmachers (z. B. Verlängerung der Refraktärzeit).

Schrittmachersyndrom: Symptomenkomplex aus Palpitationen, Schwindel und ggf. Synkopen nach Implantation eines Schrittmachers (meist bei Ventrikelschrittmachern). Abnahme des Herzminutenvolumens, unzureichende vasokonstriktorische Gegenregulation mit Hypotonie bei ventrikulärer Stimulation, Verlust der AV-Synchronisation oder inadäquate AV-Synchronisation, Vorhofpfropfungen sind die Folge.

Die Therapie ist Umprogrammierung, bzw. Austausch des Schrittmachersystems.

Was muß die Patientin in Zukunft beachten?

Die Patientin muß zu regelmäßigen **Funktionskontrollen** des Schrittmachersystems bestellt werden, wobei die erste nach etwa 4-8 Wochen erfolgen sollte, weitere Verlaufskontrollen in halbjährlichem Abstand oder bei klinischen Beschwerden.

Weiterhin muß die Patientin darauf aufmerksam gemacht werden, daß der Herzschrittmacher durch externe **elektromagnetische Interferenzen** beeinflußt werden kann. Normalerweise erkennt das System solche externen elektromagnetischen Interferenzen und führt automatisch eine Umschaltung auf eine asynchrone Störfrequenz durch, um die Stimulation des Schrittmachers zu gewährleisten. Klinische Probleme können auftreten, wenn die Störquellen nicht als solche erkannt werden und sie die Funktion des Schrittmachers blockieren oder triggern. Im ersten Fall erfolgt eine Asystolie, im zweiten Fall eine schrittmachervermittelte Tachykardie.

Solche **Störfälle** stellen schlecht isolierte Geräte oder in unmittelbarer Nähe des Schrittmacheraggregats betriebene elektrische Geräte dar, beispielsweise Haushaltsgeräte, Funkgeräte, Mobiltelefone, elektrische Zahnbürsten, Metalldetektoren, Bohrmaschinen, Heizkissen und Dimmer. Bei technisch einwandfreier Abschirmung können solche Geräte betrieben werden, wenn sie sich nicht in unmittelbarer Nähe des Aggregats befinden.

Am **Arbeitsplatz** können Störungen durch Geräte mit starken elektromagnetischen Feldern auftreten, beispielsweise bei Elektroschweißgeräten, Elektrostahlöfen, Hubmagneten, Zündanlagen, Kurz- und Mittelwellensendern, gepulsten Magnetfeldern und Hochspannungsanlagen.

Die Gefährdung durch eine Interferenz ist um so größer, je größer das elektromagnetische Feld und je geringer die Distanz zur Störquelle ist.

Quintessenz

Ein AV-Block III° mit klinischen Symptomen ist immer Indikation zu einer Schrittmacherimplantion, wenn passagere Ursachen ausgeschlossen werden können. Auf jeden Fall sollte durch ein bifokales Schrittmachersystem die AV-Synchronisation erhalten werden.

Zu einer kardialen Dekompensation führen Bradykardien meist nur dann, wenn eine zugrundeliegende Herzkrankheit besteht. Bei entsprechendem Risikoprofil und eingeschränkter Venrikelfunktion muß vor allem nach Ischämien gesucht werden; die KHK kann dann auch Ursache der Reizleitungsstörung sein.

Fall 50

50

▷ Anamnese

Eine 56jährige Frau wird in komatösem Zustand nachts notfallmäßig eingewiesen. Nach den Angaben des Ehemanns sei sie in letzter Zeit müde und etwas apathisch gewesen. Der Bauch sei immer dicker geworden, häufig habe sie gezittert. Am Mittag des Aufnahmetages Verwirrungszustand, sie habe dauernd geschrien, schließlich zunehmende Eintrübung. Der Stuhl sei in den letzten Tagen schwarz gewesen, der Urin dunkelbraun. Alkoholkonsum 6-8 Fl. Bier/Tag. Früher Schilddrüsenoperation.
Familienanamnese: Ehemann ebenfalls Alkoholiker.

▷ Aufnahmeuntersuchung

56jährige, kachektische Frau in komatösem Zustand, braunes bis gelbgraues Hautkolorit, Spider naevi, deutlicher Ikterus, Schleimhäute blaß, um Mund und Nase angetrocknete Blutinkrustationen, Gebiß sanierungsbedüftig, Zunge feucht, Atem riecht nach sauren Äpfeln, etwas dumpf, Pupillen mittelweit, isokor. Reizlose Strumektomienarbe. Lunge: perkutorisch und auskultatorisch o.B., Herztöne rein, keine path. Geräusche, HF 120/min. rhythmisch, Blutdruck 150/80 mmHg. Bauchdecken gespannt, massiver Aszites, geringe Venenzeichnung periumbilikal, Reduktion der Pubeshaare, Leber und Milz nicht tastbar, Extremitäten passiv frei beweglich; Varikosis und Ödeme beider Beine, Palmar- und Plantarerythem; peripherer Pulsstatus o.B. Die Patientin ist nicht ansprechbar, reagiert nicht auf Schmerzreize, periphere Reflexe bds. gesteigert auslösbar, Kornealreflex erloschen.

Zunehmende Verwirrtheit und Eintrübung; bei Aufnahme tiefes Koma, typischer klinischer Befund einer fortgeschrittenen Leberzirrhose

Welche Arbeitsdiagnose stellen Sie?

Die Arbeitsdiagnose lautet dekompensierte, wahrscheinlich alkoholisch bedingte Leberzirrhose mit Leberausfallskoma bei gastrointestinaler Blutung. Typisch ist die Entwicklung mit zunächst Verwirrtheit, Unruhe und Flapping tremor zu einem tiefen Koma sowie der Foetor hepaticus und die sonstigen klinischen Zeichen einer Leberzirrhose. Der starke Aszites spricht für eine zusätzliche portale Hypertension, die perioralen Blutspuren lassen auf ein nicht mehr funktionierendes Gerinnungssystem und/oder eine Blutung aus dem oberen Gastrointestinaltrakt schließen (Ösophagusvarizen?). Auch die nicht tastbare Leber spricht nicht gegen die Zirrhose, da im Endstadium die Leber häufig sehr klein ist. Leberhautzeichen sind ebenfalls positiv.

Wie schätzen Sie die Primärsituation ein? Wie sehen Sie die Prognose?

Die Patientin ist schwer krank und muß sofort auf die Intensivstation aufgenommen werden. Die Prognose des Leberausfallskomas ist schlecht, zumal die Patientin nach der klinischen Einteilung des Leberkomas einem Stadium IV (tiefes Koma) mit fehlender Reaktion auf äußere Reize, erloschenem Kornealreflexen und starkem Foetor hepaticus aufweist. Der Flapping tremor fehlt in diesem Stadium meist.

Welche Therapie leiten Sie sofort ein?

- Intensivüberwachung mit Kontrolle von Puls, Blutdruck, Atemfunktion, Temperatur, Ein- und Ausfuhrbilanzierung

- Anlage eines zentralen Zugangs (Armvenenkatheter zur Bestimmung des zentralvenösen Drucks)
- Intubation mit Endotrachealtubus wegen der Gefahr der Aspiration und zur Möglichkeit einer assistierten oder maschinellen Beatmung

Wegen des Komas benötigt die Patientin keine zusätzliche Sedation und toleriert die Intubation problemlos. Einlegen einer Magensonde, über die eine Darmsterilisation mit Neomycin 3x2 g täglich, sowie oraler Gabe von 30 ml Lactulose (Bifteral®) 3x täglich zur Einleitung einer osmotischen Diarrhö möglich ist.

Welche Untersuchungen führen Sie durch?

- Labor mit Blutbild, Blutzucker, Elektrolyten, Kreatinin, Transaminasen, Cholestaseparametern, CHE, Ammoniak, Elektrophorese, vollständigem Gerinnungsstatus, Blutgruppe, Säure-Basen-Haushalt. Hepatitisserologie.
- Oberbauchsonographie (Lebergröße und -parenchymtextur, Aszites, Nierenmorphologie?)
- Gastroskopie (Blutungsquelle, Ösophagusvarizen?)
- Thorax-Aufnahme (Stauung, Infiltrate?)

Ergebnisse

Labor: BKS 120/144 mm n.W., Thrombo 211/nl, Hb 10,4 g/dl, Hämatokrit 31,2%, Ery 3,03/µl. MCH 34,9 pg/Ery, MCH 102 fl, Leuko 4,7/nl im Differentialblutbild 93% Segmentkernige, 5 Lymphozyten, 1 Stabkerniger, 1 Monozyt, Blutgruppe A, Rhesusfaktor positiv.

Quick 22%, PTT 35,2 sec. PT 15,7 sec., Fibrinogen 380 mg/dl, Blutzucker 94 mg/dl, Kreatinin 1,93 mg/dl, Natrium 135 mmol/l, Kalium 3,05 mmol/l, Calcium 2,41 mmol/l, Gesamtbilirubin 5,6 mg/dl, direktes Bilirubin 4,44 mg/dl, GOT 120 U/l, GPT 187 U/l, γ-GT 209 U/l, alkalische Phosphatase 230 U/l, Cholinesterase 1422 U/l, Ammoniak 264 µg/dl. In der Eiweißelektrophorese Gesamteiweiß 6,3 g/dl, Albumin 2,23 g/dl = 31 rel%, α_1-Globulin 3 rel%, α_2-Globulin 9 rel%, β-Globulin 18 rel%, γ-Globulin 39 rel%. Im Säure-Basen-Haushalt leichtgradige metabolische Alkalose mit einem pH von 7,43, einem PCO_2 von 48 mmHg, einem Bicarbonat von 28 mmol/l und einem BE von 5 mmol/l. Hepatisserologie negativ.

Rö-Thorax: beidseits dilatiertes Herz, Zeichen der Lungenstauung, keine Pleuraergüsse

Oberbauchsonogramm: inhomogen verdichtete, zum Teil knotig umgewandelte Leber mit unruhiger Binnenstruktur. Die Gallenblase ist flüssigkeitsgefüllt, glatt bewandet und ohne konkrementverdächtige Binnenreflexe. Deutliche Splenomegalie mit einer 16x7x4 cm großen Milz. Zeichen des portalen Hypertonus mit einer erweiterten Vena portae und einer deutlich darstellbaren Milzvene. Erhebliche Aszitesbildung im gesamten Abdomen. Restlicher Abdominalbefund unauffällig.

Erniedrigung der Lebersyntheseparameter, Aszites, Lungenstauung, keine Blutungsquelle im oberen Gastrointestinaltrakt

Gastroskopie: geringgradige Ösophagusvarizenbildung, jedoch kein Hinweis auf eine stattgehabte Blutung aus diesen Varizen. Im Magen kein Hämatin, kein Ulkus, jedoch Zeichen einer hypertensiven Gastropathie sowie Erosionen im Antrum.

▷ Verlauf

Nach Kenntnis der Befunde ergänzen wir die bereits eingeleitete Therapie durch parenterale Gabe eines **H_2-Rezeptorblockers** zur Streßulkusprophylaxe (Ranitidin = Sostril® 2x50 mg). Wegen des erniedrigten Quick-Wertes substituieren wir 30 mg **Vitamin K** (Konakion® i. v.). Thrombozytenkonzentrate oder Gerinnungsfaktoren sind bei den vorliegenden Blutgerinnungswerten im Moment nicht notwendig.

Zur **Aszitesausschwemmung** und zur Therapie der Lungenstauung sowie der peripheren Ödeme geben wir eine Ampulle Furosemid (Lasix®) à 20 mg sowie 200 mg Spironolacton (Aldactone®) i. v.

Bei der Aszitesausschwemmung muß sehr vorsichtig verfahren werden, da es bei einer starken Aszitesausschwemmung zu einer weiteren Vertiefung des Leberkomas kommen kann. Man sollte maximal 1 kg Flüssigkeit täglich ausschwemmen.

Wegen der **Hypokaliämie** substituieren wir am 1. Tag 40 mmol Kalium, hierbei muß jedoch bei gleichzeitiger Spironolactontherapie sehr vorsichtig verfahren werden, damit es nicht zu einer plötzlichen Hyperkaliämie kommt.

Der im unteren Normbereich gelegene Natriumwert darf nicht als Folge einer Hyponatriämie gewertet werden, sondern muß im Sinne einer Verdünnungshyponatriämie bei normalem bis überhöhtem Natriumgehalt des Körpers gesehen werden. Deshalb ist trotz dieses niedrigen Wertes eine Natriumrestriktion notwendig.

Zur **parenteralen Ernährung** geben wir über den Zentralvenenkatheter 500 ml einer 20%igen Glukoselösung, 250 ml einer 20%igen Fettemulsion sowie 400 ml einer 10%-igen verzweigtkettigen Aminosäurelösung (Comaminohek®). Darüber hinaus wird die Flüssigkeitszufuhr in Form von Elektrolytlösungen anhand der ausgeschiedenen Flüssigkeitsmenge und der 2-3mal täglich kontrollierten Elektrolyte und des Säure-Basen-Haushaltes festgelegt. Zielpunkt war eine etwa 1 l unter der Ausscheidung gelegene Flüssigkeitszufuhr.

Um eine ausreichende **Oxygenierung** zu gewährleisten, wird eine kontrollierte Beatmung begonnen. Dabei wird eine Hyperventilation angestrebt, von der man sich eine positive Beeinflussung eines eventuellen Hirnödems verspricht.

Beatmung, parenterale Ernährung, Darmdekontamination, antibiotische Therapie, H_2 -Blocker

Eine prophylaktische antibiotische und antimykotische Therapie kann die Prognose des Leberversagens verbessern. Es wird daher eine parenterale Gabe von Imipenem (Zienam®) sowie eine enterale Behandlung (über eine Magensonde) mit Fluconazol (Diflucan®) eingeleitet.

Welche Parameter müssen Sie kontrollieren? Welche Komplikationen können auftreten?

Täglich 2-3mal sollten Blutzucker, Elektrolyte, Säure-Basen-Haushalt und Blutgerinnungswerte sowie das Blutbild kontrolliert werden. Bei einer plötzlichen Verschlechterung einzelner Parameter kann eine höhere Frequenz der Blutkontrollen notwendig werden.

Häufige Komplikationen des Leberausfallskomas sind eine gastrointestinale Blutung, Blutgerinnungsstörungen, bzw. diffuse Blutungen bei Abfall der Gerinnungsparameter, Hirnödem, eine Sepsis oder Pneumonie, eine respiratorische Insuffizienz, eine Begleitpankreatitis sowie kardiale Arrhythmien und eine arterielle Hypotension.

▷ Weiterer Verlauf

Trotz stabiler lebenswichtiger Funktionen, ausgeglichenen Elektrolyt- und Säure-Basen-Haushaltswerten und Absinken des Ammoniaks auf 102 µg/dl sowie leicht rückläufiger Tendenz der Transaminasen bessert sich der Zustand der Patientin nicht. Im weiteren Verlauf entwickelt sich eine Kreislaufinstabilität mit niedrigen Blutdruckwerten. Zur genauen Steuerung der Infusionstherapie wird

Invasive Pulmonalarterien- und Hirndruckmessung, osmotische Hirnödemtherapie; Exitus letalis nach nicht reanimierbarem Herzstillstand

ein Pulmonaliskatheter gelegt und bei niedrigen Pulmonalisdrucken die Flüssigkeitszufuhr gesteigert. Häufige Komplikation des Leberkomas ist ein Hirnödem, eine invasive Hirndruckmessung ist indiziert. Vor der Implantation einer periduralen intrakraniellen Drucksonde muß jedoch die Gerinnungssituation durch Gabe von gefrorenem Frischplasma verbessert werden, da nach Gabe von Vitamin K keine Steigerung der Quick-Wertes erreichbar war. Durch die invasive Messung läßt sich ein erhöhter Hirndruck feststellen, so daß eine osmotische Hirnödemtherapie mit Mannitol eingeleitet wird. Im weiteren Verlauf kommt es jedoch bei vorher unauffälliger Herz-Kreislauf-Situation zu einem plötzlichen Herzstillstand, der trotz sofort eingeleiteter Reanimationsmaßnahmen irreversibel ist. Die Patientin verstirbt am 4. Tag des Klinikaufenthaltes, ohne das Bewußtsein wiedererlangt zu haben.
Das Labor kurz vor dem Todeszeitpunkt zeigt keine zusätzlichen Auffälligkeiten und weist folgende Werte auf: Hb 11,3 g/dl, Leuko 10,7/nl, Gesamtbilirubin 5,0 mg/dl, GOT 98 U/l, GPT 172 U/l, γ-GT 150 U/l, CHE 1670 U/l, Kreatinin 1,12 mg/dl, Kalium 4,1 mmol/l, Natrium 138 mmol/l, Blutzucker 121 mg/dl, Quickwert 38%.

▷ Obduktion

Der Obduktionsbefund entspricht der klinischen Diagnose: kleinknotige Leberzirrhose im atrophischen Stadium mit portaler Hypertension, Ösophagusvarizen, Spenomegalie und 5 l Aszites. Als Todesursache wurde ein plötzliches Herz-Kreislauf-Versagen bei Leberausfallskoma angegeben.

Quintessenz

Ein Leberausfallskoma kann im Verlauf einer fortgeschrittenen Leberzirrhose auftreten. Auslösende Faktoren für die Verschlechterung einer hepatischen Enzephalopathie mit eventueller Entwicklung eines Leberkomas können eine vermehrte Ammoniakbildung (z. B. durch gastrointestinale Blutung), aber auch die Gabe von Sedativa oder eine forcierte diuretische Therapie sein. Die Prognose hängt von der zugrundeliegenden Lebererkrankung und der Tiefe der Bewußtseinsstörung ab. Häufige Komplikation ist das Hirnödem, das eine invasive und intensive Diagnostik und Therapie erfordert. Praktisch immer treten Gerinnungsstörungen und verschiedene metabolische Entgleisungen auf. Häufig sind auch Nieren- oder Lungenversagen, hyperdynames Kreislaufversagen sowie septische Komplikationen. Trotz verbesserter Intensivtherapie ist die Prognose (besonders im Stadium IV) immer noch sehr schlecht und nur durch eine Lebertransplantation entscheidend zu bessern.

Fall 51

51

▷ Anamnese

Ein 71jähriger Patient klagt laut Fremdanamnese seit 4 Wochen über zunehmenden Schwindel, wobei er nur geschwankt habe, aber nie gefallen sei. Vor etwa 8 Stunden habe er plötzlich nur noch unverständlich sprechen (lallen) können, den linken Arm habe er nur noch ruckartig bewegen, das linke Bein habe er nicht mehr bewegen können.

▷ Frühere Anamnese

Vor 4 Jahren habe er schon einmal einen „Schlaganfall" gehabt, der sich jedoch völlig zurückgebildet habe. Damals habe nur eine Schwäche im linken Bein bestanden. Seit Jahren sei er auf ein Herzglykosid eingestellt (Digimerck minor® 1x1). Vor 4 Jahren habe man ihm Tabletten wegen eines erhöhten Blutdrucks verordnet, er habe diese jedoch wieder abgesetzt, da es ihm ja gut gegangen sei. Die Anamneseerhebung gelingt durch die begleitende Ehefrau, da sich der Patient nur sehr unvollständig sprachlich äußern kann.

▷ Aufnahmebefund

71jähriger adipöser Patient (172 cm, 84 kg), vegetative Funktionen bis auf 3malige Nykturie unauffällig. Haut und Schleimhäute o.B., periorale Zyanose, leichte Ruhedyspnoe, kein Ikterus, keine Exantheme, NAP frei, Pupillenreaktion bds. prompt und seitengleich, auf L und C, Pupillen isokor, mittelweit; Fazialisschwäche links mit leicht herabhängendem Mundwinkel, keine Zungendeviation beim Herausstrecken; übrige Hirnvenen o.B., Hals und Thorax o.B. Lungen: hypersonorer KS, Verschieblichkeit der unteren Lungengrenzen 1 QF, bds. Vesikuläratmen, trockene RG's beidseits basal. Herz: Töne rein, akzentuiert, keine path. Geräusche, HF 80/min., rhythmisch, keine ES, RR re. 240/120, li. 220/115 mmHg. Abdominalbefund bis auf 2 QF unter MCL tastbare Leber o.B., Nierenlager und WS klopfschmerzfrei; A. tibialis post. und A. dorsalis pedis bds. nicht tastbar, leichte beidseitige Beinödeme und Varikosis.

Neurolog. Befund:

Beide Pupillen sind gleich weit und reagieren auf Licht und Konvergenz.

Re. Arm und Bein frei beweglich, li. Arm mit grober Kraft o.B., überschießende ausladende Bewegungen, li. Bein mit deutlicher Schwäche, nicht aus liegender Position hochzuheben, jedoch bewegbar. Dysarthrie mit lallender, kaum verständlicher Sprache. Muskeleigenreflexe am Bein li. stärker als re. auslösbar, Arm seitengleich, Babinski li. pos., re. o.B., Finger-Nase-Versuch re. o.B., li. unsicher. Patient klar, orientiert, reagiert auf Ansprache, erscheint agitiert und hastig.

Inkomplette Hemiparese links, Dysarthrie, hoher Blutdruck

Welche Verdachtsdiagnose stellen Sie?

Die Arbeitsdiagnose lautet rechtshirniger Insult mit inkompletter Hemiparese links. Die Lokalisation der Ausfälle spricht für eine Durchblutungsstörung im Versorgungsgebiet der rechten Arteria cerebri media. Grunderkrankung ist eine allgemeine Arteriosklerose. Zusätzlich besteht eine Herzinsuffizienz (Beinödeme). Der hypersonore Klopfschall und die bronchitischen RG's über beiden Lungen lassen auf eine chronisch obstruktive Lungenerkrankung schließen. Differentialdiagnostisch ist eine intrazerebrale Blutung in Betracht zu ziehen, die ebenso wie ein ischämischer Insult mit relativ geringer Symptomatik einhergehen kann.

Was unternehmen Sie in Hinblick auf die Blutdruckwerte?

Sie messen die Blutdruckwerte nach etwa 10 min. noch einmal, unter der Annahme, daß die deutlich überhöhten Blutdruckwerte zumindest teilweise durch die Aufregungssituation im Rahmen der Aufnahmeuntersuchung bedingt waren. Diese Interpretation wird insofern unterstützt, als bei der Nachmessung Blutdrucke rechts von 190/110 und links von 185/110 mmHg bestimmt werden konnten. Primär sollte man den Blutdruck nicht oder nur bei extremen Werten senken, da bei starken Blutdruckabfällen bei Patienten mit arteriosklerotischen Hirngefäßen wegen der mangelnden Gefäßelastizität die Gefahr einer Verstärkung der Ischämiesymptomatik besteht.

Welche Untersuchungen veranlassen Sie?

- Computertomographie des Schädels
- Labor mit Blutbild, Kreatinin, Elektrolyten, Blutzucker, Fetten, Elektrophorese
- Thoraxaufnahme (Herzinsuffizienz)
- EKG (Rhythmus? Außerdem werden Myokardinfarkte manchmal erst durch ein zerebrales Ereignis symptomatisch)

Ergebnisse

CT-Befund: leichtgradige Erweiterung der Liquorräume bei altersentsprechender Hirnatrophie. Herdförmige Dichteabweichungen finden sich nicht. Eine intrazerebrale Blutung ist ausgeschlossen.

Labor: BKS 17/31 mm n.W., Hb 14,3 g/dl, Hämatokrit 43,0 %, Leuko 7,6/nl, Thrombozyten 311/nl, Restblutbild und Differentialblutbild im Normbereich gelegen. Blutzucker 86 mg/dl, Kreatinin 1,75 mg/dl, Kalium 4,2 mmol/l, Natrium 142 mmol/l, Calcium 2,34 mmol/l, Leberwerte, Eiweiß und Eiweißelektrophorese im Normbereich. Quick 100 %, PTT 27,4 sec, Triglyceride 284 mg/dl, Gesamtcholesterin 312 mg/dl, HDL-Cholesterin 37 mg/dl.

Wie beurteilen Sie EKG und Thorax?

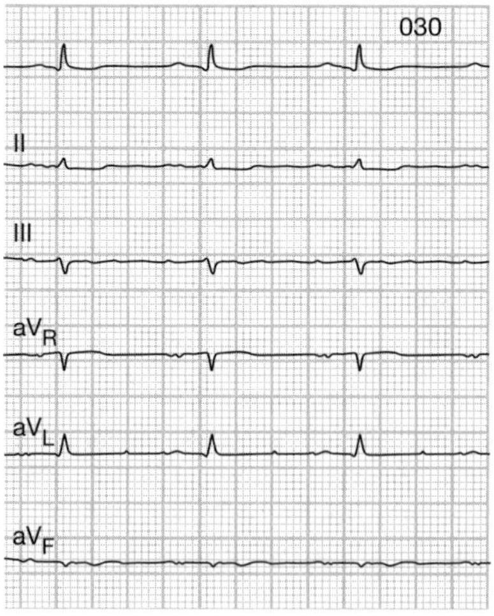

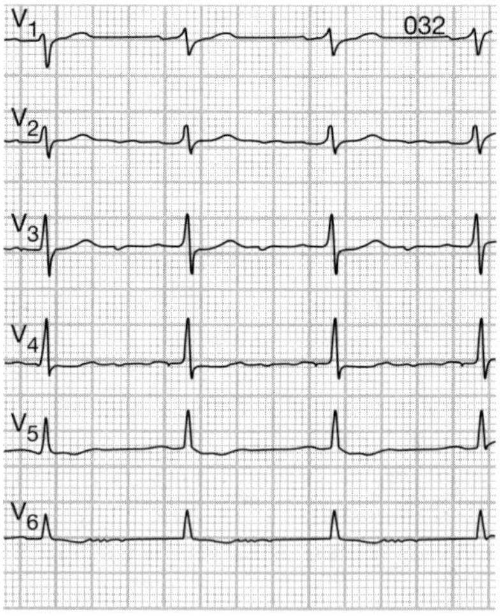

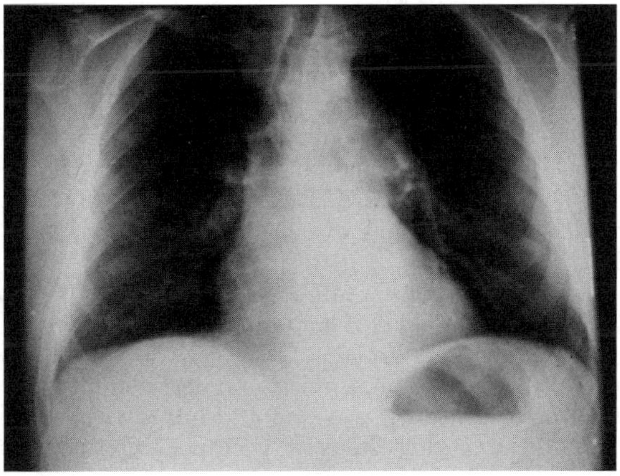

EKG-Befund: SR, HF 75/min., Linkstyp, diskrete deszendierende ST-Senkungen mit präterminal neg T in I-III, aVF, V_{5-6} als Zeichen von Erregungsrückbildungsstörungen vom Innenschichttyp.

Rö-Thorax: Zwerchfellkuppeln abgeflacht, mit Querdurchmesser im Grenzbereich liegendes Herz, Aortenektasie, Lungenperipherie frei von Infiltraten oder Rundherden, keine Lungenstauung

Ausschluß einer intrazerebralen Blutung, Sinusrhythmus, keine kardiale Dekompensation, Hyperlipidämie

Welche Ursachen von zerebralen Durchblutungsstörungen, ischämischen Attacken oder Schlaganfällen kennen Sie?

Die **Hauptursache** ist ein thromboembolischer Verschluß bei vorbestehenden arteriosklerotischen Veränderungen. Als **Risikofaktoren** gelten Bluthochdruck, Hyperlipidämie, Diabetes mellitus und Nikotinabusus. Die arteriosklerotischen Veränderungen können Stenosen bedingen, die eine hämodynamische Wirkung im Sinne einer Perfusionsverminderung des Versorgungsgebietes ausüben. Ulzerieren solche Plaques, können sich lokale Thromben bilden, die das Gefäß verstopfen oder zu Embolien führen können.
Zusätzlich kann es bei Blutdruckabfall, beispielsweise durch Herzinfarkt, plötzlichen Blutverlusten oder drastischen Blutdrucksenkungen im Rahmen antihypertensiver Behandlungen, jedoch auch durch starke Blutdruckanstiege, durch eine reflektorische Kontraktion der Arteriolen zu Durchblutungsstörungen kommen, die einen Schlaganfall auslösen. Weitere Ursachen sind Viskositätsveränderungen des Blutes und eine Anämie.
Eine relativ **häufige Ursache** sind kardiale Embolien bei Vorhofflimmern oder nach Herzinfarkt, bedingt durch intrakardiale Thrombenbildung.
Seltenere Ursachen sind Arteriitiden, beispielsweise bei der Panarteriitis nodosa, das Subclavian-Steal-Syndrom, sowie intrakraniale Raumforderungen (Metastasen, primäre Hirntumoren).

Welche Therapie leiten Sie ein?

Eine **kausale Therapie** der zerebralen Ischämie ist nicht möglich. Der Versuch einer Thrombolysetherapie hat nur bei ganz frischen Ereignissen in Einzelfällen Vorteile erzielt und wird bislang wegen des Blutungsrisikos nicht allgemein empfohlen. Auch eine Heparinisierung birgt ein erhöhtes Blutungsrisiko, so daß

auch diese Maßnahme nur bei embolische Insulten empfohlen wird, wenn sich (nach einigen Tagen!) die Infarktgröße abschätzen läßt. Als **Kontraindikation** gilt ein Masseninfarkt mit kompletter Lähmung oder ein schwer einstellbarer arterieller Hochdruck sowie die üblichen Kontraindikationen einer Vollheparinisierung. Da bei unserem Patienten eine Hochdruckanamnese und stark hypertonische Werte bei der Klinikaufnahme bestanden, entscheiden wir uns zur Low-dose-Heparinisierung mit 2x5000 Einheiten Heparin subkutan (**Thromboseprophylaxe**). Aufgrund der wahrscheinlich arteriosklerotischen Genese des Ereignisses wird eine ASS-Therapie mit 100 mg p. o. eingeleitet.
Da außer den Beinödemen klinisch und radiologisch keine Herzinsuffizienzzeichen vorhanden sind, ist ein Diuretikum primär nicht erforderlich, zumal Volumendepletionen schädlich sein können.
Der Blutdruck wird engmaschig kontrolliert und liegt in den ersten beiden Tagen bei systolischen Werten zwischen 170 und 180 und diastolischen Werten zwischen 90 und 100. Eine antihypertensive Therapie ist in der Akutphase nicht sinnvoll und sollte erst später begonnen werden.

Keine Blutdrucksenkung, ASS-Therapie, Krankengymnastik

Zusätzlich wird bei dem Patienten täglich Krankengymnastik mit aktiven und passiven Bewegungsübungen durchgeführt und eine logopädische Behandlung eingeleitet.

Welche weiteren Untersuchungen sollten Sie noch durchführen?

- dopplersonographische Untersuchungen der großen extrakraniellen Gefäße mit der Frage einer höhergradigen Stenose
- Echokardiographie zur Klärung der linksventrikulären Funktion (Digitalisvormedikation bei fraglicher Herzinsuffizienz, KHK in dem gesamten Szenario nicht unwahrscheinlich)
- Sonographie (Nierenmorphologie bei erhöhtem Kreatinin, Ausschluß eines Aortenaneurysmas bei Hypertonie)
- CT-Kontrolle (Infarktdemarkierung?)

Dopplersonographie: Wandunregelmäßigkeiten im Bereich der Arteria carotis communis und Arteria carotis interna beidseits, jedoch keinen Hinweis auf eine höherwertige Stenosierung

Echokardiographie: konzentrische Linksherzhypertrophie mit einer Septum- und Hinterwanddicke von jeweils 14 mm bei ansonsten unauffälligem Befund. Bei der transthorakalen Echokardiographie konnten keine Vorhofthromben nachgewiesen werden.
Da eine intrakardiale Thrombenbildung bei regelmäßigem Sinusrhythmus und normaler linksventrikulärer Funktion eher unwahrscheinlich ist, kann auf eine transösophageale Echokardiographie verzichtet werden, zumal die arteriosklerotische Genese des Insults naheliegend ist. Vorhofthromben treten relativ häufig bei Patienten mit Arrhythmia absoluta auf, da hier die Hämodynamik im Vorhof gestört ist und es zur teilweisen Blutstase mit Sludge-Phänomen bzw. Thrombenbildung kommen kann.

Oberbauchsonographie: Abgesehen von einem grenzwertig schmalen Nierenparenchymsaum auf beiden Seiten kein auffälliger Befund. Der sonographische Nierenbefund paßt zu der leicht eingeschränkten Nierenfunktion, die somit als arteriosklerotisch bedingte Veränderung anzusehen ist.

Computertomographie des Schädels: Im Versorgungsgebiet der A. cerebri media rechts läßt sich jetzt eine Hypodensität abgrenzen.

Welche Therapie der Begleiterkrankungen führen Sie durch?

Zur Pneumonieprophylaxe wird bei dem Patienten täglich Atemgymnastik durchgeführt.

Unter der eingeleiteten Behandlung und der intensiven Krankengymnastik und logopädischen Therapie bilden sich die motorischen Störungen an Arm und Bein fast vollständig zurück, auch die Sprache ist wieder deutlich gebessert. Nach Stabilisierung der Situation kann jetzt eine Blutdruckeinstellung erfolgen. Unter Gabe von 5 mg Amlodipin sind zuletzt normale Blutdruckwerte zu messen. Wegen der Hyperlipidämie geben wir dem Patienten eine cholesterin- und triglyceridarme Kost und setzen zusätzlich einen HMG-COA-Reduktionshemmer (Atorvastin = Sortis® 20 mg) ein. Hier haben Studien gezeigt, daß die Sterblichkeit an kardiovaskulären Ereignissen durch eine Senkung der LDL-Cholesterinspiegel vor allem bei bereits vorliegender Gefäßerkrankung signifikant vermindert werden kann.

Nach klinischer Stabilisierung antihypertensive, cholesterinsenkende und thrombozytenaggregationshemmende Dauertherapie, Fortsetzung der Krankengymnastik

Entlassungsdiagnose

- prolongiertes reversibles ischämisches neurologisches Defizit (PRIND)
- Zustand nach TIA vor 4 Jahren
- Hypertonie mit hypertensiver Herzkrankheit und arterio-arteriolosklerotisch bedingter Niereninsuffizienz im Stadium der kompensierten Retention
- Hyperlipoproteinämie

▷ Therapie bei Entlassung

Norvase® 5 mg 1x1
ASS 1x100 mg
Sortis® 20 mg 1x1

Die Cholesterinwerte sollten regelmäßig kontrolliert werden. Es sollte ein LDL-Wert von 100-130 mg/dl angestrebt werden.

Quintessenz

Bei akuten ischämischen Ereignissen des Gehirns ist eine kausale Therapie nicht möglich. Wichtig ist die Korrektur kreislauf- und stoffwechselbedingter Entgleisungen (Blutdruck, Flüssigkeits-, Elekrolyt-, Säure-Basen-Haushalt, Blutzucker), wobei eine medikamentöse Blutdrucksenkung nur bei exzessiv hohen Werten und sehr vorsichtig erfolgen sollte, vor allem abrupte Blutdrucksenkungen sind zu vermeiden. Je nach Genese wird eine Antikoagulation oder eine Thrombozytenaggregationshemmung durchgeführt. Frühzeitig sollte mit Krankengymnastik, Logopädie und Mobilisation begonnen werden.

Fall 52

52

Akute heftige retrosternale Schmerzen mit Ausstrahlung in den rechten Arm

▷ Anamnese

Eine 63jährige Frau ist seit 3 Wochen zu Besuch. Sie verspürte in den letzten Tagen ab und zu ein leichtes Druckgefühl hinter dem Brustbein; spontane Besserung nach einiger Zeit. Am Aufnahmetag beim Spazierengehen plötzlich heftige Schmerzen in der Brust verspürt; Ausstrahlung in den rechten Arm → Schweißausbruch. Atemnot. Früher nie krank gewesen.

Welche Verdachtsdiagnose stellen Sie?

Die Verdachtsdiagnose lautet akuter Myokardinfarkt. Die Beschwerden an den Tagen zuvor sind dann als Angina-pectoris-Anfälle (Crescendo-Angina) zu werten.

Was unternehmen Sie sofort?

Die Patientin wird sofort auf die Intensivstation aufgenommen, hier wird zusammen mit der klinischen Untersuchung ein EKG abgeleitet (s. auch die Fälle 14, 24, 37). Außerdem erhält die Patientin sofort 300 mg ASS und 2 Hübe Nitrospray.

▷ Aufnahmebefund

63jährige adipöse Frau (162 cm, 80 kg) in akut reduziertem Kräftezustand, Haut trocken, blaß, kühle Extremitäten, kein Ikterus, keine Dyspnoe, keine Zyanose. Kopf, Hals, Thorax o.B. Lungen auskultatorisch und perkutorisch o.B. leises Atemgeräusch.

Herz: Töne rein, leise, kein path. Geräusch, HF 60/min., rhythmisch, Blutdruck 130/85 mmHg. Abdominalbefund unauffällig (Adipositas), keine Ödeme, keine Varikosis, peripherer Pulsstatus und grob neurologische Untersuchung o.B.; Patientin klar, ruhig, klagt immer noch über retrosternale Schmerzen.

Wie beurteilen Sie folgendes EKG?

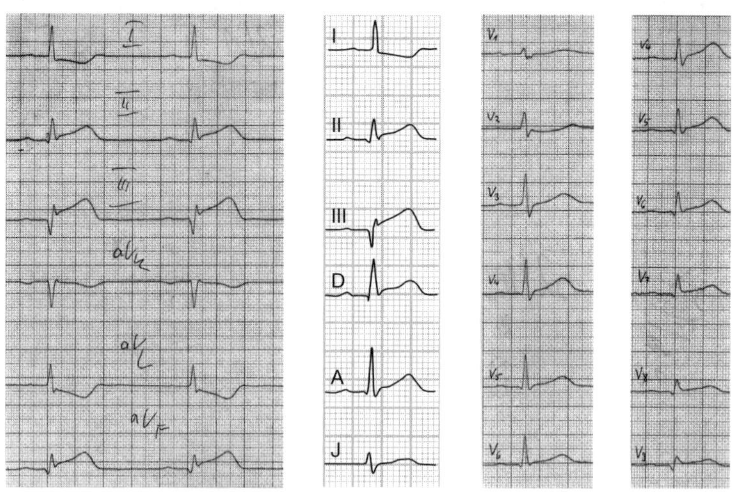

EKG-Befund: normfrequenter SR bei Indifferenztyp, monophasische ST-Hebung in II, III, aVF, V_{7-9}, D und (A), tiefes Q in III, aVF, V_{7-9}, D, ST-Senkung mit präterminal neg T in I, aVL. Inkompletter Rechtsschenkelblock.
Diagnose: frischer, großer Myokardhinterwandinfarkt (Komplikationen siehe Fall 37, 24). Die rechtsseitigen Brustwandableitungen zeigen eine rechtsventrikuläre Beteiligung.

Ausgedehnter Hinterwandinfarkt mit rechtsventrikulärer Beteiligung

Welche Therapie leiten Sie ein?

Da es sich um einen frischen Myokardinfarkt handelt (Schmerzbeginn etwa 1 1/2 h vor Aufnahme) und keine Kontraindikationen für eine Lysetherapie vorliegen, wird nach Aufklärung der Patientin, Hinweis auf die möglichen Risiken und schriftlicher Einwilligung eine Streptokinaselyse begonnen. Zwischen Klinikaufnahme und Lysebeginn liegen etwa 15 min. („door-to-needle-time"), Latenz zwischen Schmerzbeginn und Lyse also etwa 1h 45 min. Die thrombolytische Therapie wird mit 1,5 Mio. Einheiten Streptokinase (Streptase®) über einen Perfusor innerhalb 60 min. durchgeführt.
Als antianginöse und analgetische Therapie erhält die Patientin eine Infusion mit Nitroglycerin und einmalig 50 mg Pethidin i. v.
Zusätzlich geben wir der Patientin 4 l Sauerstoff/min. per Nasensonde.
Erst nach Beginn der Lysetherapie wird ein Armvenenkatheter gelegt und weitere Diagnostik durchgeführt.

Streptokinaselyse

Ergebnisse

Röntgen-Thorax im Liegen: Im oberen Normbereich gelegene Herzgröße, keine Zeichen der Lungenstauung, in beiden Lungen kein Hinweis auf intrapulmonale Rundherde oder entzündliche Infiltrate. Die Katheterspitze projiziert sich auf die Vena cava superior, etwa 3 cm oberhalb der Einmündung in den rechten Vorhof.

Labor: BKS 14/31 mm n.W., Hb 15,1 g/dl, Hämatokrit 42 %, Ery 4,88/µl, HbE 30,9 pg/Ery, MCH 90/fl, Leuko 11,2/nl, Thrombozyten 314/nl, Differentialblutbild o.B. Blutzucker 115 mg/dl, Kreatinin, Elektrolyte, Harnstoff, Harnsäure, Elektrophorese und Urinstatus unauffällig. Cholesterin 299 mg/dl, HDL-Cholesterin 40 mg/dl, Triglyceride 267 mg/dl.
Troponin T 6 µg/l, CK 42 U/l, CKMB 6 U/l, HBDH 137 U/l, GOT 16 U/l; GPT 15 U/l.
Quick 100 %, PTT 32 sec., Blutgruppe 0, Rhesusfaktor positiv.

Wie beurteilen Sie die Laborwerte?

Das auf 6 µg erhöhte Troponin T paßt zu der Diagnose eines akuten Myokardinfarkts. Die CK ist passend zu dem frühen Infarktstadium noch normal.

▷ Verlauf

Während der Lyse wird die Patientin beschwerdefrei, erneute Analgetikagaben sind nicht erforderlich. Das EKG zeigt zwei Stunden nach Lysebeginn eine vollständige Rückbildung der ST-Streckenhebung, die CK ist zu diesem Zeitpunkt auf 580 U/l angestiegen. Damit sind die klinischen, elektrokardiographischen und enzymatischen Kriterien für eine Reperfusion erfüllt.

Kriterien einer erfolgreichen Reperfusion erfüllt

Welche weiteren therapeutischen Maßnahmen unternehmen Sie?

Nach klinischer Stabilisierung kann eine niedrig dosierte Betablockertherapie begonnen werden. Zunächst erhält die Patientin 2x25 mg Metoprolol (Beloc mite®) täglich. Vom Einsatz der Betablocker verspricht man sich eine Verminderung der Infarktgröße und eine Reduktion der Infarktletalität. Da es sich nach dem EKG zunächst um einen ausgedehnten Infarkt handelt und die nach Lyse resultierende linksventrikuläre Funktionsstörung noch nicht abzusehen ist, wird auch eine ACE-Hemmer-Behandlung eingeleitet.

Welche weiteren Untersuchungen sind indiziert?

Eine Echokardiographie sollte zum frühestmöglichen Zeitpunkt durchgeführt werden, um weitere Informationen über die linksventrikuläre Funktion zu erhalten. Die Untersuchung ergibt bei regelrecht weiten Herzhöhlen, unauffälliger linksventrikulärer Muskeldicke und guter linksventrikulärer Funktion eine Hypokinesie im Hinterwandbereich. Die Herzklappen stellen sich unauffällig dar.

Welche Form der Antikoagulation ist indiziert?

Nach einer Streptokinaselyse muß (im Gegensatz zu einer rTPA-Lyse) nur bei speziellen Indikationen eine Full-dose-Heparinisierung erfolgen. In diesem Fall kann man sich auf eine Thromboseprophylaxe mit 2 x 7500 E Heparin beschränken. Die ASS-Terapie zur Thrombozytenaggregationshemmung wird fortgesetzt. Der weitere Verlauf ist völlig komplikationslos. Es treten weder Herzrhythmusstörungen noch nochmalige pektanginöse Beschwerden auf. Am 4. Tag nach Infarkt kann die Patientin bei stabilen Kreislaufverhältnissen auf die Normalstation verlegt werden. Die Low-dose-Heparinisierung wird bis zur vollständigen Mobilisierung weitergeführt. Die Dosis des Betablockerdosis kann auf 2x50 mg Metoprolol (später 1x100 mg Beloc Zok®) gesteigert. Bei normaler linksventrikulärer Funktion kann die ACE-Hemmer-Therapie beendet werden.

Welche weitere Untersuchung sollten Sie in jedem Fall noch veranlassen?

Normale linksventrikuläre Funktion, normales Belastungs-EKG

Mit der Frage nach noch verbleibenden Ischämien wird ein Belastungs-EKG durchgeführt. Dabei ist die Patientin bis 100 Watt belastbar, erreicht (unter Betablockade) eine Herzfrequenz von 110/min. Beschwerden oder EKG-Veränderungen treten nicht auf. Nach lysierten Infarkten mit erreichter Reperfusion ohne Anhalt für eine noch vorhandene Ischämie und mit normaler Ventrikelfunktion ist eine invasive Diagnostik nicht unbedingt erforderlich.

Wie beurteilen Sie das folgende EKG?

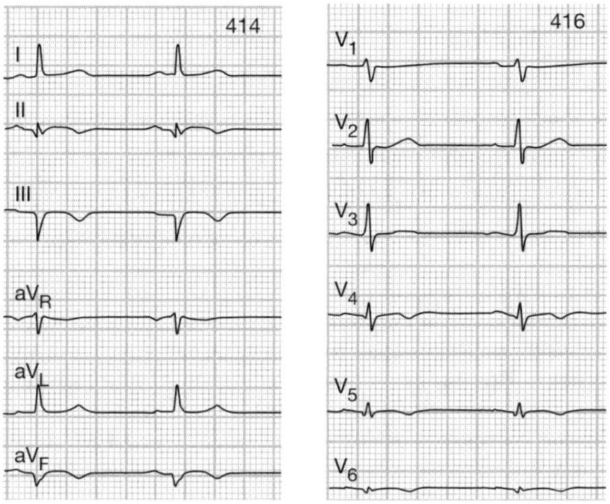

EKG-Befund: Normfrequenter SR, Linkstyp, Q-Zacken in II, III, aVF, $V_{4\text{-}6}$, mit R-Verlust in III, aVF, $V_{4\text{-}6}$, ST-Strecke wieder nahezu isoelektrisch, spitz negative T-Wellen in II, III, aVF, V4-6.
Beurteilung: ausgedehnter HW-Infarkt mit Ausdehnung in den inferior-lateralen Bereich, Stadium II.

Wie sehen Sie das Risikoprofil der Patientin? Welche präventiven Maßnahmen sind zu ergreifen?

Eine **familiäre Häufung** von myokardialen Erkrankungen läßt sich anamnestisch nicht eruieren. An **Risikofaktoren** weist die Patientin ein deutliches Übergewicht und eine Hyperlipidämie auf. Zusätzlich besteht seit früher Jugend ein Nikotinabusus von im Schnitt 10 Zigaretten täglich. Als **Sekundärprophylaxe** ist vor allem eine Beendigung des Rauchens wichtig. Außerdem ist eine **Senkung der Cholesterinwerte** dringend notwendig, wobei als anzustrebender Wert in der Primärprophylaxe ein LDL-Cholesterin von 160 mg/dl anzusehen ist. In der Sekundärprophylaxe, d.h. bei erhöhtem kardiovaskulären Risiko bzw. bei arteriosklerotischen Veränderungen und bei Zustand nach Myokardinfarkt, ist eine strenge Senkung des LDL-Cholesterins anzustreben. Der Wert sollte in jedem Fall unter 130 mg/dl, optimal bei 100 mg/dl, liegen. Dies läßt sich einerseits durch eine cholesterinarme Kost, eine vermehrte körperliche Aktivität und medikamentös durch Cholesterinsynthesehemmer (HMG-COA-Reduktasehemmer) erreichen.
Wir behandeln die Patientin mit einer **cholesterinreduzierten Reduktionskost** und setzen zusätzlich einen **CSE-Hemmer** (Atorvastatin = Sortis® 20 mg) täglich ein. Generell sollte Normalgewicht, bzw. ein akzeptables Körpergewicht (bei der Patientin zwischen 58 und 65 kg), angestrebt werden; wichtiger als eine Gewichtsreduktion ist allerdings eine Beendigung des Nikotinkonsums. Die cholesterinarme Kost sowie die Gabe des CSE-Hemmers sollten lebenslang erfolgen, da neuere Studien ergeben haben, daß durch eine Senkung des Cholesterinspiegels bzw. des LDL-Cholesterin eine Reduktion des kardiovaskulären Risikos um etwa 30 % erreicht werden kann.

Die Patientin wird zu einer Anschlußbehandlung in einer Rehabilitationsklinik angemeldet und am 18. Tag nach Infarkt entlassen.

▷ Entlassungsmedikation

Aspirin 100® 1x1
Beloc Zok® 1x1
Sortis® 20 mg 1x1
Versorgung mit einem Nitroglycerinspray
Weitere Informationen zum Myokardinfarkt siehe Fall 24 und 37.

Quintessenz

Bei großen Hinterwandinfarkten ist immer an die Möglichkeit einer rechtsventrikulären Beteiligung zu denken. Liegt eine solche vor, besteht auf jeden Fall ein hohes Risiko. Rekanalisierende Therapien (Lyse, Akut-PTCA) sind daher anzustreben. Kommt es zu einem rechtsventrikulären Infarkt, muß zur Erhöhung der rechtsventrikulären Vorlast reichlich Flüssigkeit angeboten werden, während Nitroglycerin wegen der Gefahr von Hypotonien nur vorsichtig gegeben werden darf.

Fall 53

53

▷ Anamnese

Eine 35jährige Patientin wird notfallmäßig mit dem Krankenwagen eingeliefert. Sie habe plötzliche starke Luftnot und ein Engegefühl über dem Herzen verspürt und sich sehr geängstigt. Nun müsse sie stark nach Luft ringen. Außerdem habe sie ein taubes Gefühl vor allem um den Mund, auch in den Fingern und an den Beinen. Auf die Frage, wie sich dieser Zustand entwickelt habe, gibt die Patientin an, sich kurz über eine Arbeitskollegin geärgert zu haben, es sei ihr dann plötzlich schlecht geworden und sie habe Atemnot verspürt.

▷ Frühere Anamnese

Vor 10 Jahren Appendektomie; vor 10 Jahren und 8 Jahren 2 Geburten per vias naturales, vor 2 Jahren laparoskopische Tubenligatur bei abgeschlossener Familienplanung.

▷ Befund

35jährige Patientin in gutem AZ und EZ; Haut feucht, warm, Schleimhäute o.B., leichte Dyspnoe, Tachypnoe, kein Ikterus, keine Zyanose, Pupillen beidseits mittelweit, isokor, reagieren prompt auf L und C; Kopf, Hals und Thorax o.B. Lungen: auskultatorisch und perkutorisch o.B. Herz: Töne rein, keine path. Geräusche, HF 120/min., rhythmisch; RR 110/60 mmHg. Abdominalbefund unauffällig, Leber und Milz nicht palpabel, periphere Pulse o.B., keine Ödeme, keine Varikosis. Neurologisch: periphere Reflexe seitengleich gesteigert auslösbar, Babinski neg., bei der Untersuchung und auch vorher zittert die Patientin manchmal am ganzen Körper; sie erscheint sehr unruhig und ängstlich.

Akute Atemnot nach Aufregung, Kribbelparästhesien perioral und an den Extremitäten; Tachypnoe, sonst klinisch normaler Befund

Welche Prima-vista-Diagnose stellen Sie?

Die Arbeitshypothese lautet Hyperventilationssyndrom nach psychischer Erregung. Die Patientin schildert die klassische Klinik mit sämtlichem Symptomen und gibt zusätzlich die Auslösungssituation (psychische Erregung) an.

Woran müssen Sie differentialdiagnostisch denken?

Differentialdiagnosen sind hypokalzämische Tetanie (meist als parathyreoprive Hypokalzämie nach einer Op. an der Schilddrüse).

Intrathorakale Ursachen der Dyspnoe:

- kardial als häufigste Ursache beim Myokardinfarkt, akuter Herzinsuffizienz, bzw. beim akuten Lungenödem
- bronchiale Erkrankungen (Obstruktion, Asthma bronchiale, chronisch obstruktive Bronchitis)
- Lungenparenchym: Hypoxämie durch verminderte Diffussionsfläche, verlängerte Diffusionsstrecke oder vergrößerten Totraum bei Emphysem und Atelektasen oder nach Lungenteilresektionen, bei Pneumonie, Lungenfibrose und Wegener-Granulomatose.
- Prozesse an der Pleura (Pneumothorax, Pleuraerguß oder Pleuratumoren)
- lungengefäßbedingt durch Lungenembolie oder Lungeninfarkt
- traumatisch durch Thoraxtrauma, hochgradige angeborene Thorax- und Wirbelsäulenveränderungen sowie durch extreme Adipositas (Zwerchfellhochstand)

Extrathorakale Ursachen der Dyspnoe:

- Störungen des Sauerstofftransports bei hochgradigen Anämien, Kohlenmonoxid- oder Blausäurevergiftungen
- metabolische Azidose mit kompensatorischer Hyperventilation bei Coma diabeticum, Urämie oder Schock
- zerebrale Ursachen bei Enzephalitis, Hirntumor oder ischämischen Insult
- neuromuskulär bei Myasthenia gravis, Poliomyelitis, amyotrophischer Lateralsklerose, Phrenikusparese und aufsteigender Lähmung (Guillain-Barrè-Syndrom)

Sämtliche für eine Atemnot erwähnten Diagnosen sind aufgrund des Gesamteindrucks, des Alters der Patientin und vor allem bei der typischen Anamnese unwahrscheinlich.

Welche Pathomechanismen liegen der Symptomatik zugrunde?

Eine respiratorische Alkalose entsteht bei psychischen Erregungen durch vermehrtes Abatmen von CO_2 über die Lungen im Rahmen der Hyperventilation. Dabei wird der Anteil des ionisierten Calciums, der normal etwa 55 % beträgt, gesenkt. Hierdurch kommt es akut zum Auftreten von Symptomen einer Hypokalzämie, die sich durch Muskelkrämpfe, Pfötchenstellung, Zittern, Atemnot, Engegefühl über der Brust, Angstgefühl und selten einmal als Larnygospasmus äußern kann.

Ein Ausgleich der respiratorischen Alkalose, den man einfach durch Rückatmen in eine Plastiktüte erreichen kann (hierdurch wird das ausgeatmete CO_2 ständig wieder rückgeatmet und der PCO_2 wieder angehoben, so daß sich die respiratorische Alkalose wieder ausgleicht), bilden sich die Symptome rasch wieder zurück.

Was machen Sie therapeutisch?

Die wichtigste Maßnahme bei der normokalzämischen Hyperventilationstetanie ist eine Aufklärung und Beruhigung der Patienten. Sind diese kooperativ und nicht zu agitiert, läßt sich durch die lehrbuchmäßige Therapie mit Rückatmen in eine Plastiktüte eine relativ rasche Besserung erreichen. Sind die Patienten zu agitiert oder ist die Symptomatik zu heftig, sediert man die Patientin beispielsweise durch Injektion von 5-10 mg Diazepam (z.B. Valium®) i. v. = 1/2 bis 1 Ampulle.

Kalziuminjektionen sind normalerweise nicht notwendig.

Wie sichern Sie Ihre Diagnose ab?

Durch eine Blutgasanalyse kann man die Hyperventilation objektivieren und dokumentieren. Diese zeigt im typischen Fall eine respiratorische Alkalose mit erniedrigtem pCO_2 und hoch normalem pO_2, diese Konstellation ist auch im vorliegenden Fall nachweisbar. Läßt sich dann durch die erwähnten Maßnahmen eine Beschwerdefreiheit erzielen, ist eine weitere apparative Diagnostik nicht erforderlich. Im vorliegenden Fall wird mehr zur Beruhigung der Patientin als zur Diagnosesicherung noch ein EKG aufgezeichnet.

Respiratorische Alkalose und hochnormaler pO_2, Besserung der Beschwerden nach Tütenrückatmung

Wie werten Sie das folgende EKG?

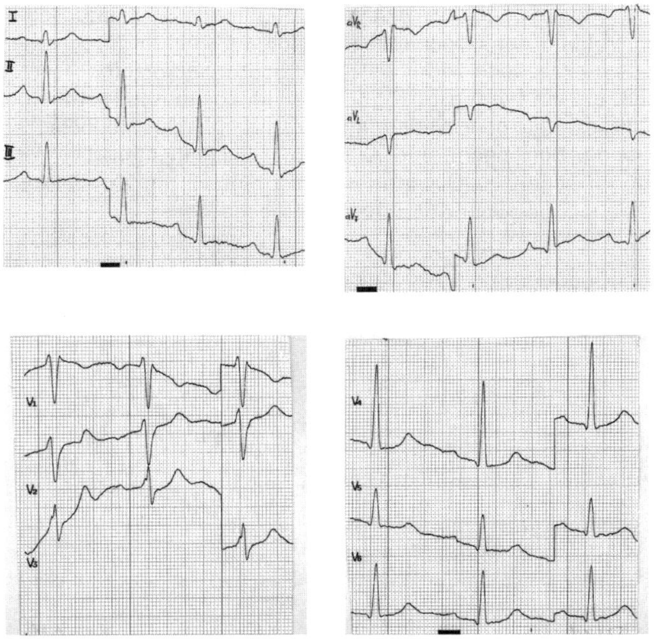

EKG-Befund: Tachykarder Sinusrhythmus bei Steiltyp, Herzfrequenz zwischen 115 und 125/min., P 0,08, PQ 0,15, QRS 0,08, QT 0,3. Rsr'in V_1, RS-Umschlag in V_3, SL-Index nicht erfüllt, insgesamt unauffällige Erregungsrückbildung

Wie gehen Sie weiter vor?

Eine weiterführende Diagnostik in Richtung auf eine Hypokalzämie durch Hypoparathyreoidismus oder eine Abklärung einer Vitamin-D-Stoffwechselstörung mit sekundärem Hyperparathyreoidismus sind bei der typischen Symptomatik und dem typischen Verlauf nicht notwendig. Sie können die Patientin nach kurzer Beobachtungszeit wieder nach Hause entlassen.
Es empfiehlt sich, der Patientin die Pathophysiologie der Hyperventilationstetanie ausführlich zu erklären, da man davon ausgehen kann, daß ähnliche Zustände wiederholt auftreten können und sich die Patientin dann selbst helfen kann, indem man sie dazu anhält, in eine Plastiktüte zu atmen. Wenn die Patientin (die Hyperventilationssymptomatik tritt bei Frauen wesentlich häufiger als bei Männern auf) die Zusammenhänge verstanden hat bzw. informiert ist, daß es sich bei ähnlichen Zuständen um eine relativ harmlose Reaktion des Organismus handelt, kann eine Behandlung zu Hause durch Rückatmen in eine Plastiktüte erfolgen.

Quintessenz

Psychogene Hyperventilationszustände sind häufige Erscheinungen und können beim Vollbild der Hyperventilationstetanie eine eindrucksvolle und für die Patienten bedrohlich wirkende Symptomatik hervorrufen. Trotzdem handelt es sich um ein harmloses Krankheitsbild, das durch Zuspruch, evtl. Tütenrückatmung und/oder Sedierung meist problemlos zu beherrschen ist. Wichtig ist die Beruhigung und Aufklärung der Patienten. Die Abgrenzung zur organisch bedingten Dyspnoe ist meist einfach, im Zweifelsfalle jedoch muß eine Ausschlußdiagnostik erfolgen.

Fall 54

54

▷ Anamnese

Eine 58jährige Frau klagt seit 2 Monaten über Schmerzen im Mittelbauch oberhalb des Nabels. Seit dem Frühjahr sei sie auch müde und abgeschlagen. Etwa genauso lange habe sie Schmerzen in der linken Niere. Der Stuhl sei seit einiger Zeit schwarz, da sie Eisentabletten einnehmen müsse.

Die Patientin klagt über Schmerzen in den Handgelenken. Darüber hinaus habe sie in den letzten Jahren in verschiedenen Gelenken, in der Wirbelsäule, in den Knie- und Sprunggelenken Schmerzen gehabt, die häufig längere Zeit angehalten hätten und dann allmählich wieder nachgelassen hätten. Allerdings würden manche Gelenke häufig wochenlang schmerzen. Jetzt habe sie Schmerzen in beiden Kniegelenken, den Handgelenken und im Bereich der Finger. Die Knie seien angeschwollen, hoch rot und würden bei jeglicher Bewegung schmerzen. Auf Nachfrage gibt die Patientin an, daß sie morgens das Gefühl einer gewissen Steifigkeit in den Fingern habe und auch beim Kaffeetrinken die Tasse schlecht festhalten könne. Dies würde sich jedoch im Laufe des Tages etwas bessern.

▷ Frühere Anamnese

Seit 13 Jahren zunehmende Gelenkschmerzen, Bewegungseinschränkung der Hände und Behinderung beim Laufen, vom Hausarzt mit Schmerzmitteln behandelt, häufig habe sie zusätzlich rezeptfreie Analgetika eingenommen. Vor 20 Jahren Strumektomie.

▷ Aufnahmeuntersuchung

58jährige Patientin in gutem AZ und EZ. Haut gelblich-bräunlich, warm, trocken. Schleimhäute anämisch, keine Ikterus, keine Zyanose, keine Dyspnoe, NAP frei. Pupillenreaktion bds. o.B., Zunge feucht, belegt. Konjunktiven anämisch. Reizlose Kragenschnittnarbe nach Strumektomie, keine Halsvenenstauung. Thorax symmetrisch, seitengleich beatmet, über beiden Lungen sonorer bis hypersonorer Klopfschall, Verschieblichkeit der unteren Lungengrenzen 1 QF, Vesikuläratmen. Über Herz und Lungen keine pathologischen Geräusche auskultierbar. Herzspitzenstoß o.B., Töne rein, HF 84/min., rhythmisch, RR 130/80. Bauchdecke weich, Druckschmerz im Epigastrium, Leber und Milz nicht palpabel, Bruchpforten geschlossen, Nierenlager frei.

Schwellungen über den Grund- und Mittelgelenken der Finger 2-4 rechts und der Finger 3-5 links. Die Fingergelenke sind sämtlich druckschmerzhaft. Ulnare Deviation beider Hände, Einschränkung der Beugefähigkeit in beiden Ellenbogengelenken, sowie der Finger beidseits. Über beiden Zehengrundgelenken rote Knotenbildung. Rötung beider Kniegelenke mit Schwellung, Patellaandrückschmerz und Verdacht auf Kniegelenkserguß. Eingeschränkte Beweglichkeit im Bereich beider Kniegelenke mit Betonung bei den Beugebewegungen. Ödeme an beiden Unterschenkeln, an beiden Beinen Varikosis, alle Pulse gut tastbar. Bewußtseinslage klar, voll orientiert, kein Meningismus, kein Tremor, kein Babinski, neurologische Untersuchung o.B.

Seit Jahren Gelenkbeschwerden, jetzt Oberbauchschmerzen und schwarzer Stuhl; Anämie, multiple Gelenkschwellungen und -deformitäten

Welche Vermutungsdiagnose stellen Sie?

Die bei der Untersuchung auffallenden Gelenkveränderungen sowie die anamnestischen Angaben sprechen für eine rheumatoide Arthritis (oder chronische Polyarthritis).

Die Müdigkeit und die Schmerzen im Mittelbauch könnten unspezifische klinische Zeichen einer rheumatoiden Arthritis sein, andererseits muß bei der Schmerzmittelanamnese auch an eine Ulkuserkrankung mit nachfolgender Anämie gedacht werden. Der schwarze Stuhl ist bei Einnahme von Eisentabletten nicht sicher verwertbar, eine obere gastrointestinale Blutung ist natürlich möglich.

Welche zusätzliche Diagnostik veranlassen Sie?

- Labor mit Blutbild, Retikulozyten, Eisendiagnostik, Rheumafaktor, Kreatinin, Elektrophorese
- Gastroskopie (Ulkus?)
- Röntgen beider Hände und Füße (rheumatypische Veränderungen?)

Labor: BKS 74/109 mm n.W., Hb 8,5 g/dl, Hämatokrit 26,5 %, Ery 3,42/µl, HbE 24,0 pg/Ery, MCV 77 fl, Leuko 12,8/nl, im Differentialblutbild 68 Segmentkernige, 21 Lymphozyten, 5 Monozyten, 1 Stabkerniger, 4 Eosinophile, 1 Basophiler. Retikolozyten 27 ‰, Quick 100 %, Blutzucker 97 mg/dl, Kreatinin 2,55 mg/dl, Eisen 20 µg/dl, Ferritin 3 ng/ml, CRP 58 mg/l, Rheumafaktor 93 U/l, Antistreptolysintiter 110 U/l, antinukleäre Faktoren positiv, ANA-Screening negativ.
In der Eiweiß-Elektrophorese Hypalbuminämie bei Erhöhung der α_1-, α_2-, β- und γ-Globuline. Urinstatus bis auf 2 Leuko und 2 Plattenepithelien unauffällig, Proteinurie von ca. 100 mg/dl.

Wie werten Sie die Laborbefunde?

Die deutlich beschleunigte BKS, das erhöhte CRP und die Leukozytose sprechen für ein entzündliches Krankheitsbild. Ein entzündlicher Schub der vermuteten PCP würde die Veränderungen erklären. Der erhöhte Rheumafaktor paßt zu der Diagnose einer chronischen Polyarthritis.
Die Veränderung des Hb-Werts ließe sich zwar theoretisch mit einer chronischen Polyarthritis erklären, da hier häufig eine Anämie vorliegt, allerdings spricht das niedrige Ferritin für eine chronische Blutungsanämie, so daß bei der angegebenen Anamnese mit Bauchbeschwerden ein zusätzlicher Hinweis auf ein Geschwür im oberen Gastrointestinaltrakt mit evtl. stattgehabter Blutung vorliegt.
Die Kreatinin- und Harnstofferhöhung weisen auf einen Nierenschaden hin, dies erklärt auch die leichte Hyperkaliämie. Ursächlich für den Nierenschaden könnte eine interstitielle Nephritis im Sinne einer Schmerzmittelnephropathie (= Phenacetinniere) sein.

Wie beurteilen Sie das folgende EKG?

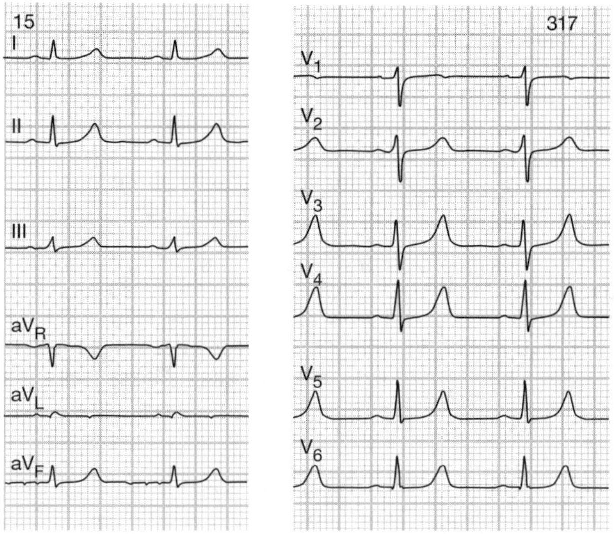

EKG-Befund: normfrequenter SR bei Indifferenztyp, RS-Umschlag in V_3, SL-Index neg., hohe spitze T-Wellen in I-III, aVR, aVF, $V_{2\text{-}6}$, dringender Verdacht auf Hyperkaliämie

Wie beurteilen Sie das folgende Röntgenbild?

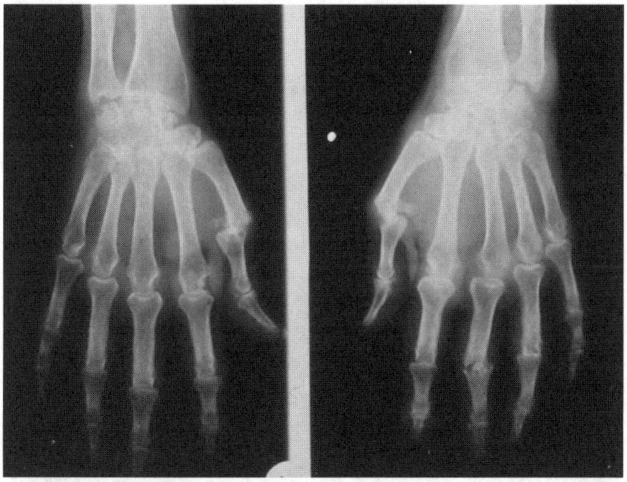

Röntgenaufnahme der Hände in 2 Ebenen:
Hochgradige Veränderungen im Sinne einer fortgeschrittenen PCP, Knochenzysten in beiden Daumengrundgelenken, Subluxationsstellung im Daumengrundgelenk, generalisierte Gelenkspaltverschmälerungen, schwere Knochendestruktionen mit Usuren, Zysten, Knochendefekten und Fehlstellungen. An den Füßen nicht so deutlicher Befund.

Labor: Anämie, positive Entzündungszeichen, Kreatininerhöhung; radiologisch Knochendestruktionen, Usuren, Fehlstellung der Finger

Welche Diagnose stellen Sie nun an Hand der vorliegenden Informationen?

Florider Schub einer PCP. Hierzu passen vor allem die Klinik mit deutlicher Morgensteifigkeit, das Verteilungsmuster der Elektrophorese, die BKS, positiver Rheumafaktor, pos. CRP und pos. antinukleäre Faktoren.
Hyperkaliämie bei **Niereninsuffizienz** im Stadium der kompensierten Retention mit typischen EKG-Veränderungen.
V.a. Magen- oder **Duodenalgeschwür** bei Analgetikaeinnahme. Der Gebrauch von nichtsteroidalen Antirheumatika und Analgetika führt über einen Eingriff in den Prostaglandinstoffwechsel zu einer Verminderung gastroprotektiver Mechanismen, da die Magenschleimbildung reduziert, im Gegenzug die schleimhautaggressiven Faktoren (Säurebildung) gesteigert werden. Hierdurch kommt es als eine der häufigsten und gefürchtetsten Nebenwirkungen unter nichtsteroidalen Antirheumatika und insbesondere bei unkontrollierter Einnahme von Analgetika zum Auftreten von Gastritiden und oft auch Magen- bzw. Duodenalgeschwüren.

Welche weiterführenden Untersuchungen unternehmen Sie?

Wegen des Ulkusverdachts ist eine Gastroskopie indiziert (s. o.). Eine Bestimmung der Blutgruppe ist bei dem niedrigen Hb-Wert sinnvoll, um im Notfall bei einem weiteren Hb-Abfall Blut zur Transfusion parat zu haben. Da die Patientin die zunächst vorgeschlagene Gastroskopie nicht wünscht, wird alternativ eine Röntgenuntersuchung von Magen und Duodenum mit Kontrastmittel durchgeführt.

Wie beurteilen Sie die folgenden Röntgenuntersuchungen von Magen/Duodenum?

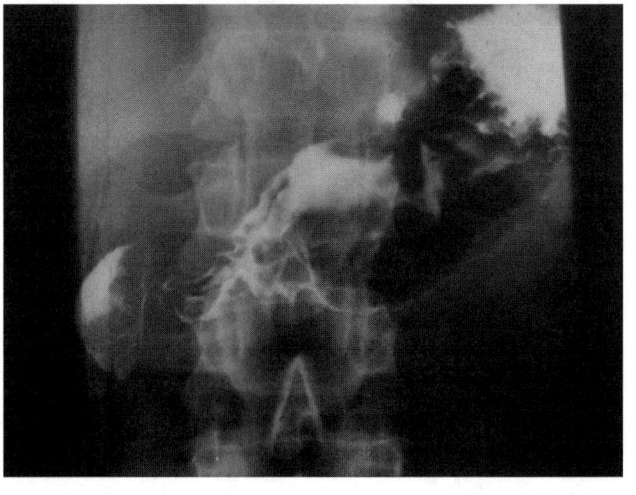

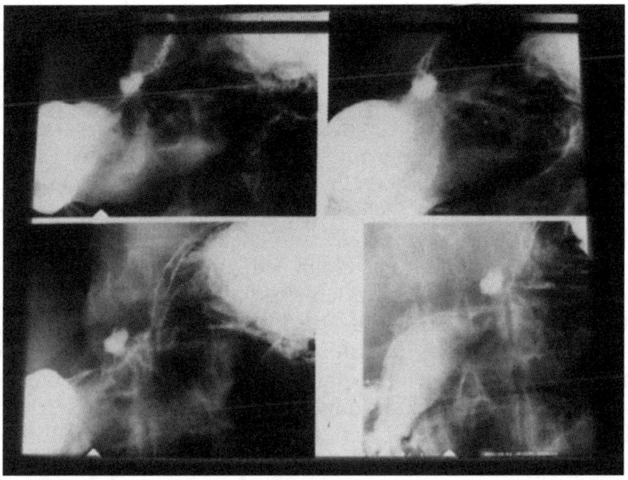

Röntgen-Befund: Großes florides Ulkus mit konstantem Kontrastmitteldepot im Bereich der kleinen Kurvatur; Bulbus duodeni o.B.

In der MDP kleinkurvaturseitiges Ulcus ventriculi

Was unternehmen Sie therapeutisch nach Kenntnis der Befunde?

Sie behandeln die Patientin mit einem Protonenpumpenblocker (Ompeprazol = Antra®) 1x20 mg per os.
Das Blutbild sollten Sie anfänglich kontrollieren, um bei einem weiteren Hb-Abfall evtl. Erythrozytenkonzentrate zu transfundieren.
Die Genese des Ulkus ist, wie bereits oben besprochen, in erster Linie auf die Einnahme nichtsteroidaler Antirheumatika und Analgetika zurückzuführen. Eine Helicobacterbesiedlung konnte mittels ^{13}C-Harnstoff-Atemtest weitgehend ausgeschlossen werden, so daß sich keine Indikation zu einer Eradikationstherapie ergab.

Wie klären Sie die Nierenfunktion weiter ab?

- Oberbauchsonographie mit Darstellung der Nieren
- 24-h-Urin-Eiweißausscheidung

Die **24-h-Urin-Eiweißausscheidung** ergab eine Proteinurie von 1,7 g/24 h. Bei der Urinelektrophorese ergab sich eine unselektive gemischt-tubuläre und -glomeruläre Proteinurie.
Die gesamten Befunde passen zu dem Befund einer chronischen interstitiellen Nephritis, wie man sie nach jahrelangem Analgetikaabusus findet.

Sonographie: normaler Nierenbefund, auch sonst keine pathologischen Auffälligkeiten

Unselektive Proteinurie, sonographisch unauffällige Nieren

Wie behandeln Sie die Hyperkaliämie und die Anämie?

Wegen der Hyperkaliämie werden 1 l Kochsalzlösung täglich infundiert und Furosemid (1 Tbl. Lasix® à 40 mg) täglich gegeben. Nach 2 Tagen sind die Kaliumwerte auf 4,1 mmol/l normalisiert. Wegen der mikrozytären Anämie substituieren wir weiterhin Eisen peroral.

Was wissen Sie über die Klinik der rheumatoiden Arthritis?

Meistens beginnt die rheumatoide Arthritis schleichend mit **Prodromi** im Sinne von Müdigkeit, Schwäche, Gelenksteifigkeit und leichten Gelenk- oder Muskelschmerzen, die einer Gelenkschwellung mehrere Wochen vorhergehen. Normalerweise sind mehrere Gelenke symmetrisch befallen, meistens an der Hand, dem Handgelenk und den Füßen. Etwa bei einem Drittel beginnt die Erkrankung an einem oder wenigen Gelenken, häufig an einem Knie oder anderen größeren Gelenken, bevor sie zu weiteren Gelenken mit symmetrischem Befall übergeht. Bei einigen Patienten bleibt ein unsymmetrischer Gelenkbefall während des gesamten Krankheitsverlaufes erhalten.

Anders als bei der wandernden Polyarthritis des rheumatischen Fiebers bleibt bei der rheumatoiden Arthritis das initial befallene Gelenk meist auch dann symptomatisch, wenn andere Gelenke befallen werden. Einige Patienten können einen akuten Beginn mit Fieber und multiplen schmerzvollen Gelenkschwellungen aufweisen. Manchmal läßt sich ein Raynaud-Phänomen nachweisen.

Die **Untersuchung** des betroffenen Gelenks zeigt Wärme, Schwellung und Spannung, die in einem frühen Krankheitsverlauf oft sehr gering ausgeprägt sein können. Das Synovialgewebe kann getastet werden und die Haut über kleinen Gelenken erscheint oft rauh und in einer zyanotischen Farbe. Häufig entwickelt sich mit zunehmendem Schweregrad der Erkrankung Muskelschwäche und Atrophie der Muskelgruppen des betroffenen Gelenks. Die Gelenkbeweglichkeit nimmt ab, insbesondere die Extension ist behindert. So können Beugekontrakturen entstehen. Bezeichnungen wie **Schwanenhalsdeformität** und **Knopflochphänomen** werden zur Beschreibung der Gelenkveränderungen verwendet. Häufig kommt es zu volaren Subluxationen und ulnaren Deviationen der Finger und der Metakarpophalangealgelenke. Eine Tenosynovitis und Sehnenknötchen der Beugesehnen an den Metakarpophalangealgelenken können die Beugung der Finger behindern. Beugekontrakturen der Knie und Hüfte können das Laufen stark beeinträchtigen.

Die Dauer der **Morgensteifigkeit** kann hilfreich bei der Beurteilung des Schweregrads der Erkrankung sein. Während Perioden aktiver Gelenkerkrankungen kann der Patient über Morgensteifigkeit von über einer Stunde klagen. Mit einer Verbesserung des Befundes nimmt die Dauer der Morgensteifigkeit ab. Die Krankheitsaktivität an den Händen und Handgelenken kann durch Messung der Griffstärke mit einem Gummimanometer bestimmt werden. Bei Befall der unteren Extremität ist die Dauer beim Zurücklegen einer definierten Wegstrecke hilfreich. Am häufigsten befallen sind die Metakarpophalangealgelenke, das Handgelenk, die proximalen Interphalangealgelenke, das Knie, das obere Sprunggelenk, die Metatarsophalangealgelenke, Schulter und der Ellenbogen.

Die Halswirbelsäule ist oft betroffen, die untere Wirbelsäule seltener, eine einseitige Sakroileitis kann auftreten, ist aber von geringer klinischer Bedeutung. Als **Komplikation** kann es zu einer Subluxation des Atlantoaxialgelenkes kommen, die im schlimmsten Fall zu einer Querschnittlähmung mit plötzlichem Tod führen kann. Bei Befall des Temporomandibulargelenkes kann es zu Kaustörungen, bei einer Arthritis im Krikoarytenoidgelenk kann es zu Heiserkeit und sogar zu lebensbedrohlichen Obstruktionen des oberen Atemtrakts kommen, falls die Gelenke in Adduktionsstellung fixiert werden. Durch eine Tenosynovitis im Handgelenk kann der Medianusnerv komprimiert werden, was zu einem Karpaltunnelsyndrom führt.

Rheumaknoten werden bei etwa 20 % der Patienten gefunden und liegen meist über der Streckseite der Ellenbogen oder auf der Streckseite der Finger. Die Hände der betroffenen Patienten sind oft kühl und feucht als Folge einer Dysfunktion des autonomen Nervensystems.

Im Rahmen einer rheumatoiden Vaskulitis kann es zu **Thromben** in den Nagelfalten oder kleinen Infarkten der volaren Fläche der Hand, Fingergangrän und Ulzera am Unterschenkel und in der Sprunggelenksregion kommen. Bei einer Vaskulitis der Vasa nervorum kann es zu motorischen oder sensiblen Nervenstörungen kommen.

Bei etwa 15 % kommt es zu einer **Augenmanifestation** im Sinne einer Keratokonjunktivitis sicca (Sjögren-Syndrom).

Bei einem **pulmonalen Befall** kann es zu einer diffusen interstitiellen Fibrose oder einzelnen oder multiplen Knoten im Lungenparenchym kommen. Manchmal treten auch Pleuraergüsse auf, die durch einen niedrigen Glukose- und einen hohen LDH-Gehalt charakterisiert sind.

Das **Caplan-Syndrom**, das urspünglich bei walisischen Kohlenarbeitern beschrieben wurde, ist eine Kombination einer rheumatoiden Arthritis mit multiplen pulmonalen Knoten, sog. rheumatoiden Granulomen, die sich bei Patienten mit einer Pneumokoniose entwickeln können.

Herzbeteiligungen sind ungewöhnlich, wobei jedoch selten eine Perikarditis mit einer Herzbeuteltamponade auftreten kann.

Bei etwa 10 % der Patienten tritt eine **Splenomegalie** auf, Lymphknotenschwellungen und Schmerzen der Lymphknotenstationen proximal des betroffenen Gelenks können vorhanden sein und manchmal eine lymphoproliferative Erkrankung imitieren.

Eine **Nierenbeteiligung**, die direkt auf die rheumatoide Arthritis zurückführbar ist, kommt selten vor. Nach langem Krankenhausverlauf kann sich eine Amyloidose entwickeln.

Sonderformen der rheumatoiden Arthritis sind:

1. **Felty-Syndrom:** eine Kombination einer rheumatoiden Arthritis, Splenomegalie und Neutropenie. Die Neutropenie kann durch mehrere Faktoren ausgelöst sein, beispielsweise Antikörper gegen Neutrophile oder Anbinden von Immunkomplexen an die Neutrophilen mit nachfolgender Phagozytose und Sequestration der Neutrophilen in der Milz. Weiterhin kann eine verminderte Granulozytopoese bedingt durch eine Seruminhibition oder eine Unterdrückung durch T-Zellen Ursache der Neutropenie sein. Zusätzlich können Anämien und Thrombozytopenien auftreten.
   Das Syndrom tritt in der Regel bei Patienten mit einer lang bekannten Erkrankung auf. Eine Vaskulitis und eine periphere Neuropathie können vorliegen. Therapeutisch kann die Leukozytenzahl durch eine Splenektomie angehoben werden.
2. **Still-Sydrom:** eine Form der juvenilen rheumatoiden Arthritis, kann auch bei Erwachsenen auftreten. Es kommt zu hohem Fieber unklarer Genese mit mehreren Tagesspitzen, häufig über 40°C, Polyarthralgie, Myalgie, Hautrötungen, Perikarditis, Pneumonitis, Heiserkeit, Lymphadenopathie, Splenomegalie und abdominellen Schmerzen wie bei einem akuten Abdomen. Bluntuntersuchungen auf Rheumafaktoren und antinukleäre Antikörper sind negativ. Bei diesen Patienten sind in der Regel wenige Gelenke befallen, und es kommt selten zu einer Gelenkdestruktion. Die Patienten sprechen gut auf hohe Dosen von Salicylaten oder Indometacin an.

Was wissen Sie über den klinischen Verlauf der rheumatoiden Arthritis?

Der Verlauf der rheumatoiden Arthritis ist sehr variabel und unvorhersagbar. **Spontanremissionen** und **Exazerbationen** sind charakteristisch. Remissionen treten häufiger in einem frühen Krankheitsverlauf auf, so daß bei einigen Patienten oft die ursprüngliche Diagnose angezweifelt wird. Etwa 10-20 % der Patienten haben eine frühe Remission oder einen so milden Verlauf, daß sie kaum therapiert werden müssen. Etwa 10 % der Patienten entwickeln jedoch eine progressive und zu Gelenkdestruktionen führende Erkrankung, wobei die meisten dieser Patienten auf eine aggressive Therapie ansprechen. Jedoch kommt es bei wahrscheinlich bis zu 3 % der Patienten zur Entwicklung von Bettlägerigkeit. Die Mehrzahl der Patienten liegen jedoch zwischen diesen beiden Extremen und entwickeln während des Krankheitsverlaufs Gelenkschäden in verschiedener Ausprägung.
Es gibt einige Anhaltspunkte, die auf eine schlechte **Prognose** hinweisen, zum Beispiel ein hoher Rheumatiter, multiple Rheumaknoten und eine Vaskulitis. Eine milde intermittierend verlaufende Erkrankung verläuft meistens auch weiterhin nach diesem Schema.

Was finden Sie an Laborwerten bei einer rheumatoiden Arthritis?

- eine normozytäre, normochrome oder hypochrome Anämie, oft im akuten Stadium der Erkrankung
- einen erniedrigten Eisenspiegel und Eisenbindungskapazität mit hohem Ferritin. Die uneffektive Erythropoese, die man auch bei anderen chronisch entzündlichen Erkrankungen sieht, ist durch eine Blockade der Eisenfreisetzung aus dem retikuloendothelialen System bedingt, so daß eine Eisentherapie oft wertlos ist, außer in Fällen, bei denen es zusätzlich zu einem Blutverlust gekommen ist.
- selten eine Coombs-positive hämolytische Anämie
- Eine leichte Leukozytose sowie eine geringfügige Thrombozytopenie können ebenso wie eine Eosinophilie auftreten.
- Die BKS ist beschleunigt und kann als Maßstab für die Entzündungsaktivität gesehen werden.
- In der Eiweißelektrophorese ist oft das Albumin erniedrigt, während α-Globuline und das γ-Globulin erhöht sind. Bei den Immunglobulinen können IgG, IgM und IgA erhöht sein.

Der **Rheumafaktor** ist bei den meisten Patienten positiv. Positive Rheumafaktoren werden jedoch auch bei anderen Bindegewebserkrankungen, chronisch entzündlichen Erkrankungen wie Tuberkulose, Lepra und Syphilis und bakterieller Bronchitis, parasitären Infektionen, Virushepatitis, Mononukleose und Influenza gefunden. Auch Patienten mit Lungenfibrose, Pneumokoniosen, Sarkoidose und chronisch aktiver Hepatitis, Lymphomen und nach mehrfachen Bluttransfusionen können positive Rheumafaktoren aufweisen. Auch in der gesunden Bevölkerung sind bei Patienten unter 60 Jahren in 4 % und bei Patienten über 60 Jahren in bis zu 40 % positive Rheumafaktoren nachweisbar, ohne daß die Träger erkrankt sind.
Die Titerhöhe des Rheumafaktors korreliert nicht mit der Intensität der Erkrankung, gibt jedoch einen Hinweis auf den Verlauf.
Antinukleäre Antikörper werden bei 20-60 % der Patienten gefunden. Antikörper gegen native DNA sind eher selten, Antikörper gegen Einzelstrang-DNA können erhöht werden. Antikörper gegen RANA (rheumatoide arthritis nuclear antigen) können positiv sein.

In der **Synovialflüssigkeitsdiagnostik** fällt eine hohe Zahl von weißen Blutzellen auf sowie ein hoher Gehalt an Fibrinogen, so daß die Flüssigkeit oft spontan gerinnt. Die Synovialflüssigkeit bei Erkrankten mit rheumatoider Arthritis ist flüssiger, da der Muzingehalt geringer als normal ist und weniger Hyaluronsäure enthält.
Der Komplement C3- und C4-Gehalt der Synovialflüssigkeit ist geringer als normal, ebenso der Glukosegehalt.
Röntgenzeichen der rheumatoiden Arthritis:
In einem frühen Krankheitsstadium sind die röntgenologischen Zeichen der Gelenkveränderungen oft gering. Man sieht eine Weichteilschwellung und eine geringfügige juxtaartikuläre Osteoporose. Später treten anfänglich sehr dezent ausgeprägte Knochenerosionen an den Gelenkrändern auf. Diese sind am ehesten an den kleinen Gelenken der Hand, am Processus styloideus ulnae und radii zu sehen. Eine Gelenkspaltverschmälerung tritt bei Knorpeldestruktionen auf. Im fortgeschrittenen Krankheitsstadium entwickeln sich subchondrale Knochendestruktionen und eine diffuse Osteoporose. Bei Befall der Halswirbelsäule sollten Aufnahmen in Beugung und Extension gemacht werden, um eine atlantoaxiale Subluxation auszuschließen.

Wann können Sie die Diagnose einer rheumatoiden Arthritis stellen? Wie stellen Sie die Diagnose einer rheumatoiden Arthritis?

Die **klassische Diagnose** der rheumatoiden Arthritis kann bei Patienten gestellt werden, die eine symmetrische entzündliche Arthritis kleiner Gelenke, Rheumaknoten, charakteristische radiologische Veränderungen und einen positiven Rheumafaktor aufweisen.
Patienten, die über Müdigkeit, vage Gelenkschmerzen ohne eindeutigen Nachweis einer Arthritis klagen, stellen ein gewisses diagnostisches Problem dar, da sie sich in der Prodromalphase einer rheumatoiden Arthritis befinden können. Wenn die Diagnose nicht sicher ist, sollte der Patient bis zu einem objektiven Nachweis einer rheumatoiden Arthritis oder einer anderen Erklärung der Beschwerden beobachtet werden. Eine voreilige Diagnose kann den Patienten unnötig beunruhigen. Aus diesem Grunde wurden 1988 **diagnostische Kriterien der amerikanischen Rheumaliga** erarbeitet, die folgende Symptome beinhalten:

- Morgensteifigkeit von mindestens einer Stunde bis zur maximal erreichbaren Besserung länger als 6 Wochen
- Weichteilschwellung (Arthritis) an mindestens 3 Gelenken länger als 6 Wochen
- Schwellung (Arthritis) der proximalen Interphalangeal-, Metakarpophalangeal- oder Handwurzelgelenke mehr als 6 Wochen
- symmetrische Schwellung (Arthritis) mehr als 6 Wochen
- Rheumaknoten
- positiver Rheumafaktor
- typische radiologische Veränderungen im Bereich der Hände (mindestens gelenknahe Osteoporose oder Erosionen in den Handgelenken)

Um die Diagnose zu stellen, müssen vier dieser Kriterien erfüllt sein.

Welche Therapie leiten Sie in dem vorliegenden Fall ein?

Da es sich bei der Patientin um einen akuten Schub der Erkrankung handelte, haben wir uns zu einer Therapie mit **nichtsteroidalen Antirheumatica** (Diclofenac 3x50 mg) entschieden. Dies ist trotz des Ulcus ventriculi unter der Therapie mit einem Protonenpumpenblocker vertretbar.

Überlappend beginnen wir mit einem Behandlungsversuch mit Sulfasalazin, Azulfidine® RA (2x500 mg täglich). Sulfasalazin zählt zu den lang wirksamen Antirheumatika, die man früher als Basistherapeutika bezeichnet hatte. Die lang wirksamen Antirheumatika sollen den Krankheitsverlauf günstig beeinflussen, Rezidive vermindern und vor allen Dingen das Auftreten fortschreitender Gelenkdestruktionen verhindern.

Unter der eingeleiteten Therapie kommt es zu einer Besserung der geäußerten Gelenkbeschwerden und einem Rückgang der entzündlichen Aktivität. Parallel zur medikamentösen Behandlung wird eine intensive **krankengymnastische Therapie** mit Bewegungsübungen, Bewegungsbädern und Bindegewebsmassagen durchgeführt.

Bei Kontrolle der Laborwerte nach 10tägigem Aufenthalt ist die BKS auf 38/65 mm n.W. und die Leukozytenzahl mit 8,9/nl rückläufig. Der Hb-Wert ist unter peroraler Eisentherapie auf 10,1 g/dl angestiegen.

Therapie mit Omeprazol, Diclofenac, Sulfasalazin, Krankengymnastik

Bei Kontrolle nach 3 1/2 Wochen ist das Ulcus ventriculi radiologisch abgeheilt, der Hb-Wert beträgt 10,8 g/dl und die Beschwerden durch die PCP sind soweit gebessert, daß die Patientin mit täglich einer Tablette Diclofenac und der erwähnten Azulfidine® RA-Therapie das Beschwerdebild als deutlich gelindert angab.

Welche therapeutischen Möglichkeiten bestehen bei der Behandlung der rheumatoiden Arthritis?

Im akuten entzündlichen Schub können zum einen **nichtsteroidale Antirheumatika**, wie beispielsweise Diclofenac oder Indometacin sowie die übrigen Pharmaka dieser Substanzklasse, verabreicht werden. Alternativ können bei fehlendem Ansprechen der nichtsteroidalen Antirheumatika oder bei hoch entzündlichen Verläufen **Glukokortikoide** eingesetzt werden, wobei entweder eine Stoßtherapie mit bis zu 500 mg Prednisolon täglich über 3-4 Tage, alle vier Wochen oder alternativ eine Kortikoidlangzeittherapie mit einer auf Dauer anzustrebenden Erhaltungsgabe von etwa 4-6 mg Prednisolon per os täglich gegeben werden kann.

Zur Langzeittherapie stehen zusätzlich die **lang wirksamen Antirheumatika**, die man früher als **Basistherapeutika** bezeichnete, zur Verfügung. Diese Gruppe ist sehr heterogen und beinhaltet Chloroquin, Sulfasalazin, oral und parenteral zufügbare Gold-Präparate, Methotrexat, D-Penicillamin und Cyclophosphamid oder Azathioprin. Bei Methotrexat, Cyclophosphamid und Azatioprin handelt es sich um Immunsuppressiva, die bei schweren Verläufen und therapieresistenten Beschwerdebildern eingesetzt werden sollten. In letzter Zeit wird Methotrexat immer häufiger als Dauermedikation eingesetzt.

Bei schweren Gelenkveränderungen können chirurgische Eingriffe indiziert sein.

Quintessenz

Eine chronische Polyarthritis kann zu multiplen Gelenkmanifestationen mit z. T. typischen Deformierungen führen. Daneben treten als Folge der allgemeinen inflammatorischen Reaktion unspezifische systemische Erscheinungen auf (Anämie, BSG-Beschleunigung etc.). Der Rheumafaktor ist meist nachweisbar, kann jedoch auch unspezifisch positiv sein, ein negativer RF schließt die cP nicht aus. Typisch ist die Morgensteifigkeit, die auch als Aktivitätskriterium herangezogen werden kann. Die Behandlung umfaßt nichtsteroidale Antirheumatika, Steroide und verschiedene sogenannte Basistherapeutika. Wichtig ist auch die physikalische Therapie.

Fall 55

55

▷ Anamnese

Eine 68jährige Frau wird von ihrem Ehemann zu Hause bewußtseinsgetrübt aufgefunden; keine Krämpfe. Vor 4 Jahren sei dies schon einmal passiert; damals hatten die Ärzte im Krankenhaus gesagt, es wäre durch eine Schilddrüsenüberfunktion bedingt, deshalb habe man die Schilddrüse herausoperiert. Seit dieser Zeit nehme sie 1 Tbl. Euthyrox® 50, sonst keine Medikamenteneinnahme. Darüber hinaus sei sie nie krank gewesen, 3 Kinder, 2 Fehlgeburten.

▷ Aufnahmebefund

68jährige Frau in gutem EZ und akut reduziertem KZ; Haut etwas schweißig, kühl, Sensorium eingetrübt, schläfrig, reagiert auf Aufforderung und Ansprache und kann die Extremitäten bewegen, spricht nicht, kein auffälliger Foetor ex ore. Haut warm, feucht, Schleimhäute unauffällig. Kein Ikterus, keine Dyspnoe, keine Zyanose, keine Exantheme, Pupillen mittelweit, reagieren träge auf Licht, nicht auf Konvergenz. Am Hals unauffällige Kragenschnittnarbe, kein Strumarezidiv, keine HVS, Thorax o.B. Herz und Lungen auskultatorisch und perkutorisch o.B., HF 110/min., rhythmisch, RR 145/85 mmHg. Abdominalbefund: Bauchdecke weich, nicht gespannt, Leber und Milz nicht palpabel. Nierenlager frei, keine Ödeme, keine Varizen, periphere Pulse o.B., grob neurologisch seitengleich auslösbare Reflexe, Babinski bds. neg.

Bewußtseinstrübung, Schwitzen, stabiler Kreislauf

Welche Differentialdiagnosen fallen Ihnen ein?

Es besteht eine Bewußtseinsbeeinträchtigung bei stabilem Kreislauf. Eine vagovasale oder eine rhythmogene Synkope kommen bei fortbestehender Bewußtseinstrübung und stabilem Kreislauf nicht in Frage. Ein Blutverlust oder eine hypertensive Krise entfallen als Ursache der Symptomatik bei den geschilderten stabilen Kreislaufverhältnissen.
Zu denken ist an eine Vergiftung (suizidale Hypnotikaeinnahme?) oder an eine zerebrale Ischämie, wobei neurologische Auffälligkeiten nicht bestehen. Ein Krampfanfall mit postiktalem Dämmerzustand wäre zu erwägen, Krämpfe wurden allerdings nicht beobachtet, auch Zungenbiß und Einnässen fehlen.
Weiterhin kommt ein endokrin bedingtes (Prä)-Koma in Frage: am häufigsten sind hier Entgleisungen des Glukosestoffwechsels. Ein Diabetes mellitus ist allerdings nicht bekannt, keine Therapie mit oralen Antidiabetika oder Insulin. Hyperthyreotes Präkoma (zuviel Euthyrox® eingenommen?): Auch für ein hyperthyreotes Koma ergibt sich trotz der Tachykardie bei Klinikaufnahme kein weiterer klinischer Hinweis. Außerdem erscheint nach Schilddrüsenhormonbehandlung und angegebener Einnahme von 50 µg Euthyrox® eine Hyperthyreose eher unwahrscheinlich.

Welche Diagnostik führen Sie durch?

- Labor mit Blutzuckerschnelltest, Blutbild, Elektrolyte, Kreatinin, evtl. Toxikologie, TSH
- evtl. EEG, Schädel-CT

Der **Blutzucker-Stick** zeigt einen Wert von 30 mg/dl.

Niedriger Blutzucker

Welche Maßnahmen ergreifen Sie sofort?

I.v.-Injektion von 20 ml 20%iger Glukoselösung sowie parenterale Zufuhr einer 500 ml enthaltenden 10%igen Glukoselösung.

Auf die intravenöse Gabe der Glukoselösung besserte sich die Klinik der Patientin rasch. Damit ist eine Hypoglykämie als Ursache der Symptomatik klar, so daß Toxikologie, CT und EEG nicht erforderlich sind.
Wenn die Möglichkeit einer schnellen Blutzuckerbestimmung bei Patienten mit einem derartigen Krankheitsbild nicht gegeben ist, kann die Injektion einer höherprozentigen Glukoselösung sowohl als Diagnostikum als auch Therapeutikum fungieren. Eine Hypoglykämie bessert sich durch die Injektion rasch, während die Glukose bei anderen Zuständen nicht schadet. Dies gilt auch für eine Hyperglykämie, da die injizierte Menge in diesem Fall zu gering ist, um das klinische Bild weiter zu verschlechtern.

Labor: BKS 1/9 mm n.W., Hb 14,7 g/dl, Hämatokrit 44,3 %, Leukozyten 5,3/nl, Thrombozyten 321/nl, Restblutbild im Normbereich. HBA1c 4,0 %, Kreatinin, Leberwerte, Elektrolyte und Urinstatus unauffällig, TSH normal.

Was machen Sie therapeutisch weiterhin? Welche weitere Diagnostik führen Sie primär durch?

Die Patientin erhält eine Mahlzeit, woraufhin der Blutzucker 3 Stunden später bei 120 mg/dl liegt.

Welche Ursachen von Hypoglykämien kennen Sie?

1. meist Überdosierung von Insulin und oralen Antidiabetika; in unserem Fall auszuschließen, da keine antidiabetische Medikation eingenommen wird
2. Hyperinsulinismus (Inselzelltumoren)
3. Hypoglykämien als paraneoplastisches Syndrom bei verschiedenen Tumoren (z.B. Sarkomen, Leberzellkarzinomen, NNR-Karzinomen) durch die Produktion insulinähnlich wirkender Peptide.
4. Mangel diabetogener Hormone: Nebenniereninsuffizienz, Hypothyreose, Hypophysenunterfunktion, Glukagonmangel
5. verminderte Glukoneogenese und Glykogenolyse bei Lebererkrankungen und speziellem Enzymmangel (Lebererkrankungen entfallen hier, da Werte alle o.B.)
6. Dumping-Syndrom nach Magenresektionen (entfällt hier)
7. bei Malabsorption, bei Frühdiabetes (erhöhte Insulinausschüttung) bei starken Anstrengungen, bei vegetativ labilen Patienten

Wie gehen Sie weiter vor, welche Untersuchungen veranlassen Sie weiterhin?

Weiterhin spontane Hypoglykämien trotz normaler Nahrungszufuhr

Zunächst wird durch häufige Blutzuckerbestimmungen überprüft, ob tatsächlich eine Hypoglykämieneigung besteht. Bei den Blutzuckertagesprofilen ergeben sich am 2. Tag zwei ausgesprochen hypoglykämische Werte 17.00 Uhr 38 mg/dl, 22.00 Uhr 28 mg/dl, wobei die Patientin sich um 22.00 Uhr lediglich etwas unwohl und schwach fühlt, am 5. Tag um 15.00 Uhr 38 mg/dl, 19.00 Uhr 30 mg/dl, dazwischen liegt ein Abendessen um 17.00 Uhr, das die Patientin gegessen hat.

Welche Arbeitsdiagnose stellen Sie? Welche Untersuchungen führen Sie zur weiteren Diagnostik durch?

Aufgrund der spontanen Hypoglykämien muß der Verdacht auf ein **Insulinom** geäußert werden. Differentialdiagnostisch ist noch ein beginnender Diabetes mellitus mit Hyperinsulinämie auszuschließen. Eine andere endokrine Erkrankung (Hypothyreose, M. Addison) besteht nicht. Zeichen eines Tumorleidens liegen ebenfalls nicht vor.

Das Insulinom ist der häufigste endokrine Pankreastumor, 90 % treten solitär auf und sind gutartig, etwa 5 % sind als ektopische Inseln von β-Zellen im Intestinum anzusehen.

Mit der Frage eines Diabetes mellitus mit **Hyperinsulinismus** führen wir einen oralen Glukose-Belastungstest mit 30minütiger Blutabnahme zur Bestimmung des BZ, Insulin- und C-Peptidspiegels innerhalb von 6 h durch. Dabei kommt es beim organischen Hyperinsulinismus zur reaktiven Hypoglykämie und protrahiert erhöhten Insulin- und C-Peptid-Werten. Hierbei ergab sich folgendes Diagramm.

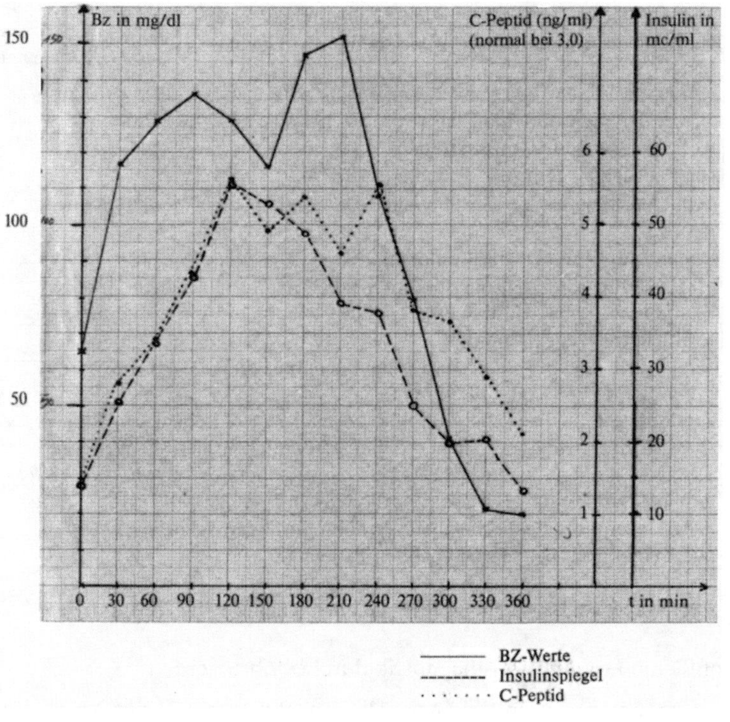

Alternativ kann man einen 24-h-Fastenversuch unternehmen, wobei Blutzucker, Insulin und C-Peptid im Plasma alle 6 Stunden bzw. bei Hypoglykämiesymptomen bestimmt werden müssen. Bei einem Blutzucker < 40 mg/dl wird der Test abgebrochen. Erreicht der Blutzucker innerhalb von 24 h keine Werte unter 45 mg/dl, wird der Test auf 48 bzw. 72 h verlängert.

Auswertung des Fastenversuchs: Der Blutzucker muß unter 45 mg/dl liegen. Ein Insulinom ist ausgeschlossen, wenn das Insulin gleichzeitig unter 5 µIE/ml, und das C-Peptid unter 1,0 ng/ml liegen. Ein Insulinom ist bewiesen, wenn das Insulin mehr als 10 µIE/ml und das C-Peptid mehr als 1,5 ng/ml beträgt.

Darüber hinaus weisen Patienten mit einem Insulinom häufig relativ hohe Konzentrationen von Proinsulin im Plasma auf, die mehr als 20 % des totalen Insulins betragen. Im Gegensatz dazu weisen die Patienten mit exogen zugeführtem Insulin oder nach Sulfonylharnstoffbehandlung keine erhöhten Proinsulinspiegel auf. Die Messung des insulinbindenden C-Peptids gibt an, ob das zirkulierende Insulin im Plasma endogenen oder exogenen Ursprungs ist. Wenn Insulin vom Vorläufer Proinsulin abgespalten wird, wird C-Peptid im Verhältnis 1:1 mit Insulin in die Portalvene ausgeschieden. Daraus folgt, daß Patienten mit einem Insulinom parallel zu dem Plasmainsulinspiegel hohe C-Peptid-Konzentrationen aufweisen. Im Gegensatz dazu haben Patienten, die das Insulin exogen zugeführt haben, relativ niedrige C-Peptid-Spiegel. Häufig kommt es bei chronischer Insulininjektion zur Bildung von Insulinantikörpern, die ebenfalls beim Insulinom nicht nachweisbar sind. Bei Hypoglykämien im Rahmen einer Sulfonylharnstoffbehandlung können die Sulfonylharnstoffe ggf. im Plasma oder Urin nachgewiesen werden.
In unserem Fall muß der Fastentest nach 14h wegen einer symptomatischen Hypoglykämie abgebrochen werden, die Insulin und C-Peptid-Spiegel sind deutlich erhöht.

Test	Insulinom	Exogen zugeführtes Insulin	Sulfonylharnstoffe
Plasmainsulin	hoch	sehr hoch	hoch
Insulin/Glukose-verhältnis	hoch	sehr hoch	hoch
Proinsulin	erhöht	normal oder erniedrigt	normal
C-Peptid	erhöht	normal oder erniedrigt	erhöht
Insulinantikörper	fehlend	positiv oder negativ	fehlend
Plasma- oder Urinnachweis von Sulfonylharnstoffen	fehlend	fehlend	positiv

Tab.55.1: Differenzierung zwischen Insulinom und artefiziellem Hyperinsulinismus

Wie gehen Sie nach Erhalt der Untersuchungsergebnisse weiter vor?

Jetzt muß eine Lokalisationsdiagnostik durchgeführt werden:

Oberbauchsonogramm: außer einer solitären Nierenzyste links kein pathologischer Befund

Insulinom im Pankreasschwanz

Magnetresonanztomographie: Etwa 3 cm großer, glatt begrenzter Tumor im Pankreasschwanz. Der übrige Abdominalbefund ist unauffällig. Es ergibt sich kein Hinweis auf ein multiples Vorkommen des Insulinoms oder eine extrpankreatische Lokalisation.

Welche weiterführenden Untersuchungen stehen zur Diagnostik noch zur Verfügung?

Zusätzlich kann ein Insulinom im Rahmen einer selektiven Angiographie dargestellt werden. Außerdem kann eine selektive Insulinbestimmung des Pfortaderblutes durchgeführt werden.

Welche Therapie schlagen Sie vor?

Wir verlegen die Patientin mit der Diagnose eines solitären, im Pankreasschwanzbereich gelegenen Insulinoms in die chirurgische Abteilung. Hier wird eine Adenomenukleation vorgenommen. Die Operation und der postoperative Verlauf sind komplikationslos. Histologisch kann die Diagnose bestätigt werden. Postoperativ treten im weiteren Verlauf keine Hypoglykämien mehr auf.

Quintessenz

Ursache von spontanen Hypoglykämien können insulinproduzierende Adenome (Insulinome) sein. Diese gehen meist von den Inselzellen aus und sind in der Regel im Pankreas lokalisiert. Diagnostisch richtungsweisend ist ein Fastentest mit Blutzucker-, Insulin- und C-Peptidbestimmung. Läßt sich der Tumor lokalisieren, kann eine Exstirpation durchgeführt werden.

Fall 56

56

Übelkeit und Erbrechen seit einer Woche; Bradykardie, Abdominalorgane klinisch unauffällig

▷ Anamnese

Eine 68jährige Patientin klagt seit 8 Tagen über zunehmende Übelkeit; sie sei appetitlos und habe auch mehrmals in den letzten Tagen erbrochen. Der Gedanke an Speisen sei ihr zuwider. Keine Gewichtsabnahme. Keine Diarrhö. Sie habe stets das gleiche wie ihre Familie gegessen.

▷ Frühere Anamnese

Seit 12 Jahren Diabetes mellitus mit 2 Tbl. Euglucon® gut eingestellt. Seit 4 Wochen nehme sie ein Herzglykosid (Digimerck®) wegen Herzschwäche. Vor 40 Jahren Kaiserschnitt, vor 30 Jahren Appendektomie.

▷ Aufnahmebefund

68jährige Patientin, adipös (161 cm, 97 kg) in reduziertem KZ, Haut und Schleimhäute o.B., leichte Belastungsdyspnoe, keine Zyanose, kein Ikterus, NAP frei, Pupillenreaktion bds. o.B., Zahnprothese in OK und UK; Hals und Thorax o.B. Herz und Lungen auskultatorisch und perkutorisch o.B.; Herzfrequenz 46/min., rhythmisch, RR 140/80 mmHg. Bauchdecke weich, nicht gespannt, adipös, kein Druckschmerz, Leber und Milz nicht palpabel. Nierenlager frei; keine Ödeme, geringe Beinvarikosis bds., peripherer Pulsstatus o.B., neurologische Untersuchung o.B., Körpertemperatur normal.

Welche differentialdiagnostischen Erwägungen ergeben sich?

Als Differentialdiagnose müssen Sie folgende Erkrankungen in Betracht ziehen: unspezifische Gastroenteritis, Frühsymptome einer Hepatitis, Pankreatitis, Cholezystitis, Überdigitalisierung. Bei klinisch unauffälligen Abdominalbefund erscheint die Digitalisintoxikation zunächst am wahrscheinlichsten, da auch die Bradykardie und die anamnestische Angabe „seit 4 Wochen Digimerck" dazu passen würde. Auf Nachfragen gibt die Patientin an, daß sie täglich zwei Tabletten Digimerck® 0,1 mg eingenommen hat. Augensymptome oder Farbsehstörungen werden auf Nachfrage verneint.

Was unternehmen Sie diagnostisch?

- Labor mit Entzündungszeichen, Pankreasfermenten, Transaminasen, Kreatinin, Elektrolyten, Blutzucker, HbA1c, Digitoxinspiegel, Fetten, Urinstatus
- EKG (Rhythmus?)
- Oberbauchsonogramm (Gallensteine, Pankreas, Nieren?)

Labor: BKS 7/17 mm n.W., Hb 14,2 g/dl, Hämatokrit 44 %, Leukozyten 5,6/nl, Thrombozyten 307/nl, Blutzucker 145 mg/dl, HBA1c 5,9 %, Kreatinin 1,4 mg/dl, Harnstoff 48 mg/dl, GOT 10 U/l, GPT 12 U/l, γ-GT 18 U/l, Amylase 40 U/l, Lipase 110 U/l, Elektrolyte normal. Digitoxinspiegel 92 ng/dl (normal 9-25 ng/dl). Cholesterin 310, Triglyceride 280 mg/dl. Im Urinstatus Proteinurie von 2‰.

Oberbauchsonographie: regelrecht große Leber mit einem diskret verdichteten Leberparenchym, die Gallenblase glatt bewandet, ohne konkrementverdächtige Binnenreflexe. Soweit bei der Adipositas beurteilbar, unauffällige Darstellung der abführenden Gallenwege und des Pfortadersystems. Das Pankreas und die Oberbauchgefäße unauffällig, die Milz regelrecht groß, die Nieren ebenfalls unauffällig.

Wie beurteilen Sie folgendes EKG?

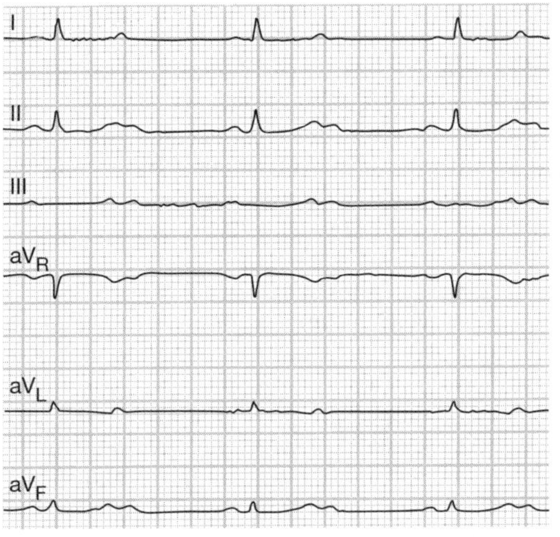

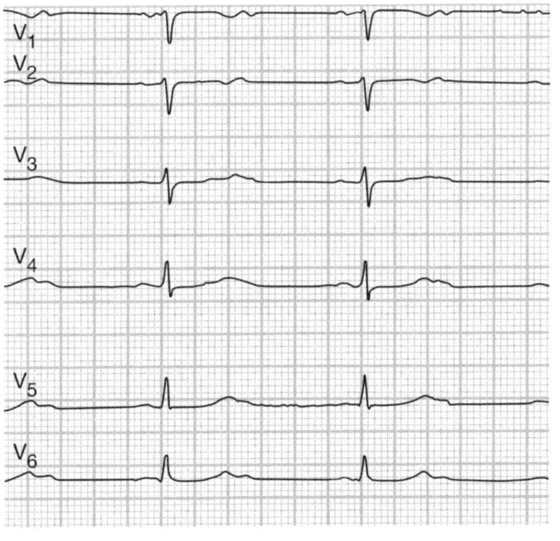

SR mit Frequenz um 50, Indifferenz- bis Linkstyp, Vorhoffrequenz 100, AV-Block II° Typ II mit konstantem 2:1 Block; PQ nicht verzögert. Der Befund kann bei einer Überdigitalisierung auftreten, obwohl man häufiger muldenförmige ST-Senkungen und AV-Blöcke I° bzw. II° Typ I beobachtet.

Labor: stark erhöhter Digitoxinspiegel, EKG: AV-Block II° Typ II, Sonographie unauffällig

Wie beurteilen Sie die bisher vorliegenden Untersuchungsergebnisse?

Die Überdigitalisierung hat sich bestätigt und ist als wahrscheinliche Ursache der Beschwerden anzusehen. Aufgrund der unauffälligen Leber- und Pankreasenzyme und der fehlenden Entzündungszeichen sind die Diagnosen Hepatitis und Pankreatitis praktisch auszuschließen. Auch für eine Cholezystitis ergeben sich aufgrund der Oberbauchsonographie und der vorliegenden Laborwerte keine Hinweiszeichen.

Eine unspezifische Gastroenteritis ist nicht mit Sicherheit auszuschließen, allerdings insgesamt recht unwahrscheinlich.

Wie schätzen Sie die Situation ein? Was unternehmen Sie?

Die Patientin wird wegen des AV-Block II. Grades und der Gefahr des Auftretens einer drittgradigen AV-Blockierung zur **Überwachung** auf die Intensivstation verlegt. Es erfolgt ein Monitoring. Die Anlage eines passageren Schrittmachers erscheint bei dem konstanten AV-Blocks II. Grades und einer Frequenz um 46-50/min. nicht unbedingt erforderlich. Das Digitalispräparat wird natürlich abgesetzt.

Die Eliminationsquote von Digitoxin beträgt 7 % pro Tag. Obwohl Digitoxin auch hepatisch eliminiert werden kann, kommt es bei Niereninsuffizienz zu einer verlangsamten Elimination. Da bei der Patientin der Kreatininspiegel auf 1,4 mg/dl erhöht war, ist von einer geringgradigen Einschränkung der Nierenfunktion im Sinne einer **kompensierten Niereninsuffizienz** auszugehen. Außerdem war die applizierte Dosis von 0,2 mg/Tag überhöht. Zur Beschleunigung der Ausscheidung geben wir peroral Colestyramin (Quantalan®), ein Ionenaustauschharz, welches Gallensäuren im Darm bindet und somit einen enterohepatischen Kreislauf des Digitoxin unterbindet. Dadurch kann zusätzlich die enterale Rückresorption von Digitoxin verhindert werden. Nach 6tägiger Überwachung auf der Intensivstation lassen die Intoxikationserscheinungen allmählich nach. Im EKG besteht noch ein AV-Block I°, die Übelkeit hat sich deutlich gebessert. Da Patientin kann jetzt auf die Allgemeinstation verlegt werden. Bis zur völligen Elimination des Glykosids ist allerdings mit einem Zeitraum von etwa 3 Wochen zu rechnen. Zuletzt ist die Patientin beschwerdefrei, das EKG hat sich normalisiert.

Welche Alternative zu der langen Überwachung ist möglich?

Der Einsatz von Digitalisantitoxin (Digitalisantidot BM®). Hierbei handelt es sich um aus Schafserum gewonnene FAB (Fragment-Antigen-Binding)-Antikörperfragmente, die frei im Serum zirkulierende Digitalisglykoside (sowohl Digoxin als auch Digitoxin) binden. Dabei entstehen unwirksame Antigen-Antikörperkomplexe. Das Präparat wird per infusionem appliziert. Lebensbedrohliche Herzrhythmusstörungen werden innerhalb von Minuten bis wenigen Stunden beseitigt. Da es sich um Fremdeiweiß vom Schaf handelt, besteht die Möglichkeit einer Allergie bis hin zum anaphylaktischen Schock. Vor Einsatz des Präparats muß daher ein Allergietest (Intrakutan- und Konjunktivaltest) durchgeführt werden. Wegen dieser Komplikationsmöglichkeit und auch wegen des sehr hohen Preises sollte das Antidot nur bei akut lebensbedrohlichen Intoxikationen angewendet werden.

Abklingen der Intoxikation nach 3wöchiger Überwachung, zunächst auf Intensiv-, dann auf Allgemeinstation

Welche weitere Diagnostik sollten Sie durchführen?

- Echokardiographie (Frage der Digitalisbedürftigkeit)
- Belastung-EKG (KHK bei Diabetes mellitus?)
- augenärztliche Untersuchung (Retinopathie?)

Echokardiographisch findet sich ein Normalbefund, insbesondere eine regelrechte linksventrikuläre Funktion. Auch im Belastungs-EKG keine Auffälligkeiten. Vom Augenarzt wird eine beginnende Retinopathie noch ohne Behandlungsbedürftigkeit festgestellt.

Normale linksventrikuläre Funktion

Welche abschließende Diagnose stellen Sie in dem vorliegenden Fall?

1. Herzglykosidüberdosierung mit AV-Block II° Typ Mobitz II
2. Diabetes mellitus Typ 2 mit diabetischer Retinopathie und Nephropathie
3. Niereninsuffizienz im Stadium der kompensierten Retention
4. Adipositas, Hyperlipidämie

Welche Therapie empfehlen Sie in Hinblick auf die anderen Erkrankungen?

Der Diabetes mellitus ist unter der gegenwärtigen Therapie mit einem Sulfonylharnstoffderivat (Glibenclamid = Euglucon®) gut eingestellt. Für die gute Blutzuckereinstellung spricht der mit 5,9 % im Normbereich gelegene HBA1c-Wert. Auch die im Tagesprofil kontrollierten Blutzuckerwerte schwankten maximal zwischen 85 mg/dl und 160 mg/dl. Die Blutzuckerwerte sollten bei der relativ straffen Einstellung und der nicht zu unterschätzenden Hypoglykämiegefahr unter Sulfonylharnstoffen auch zu Hause kontrolliert werden. Die Patientin sollte nochmals über die Symptome einer Hypoglykämie informiert werden.
In Hinblick auf die deutliche **Adipositas** wird der Patientin geraten, etwas an Gewicht abnehmen. Oft läßt sich bereits durch eine Reduktion des Körpergewichtes um 5-6 kg eine Verbesserung der Zucker- und Lipid-Stoffwechsellage erreichen. Dies sollte durch eine kalorienreduzierte streng eingehaltene Diabetes-Diät mit etwa 12-14 BE sowie eine vermehrte körperliche Bewegung erreicht werden. Ggf. wäre unter diesen diätetischen Voraussetzungen mittel- bis langfristig das Absetzen des oralen Antidiabetikums möglich.
Wegen der **diabetischen Nephropathie** ist die Einleitung einer ACE-Hemmer-Therapie indiziert.
Bei Diabetikern ist im Sinne einer eine medikamentöse Senkung des Cholesterins (mit einem CSE-Hemmer) zu empfehlen.

Dauertherapie mit einem kurz wirkenden Sulfonylharnstoff, einem ACE-Hemmer und einem CSE-Hemmer

Welche Komplikationen können bei Digitalisüberdosierungen auftreten?

Die häufigsten **EKG-Veränderungen** durch Herzglykoside sind eine Verlängerung der PQ-Zeit, eine Verkürzung der QT-Dauer, eine ST-Streckensenkung sowie eine Verminderung der T-Höhe oder eine T-Negativierung. Außerdem können **Rhythmusstörungen** jeglicher Art auftreten. Bei Überdosierung der Herzglykoside kommt es durch Herabsetzung der Erregungsleitungsgeschwindigkeit und Zunahme der Refraktärzeit im Vorhof, AV-Knoten und His-Bündel zu Bradykardien.
Im Arbeitsmyokard wird die Erregung und die Erregungsleitung gesteigert, so daß sowohl supraventrikuläre als auch ventrikuläre Extrasystolen auftreten. Die Extrasystolen können in eine Kammertachykardie übergehen. Todesfälle in Kammerflimmern sind beschrieben. Häufig treten AV-Blockierungen I-III° auf.
Am **Magen-Darm-Trakt** werden Nausea, Appetitlosigkeit, Erbrechen, Oberbauchbeschwerden und Diarrhöen beobachtet. **Zentralnervös** können Verwirrtheit, Unruhe, Kopfschmerz und Neuralgien sowie Farbsehstörungen (Gelbsehen) auftreten. Bei schwersten Intoxikationen können Verwirrtheitszustände, Halluzinationen, Delirien und Krämpfe beobachtet werden.

Quintessenz

Digitalisintoxikationen können zu vielerlei, z. T. auch lebensbedrohlichen, Rhythmusstörungen führen. Der Nachteil von Digitoxin ist die sehr langsame Elimination, die im Falle einer Intoxikation eine mehrwöchige Überwachung erfordert. Bei lebensbedrohlichen Arrhythmien ist der Einsatz von Digitalisantikörpern vom Schaf möglich. Neben den kardialen Problemen können Übelkeit und Erbrechen sowie verschiedene neurologische Symptome auftreten.

Fall 57

57

▷ Anamnese

Ein 50jähriger Mann klagt seit 4 Wochen über zunehmenden Hustenreiz mit anfänglich weißlich-bräunlichen Auswurf. In den letzten Tagen habe er Blutfäden im Auswurf bemerkt. Außerdem klagt der Patient über Schmerzen in der Herzgegend, die in die Schulter ziehen würden. Der Schmerz sei beim Liegen und Husten schlimmer. Vegetative Funktionen: In letzten 8 Wochen 6 kg an Gewicht abgenommen; seit früher Jugend 1 Schachtel Zig./Tag, 1 Fl. Bier/Tag.

▷ Frühere Anamnese

Vor 17 Jahren Cholezystektomie, vor 15 Jahren Appendektomie. Keine Tuberkulose, keine Asbestexposition, keine Arbeit im Bergbau. Außer den beiden Operationen sei er nie krank oder im Krankenhaus gewesen.

▷ Aufnahmebefund

50jähriger Mann in reduziertem EZ und KZ, Haut und Schleimhäute o.B., kein Exanthem, keine Dyspnoe, keine Zyanose, kein Ikterus, Pupillenreaktion bds. prompt und seitengleich auf L + C. Gebiß lückenhaft, sanierungsbedürftig, Hals und Thorax o.B. Keine Halslymphknoten, keine Lymphknoten supraclaviculär und in der Axilla.

Lunge: beidseits sonorer Klopfschall, keine Dämpfung, Verschieblichkeit der unteren Lungengrenzen bds. 2 QF, Vesikuläratmen. Herztöne rein, akzentuiert, Herzfrequenz 90/min., rhythmisch, RR 130/80 mmHg. Reizlos verheilte OP-Narben über dem Abdomen. Leber und Milz nicht palpabel, Nierenlager und WS beidseits ohne Klopfschmerz, keine Ödeme, keine Varikosis, peripherer Pulsstatus und neurologische Untersuchung o.B.

Husten und Hämoptyse, Gewichtsverlust; reduzierter AZ, sonst klinisch kein richtungsweisender Befund

Welche Vermutungsdiagnose stellen Sie?

Die Vermutungsdiagnose lautet Bronchialkarzinom; differentialdiagnostisch ist eine Lungentuberkulose oder eine andere konsumierende Erkrankung in Betracht zu ziehen, wobei allerdings der Husten und der in den letzten Tagen blutig tingierte Auswurf eher an eine pulmonale Erkrankung denken läßt.

Welche Untersuchungen veranlassen Sie? Von welcher Untersuchung versprechen Sie sich die größte Aussagekraft?

Die größte Aussagekraft ist in diesem Fall von der Röntgen-Thorax-Diagnostik zu erwarten. Ansonsten:

- Labor mit Blutbild, Gerinnung, Kreatinin
- EKG, beides als Vorbereitung für erforderlich werdende invasive Maßnahmen

Wie beurteilen Sie die folgende Thoraxaufnahme?

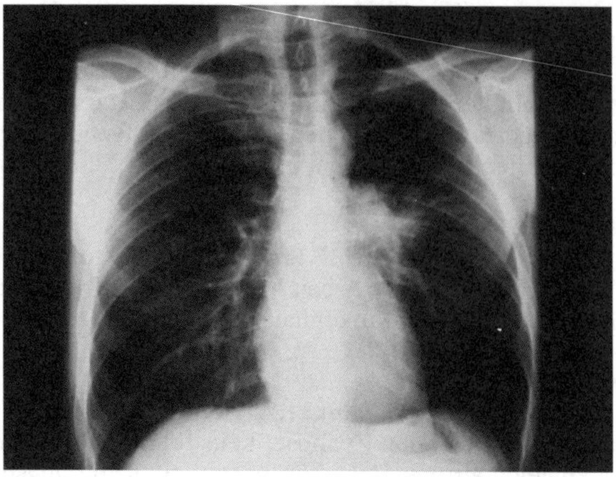

Im Röntgenbild linker Hilus vergrößert, strahlige Ausläufer in die Peripherie

Röntgen-Thorax: Zwerchfell, Herz und re. Lunge mit Hilus o.B., li. Hilus deutlich vergrößert, besenreiserartige Zeichnung zur Peripherie in den linken Oberlappen, dringender V.a. Bronchialkarzinom. Die Schichtaufnahme und seitl. Bilder lassen die Lokalisation im linken anterioren Oberlappensegment vermuten.

Labor: BKs 32/57 mm n.W., Hb 15,5 g/dl, Leukozyten 7,4/nl, Thrombozyten 248/nl, Restblutbild und Differentialblutbild unauffällig, ebenso Gerinnung.

EKG: normfrequenter SR bei Steiltyp, unauffälliger Stromkurvenverlauf

Wie schätzen Sie die Primärsituation ein? Welche Arbeitsdiagnose stellen Sie?

Der Patient kann bei der Klinikaufnahme wegen fehlender akuter Lebensbedrohung auf die Normalstation aufgenommen werden.
Die **Arbeitsdiagnose** lautet Verdacht auf Bronchialkarzinom im linken Lungenoberlappen.

Welche weiterführende Diagnostik leiten Sie ein?

Die weiterführende Diagnostik in Hinblick auf die histologische Diagnosestellung und das Staging beinhaltet eine Computertomographie des Thorax sowie eine Bronchoskopie mit Biopsie.

Computertomographie: Im Bereich des linken Oberlappens findet sich eine etwa hühnereigroße, sehr dichte, nur wenig Kontrastmittel aufnehmende Infiltration, die relativ hilusnah beginnt und sich relativ unscharf zum umgebenden Lungengewebe abgrenzt. Computertomographisch kein Hinweis auf Befall von Mediastinum oder hilären Lymphknoten.

Bronchoskopie: Trachea und Carina unauffällig. Das rechte Bronchialsystem soweit einsehbar ebenfalls unauffällig. Links zeigt sich eine höhergradige Kompression am Abgang des Oberlappenbronchus sowie ein kompletter Verschluß des 1. Segments durch äußere Kompression. Entnahme von transbronchialen Biopsien.

Die histologische Aufarbeitung zeigt ein wenig differenziertes, z. T. nekrotisch zerfallendes Plattenepithelkarzinom.

CT: Tumor am linken oberen Hiluspol, keine Metastasen sichtbar, bronchoskopisch Verschluß des 1. Segmentbronchus links, histologisch Plattenepithelkarzinom.

Welche Diagnose stellen Sie nun anhand der vorliegenden Befunde? Welche Therapie streben Sie an? Was müssen Sie vorher abklären?

Die endgültige Diagnose lautet Bronchialkarzinom (wenig differenziertes Plattenepithelkarzinom) des linken Oberlappens.
Therapeutisch strebt man in einem Fall ohne Hinweis auf mediastinale oder regionale Lymphknotenmetastasen primär eine Operation an.
Die hängt jedoch von der funktionellen Operabilität des Patienten ab, so daß primär die Lungenfunktion überprüft werden muß.
Bei der **Lungenfunktionsprüfung** ergibt sich spirometrisch keinerlei Hinweis auf eine obstruktive oder restriktive Lungenventilationsstörung. Die Vitalkapazität ist mit 4,25 l, die forcierte Vitalkapazität mit 3,3 l und der Tiffeneau-Test mit 90 % im altersentsprechenden Normbereich. Die arteriellen Blutgaspartialdrucke in Ruhe liegen im altersentsprechenden Normbereich (pa O_2 89 Torr, paCO_2 37,6 Torr, pH 7,46). Auch unter Belastung (6 min. mit 100 Watt) ergibt sich keine wesentliche Änderung der Blutgaspartialdrucke.

Welche weiteren Untersuchungen sollten Sie präoperativ noch durchführen?

Präoperativ sollten Untersuchungen zum Nachweis oder Ausschluß von Metastasen erfolgen.
Hierbei müssen in erster Linie eine Oberbauchsonographie, ein Knochenszintigramm und eine Schädeltomographie veranlaßt werden. Das Bronchialkarzinom metastasiert am häufigsten in das Skelett, Hirn und die Leber.
Die **Oberbauchsonographie** zeigt einen unauffälligen Befund von Leber, Gallenblase, Pankreas, Milz und Nieren beidseits sowie der Harnblase und der großen Gefäße. Pathologisch vergrößerte abdominelle Lymphknoten oder eine Nebennierenvergrößerung sind nicht nachweisbar.
Die **Knochenszintigraphie** ergibt ebenfalls keinen Hinweis auf eine evtl. bereits vorhandene Skelettmetastasierung. Das **Schädel-CT** zeigt einen unauffälligen computertomographischen Befund ohne Hinweis auf Metastasen.
Zur späteren Verlaufsdiagnostik können die Tumormarker untersucht werden: CEA mit 37 ng/ml erhöht, CYFRA mit 6,7 ng/ml erhöht, NSE (neuronenspezifische Enolase) mit 63,0 ng/ml erhöht.
Die vorliegenden Befunde sprechen für eine Operabilität des Patienten.

Lungenfunktion normal, kein Metastasennachweis

Was unternehmen Sie nun nach Kenntnis sämtlicher Befunde?

Der Patient wird nach Rücksprache mit den Kollegen aus der Thoraxchirurgie dorthin verlegt.
Dort wird eine Oberlappenresektion links und eine mediastinale Lymphknotendissektion durchgeführt. Die Histologie des Operationspräparates bestätigt den Befund eines wenig differenzierten Plattenepithelkarzinoms. Es findet sich keine Lymphangiosis carcinomatosa, die Lymphknoten sind tumorfrei. Tumorstadium T_2, N_O, M_0.
Da die Lymphknoten tumorfrei sind, ist weder eine adjuvante Bestrahlung noch eine Chemotherapie indiziert.

Oberlappenresektion links, Tumorstadium T_2, N_0, M_0, daher keine adjuvante Therapie

▷ Weiterer Verlauf

Der Patient ist inzwischen 5 Jahre rezidivfrei.

Welche histologischen Typen des Bronchialkarzinoms treten am häufigsten auf? Welches ist der Hauptrisikofaktor?

Nach der WHO-Klassifikation entfallen etwa 50 % der Bronchialkarzinome auf Plattenepithelkarzinome, 20 % auf kleinzellige Karzinome (Oat-Cell-Karzinom), 15 % entfallen auf Adenokarzinome, 8 % auf großzellige und 7 % auf anaplastische Karzinome. Der Hauptrisikofaktor bei der Entstehung eines Bronchialkarzinoms ist das Rauchen, wobei Intensität und Dauer (sogenannte Pack-Years) eine Rolle spielen. Raucher haben ein etwa um den Faktor 20 erhöhtes Risiko, an einem Bronchialkarzinom zu erkranken, hinzu kommen Umweltfaktoren, u.a. auch Passivrauchen. Die Adenokarzinome allerdings weisen keinen signifikanten Zusammenhang mit dem Rauchen auf.

Quintessenz

Bronchialkarzinome sind die häufigsten soliden Tumore bei Männern und zeigen bei Frauen eine zunehmende Inzidenz. Hauptrisikofaktor ist das Rauchen. Lokalisierte Stadien sind bei nicht-kleinzelligen Bronchialkarzinomen resektabel. Bei Lymphknotenbefall wird eine adjuvante Bestrahlung empfohlen. Fortgeschrittene Stadien können nur noch palliativ behandelt werden und haben eine schlechte Prognose. Bei kleinzelligen Bronchialkarzinomen wird in allen Stadien eine zytostatische oder kombinierte Behandlung (Chemo- plus Strahlentherapie) in kurativer oder palliativer Absicht durchgeführt.

Fall 58

58

▷ Anamnese

Eine 60jährige Frau mit seit Tagen zunehmendem Unwohlsein, Müdigkeit und Apathie. Auch habe sie Fiebertemperaturen und Husten; Schmerzen beim Atmen. Seit dem Nachmittag war dem Ehemann eine zunehmende Apathie und Schläfrigkeit aufgefallen. Die Patientin selbst klagte über Kopfschmerzen. Vor Jahren Splenektomie nach einem Autounfall, sonst sei sie nie krank gewesen.

▷ Aufnahmebefund

60jährige Frau in akut reduziertem AZ und KZ (165 cm, 53 kg), schläfriger Zustand; Haut warm, feucht, Schleimhäute mäßig durchblutet, keine Zyanose, kein Ikterus, keine Dyspnoe, Pupillenreaktion bds. prompt und seitengleich auf L und C; Zunge feucht, belegt. Rachenring gerötet. Beiderseits vergrößert tastbare Schilddrüse, keine Halsvenenstauung, keine Lymphknoten tastbar. Äußerer Thorax unauffällig. Lungen: beidseits basal gering gedämpfter Klopfschall; etwas verstärktes Bronchovesikuläratmen beidseits. Stimmfremitus und Bronchophonie uncharakteristisch. Über beiden Lungen diffuse fein- bis mittelblasige, klingende RGs. Herz: Töne rein; keine path. Geräusche auskultierbar, HF 100/min., rhythmisch; Bauchdecke weich, nicht gespannt, Leber und Milz nicht palpabel, Nierenlager und Wirbelsäule klopfschmerzfrei, keine Ödeme, keine Varikosis, periphere Pulse o.B., Extremitäten frei beweglich, keine Spastik, kein Tremor. Neurologisch: periphere Reflexe seitengleich schwach auslösbar, ausgeprägte Nackensteifigkeit, Kernig und Brudzinski positiv, Temperatur rektal 39,8°C.

Fieber, Husten, Apathie, Kopfschmerzen, Z. n. Splenektomie; Meningismus, Rasselgeräusche über den Lungen

Welche Vermutungsdiagnose stellen Sie?

Die Angaben über Husten und febrile Temperaturen sowie atemabhängige Schmerzen in Zusammenhang mit dem Auskultationsbefund sprechen für eine Pneumonie. Die zentrale Symptomatik mit Apathie, Schläfrigkeit und Kopfschmerzen, sowie die ausgeprägte Nackensteifigkeit sprechen für eine Meningitis. Es ist möglich, daß die Meningitis septisch entstanden ist.
Zusätzlich besteht eine Struma colli.

Welche Diagnostik ist erforderlich?

- Röntgen-Thorax-Aufnahme (Infiltrate?)
- Labor mit Entzündungszeichen, Blutzucker, Elektrolyten, Kreatinin
- Liquorpunktion (Zellzahl, Eiweiß- und Zuckergehalt, Keime?)

Ergebnisse

Labor: BKS 112/131 mm n.W., CRP 134 mg/l, Hb 11,4 g/dl, Leuko 19,4/nl, Ery 3,9/µl, Eisen 22 µg/dl, MCV 84 fl, Thrombo 256/nl. Im Differentialblutbild: 73 Segmentkernige, 11 Lymphozyten, 16 Stabkernige. BZ 141 mg/dl, Kalium 2,9 mmol/l, Calcium 2,31 mmol/l, Natrium 139 mmol/l, Quick 100 %, PTT 27 sec. Gesamteiweiß 7,0 g/l. In der Eiweißelektrophorese Albumin 46 rel%, α_1-Globulin 7 rel%, α_2-Globulin 16 rel%, β-Globulin 13 rel%, γ-Globulin 18 rel%. Im Urinstatus Blut einfach positiv, Eiweiß einfach positiv, Glukose negativ, Aceton negativ, pH 6, Leuko negativ.

Liquorbefund: 8960 Drittelzellen (2240/µl), vorwiegend Neutrophile, Eiweiß 0,81 g/l, mikroskopisch intra- und extrazelluläre grampositive, ovale, von einer Kapsel umgebenen Kokken, z. T. in kurzen Ketten gelagert, z.T. paarweise gelagert.

Radiologisch Infiltrate in beiden Lungen, im Liquor Befund einer eitrigen Meningitis mit typischen Pneumokokken

Wie beurteilen Sie die folgende Rö-Thorax-Aufnahme?

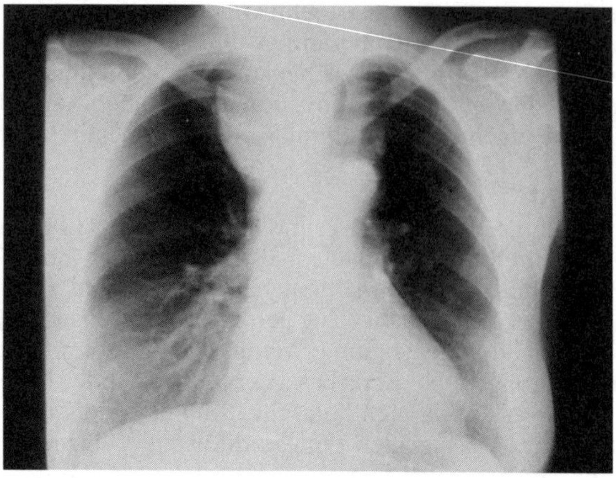

In beiden basalen Unterfeldern rechts stärker als links Zeichnungsvermehrung im Sinne eines beidseitigen entzündlichen Infiltrats. Herz in Form und Größe o.B., in Projektion auf das obere Mediastinum gelegene beidseitige Verschattung wie bei Struma colli.

Welche Diagnose stellen Sie nach Kenntnis der Befunde? Wie werten Sie die Laborbefunde?

Das Röntgenbild und der Liquorbefund bestätigen die Diagnose einer Pneumonie und einer eitrigen Meningitis. Als Erreger der Meningitis konnten grampositive Kokken festgestellt werden, wobei das mikroskopische Bild für Streptokokkus pneumoniae typisch ist. Es ist davon auszugehen, daß primär die Pneumonie entstanden ist, die sekundär über hämotogene Streuung zu einer Meningitis geführt hat, so daß es sich auch um eine Pneumokokkenpneumonie handelt.
Die Blutwerte weisen auf ein entzündliches Krankheitsbild mit deutlichen Entzündungszeichen: deutlich beschleunigte BKS, der erhöhte CRP-Wert, die entzündliche Dysproteinämie in der Eiweißelektrophorese sowie die Neutrophilie und der Nachweis von Stabkernigen im Differentialblutbild.
Darüber hinaus besteht eine Hypokaliämie und eine normozytäre Anämie. Die Anämie kann im Rahmen einer Infektanämie erklärt werden.

Wie schätzen Sie die Primärsituation ein? Welche Therapie leiten Sie ein?

Die Patientin ist schwer krank und wird zunächst auf die Intensivstation aufgenommen. Entscheidend ist die möglichst rasche Einleitung der antibiotischen Therapie (innerhalb von 30 min. nach Klinikaufnahme, s. auch Fall 10). Das mikroskopische Bild ist typisch für Streptococcus pneumoniae (Pneumokokken), die im allgemeinen auf Penicillin G sensibel sind. Da jedoch vermindert Penicillin-sensible Stämme vorkommen, erfolgt die Initialtherapie mit einem Cephalosporin der 3. Generation (z. B. Ceftriaxon, 1x4 g). Nach Antibiogramm kann die Behandlung dann evtl. umgestellt werden (Deeskalation).
Zusätzlich substituieren wir täglich 3 l Flüssigkeit und reichern die Infusionslösung während des ersten Tages mit insgesamt 200 mmol Kalium verteilt auf die

3 l an, wobei die Infusionsgeschwindigkeit so eingestellt wird, daß die stündliche Kaliumzufuhr nicht über 20 mmol/h beträgt.
Das später erhaltene Antibiogramm ergibt eine Empfindlichkeit der Keime auf Penicillin G, so daß die antibiotische Therapie mit 4x5 Mill. E Penicillin G fortgesetzt wird.

Therapie mit Ceftriaxon, nach Erhalt des Antibiogramms dann mit Penicillin G

▷ Verlauf

Unter der eingeleiteten Therapie normalisiert sich der Kaliumspiegel bereits am nächsten Tag. Das Fieber sinkt während der ersten beiden Tage kontinuierlich und erreicht am 3. Tag erstmals Werte unter 37°C. Die Patientin klart innerhalb der ersten beiden Tage zunehmend auf und zeigt nach 7 Tagen einen völlig unauffälligen neurologischen Befund.
Die pulmonale Symptomatik bessert sich ebenfalls rasch wieder.
Der Auskultationsbefund über beiden Lungen ist ebenso wie das Rö-Bild bald wieder o.B. Die BKS ist nach 10 Tagen mit 59/93 mm n.W. rückläufig, die Leukozyten betragen 9,8/nl. Die antibiotische Therapie wird wegen der Pneumokokken-Meningitis 14 Tage lang durchgeführt. Nach 2 Wochen ist die Patientin weitgehend beschwerdefrei, durch die schwere Infektion noch geschwächt. Eine Anschlußheilbehandlung wird daher geplant.
Bei zu Hause erworbenen primären Pneumonien genügt in der Regel eine Penicillintherapie als Primärbehandlung. Schwieriger wird die Auswahl des Antibiotikums bei zu Hause erworbenen sekundären Pneumonien oder bei im Krankenhaus erworbenen primären Pneumonien. Hier sind in der Regel Cephalosporine oder Gyrasehemmer wegen des breiteren Keimspektrums indiziert (zur Pneumonie s. auch Fall 32).

Welche prophylaktische Maßnahme ist indiziert?

Patienten nach Splenektomie zeigen ein erhöhtes Risiko für Pneumokokkeninfektionen, so daß in diesem Fall eine jährliche Pneumokokken-Schutzimpfung indiziert ist. Einen solche Impfung sollte bei allen Patienten nach Splenektomie, auch ohne bislang durchgemachte Pneumokokkeninfektionen, durchgeführt werden.

Quintessenz

Eine Pneumokokkenpneumonie kann zu einer hämatogenen Meningitis führen. Die Initialtherapie erfolgt mit einem Drittgenerationscephalosporin, bei (meist noch vorhandener) Penicillin G-Sensibilität kann nach Antibiogramm deeskaliert werden. Wichtig ist die rasche Einleitung der Therapie, um Folgeschäden zu vermeiden (s. auch Fall 10). Nach Splenektomie ist eine regelmäßige Pneumokokken-Schutzimpfung indiziert.

59

Fall 59

▷ Anamnese

Eine 47jährige Patientin hatte in den letzten Wochen einen Bluthochdruck entwickelt, vorher habe sie eher einen zu niedrigen Blutdruck gehabt. Vor etwa einer Woche sei sie in der Küche ohne besondere körperliche Belastung plötzlich zusammengesunken und wäre umgefallen, wenn sie ihr Mann nicht noch aufgefangen hätte. Die Sprache sei kurzfristig lallend gewesen. Ihr Mann habe sie daraufhin ins Bett gebracht, dabei sei sie mit dem Kopf gegen den oberen Türrahmen gestoßen. Sie könne sich daran genau erinnern. Als sie im Bett lag, habe sie dann um sich geschlagen und kurzfristig Krämpfe gezeigt. Das Gesicht sei dabei asymmetrisch geworden. Nach kurzer Zeit habe sich der Zustand wieder völlig normalisiert, sie sei wieder klar und ansprechbar gewesen und auch die Sprache hätte sich innerhalb von etwa 1-2 Stunden wieder zurückgebildet. Deshalb sei die Patientin nicht zum Hausarzt gegangen.
Seit gestern habe sie nun plötzlich heftige Oberbauchschmerzen ohne erkennbare Seitenlokalisation entwickelt, die sich innerhalb kurzer Zeit auf das gesamte Abdomen ausgedehnt hätten. Der Leib sei stark druckempfindlich, sie habe seit dem Vortag keinen Stuhl mehr abgesetzt.

▷ Frühere Anamnese

Vor 20 Jahren an Herzklappe operiert worden (digitale Sprengung der Mitralklappe), vor 10 Jahren Cholezystektomie, vor 30 Jahren Appendektomie.
Bisherige Therapie: 1x1 Lanitop®, 2x1 Rythmodul®, 3x1 Isoket ret® 40.

▷ Aufnahmeuntersuchung

47 Jahre alte Patientin, in einem normalen EZ und reduziertem AZ. Haut feucht und kühl, Schleimhäute unauffällig. Prompte Pupillenreaktion auf Licht und Konvergenz. Über den Lungen sonorer Klopfschall und vesikuläres Atemgeräusch. Herzaktionen absolut arrhythmisch mit einer zentralen und peripheren Frequenz um 110. Herzspitzenstoß im 6. ICR und im Bereich der vorderen Axillarlinie, 1. Herzton laut, über der Herzspitze mit anschließendem Systolikum. Nach dem 2. Herzton Mitralöffnungston mit anschließendem rumpelnden Diastolikum. Gießendes, diastolisches Decrescendogeräusch links parasternal im Anschluß an den 2. Herzton. Blutdruck 120/80. Thorakotomienarbe links nach Kommissurotomie der Mitralstenose vor 20 Jahren. Abdomen: Bauchdecke gespannt, diffuser Druckschmerz im gesamten Abdomen, fehlende Peristaltik, Narben nach Cholezystektomie und Appendektomie. Leber und Milz nicht tastbar. Nierenlager frei. Extremitäten ohne Knöchelödeme. Beweglichkeit uneingeschränkt. Peripherer Gefäßstatus o.B. Die Bewußtseinslage ist bei der Aufnahmeuntersuchung völlig klar. Bei der neurologischen Untersuchung können keine Ausfälle festgestellt werden. Finger-Nase- und Knie-Hacken-Versuch beidseits unsicher, Babinski bds. neg. Sie klagt über Schmerzen am Hinterkopf und im Bereich des Nackens.

Seit 24h bestehende heftige abdominelle Schmerzen, vorher Phase einer zerebralen Symptomatik, Z. n. Mitralkommissurotomie; Auskultationsbefund eines kombinierten Mitralvitiums, Absoluta, akutes Abdomen

Welche Vermutungsdiagnose stellen Sie? Wie werten Sie das Tage zurückliegende Ereignis in der Anamneseschilderung?

Die Patientin ist schwer krank. Im Vordergrund des klinischen Bildes steht jetzt die abdominelle Symptomatik im Sinne eines akuten Abdomens. Als Grunderkrankung ist ein Mitralvitium bekannt. Eine Stenose war bereits vor 20 Jahren digital gesprengt worden. Der jetzige Auskultationsbefund spricht für ein erneutes kombiniertes Mitralvitium mit Stenose- und Insuffizienzanteil. Eine typische

Komplikation lange bestehender Mitralvitien ist eine absolute Arrhythmie. Diese Situation beinhaltet ein hohes Embolierisiko (s. auch Fall 34). Im Rahmen der Arrhythmie lassen sich beide, in den letzten 7 Tagen aufgetretenen Ereignisse erklären. Die zerebrale Symptomatik könnte durchaus im Rahmen einer arteriellen Embolie in das Gehirn aufgetreten sein. Die Abdominalsymptomatik könnte ebenfalls im Rahmen einer Mesenterialarterienembolie aufgetreten sein.

Welche weiterführenden Untersuchungen veranlassen Sie sofort?

- Röntgen-Thorax und Abdomen-Leeraufnahme im Stehen (Spiegel, freie Luft; Lungenstauung, Herzform?)
- EKG (Rhythmus?)
- Labor mit Entzündungszeichen, Elektolyten, Kreatinin, Laktat, Transaminasen, Gerinnung

Wie beurteilen Sie das abgeleitete EKG?

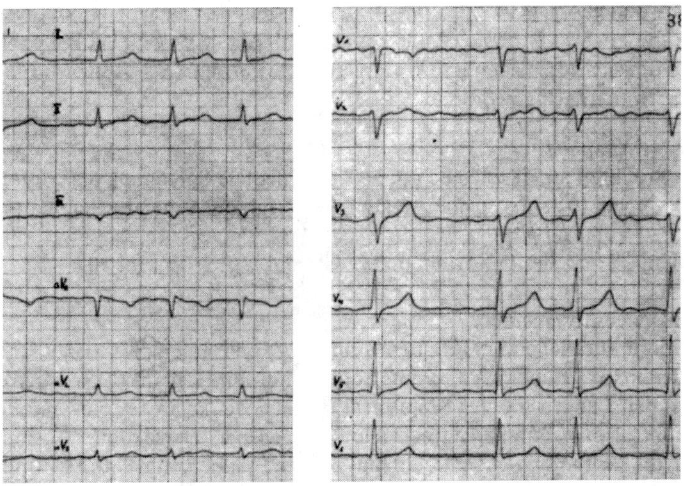

EKG-Befund: Arrhythmia absoluta bei Vorhofflimmern, mittlere Frequenz um 80/min., Linkstyp, RS-Umschlag in V_4, SL-Index neg.

Wie beurteilen Sie den Röntgen-Thorax-Befund?

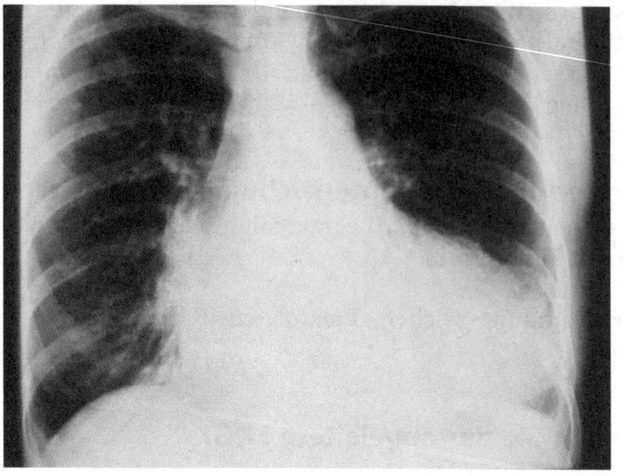

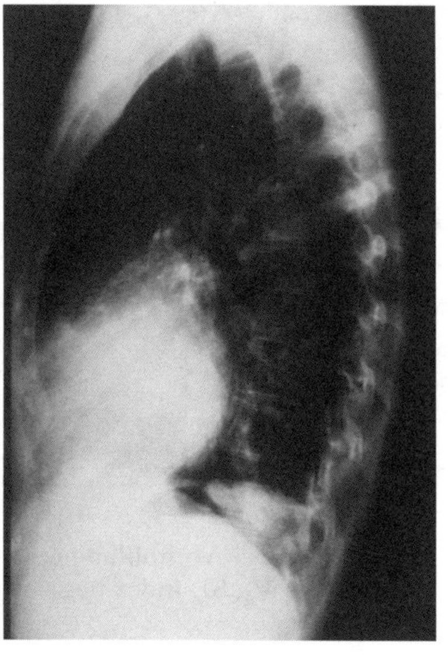

Röntgen-Thorax: Massiv nach links und dorsal dilatiertes Herz. Lungenperipherie frei von frischen Infiltraten oder Rundherden. Das Lungengefäßbild ergibt keinen Hinweis auf das Vorliegen einer Lungenstauung oder einer pulmonalen Hypertonie. Die seitliche Aufnahme zeigt eine deutliche Einengung des retrokardialen Raumes in Vorhof- und Ventrikelhöhe.

Wie beurteilen Sie das folgende Röntgenbild?

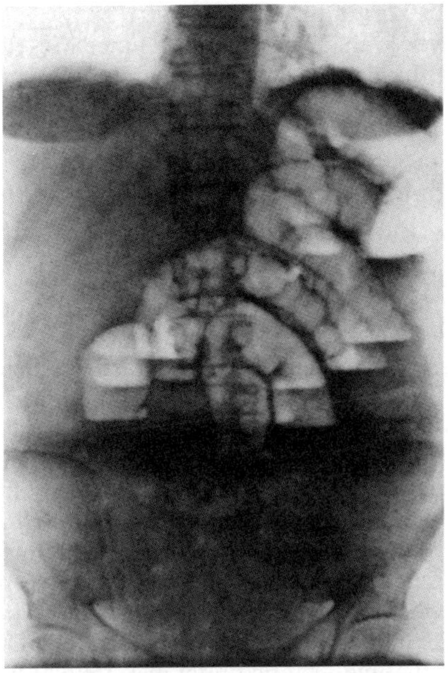

Auf dem Abdomen-Röntgenbild im Stehen sind diverse Spiegel, überwiegend im linken Oberbauch, zu erkennen. Dies spricht für einen Dünndarmileus.

Labor: BKS 47/73 mm n.W., Hb 14,9 g/dl, Ery 4,9/µl, HbE 30,4 pg/Ery, MCV 88 fl, Leuko 18,9/nl. Im Differentialblutbild 75 Segmentkernige, 17 Lymphozyten, 3 Stäbe, drei Monozyten, ein Eosinophiler, ein Basophiler, Kalium 5,35 mmol/l, Natrium 139 mmol/l, Calcium 2,28 mmol/l, GOT 22 U/l, GPT 19 U/l, γ-GT 67 U/l, AP 168 U/l, LDH 270 U/l, Eiweißelektrophorese: Gesamteiweiß 7,0 g/dl, Albumin 54 rel%, α_1-Globulin 4 rel%, α_2-Globulin 9 rel%, β-Globulin 13 rel%, γ-Globulin 20 rel%. Blutzucker 70 mg/dl, PTT 28,4 sec., Quick 98 %, CRP 64 mg/l, Laktat 53 mg/dl.

Röntgen: Bild eines Dünndarmileus, stark vergrößertes Herz, EKG: Absoluta, Labor: Entzündungszeichen und Laktat erhöht

Welche Diagnosen stellen Sie anhand der vorliegenden Befunde? Wie schätzen Sie die Primärsituation ein?

Bei der Patientin liegt ein bekanntes **Mitralvitium** mit Zustand nach digitaler Klappensprengung vor. Der Auskultationsbefund und der Röntgen-Thorax passen zu einem kombinierten Mitralvitium mit überwiegender Stenose und geringer Insuffizienz. Zusätzlich ist auch eine **Aorteninsuffizienz** wahrscheinlich. Es finden sich ein allseits verbreitertes Herz und eine Tachyarrhythmia absoluta; Zeichen einer Lungenstauung sind weder klinisch (feuchte RGs) noch radiologisch nachweisbar.
Der harte Bauch ohne Peristaltik und die Abdomenleeraufnahme mit den stehenden Dünndarmschlingen sprechen für ein akutes Abdomen mit **Ileussymptomatik**. Die erhöhten Entzündungswerte und das erhöhte Laktat passen zu diesem Krankheitsbild. Bei bekannter absoluter Arrhythmie und fehlender antikoagulatorischer Behandlung ist eine **Mesenterialarterienembolie** mit Mesenterialinfarkt und nachfolgendem paralytischen Ileus wahrscheinlich. Als Ort der

Thrombenbildung ist bei Arrhythmia absoluta der linke Vorhof anzunehmen. Die zurückliegende zerebrale Symptomatik läßt ebenfalls durch eine arterielle Embolie (verschleppter Vorhofthrombus) erklären.
Die Patientin ist schwer krank. Die Diagnose einer Mesenterialarterienembolie stellt eine absolute OP-Indikation dar. Erschwerend kommt bei der Patientin dazu, daß die Symptomatik bereits seit mehr als 24 Stunden besteht.

Welche Differentialdiagnosen des akuten Abdomens sind Ihnen bekannt?

Abdominelle Ursachen:

- Appendizitis, meist im jüngeren Lebensalter, mit in der Regel vom rechten Unterbauch ausgehenden Schmerzen, häufig Erbrechen
- mechanischer Ileus: Beginn meist mit kolikartigen Schmerzen, Wind- und Stuhlverhaltung, Erbrechen, hochgestellte klingende Darmgeräusche. Die Diagnose erfolgt durch eine Abdomenübersicht, hier Flüssigkeitsspiegel proximal der Stenose. Hauptursachen des mechanischen Ileus sind Adhäsionen nach Operationen, inkarzerierte Hernien oder ein Kolonkarzinom.
- generalisierte Peritonitis: Beginn meist mit diffusem Schmerz und bretthartem Abdomen, Abwehrspannung, Druck- und Klopfempfindlichkeit, sowie Loslaßschmerz. Später entwickelt sich eine Darmparalyse mit fehlenden Darmgeräuschen. Der Leib ist aufgetrieben, Stuhl- und Windverhaltung, Fieber, Übelkeit, Erbrechen, Schock und Nierenversagen. Die Diagnose erfolgt durch eine Abdomenleeraufnahme. Häufig findet man freie Luft (Perforation), Dünn- und Dickdarmspiegel (paralytischer Ileus). Peritonitiden treten meistens bei perforierten Ulzera, bei einer Gallenblasenperforation oder im Rahmen einer Divertikulitis, Appendizitis oder bakteriellen Druckwanderung auf.
- Pankreatitis: akuter Beginn mit heftigen Oberbauchbeschwerden, Gallen- und Nierenkolik, heftige krampfartige Schmerzen, unruhiger Patient
- gynäkologische Erkrankungen, beispielsweise Adnexitis oder Extrauteringravidität
- Invagination meist bei Kindern
- Mesenterialinfarkt: Schmerzbeginn manchmal schleichend, häufig alte Menschen oder Patienten mit absoluter Arrhythmie. In der weiteren Entwicklung oft Ausbildung eines Ileus.
- Zustand nach stumpfem Bauchtrauma mit inneren Organschäden

Extraabdominelle Ursachen:

- Hinterwandinfarkt mit Oberbauchbeschwerden, akute Rechtsherzinsuffizienz, beispielsweise nach Lungenembolie durch einen plötzlichen Kapseldehnungsschmerz der Leber
- basale Pleuropneumonie
- von der Wirbelsäule ausgehende Schmerzen (Arthritis, akute Coxitis)
- diabetische Ketoazidose im Sinne einer Pseudoperitonitis mit Oberbauchkrämpfen, Erbrechen und Azetongeruch
- Seltene Ursachen sind akute intermittierende Porphyrien oder eine Purpura Schönlein-Henoch.

Was unternehmen Sie bei der Patientin weiterhin?

Eine sofortige, notfallmäßige Laparatomie ist dringend indiziert. Auf eine Mesenterialangiographie sollte in Hinblick auf den weiteren Zeitverlust in solchen eindeutigen Situationen mit fortgeschrittener Symptomatik verzichtet werden.

Auch eine Echokardiographie wird aus diesem Grund nicht mehr präoperativ durchgeführt. Mit der Echokardiographie hätte man ggf. Vorhofthromben oder mittels der transösophagealen Echokardiographie auch Thromben im Herzohr nachweisen können.
Die Patientin wird über den liegenden zentralvenösen Zugang mit Elektrolytlösungen (Ionosteril®) infundiert. Die Kreislaufverhältnisse sind stabil. Bei der Laparotomie zeigt sich ein livide verfärbter Dünndarm und ein beginnend gangränöses Colon ascendens mit Caecum, dabei bereits Zeichen einer Peritonitis. Es wird eine rechtsseitige Hemikolektomie und eine Embolektomie des die gesamte Arteria mesenterica superior verschließenden Embolus vorgenommen. Aufgrund des Op-Situs und der kardialen Vorschädigung der Patientin ist die Prognose schlecht. Die Patientin verstirbt 7 Stunden nach der Operation auf der Intensivstation im nicht beherrschbaren peritonealen Schock.

Notlaparatomie: livider Dünndarm, gangränöses Colon ascendens; Embolektomie aus der Arteria mesenterica superior und Hemikolektomie rechts. Trotzdem letaler Ausgang

Wie beurteilen Sie den Fall aus der Retrospektive, hätte man das Ereignis verhindern können?

Retrospektiv ist davon auszugehen, daß auch die flüchtige zerebrale Symptomatik durch eine kleine arterielle Embolie ausgelöst wurde und die zerebralen Symptome durch einen funktionierenden Kollateralkreislauf relativ rasch rückgebildet waren.
Bei einer Patientin, die bereits vor 20 Jahren kommisurotomiert wurde, wäre eine regelmäßige kardiologische Nachuntersuchung sinnvoll gewesen. Das Vorhofflimmern wäre dann wahrscheinlich früher aufgefallen und man hätte man die Patientin auf Dauer antikoagulieren müssen, um derartige Komplikationen der Arrhythmia absoluta zu verhindern. Außerdem hätte man den Verlauf des Vitiums engmaschig echokardiographisch kontrollieren können und zu einem gegebenen Zeitpunkt eine erneute Operation, möglicherweise diesmal mit Klappenersatz, vornehmen können. Es wäre damit nicht zu einem derart massiv vergrößerten Herzen gekommen. Unter einer derartigen Behandlung wäre es vielleicht nicht zu dem dramatischen Krankheitsbild mit letalem Ausgang gekommen.
Darüber hinaus hätte eine frühere Operation, wenn die Patientin sich sofort nach Beginn der Beschwerden vorgestellt hätte, evtl. auch den tödlichen Ausgang verhindern können.

Quintessenz

Bei Mitralvitien ist das Auftreten einer absoluten Arrhythmie häufig. In diesen Fällen (vor allem bei Mitralstenosen = valvuläres Vorhofflimmern) besteht ein hohes Embolierisiko, so daß eine gerinnungshemmende Behandlung dringend indiziert ist.
Tritt bei nicht antikoagulierten Patienten mit valvulärem Vorhofflimmern eine akute abdominelle Sympomatik auf, ist immer mit einer Mesenterialembolie zu rechnen. Wenn dieser Verdacht naheliegend ist, sollte nicht mit umfangreicher Diagnostik Zeit verloren werden, da nur eine sofortige Operation die insgesamt schlechte Prognose in dieser Situation bessern kann.

60

Fall 60

▷ Anamnese

Eine 62jährige Frau klagt seit ca. 4 Monaten über Rückenschmerzen mit Punctum maximum rechts paravertebral in Höhe des rechten Nierenlagers, die einerseits bis zwischen die Schulterblätter und andererseits auch bis in den rechten Oberbauch hin ausstrahlen. Kein Erbrechen, keine Übelkeit, keine Gewichtsabnahme, kein Alkohol, kein Nikotin.

▷ Aufnahmebefund

Rückenschmerzen ohne weitere Allgemeinsymptome; großer Tumor im Oberbauch

62jährige Patientin in gutem EZ und KZ. Haut und sichtbare Schleimhäute gut durchblutet. Keine Zyanose, keine Dyspnoe, kein Ikterus. Zunge belegt und feucht, Rachenring reizlos. Pupillen o.B. Keine Struma, keine Halsveneneinflußstauung. Herz und Lunge perkutorisch und auskultatorisch unauffällig. Puls 64/min. regelmäßig, RR 120/70 mmHg. Weiche, gut eindrückbare Bauchdecken, kein Druckschmerz. Leber und Milz nicht palpabel, mannsfaustgroße, derbe Resistenz im Bereich des mittleren Oberbauches. Rechtes Nierenlager klopfschmerzhaft. Untere BWS und obere LWS klopfschmerzhaft. Periphere Pulse und neurologischer Befund unauffällig.

Welche Vermutungsdiagnose stellen Sie?

Der Untersuchungsbefund ergibt einen etwa mannsfaustgroßen Tumor unklarer Genese im mittleren Oberbauch. Am wahrscheinlichsten handelt es sich um eine Pankreaspseudozyste, obwohl kein Trauma angegeben wird und kein Alkoholabusus besteht. DD: vom Magen ausgehender Tumor, Echinokokkuszyste im linken Leberlappen, Pankreastumor, Lymphom.

Welche Untersuchungen führen Sie durch?

- **Labor** mit Entzündungsparametern, Pankreasfermenten, Cholestasezeichen, Kreatinin
- **Oberbauchsonographie** (Raumforderung solide oder zystisch, Organzugehörigkeit?)
- **Gastroskopie** (Magenkarzinom?)

Labor: BKS 55/78 mm n.W., Hb 13,4 g/dl, Ery 4,51/µl, HbE 29,7 pg/Ery, MCV 82 fl, Leuko 6,8/nl, Kreatinin 1,14 mg/dl, Elektrolyte, Leberwerte, Gesamteiweiß, Elektrophorese, Quick, PTT im Normbereich Amylase 41 U/l, Lipase 70 U/l, CRP 4,7 mg/l

Sonographie: mannsfaustgroßer Tumor (7 x 10 x 8 cm) mit inhomogenem, dichtem Echomuster zwischen Leberunterfläche und V. cava, am ehesten vom Pankreas ausgehend. Leber und Milz unauffällig. Gallenblase ebenfalls unauffällig. Rechte Niere normalgroß, mit regelrechtem Verhältnis von Parenchym zu Pyelon. Linke Niere mit kirschgroßer Zyste.

Gastroskopie; unauffälliger Schleimhautbefund im Magen und Duodenum. Im Pylorusbereich sowie im duodenalen C fand sich eine glatte Impression der Wand von außen. Abgesehen davon kein pathologischer Befund.

Wie werten Sie die bisher erhaltenen Befunde? Wie beurteilen Sie das Labor?

Bei der Patientin liegt eine erhöhte BKS ohne weitere Entzündungszeichen vor. Sowohl die Leukozyten als auch das CRP liegen im Normbereich. Ebenso im Normbereich gelegen sind die Pankreasfermente, die auch bei mehreren Kontrollen jeweils unauffällige Befunde ergaben.
Der Sonographiebefund spricht für einen tumorösen Prozeß im rechten Mittel- bis Oberbauch, wobei aufgrund des sonographischen Reflexmusters von einem soliden Prozeß und nicht von einer Zyste ausgegangen werden muß. Denkbar ist ein vom Pankreaskopf ausgehender Tumor, allerdings verursachen Pankreaskarzinome normalerweise früh eine Cholestase und erreichen kaum einmal eine solche Größe ohne erhebliche Symptome. In Betracht zu ziehen ist auch ein anderer retroperitonealer Tumor, z. B. primäres oder sekundäres Lymphom.

Wie beurteilen Sie den Röntgenbefund des Magens?

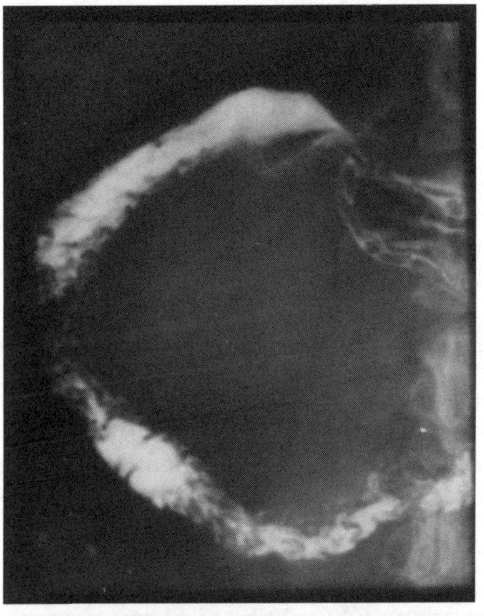

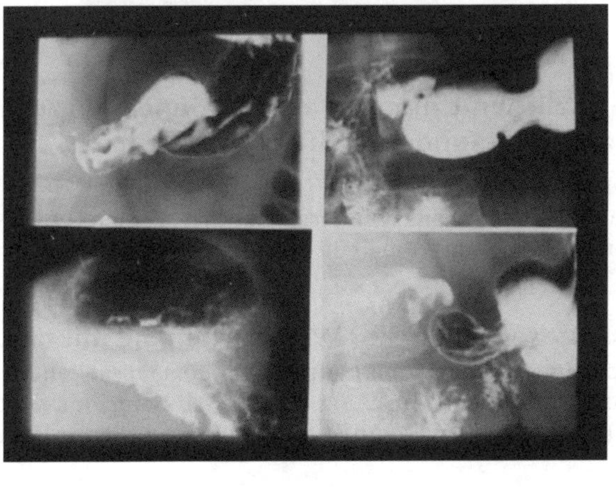

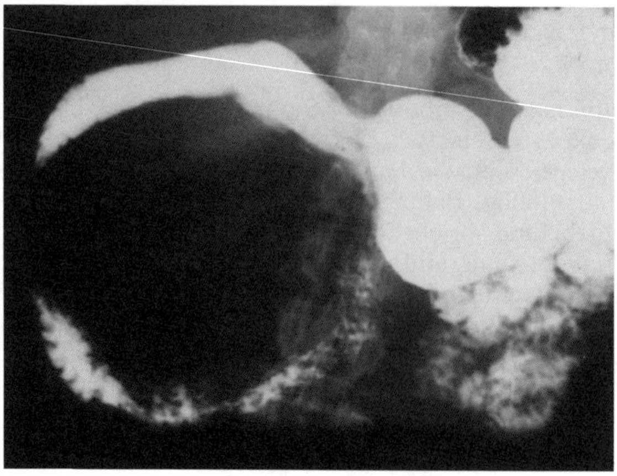

Sonographisch großer Tumor etwa in der Gegend des Pankreaskopfes, in der MDP Verdrängung des Duodenums

Ösophagus und Magen unauffällig, duodenales C großbogig nach lateral verdrängt

Wie schätzen Sie die Primärsituation ein? Welche Arbeitsdiagnose stellen Sie?

Die Patientin ist nicht akut lebensbedrohlich erkrankt, so daß die Aufnahme auf der Normalstation erfolgen kann. Die bisher erhaltenen Befunde sprechen für einen tumorösen bzw. verdrängenden Prozeß im Bereich des duodenalen Cs mit Verdrängung von Magen und Duodenum.

Welche weiteren diagnostischen Maßnahmen ergreifen Sie?

Im CT retroperitonealer Tumor ohne sichtbare Organzugehörigkeit bzw. Organinfiltration

Computertomographie des Abdomens: Es findet sich ein etwa 8 x 10 x 8 cm großer, inhomogener, vom Retroperitoneum ausgehender, mit den übrigen Organen nicht verwachsener, glatt begrenzter tumoröser Prozeß. Eine Verbindung zum Pankreas läßt sich nicht sicher nachweisen. Kein Hinweis auf Metastasierung (keine vergrößerten intraabdominellen Lymphknoten). Die übrigen Abdominalorgane stellen sich unauffällig dar. Kleine, etwa 1,5 cm im Durchmesser messende Nierenzyste links, ansonsten unauffälliger Befund.
Aufgrund der Lokalisation und der Dichte ist von einem vom Bindegewebe ausgehenden Tumor auszugehen.

Welche zusätzlichen Untersuchungen können Sie zur weiteren Abgrenzung des Befundes noch durchführen?

Histologisch Leiomyom

Sonographisch gezielte Punktion zur Histologiegewinnung:
Dabei kann ein rötlicher Stanzzylinder gewonnen werden. Histologisch finden sich Zellen eines Leiomyoms ohne Hinweise für Malignität.

Welche Diagnose stellen Sie? Was machen Sie mit der Patientin?

Die Diagnose lautet solider, vom Retroperitoneum ausgehender Tumor ohne Hinweis auf Infiltration der Umgebung, am ehesten Leimyom. Wegen der Größe des Tumors und der Beschwerden ist eine Entfernung erforderlich, außerdem können solche Prozesse sarkomatös entarten, oft nur partiell, so daß auch nach der Punktion Malignität nicht mit Sicherheit ausgeschlossen werden kann. Therapie der Wahl ist also die Operation.

Intraoperativ findet sich ein vom Retroperitoneum ausgehender, solider und verdrängend wachsender, glatt bewandeter Tumor, der in keinem Zusammenhang mit dem Pankreas steht, sondern von den retroperitonealen Weichteilen ausgeht. Die Schnellschnittdiagnostik bestätigt das Leiomyom ohne Hinweis auf Malignität. Der Tumor läßt sich gut freipräparieren und kann in toto entfernt werden. Die abschließende histologische Diagnostik ergibt keine neuen Aspekte, die Diagnose des Leiomyoms kann endgültig bestätigt werden. Der postoperative Verlauf ist komplikationslos, so daß die Patientin 14 Tage nach der Operation in relativ beschwerdefreiem Zustand entlassen werden kann.

Quintessenz

Retroperitoneale Tumore können unterschiedliche Ätiologien aufweisen und maligne (z. B. primäre oder sekundäre Lymphome) oder auch benigne sein. Maligne Prozesse sind meist von ausgeprägteren Allgemeinerscheinungen begleitet. Pankreaskarzinome werden in allgemeinen durch eine Cholestase symptomatisch. Benigne Tumoren sind meist gut von den umgebenden Organen zu trennen und können daher oft relativ unproblematisch exstirpiert werden.

Fall 61

61

▷ Anamnese

Ein 60jähriger Mann war bei der werksärztlichen Untersuchung durch eine stark erhöhte BKS aufgefallen → Einweisung des Patienten zur diagnostischen Abklärung. Der Patient selbst klagt über keinerlei Beschwerden.

▷ Frühere Anamnese

Nie ernsthaft krank gewesen, keine Operationen, keine Krankenhausaufenthalte; seit etwa 2 Jahren seien erhöhte Blutdruckwerte bekannt; vor etwa 7 Jahren Gürtelrose durchgemacht, keine Infektionen in den letzten Monaten, kein Gewichtsverlust, kein Nachtschweiß, keinerlei Leistungsknick oder Abgeschlagenheit. Auch die Frage nach Gelenkbeschwerden wird verneint.

▷ Aufnahmeuntersuchung

60jähriger Patient in gutem AZ und EZ. Haut und sichtbare Schleimhäute unauffällig, keine Dyspnoe, keine Zyanose, keine Ödeme. Bewußtsein klar, voll orientiert. NAP frei, kein Meningismus, freie Beweglichkeit des Kopfes, kein Kalottenklopfschmerz. Zunge feucht, nicht belegt, Rachenring reizlos, Ober- und Unterkiefer zahnprothetisch versorgt. Keine Struma, keine Halsvenenstauung. Symmetrischer knöcherner Thorax ohne Deformitäten. Lungen seitengleich beatmet, bds. Vesikuläratmen, keine pathologischen Geräusche auskultierbar, sonorer Klopfschall. Herztöne rein, akzentuiert, keine vitientypischen Geräusche. Aktionen rhythmisch 72/min., Blutdruck nach RR 180/100 mmHg. Periphere Pulse seitengleich gut tastbar. Bauchdecke weich, nicht gespannt, keine pathologischen Resistenzen. Leber randständig, Milz nicht tastbar vergrößert, Nierenlager bds. frei. Keine Lymphknoten palpabel. Wirbelsäule ohne Klopf- und Stauchungsschmerz. Beginnende Dupuytrensche Kontraktur (links stärker rechts), leichte Varikosis linkes Bein. Neurologische Untersuchung bei seitengleich auslösbaren Reflexen unauffällig.

Zufällig festgestellte Sturzsenkung, keine richtungsweisenden Symptome

Welche Vermutungsdiagnose stellen Sie?

Der Patient leidet unter einem seit 2 Jahren bekannten Bluthochdruck, der jedoch für die Senkungsbeschleunigung nicht in Betracht kommt. Als einziges Symptom ist bei klinisch ansonsten unauffälligem Patienten eine BKS-Beschleunigung bekannt. Diese kommt bei einer Anämie und bei Dysproteinämien vor, im Rahmen entzündlicher und rheumatischer Erkrankungen, auch bei einem Tumorleiden, insbesondere bei hämatologischen Systemerkrankungen. Erstes Symptom ist dabei nicht selten eine zufällig festgestellte BKS-Beschleunigung.

Welche Untersuchungen veranlassen Sie bei Klinikaufnahme?

- Labor: Kontrolle der Blutsenkung! Außerdem Blutbild, CRP, Elektrophorese, Transaminasen, Kreatinin, Fibrinogen und Gerinnung, Blutzucker, Urinstatus
- Röntgen-Thorax-Aufnahme (Infiltrate?)
- EKG (linksvenrikuläre Hypertrophie?)

Ergebnisse

Laborwerte: BKS 105/120 mm n.W., Hb 12,5 g/dl, Ery 3,97/µl, Leuko 4,5/nl. Restliches Blutbild, Differentialblutbild, Blutgerinnungswerte, Fibrinogen, Bilirubin, GOT; GPT, γ-GT, LDH, Amylase, Serumelektrolyte, Neutralfette, Blutzucker, alk. Phosphatase im Normbereich. Kreatinin 2,4 mg/dl. Urinstatus normal.

Rö-Thorax p.a. und seitlich: linksbetontes Herz, Herzgröße im Normbereich, keine Stauungszeichen. Keine frischen Lungeninfiltrate, unauffällige Lungenzeichnung.

Aufnahme-EKG: normfrequenter Sinusrhythmus bei Linkstyp, keine Repolarisationsstörungen

Wie werten Sie die vorliegenden Befunde? Sind Sie der Diagnosestellung näher gekommen? Welche Untersuchung ist nicht erwähnt worden und könnte Sie in diesem Fall evtl. weiter bringen?

Die Laborwerte bestätigen die bereits anamnestisch bekannte ausgeprägte Senkungsbeschleunigung („Sturzsenkung"). Zusätzlich läßt sich eine leichtgradige Anämie feststellen, ein Hinweis auf eine Erkrankung der weißen Blutzellreihe besteht jedoch aufgrund der erhaltenen Blutbildbefunde nicht. Das Kreatinin weist auf eine Niereninsuffizienz im Stadium der kompensierten Retention hin. Die bisher erhobenen Befunde klären die BKS-Beschleunigung nicht zufriedenstellend auf.
Nicht erwähnt ist bisher die Eiweißelektrophorese.

Wie beurteilen Sie folgende Elektrophorese? Welche Diagnose stellen Sie?

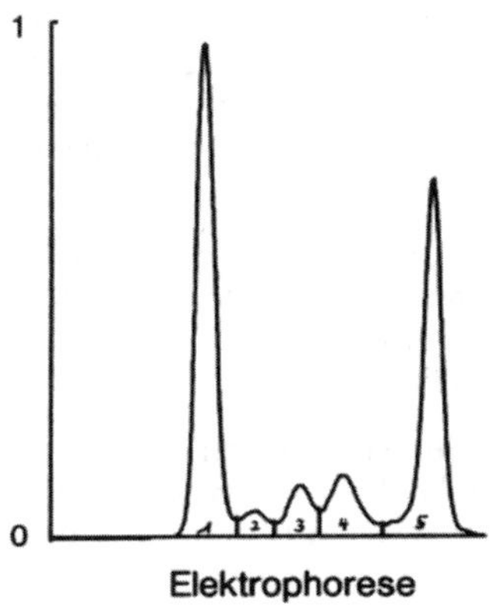

Normbereich:
Gesamteiweiß 6,6-8,7 g/l
Albumin 58-70 %
α_1-Globulin 1,5-4,0 %
α_2-Globulin 5,0-10,0 %
β-Globulin 8,0-13,0 %
γ-Globulin 10,0-19,0 %

Resultat des Patienten:
Ges. Eiweiß 9,2 g/dl
Albumin 46,1 %
α_1-Globulin 3,2 %
α_2-Globulin 6,4 %
β-Globulin 9,8 %
γ-Globulin 34,5 %

M-Gradient in der Serumelektrophorese

Elektrophoresebefund: Gesamteiweiß 9,2 g/dl, in der Eiweißelektrophorese Hypalbulinämie (46,1 %), γ-Globulinämie 34,5 % mit M-Gradienten.
Der Befund spricht für ein Plasmozytom (= multiples Myelom, M. Kahler).

Welche weiterführenden diagnostischen Maßnahmen veranlassen Sie?

- Immunelektrophorese, quantitative Bestimmung der Immunglobuline, Urin auf Bence-Jones-Protein, Beta-2-Mikroglobulin
- Röntgen: Schädel, HWS, BWS, LWS in 2 Ebenen
- Beckenkammbiopsie
- Oberbauchsonographie
- Knochenszintigramm

Ergebnisse

Quantitative Bestimmung der Immunglobuline: IgG 7.500 mg/dl deutlich erhöht, IgA kleiner 50 mg/dl und IgM kleiner 30 mg/dl jeweils erniedrigt. Lambda-Ketten +. Urinkultur steril, Urinsediment und -status unauffällig. Urin auf Bence-Jones-Proteine neg. Beta-2-Mikroglobulin mit 9 mg/l erhöht.

HWS, BWS und LWS in 2 Ebenen: mäßiggradige Osteoporose in allen Abschnitten, Osteochondrose C_5/C_6, C_6/C_7, L_1/L_2, L_4/L_5, kein Hinweis auf Knochendestruktion

Histologie der Beckenkammbiopsie: Ery-, Granulo- und Megakaryozytose sind mittelgradig reifungsgehemmt; sehr lebhafte Erythrozytopoese; diffus angeordnet reichlich Plasmazellen ohne größere Atypien. Die Plasmazellveränderungen sind auffällig, reichen aber nicht für die histologische Diagnosestellung eines Plasmozytoms aus. Im weiteren Verlauf Kontrolle empfohlen.

Oberbauchsonographie: normal große Leber ohne umschriebene Veränderungen, sonographisch kein Hinweis auf Parenchymschaden. Gallenblase normal, keine Konkremente. Pankreas unauffällig. Milz mit 7 x 5 x 3 cm klein, kleine Nierenzyste rechts am unteren Pol. Sonst kräftige Nieren bds. ohne Hinweis für Abflußbehinderung. Prostata unauffällig.

Knochenszintigraphie: Bei der Knochenszintigraphie ergaben sich multiple Herde in der Schädelkalotte, in beiden Beckenschaufeln, in den Rippen sowie am re. Humerus, li. Tibia. Kein Hinweis auf Herde in der Wirbelsäule.

Wie beurteilen Sie folgende Röntgenaufnahme des Schädels?

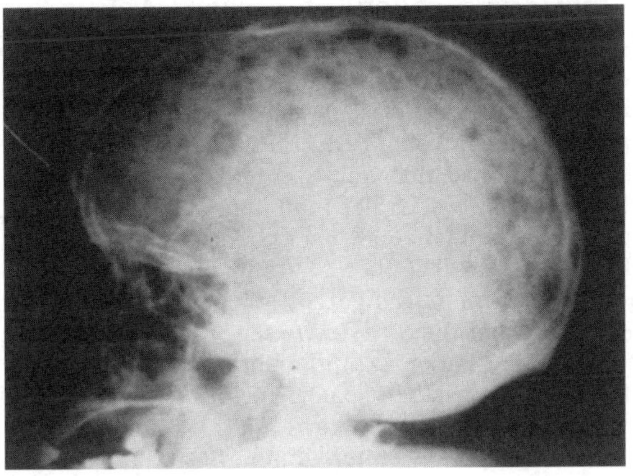

Mehrere, ca. pfefferkorngroße Aufhellungen in der Schädelkalotte bds.

Szintigraphisch und radiologisch multiple Knochenherde, IgG stark erhöht, in der Immunelektrophorese Nachweis eines monoklonalen Immunglobulins, im Knochenmark Plasmazellvermehrung ohne eindeutigen Plasmozytomnachweis

Welche Diagnose stellen Sie in Kenntnis der vorliegenden Befunde?

Im vorliegenden Fall handelt es sich um ein Plasmozytom der Klasse IgG, Lambda-Ketten. Aufgrund der hohen Paraproteinämie, des disseminierten Knochenbefalls und der Niereninsuffizienz liegt ein Stadium III B vor. Der fehlende Nachweis einer Knochenmarkinfiltration widerlegt bei den eindeutigen laborchemischen Befunden die Diagnose nicht.

Welche Komplikationen können beim Plasmozytom auftreten?

Spontanfrakturen, hyperkalzämische Krisen, Niereninsuffizienz bei etwa 50 % der Fälle durch die erhöhte Eiweißausscheidung, Amyloidose, Panzytopenie

Was unternehmen Sie therapeutisch?

Im Stadium III sowie bei (auf das Plasmozytom zurückzuführender) Niereninsuffizienz ist eine zytostatische Therapie indiziert. Dabei werden 0,25 mg/kg Körpergewicht Melphalan und 2 mg/kg Prednison für 4 Tage verabreicht. Die Therapie wird am Tag 43 wiederholt. Im Intervall müssen regelmäßige Blutbildkontrollen erfolgen, um das Ausmaß der zu erwartenden Knochenmarkdepression zu erkennen. Am empfindlichsten reagieren meist die Granulozyten, weniger ausgeprägt Lymphozyten und Thrombozyten. Der Tiefpunkt **(Nadir)** ist etwa 2 Wochen nach der Zytostatikagabe zu erwarten.

Ist die Knochenmarkdepression zu ausgeprägt, muß evtl. die nächste Therapie bis zum Ansteigen der Werte verschoben und die Dosis reduziert werden. Bei ausbleibender Leuko- oder Thrombopenie kann die Melphalandosis erhöht werden. Als Verlaufsparameter eignen sich das Ausmaß der Paraproteinämie und das Beta-2-Mikroglobulin. Im allgemeinen sind etwa 6 Zyklen zur Reduktion der Tumormasse erforderlich.

Bei unserem Patienten können die 6 Zyklen ohne Komplikationen durchgeführt werden. Beta-2-Mikroglobulin und IgG gehen kontinuierlich zurück und sind nach 4 Zyklen normalisiert.

Chemotherapie mit Melphalan und Prednison

Wie sehen Sie den weiteren Verlauf? Welche Kontrolluntersuchungen müssen durchgeführt werden? Welche Behandlungsmöglichkeiten bestehen bei frakturgefährdeten Osteolysen?

Trotz des guten Ansprechens auf die Therapie ist nicht von einer Ausheilung der Grunderkrankung auszugehen. Aus diesem Grunde muß der Patient in regelmäßiger Nachsorge bleiben, wobei BKS, Blutbild, Kalzium und Nierenwerte sowie die Eiweißelektrophorese überprüft werden sollten. Kommt es zu einem Abfall des Hb-Wertes, einem Anstieg der Immunglobuline und einer progredienten Niereninsuffizienz, muß erneut eine Chemotherapie eingeleitet werden.
Die mittlere Überlebensrate liegt über 30 Monaten, wobei eine sehr große Variation auftreten kann. Patienten, die gut auf die Chemotherapie ansprechen und eine geringe Plasmozytomzellmasse aufweisen, haben deutlich bessere Überlebensraten. Etwa 2 % aller Patienten und mehr als 6 % der auf die Zytostase ansprechenden Patienten entwickeln später eine akute myeloische oder eine Monozytenleukämie.
Frakturgefährdete Osteolysen können durch Bestrahlung behandelt werden. Hierdurch kommt es zu einer Stabilisation des Knochenbefundes.

Quintessenz

Bei dem multiplen Myelom oder Plasmozytom handelt es sich um eine maligne Transformation einer Plasmazellreihe. Es kommt zur Bildung eines Paraproteins, das sich elektrophoretisch nachweisen läßt. Die Symptome gründen sich zum einen auf das Paraprotein (Niereninsuffizienz, Hyperviskositätssyndrom), zum anderen auf die Knochen- und Knochenmarksinfiltration durch die Plasmazellen (Knochendestruktionen, Hyperkalzämie, Anämie). Das Ausmaß dieser Symptome bestimmt das klinische Stadium, nach dem sich wiederum die Indikation zu einer zytostatischen Therapie richtet. Frakturgefährdete Knochenareale werden bestrahlt, bei pathologischen Frakturen ist eine Osteosynthese erforderlich.

Fall 62

62

▷ Anamnese

Eine 54jährige, vernachlässigt wirkende Patientin wurde wegen akuter Atemnot mit dem NAW auf Intensivstation eingeliefert. Bei Aufnahme Dyspnoe, Zyanose, verlangsamte Reaktionen, klagt über heftige Kopfschmerzen und Sehstörungen. RR 230/120; nach Angaben der begleitenden Tochter habe sie zu Hause erbrochen. In letzter Zeit habe sie häufiger über nächtliche Atemnot und Kopfschmerzen geklagt.

▷ Frühere Anamnese

Als Kind rechtsseitige Leistenhernienop., seit etwa 5 Jahren sei ein erhöhter Blutdruck bekannt, trotz Medikamenteneinnahme sei der Blutdruck immer hoch gewesen. Alkoholkonsum: 2-3 Flaschen Bier/Tag und zusätzlich Schnaps, langjähriger Nikotinabusus von 20-30 Zig. täglich.

▷ Aufnahmeuntersuchung

54jährige Patientin in akut reduziertem AZ, guter EZ. Haut trocken, warm, blaß, Dyspnoe, Zyanose, keine Ödeme. Kein Meningismus, kein Kalottenklopfschmerz. Zunge belegt, Rachenring reizlos, Schleimhäute gut durchblutet. Ober- und Unterkiefer vollprothetisch saniert. Keine Halsvenenstauung, keine Struma. Symmetrischer, seitengleich beatmeter Thorax. Über beiden Lungen sonorer Klopfschall, Vesikuläratmen, beidseits deutliche klein- bis mittelblasige Rasselgeräusche. Herztöne rein, Aktionen rhythmisch, 2/6 Systolikum mit p.m. über Erb. Puls 90/min., Blutdruck nach RR 230/120 mmHg. Periphere Pulse seitengleich tastbar, keine Stenosegeräusche auskultierbar. Bauchdecke weich, nicht gespannt, Leber 1-2 QF unter dem rechten Rippenbogen tastbar, Milz nicht palpabel, Nierenlager frei, Bruchpforten geschlossen. Extremitäten frei beweglich. Neurologische Untersuchung: Reflexe seitengleich auslösbar, beidseitige Gesichtsfeldeinschränkungen, deulich verlangsamte Reaktionen (Anamnese nur bruchstückhaft möglich).

Notfallmäßige Aufnahme mit stark erhöhten Blutdruckwerten, zerebralen Symptomen und Lungenstauung; bekannte, wohl unzureichend behandelte Hypertonie

Welche Diagnose stellen Sie und was unternehmen Sie als therapeutische Sofortmaßnahme?

Die Arbeitsdiagnose lautet hypertensive Krise mit akuter Linksherzinsuffizienz und zerebralen Symptomen (Kopfschmerzen, Sehstörungen, Verlangsamung).
Die Patientin wird sofort auf die Intensivstation aufgenommen. Wegen der Lungenstauung wird Furosemid (20 mg) i. v. verabreicht. Eine Blutdrucksenkung sollte nur sehr vorsichtig erfolgen, daher sind parenterale Gaben kurzwirksamer Antihypertensiva der früher gebräuchlichen sublingualen Gabe von 10-20 mg Nifedipin vorzuziehen, die z. T. zu unkontrollierten Blutdruckabfällen mit schwerwiegenden zerebralen Schäden oder sogar Todesfolgen geführt hat (kleine, fraktionierte Gaben von Nifedipin sind weniger problematisch). Die Patientin erhält 20 mg Urapidil i. v. und anschließend eine Infusion mit 2 mg/min., die langsam auf 8 mg/min. gesteigert werden muß. Damit läßt sich der Blutdruck auf Werte um 180/100 mmHg „titrieren". Darüber hinaus erhält die Patientin über eine Nasensonde 4 l Sauerstoff/min. Nach etwa einer 1/2 Stunde reagiert die Patientin wieder situationsgerecht und klagt nicht mehr über Kopfschmerzen oder Sehstörungen. Die Zyanose und Dyspnoe sind verschwunden.

Welche Diagnostik sehen Sie vor?

- CT des Kopfes: Obwohl sich die zerebrale Symptomatik mit der Blutdrucksenkung rasch zurückgebildet hat, ist eine intrazerebrale Blutung nur computertomographisch mit Sicherheit auszuschließen.
- Labor mit Blutbild, Elektrolyten, Kreatinin, Transaminasen, Fetten, CK, Blutzucker, TSH, Urinstatus
- EKG (Hypertrophiezeichen?)
- Röntgen-Thorax-Aufnahme (Lungenstauung, Herzgröße?)
- Sonographie (Nierenmorphologie, Aortensklerose oder -aneurysma, Leberparenchym bei Alkoholanamnese)

Ergebnisse

CT: Ausschluß einer zerebralen Blutung, periventrikuläre Dichteminderungen als Hinweis auf zerebrale Angiopathie

Laborwerte: BKS 41/62 mm n.W., Hb 14,6 g/dl, Ery 4,51/µl, Leuko 9,2/nl, Differential- und Restblutbild o.B. Kreatinin, Serumelektrolyte, Blutzucker, CK im Normbereich. GOT 21 U/l, GPT 14 U/l, γ-GT 90 U/l. Cholesterin 281 mg/dl, HDL 75 mg/dl, Triglyceride 207 mg/dl. TSH 0,85 µU/ml (euthyreot). Urinsediment: Ery 0-1, Leuko 0-1, Bakterien vereinzelt, in der Urinkultur 10.000 Keime/ml, Corynebakterien. Eiweiß (+), Glukose, Aceton, Nitrite neg.

Rö-Thorax: linksbetontes Herz mit der Größe im oberen Normbereich. Keine Stauung, keine Infiltrate, keine Ergüsse. Unauffälliges Mediastinum, Gabelrippe rechts.

Oberbauchsonographie: Hepatomegalie mit diffuser Verdichtung des Parenchyms. Steinfreie Gallenblase. Kein intrahepatischer Aufstau. Pankreas im Corpusbereich unauffällig. Ausgeprägte Aortensklerose, kein Aneurysma. Normal große Milz. Bds. noch normal große Nieren.

Wie beurteilen Sie folgendes EKG?

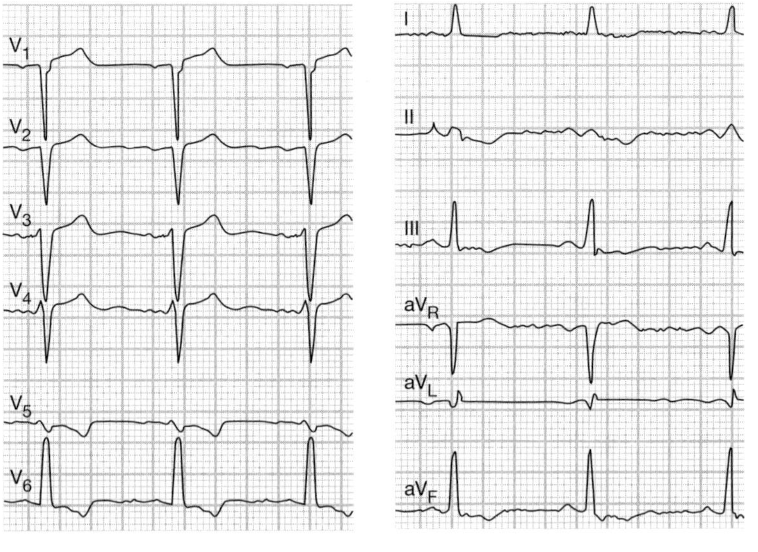

EKG-Befund: Sinusrhythmus, HF 68/min., Steiltyp, deutliche Zeichen der Linksherzhypertrophie mit Linksschädigungszeichen

Verlauf

Die Umstellung von der parenteralen auf eine orale Therapie gestaltet sich schwierig. Erst unter einer antihypertensiven Dreierkombination mit Betablocker, Ca.-Antagonist und Diuretikum liegen die Blutdruckwerte überwiegend um 150/90 mmHg, allerdings gibt es auch noch Spitzenwerte bis zu 205/110 mmHg.

Vorsichtige Blutdrucksenkung mit Urapidil i. v., Ausschluß einer Hirnblutung, Umstellung auf eine orale Therapie

Was unternehmen Sie zur weiteren diagnostischen Abklärung?

- Echokardiographie (linksventrikuläre Hypertrophie?)
- Augenhintergrundspiegelung (Fundus hypertonicus?)
- Dopplersonographie der Carotiden (Stenosen?)

Ergebnisse

Echokardiographie: ausgeprägte linksventrikuläre Hypertrophie mit einer Septumdicke von 15-16 mm und einer Hinterwanddicke von 16 mm. Regelrecht weite Herzhöhlen. Rechnerisch noch gute linksventrikuläre Funktion ohne regionale Wandbewegungsstörungen. Mitralklappen unauffällig. Aortenklappe soweit einsehbar ebenfalls morphologisch unauffällig dargestellt. Kein Perikarderguß.

Augenärztliche Konsiliaruntersuchung: Fundus bds.: Arterien enggestellt. Einzelne Kreuzungszeichen. Venen vermehrt geschlängelt. Keine Parenchymzeichen. Tensio bds. palpatorisch weich. Diagnose: Fundus hypertonicus I.-II. Grades.

Dopplersonographie der Aa. carotides: mäßiggradige arteriosklerotische Veränderungen. Kein Anhalt für eine umschriebene Stenose im Stromgebiet beider Aa. carotides.

Suche nach Endorganschäden: linksventrikuläre Hypertrophie, Fundus hypertonicus, Angiosklerose, Proteinurie

Was wissen Sie über die Ätiologie der Hypertonie?

siehe Fall 39

Wie gehen Sie weiter vor?

Bei der schwer einstellbaren Hypertonie mit bereits nachweisbaren Zielorganschäden (Linkshypertrophie, hypertoniebedingte Augenhintergrundsveränderungen, fortgeschrittene Arteriosklerose, Proteinurie) ist eine Suche nach sekundären Hypertonieformen angezeigt. Eine Niereninsuffizienz (normales Kreatinin), ein Conn-Syndrom (normale Serumelektrolyte) oder eine Hyperthyreose liegen nicht vor.

Weitere Diagnostik:

- Urinausscheidung auf Katecholamine (Phäochromozytom)
- Nierenszintigraphie unter ACE-Hemmer-Therapie

Ergebnisse

Katecholaminausscheidung im 24-Std.-Urin: 61 µg (Normbereich)

Nierenszintigraphie unter ACE-Hemmer-Gabe (Captopril): Bds. deutlich verlangsamte Anflutungs- und Ausscheidungsmuster. Wiederholung der Untersuchung ohne ACE-Hemmer: Normalisierung der Kurven.

Wie deuten Sie die Befunde, was veranlassen Sie weiterhin?

Der Szintigraphiebefund ist dringend verdächtig auf beidseitige Nierenarterienstenosen. Insbesondere die Normalisierung der Kurven ohne ACE-Hemmer spricht dafür. Nächster Schritt ist eine Angiographie der Nierenarterien.

Wie beurteilen Sie folgenden Befund?

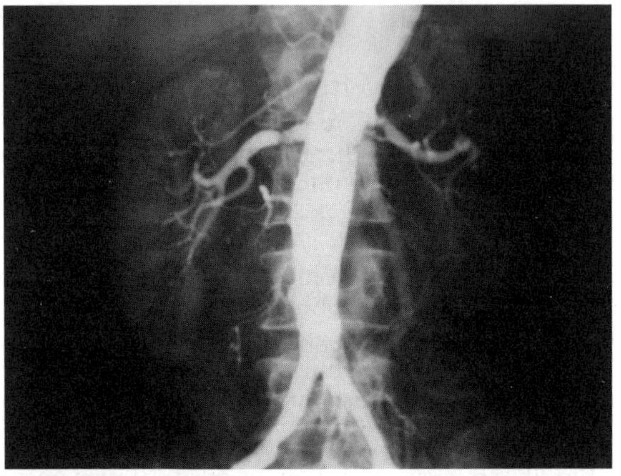

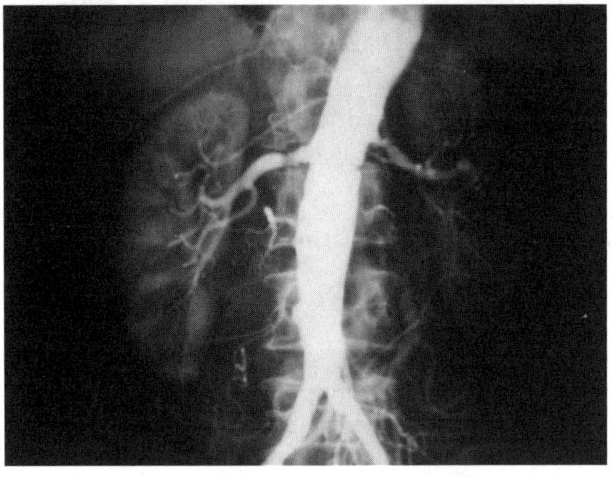

Nierenangiographie: Punktion der rechten A. femoralis. Etagendarstellung und selektive Darstellung beider Nieren. Im Bereich der rechten Nierenarterie findet sich knapp distal des Abgangs aus der Aorta eine deutliche Stenosierung mit bandförmiger Reduktion der KM-Dichte auf ca. 1 cm Länge. Deutliche unregelmäßige, arteriosklerotische Wandveränderung cranial des Polgefäßes rechts. Die linke Niere zeigt ab Ursprung des Gefäßes ebenfalls eine deutliche, hier allerdings längerstreckige und glatt begrenzte Stenosierung, hauptsächlich von caudal. Hier Kaliberreduktion um ca. 50 %. Deutliche arteriosklerotische Plaquebildung im Bereich der gesamten Aorta abdominalis caudal der Nierenarterienabgänge, teilweise mit ektatischer Prominenz, teilweise einschnürend. Die Veränderungen setzen sich auch auf beide Iliakalgefäße fort.

Suche nach Hypertonieursachen: Nachweis hämodynamisch wirksamer beidseitiger Nierenarterienstenosen

Welche Diagnose stellen Sie nach Kenntnis der Befunde? Welche Therapie leiten Sie ein?

Bei der konventionellen Arteriographie mit selektiver Nierenarteriendarstellung rechts und links wurde beidseits eine mittel- bis hochgradige Nierenarterienstenose nachgewiesen. Die funktionelle Wirksamkeit der Stenosen ist durch die vorher durchgeführte Szintigraphie mit und ohne ACE-Hemmer erwiesen. Die Nierenfunktion ist derzeit noch nicht eingeschränkt.
Bei der Patientin handelt es sich also um eine sekundäre Hypertonie im Sinne einer renovaskulären Hypertonie.
Als Therapie der Wahl ist eine Nierenarteriendilatation indiziert. Der Eingriff wird bei der Patientin mittels Kathetertechnik und Ballondilatation erfolgreich durchgeführt. Nach dem Eingriff liegen die Blutdruckwerte unter primär fortgeführter antihypertensiver Therapie zwischen 120/80 und 140/90 mmHg. Nach der Nierenarteriendilatation kommt es in den nächsten Tagen zu einer sukzessiven Blutdruckabsenkung, so daß die antihypertensive Therapie reduziert werden kann.
Im weiteren Verlauf sollten die Blutdruckwerte engmaschig kontrolliert werden, da die Blutdruckwerte spontan noch weiter absinken können, so daß die antihypertensive Therapie evtl. weiter reduziert werden kann.

PTA der Nierenarterienstenosen

Wie erklären Sie den Leberbefund?

Die Leberwerte im Zusammenhang mit dem Oberbauchsonographiebefund sprechen für eine nutritiv-toxische Genese im Rahmen eines über dem verträglichen Maße liegenden Alkoholkonsums. Während des stationären Aufenthaltes kommt es unter Alhoholkarenz zu einem Absinken der Transaminasen, die GOT geht auf 14 U/l, die GPT auf 10 U/l und die γ-GT auf 37 U/l zurück. Wegen der Leberschädigung und der Hypertonie sollte die Patientin ihren Alkoholkonsum einstellen oder zumindest drastisch einschränken.

Welche kardiovaskulären Risikofaktoren bestehen bei der Patientin?

- Hypertonie
- Nikotinabusus
- Hyperlipidämie mit deutlicher Erhöhung der LDL-Fraktion

Bei diesem Risikoprofil und bereits nachweisbaren Zielorganschäden ist neben der Blutdrucksenkung auch eine medikamentöse Cholesterinsenkung mit einem CSE-Hemmer indiziert. Außerdem wird der Patientin dringend nahegelegt, ihren Nikotinkonsum einzustellen.

Behandlung der atherogenen Risikofaktoren

Welche abschließenden Diagnosen stellen Sie?

1. renovaskuläre Hypertonie bei bilateraler Nierenarterienstenose mit hypertensiver Krise
2. Zielorganschäden: Linkshypertrophie, hypertoniebedingte Augenhintergrundveränderungen, fortgeschrittene Arteriosklerose, Proteinurie
3. nutritiv-toxischer Leberparenchymschaden
4. kardiovaskuläres Risikoprofil mit Hyperlipidämie und Nikotinabusus

▷ Entlassungmedikation

Tenormin® 50 mg 1x1
Sortis® 10 mg 1x1

Quintessenz

Eine sekundäre Hypertonie ist bei einer schwer einstellbaren Hypertonie wahrscheinlicher als bei problemlos behandelbaren Hochdruckkrankheiten. In diesen Fällen sollte also nach Ursachen für die Blutdruckerhöhung gesucht werden. Mit der Frage eine renovaskulären Hypertonie ist die Nierenszintigraphie mit ACE-Hemmer (bei pathologischem Ausfall Wiederholung ohne ACE-Hemmer) wegen der hohen Sensitivität, der Aussage über die funktionelle Bedeutung einer etwaigen Stenose und als nicht invasive Methode der primären Angiographie vorzuziehen. Der Verdacht muß allerdings dann angiographisch bestätigt werden, evtl. kann in gleicher Sitzung eine Therapie (PTA) erfolgen. Alternativ ist eine Operation zu erwägen.

Fall 63

63

▷ Anamnese

Ein 66jähriger Patient wird mit dem NAW gebracht, nachdem er zu Hause nach Angaben der Ehefrau beim Gang zur Toilette plötzlich zusammengebrochen sei, er sei ganz blau im Gesicht gewesen und habe nicht geatmet. Dann habe er kurze Zeit mit Armen und Beinen gezuckt. Er habe jedoch nicht unter sich gelassen und nicht erbrochen. Er sei dann allmählich wieder zu sich gekommen, sei jedoch noch recht benommen und verwirrt gewesen. Der Patient selbst kann sich an den Vorgang nicht erinnern.

▷ Frühere Anamnese

Mit 7 Jahren Appendektomie, mit 21 Jahren Leistenhernien-OP rechts, im Alter von 27 Jahren angeblich Hepatitis. Mit 42 Jahren Ulcera ventriculi, im Alter von 50 Jahren Hautnekrose am rechten Fuß. Seit etwa 10 Jahren ist ein Bluthochdruck bekannt, ein Diabetes mellitus ist nicht bekannt, ebenso keine Tuberkulose. Seit ungefähr 10 Jahren Allopurinolbehandlung wegen erhöhter Harnsäurewerte.
Derzeitige Medikation: Pindolol 5 mg (Visken® 1x1), Allopurinol 300 1x1.
In den vegetativen Funktionen zweimalige Nykturie, ansonsten keine Auffälligkeiten, maximal 2 Fl. Bier/die.

▷ Aufnahmebefund

66jähriger Patient in gutem AZ, Adipositas (174 cm, 89 kg). Haut trocken, warm, keine Dyspnoe, keine Zyanose, keine Ödeme. Wach, jedoch etwas verlangsamt. NAP frei, kein Meningismus, Facies rubra. Rachenring reizlos, kleines Hämatom am rechten Zungenrand. Ober- und Unterkiefer teilprothetisch versorgt. Schleimhäute gut durchblutet, keine Struma, keine Halsvenenstauung. Symmetrischer, seitengleich beatmeter Thorax ohne knöcherne Deformitäten. Über beiden Lungen Vesikuläratmen, keine pathologischen Atemgeräusche, sonorer Klopfschall, keine Dämpfung. Herztöne rein, akzentuiert, keine pathologischen Geräusche. Aktionen regelmäßig, 88/min. Blutdruck nach RR 165/90 mmHg. Periphere Pulse seitengleich tastbar. Bauchdecke adipös, nicht gespannt, Narbenhernie. Reizlos verheilte Narbe nach Magen- und Blinddarm-Operation. Keine pathologischen Resistenzen tastbar, kein Druckschmerz. Leber 2 QF unter dem Rippenbogen tastbar, Milz randständig, Nierenlager frei. Genitale äußerlich o.B. Wirbelsäule ohne Klopf- und Stauchungsschmerz. Extremitäten frei beweglich, Dupuytrensche Kontraktur der Finger 3-5 rechts. Neurologische Untersuchung: Leichter Tremor, Hyperhidrosis, an den langen Bahnen kein Seitenhinweis. ASR neg., Vibrationssinn abgeschwächt, sockenförmige Hyperalgesie. Rombergsches Zeichen positiv. Lokomotorische Ataxie, Verdacht auf Polyneuropathie. Mäßige Gliedataxie, Finger-Nase-Versuch etwas unsicher.

Klinikaufnahme wegen eines Grand-mal-Anfalls, bekannte Hypertonie

Welche Diagnose stellen Sie aufgrund der bisherigen Kenntnisse?

Die geschilderte Klinik ist typisch für einen Grand-mal-Anfall. Da bisher keine Epilepsie bekannt ist, muß die Ursache abgeklärt werden. Darüber hinaus besteht eine seit Jahren bekannte Hypertonie, eine Adipositas und Hyperurikämie sowie eine Dupuytren-Kontraktur.

Welche Untersuchungen veranlassen Sie?

- EEG (Krampfpotentiale?)
- EKG (Rhythmusstörungen, Linksherzhypertrophie?)
- Röntgen-Thorax-Aufnahme (Herzgröße, Aorta?)
- Labor mit Blutbild, Blutzucker, Kreatinin, Elektrolyten, Transaminasen und Lebersyntheseparametern (wegen der Hepatitisanamnese)
- Sonographie (Leberveränderungen, Aortenerweiterung, Nierenmorphologie?)
- CT des Kopfes (Tumor, Insultnarbe?)

Ergebnisse

Röntgen-Thorax: An Herz und Lungen kein krankhafter Befund, Spondylosis deformans der BWS.

Oberbauchsonographie: grenzwertig große Leber mit Zeichen eines diffusen Leberparenchymschadens, Steinschrumpfgallenblase, Pankreas, Milz, Nieren, Prostata unauffällig.

Laborwerte: BKS 10/24 mm n.W., Hb 15,9 g/dl, Ery 4,45/µl, Leuko 9,6/nl. Restliches Blutbild, Differentialblutbild, Thrombo, Kreatinin, Harnsäure, Serumelektrolyte, Bilirubin, GOT, LDH, Gesamteiweiß, Eiweißelektrophorese, Cholinesterase im Normbereich. GPT 23 U/l, γ-GT 49 U/l, Cholesterin 242 mg/dl, HDL-Cholesterin 40 mg/dl, Triglyceride 260 mg/dl, Blutzucker bei Aufnahme 255 mg/dl, Urinstatus bis auf Glucose 4-fach positiv o.B. TSH normal.

EEG: Zusammengefaßt handelt es sich um eine leichte Allgemeinveränderung mit etwas verlangsamtem Grundrhythmus, intermittierende Rechtsbetonung temporal, besonders unter HV keine epilepsiespezifischen Potentiale.

Wie beurteilen Sie das Aufnahme-EKG?

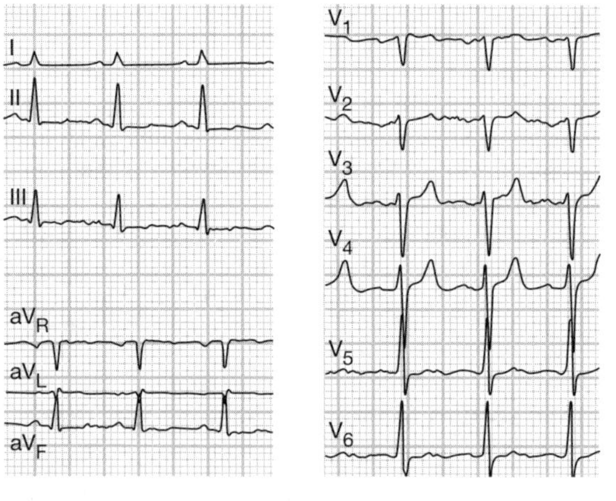

EKG-Befund: SR, HF 100/min., Zeitmeßwerte im Normbereich, Steiltyp, mäßiggradige Erregungsrückbildungsstörungen vom Innenschichttyp mit Betonung im Hinterwandbereich (II, III, aVF), zögernde R-Progression, R/S-Umschlag in V_4/V_5, spitze T-Wellen in V_3 und V_4.

Wie beurteilen Sie folgenden CT-Befund?

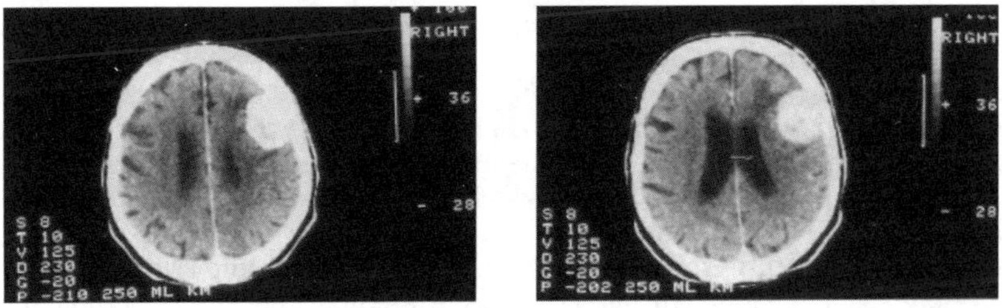

CT des Schädels, nativ und nach i.v. Injektion eines jodhaltigen KM: frontotemporal rechts eine ca. 3-4 cm große tumoröse Raumforderung, die der Schädelkalotte unmittelbar anliegt. Unter Berücksichtigung der Lokalisation und der kräftigen, fast homogenen Dichteanhebung handelt es sich wahrscheinlich um ein Konvexitätsmeningeom. Eine Angiographie zur weiteren Abklärung wurde empfohlen.

CT: Verdacht auf großes Meningeom rechts frontotemporal, Hyperglykämie und Hyperlipoproteinämie

Wie beurteilen Sie den Fall nach Kenntnis der vorliegenden Befunde? Welche weiteren pathologischen Befunde liegen vor?

Der unspezifische EEG-Befund spricht nicht unbedingt gegen einen durchgemachten Grand-mal-Anfall, da nach Ende des Krampfanfalls häufig keine epilepsiespezifischen Potentiale mehr nachgewiesen werden können und sich oft nur noch leichte Allgemeinveränderungen finden lassen. Etwas auffällig ist die intermittierende Rechtsbetonung der Allgemeinveränderungen, die zu dem computertomographisch festgestellten rechtseitigen Herdbefund passen könnten.
Die Laborwerte zeigen eine leichtgradige Erhöhung der GPT und der γ-GT, sonographisch „Leberparenchymschaden". Ob es sich dabei um eine unspezifische (am ehesten alimentär bedingte) Fettleber oder um eine chronische Hepatitis handelt, kann nicht eindeutig entschieden werden. Gegen die Hepatitis spricht die nur minimale Transaminasenerhöhung. Darüber hinaus besteht eine bekannte Hypertonie, eine Hyperlipidämie sowie ein deutlich erhöhter Blutzucker und eine Glukosurie, die auf einen Diabetes mellitus hinweisen.

Welche weiterführende Diagnostik veranlassen Sie?

- Karotisangiographie (Meningeom?)
- Echokardiographie (linksventrikuläre Hypertrophie?)
- Augenhintergrundspiegelung (Fundus hypertonicus?)
- Nüchternplasmaglukose (2x), HbA1c (Bestätigung der Diagnose Diabetes)
- Hepatitisserologie (chronische Hepatitis?)

Ergebnisse

Carotisangiographie: Rechtsseitig selektive Darstellung der Arteria carotis externa: Der im Bereich der rechten Konvexität gelegene Tumor wird von Ästen der Arteria carotis externa versorgt und läßt sich somit aufgrund des CT- und Angiographiebefunds als Meningeom charakterisieren.

Echokardiographie: leichte linksventrikuläre Hypertrophie von je 13 mm im Septum- und Hinterwandbereich bei regelrechter linksventrikulärer Funktion und regelrechtem Herzklappenbefund

Augenhintergrund: Fundus hypertonicus II°

Labor: Nüchternplasmaglukose einmal 180 mg/dl, bei Kontrolle 160 mg/dl. HbA_{1C}: 10,5 %. Hepatitisserologie: Anti HAV-IgG positiv, HbS-AG negativ, Anti-HbS negativ, Anti HCV negativ.
Das Meningeom wird durch die Angiographie bestätigt. Aufgrund des erhöhten Nüchternzuckers ist die Diagnose Diabetes gestellt. Der deutlich erhöhte HBA1c-Wert spricht für eine schlechte Blutzuckereinstellung in den letzten 3 Monaten. Der positive HAV-IgG-Nachweis ist als anamnestischer Titer zu deuten, ein Hinweis auf das Vorliegen einer Hepatitis-B-Erkrankung oder einer chronischen Hepatitis ergibt sich nicht. Somit lassen sich die erhöhten Leberwerte entweder im Rahmen der Diabeteserkrankung und der Hyperlipidämie oder durch den Alkoholgenuß des Patienten erklären. Ein Zusammenhang mit der durchgemachten Hepatitis A besteht nicht. Als Folge der Hypertonie besteht eine hypertensive Herzkrankheit und ein Fundus hypertonicus II.

Angiographisch Gefäßversorgung des Tumors durch die A. carotis externa

Welche Diagnosen stellen Sie nun nach Kenntnis sämtlicher Befunde?

- großes Konvexitätsmeningeom recht frontotemporal mit Grand-mal-Anfall
- Hypertonie mit hypertensiver Herzkrankheit
- Diabetes mellitus Typ 2
- Hyperlipoproteinämie
- Dupuytren-Kontraktur (Finger 3-5 rechte Hand).

Wie fassen Sie den Fall zusammen? Welche Therapie schlagen Sie vor?

Der im EEG geäußerte Verdacht auf einen rechts temporal gelegenen Herd konnte durch das CT und die Angiographie bestätigt werden. Der knochennah sitzende, von Ästen der Arteria carotis externa versorgte Tumor ist aufgrund dieser Informationen als **Konvexitätsmeningeom** einzuschätzen, da Meningeome im Gegensatz zu von der Hirnsubstanz ausgehenden Tumoren ihre Blutversorgung über Äste der Arteria carotis externa erhalten. Der Befund stellt wegen des Krampfanfalls und aufgrund der Größe eine Indikation zur Operation dar.
Zur Behandlung der **Hypertonie** entscheiden wir uns für stoffwechselneutrale Substanzen und gaben dem Patienten einen ACE-Hemmer mit langer Halbwertzeit (Ramipril = Delix®). Nachdem es unter anfänglicher Therapie mit 2,5 mg zu keiner Blutdrucknormalisierung kommt, erhöhen wir nach einer Woche die Dosis auf 5 mg. Da auch unter dieser Dosierung die Blutdrucke mit 150-160 mmHg systolisch und etwas über 90 mmHg diastolisch noch im hypertensiven Bereich liegen,wird der ACE-Hemmer mit einem Diuretikum (Indapamid) kombiniert. Bei Indapamid handelt es sich um ein weitgehend stoffwechselneutrales Diuretikum. Unter dieser Kombinationstherapie liegen die Blutdruckwerte vor Verlegung in die neurochirurgische Abteilung im Normbereich.
Der neu festgestellte **Diabetes mellitus Typ 2** wird mit einer 14-BE-Reduktionskost behandelt. Zusätzlich erhält der Patient ein modernes Sulfonylharnstoffderivat (Glimepirid = Amaryl® 1x1). Unter dieser Therapie liegen die Blutzuckerwerte im Tagesprofil zwischen 90 mg/dl und 155 mg/dl. Nach der Operation ist auch der Einsatz von Metformin zu erwägen, perioperativ sollte dieses Präparat wegen der Gefahr der Laktazidose nicht verwendet werden.

In Hinblick auf das **kardiovaskuläre Risikoprofil** (Hypertonie, Diabetes, Hyperlipoproteinämie) ist auch der primäre Einsatz eines CSE-Hemmers (Simvastatin = Zocor® 10 mg) indiziert.
Therapie vor Verlegung in die neurochirurgische Abteilung:
Delix® 5 mg 1x1
Natrilix® 1x1
Zocor® 10 mg 1x1
Amaryl® 2 mg 1x1
Diabetes-Diät mit 14 BE (1400 Kilokalorien)

▷ Verlauf

Die Meningeomentfernung in der Neurochirurgie verläuft komplikationslos. Histologisch wird die Diagnose eines Meningeoms bestätigt. Der Patient kann in gutem Allgemeinbefinden nach Hause entlassen werden.

Quintessenz

Symptomatische Krampfanfälle können durch intrakranielle Raumforderungen hervorgerufen werden. Auch gutartige extrazerebrale Tumoren können bei entsprechender Größe Krampfanfälle verursachen und müssen dann nach Möglichkeit entfernt werden.

Fall 64

64

▷ Anamnese

Ein 40jähriger Patient gibt seit etwa 5 Monaten langsam zunehmende Schwellungen beider Beine an, die zum Teil noch stärker angeschwollen gewesen wären als zum Zeitpunkt der Klinikaufnahme. Vor etwa 3 Monaten sei auch eine Phlebographie beider Unterschenkel durchgeführt worden, wobei sich jedoch kein Anhalt für eine Thrombose ergeben habe. Der Patient selbst fühlt sich seit etwa 5 Monaten sehr müde und abgeschlagen. Er kommt jetzt zur stationären Abklärung eines vom Hausarzt festgestellten Eiweißmangels und der bestehenden Ödemneigung. Bislang keine medikamentöse Therapie.

▷ Frühere Anamnese

Als Kind Appendektomie, vor 21 Jahren Autounfall mit multiplen Frakturen des re. Unterschenkels und Fußes, vor 3 Jahren Alkoholentzugskur, seither „trocken".

▷ Untersuchungsbefund

40jähriger Patient in gutem AZ und EZ. Haut trocken, warm, Schleimhäute gut durchblutet. Bewußtsein klar, voll orientiert, keine Zyanose, keine Dypspnoe, massive beidseitige Beinödeme. Gewicht 85,5 kg, Größe 185 cm. NAP frei, kein Kalottenklopfschmerz, kein Meningismus. Ober- und Unterkiefer saniert, Zunge feucht, nicht belegt, Rachenring reizlos. Keine Struma, keine Halsvenenstauung. Symmetrischer, seitengleich beatmeter Thorax. Vesikuläratmen, keine pathologischen Atemgeräusche, sonorer Klopfschall, keine Dämpfung. Herztöne rein, akzentuiert, keine pathologischen Geräusche auskultierbar. Aktionen regelmäßig, 80/min., Blutdruck nach RR 140/85 mmHg. Periphere Pulse bis auf die wegen der ausgeprägten Ödeme nicht tastbaren Aa. dorsales pedis und tibiales posteriores seitengleich gut tastbar. Bauchdecke weich, nicht gespannt, Verdacht auf Aszites. Leber 3 QF unter dem Rippenbogen tastbar, Milz nicht tastbar vergrößert, Nierenlager frei, Bruchpforten geschlossen. Ödem am gesamten Rücken, besonders über dem Steiß bei Rückenlage. Penisödem. Über der Wirbelsäule kein Klopf- und Stauchungsschmerz. Extremitäten frei beweglich, massive Ödeme beider Beine. Die Ödeme sind überall weich und gut eindrückbar. Neurologische Untersuchung bei seitengleich auslösbaren Reflexen unauffällig.

Ausgeprägte generalisierte, weiche Ödeme

Bei dem Patienten besteht eine generalisierte Ödemneigung. Wie kommt es zur Entstehung von Ödemen? Welche Ursachen von Ödemen kennen Sie?

Ödeme entstehen bei einer intravasalen Erhöhung des hydrostatischen Drucks, bei einer Erniedrigung des kolloidosmotischen Drucks, einer Erhöhung der Gefäßpermeabilität oder einer Behinderung des Lymphabflusses oder des venösen Rückflusses. Zu unterscheiden ist zwischen generalisierten und lokalisierten Ödemen.

Ursachen von generalisierten Ödemen:

- **Herzinsuffizienz.** Symmetrische Ödeme in den anhängigen Körperpartien, meist Fußrücken und Unterschenkel, bei bettlägerigen Patienten am Rücken. Oft Aszites- und Pleuraergüsse (rechts häufiger als links). Die Ödeme bei der Herzinsuffizienz entstehen in erster Linie durch den sekundären Hyperaldosteronismus, daher wird die strenge Unterscheidung zwischen „Rechtsherzinsuffizienz" mit Ödemen und „Linksherzinsuffizienz" mit Lungenstauung der Pathophysiologie nicht gerecht.

- **Hypoproteinämie** bei Albuminmangel. Die Ödemlokalisation ist meist wenig lageabhängig. Ursachen einer Hypoproteinämie können sein:
  1. **nephrotisches Syndrom** mit einer großen Proteinurie, dabei meist deutliche Verminderung des Albumins, während α_2- und β-Globuline erhöht sind
  2. **Lebererkrankungen** mit Synthesestörung und portaler Stauung (Aszites, Albuminverminderung, sekundärer Hyperaldosteronismus)
  3. **exsudative Gastroenteropathie**, hierbei sind alle Proteinfraktionen erniedrigt. Die Patienten klagen in der Regel über Durchfälle.
- **akute Glomerulonephritis** mit Hämaturie, Proteinurie, Hochdruck und Gesichtsödemen
- Wasser/Elektrolytstörungen bei **Hyperhydratation**, chronischem **Nierenversagen** und **EPH-Gestose**
- endokrin bei **primärem Hyperaldosteronismus**
- Ein **Myxödem** kann bei einer Hypothyreose oder (seltener) bei einer Hyperthyreose entstehen.
- **medikamentös** nach Kalziumantagonisten, Glukokortikoiden, Carbenoxolon, Phenylbutazon, Guanethidin, Hydralazin, Alphamethyldopa und Minoxidil

Ursachen von lokalisierten Ödemen:
- **Phlebödem** bei akuten tiefen Beinvenenthrombosen, chronisch venöser Insuffizienz oder chronischen Lähmungen mit livide verfärbter Haut. Meist einseitiger Befall einer Extremität.
- **Lymphödem;** Haut nicht verfärbt, schmerzlos, meist Entwicklung von distal nach proximal unter Beteiligung der Zehen. Primär bei angeborener Lymphgefäßhypoplasie, sekundär durch Infektionen (Erysipel, Filariosen) postoperativ und bei massiver Adipositas
- **entzündliche Ödeme** (Rötung sowie Überwärmung bei lokalen Infektionen)
- **allergisches Ödem**, beispielsweise angioneurotisches Quincke-Ödem, meist flüchtig mit akutem umschriebenem Beginn von Juckreiz
- andere Ursachen, beispielsweise im Rahmen eines **Sudeck**-Syndroms (lokale Durchblutungsstörung nach Trauma, Entzündung oder Gefäßerkrankung), bei **Polymyositiden** oder **ischämisch und postischämisch**

Welche Ursache vermuten Sie in vorliegenden Fall?

Klinische Hinweise auf eine Herzinsuffizienz liegen nicht vor. Die beschriebenen generalisierten und weichen Ödeme lassen am ehesten auf eine Hypalbuminämie schließen (vom Hausarzt bereits festgestellter Eiweißmangel). Als Ursache kommt in erster Linie ein nephrotisches Syndrom in Frage, differentialdiagnostisch ist an eine hepatisch bedingte Hypalbuminämie zu denken (Alkholanamnese!). Von den Ödemen abgesehen sind klinische Zeichen einer Hepatopathie jedoch nicht erkennbar. Eine medikamentöse Ursache scheidet aus, ein Myxödem stellt sich klinisch anders dar. Durchfälle bestehen nicht. Die wahrscheinlichste Diagnose ist also ein nephrotisches Syndrom.

Welche Untersuchungen sehen Sie vor?

- Labor mit Blutbild, Elektrophorese, Elektrolyten, Retentionswerten, Blutzucker, Entzündungszeichen, Transaminasen und Lebersyntheseparametern, Fetten, Urinstatus
- Röntgen-Thorax-Aufnahme (Lungenstauung?)
- Sonographie (Aszites, Nierenmorphologie, Leberveränderungen?)
- EKG (Hinweise auf eine kardiale Erkrankung oder Elektrolytstörung?)

Ergebnisse

Labor: BKS 85/90 mm n.W., Hb 14,6 g/dl, Ery 4,57/µl, Leuko 5,0/nl. Restliches Blutbild, Differentialblutbild, Harnstoff, Harnsäure, anorg. Phosphat, alk. Phosphatase, Natrium, Kalium, Chlorid, Blutzucker, Bilirubin, GOT, GPT, LDH, γ-GT o. B., Kreatinin 1,2 mg/dl, Calcium 1,88 mmol/l, Cholesterin 612 mg/dl, Neutralfette 229 mg/dl, Gesamteiweiß 4,0 g/dl, Albumin 36,3 %, α_1-Globulin 4,2 %, α_2-Globulin 25,1 %, β-Globulin 24,9 %, γ-Globulin 9,5 %. CRP 20 mg/l. Urinsediment: Ery 2-4, Leuko 1-2, Bakterien (+), Urinkultur steril, hyaline Zylinder 0-1, Schleim 2+, granulierte Zylinder 0-1, Fetttropfen-Zylinder 2-3, Osmolalität 930 mosmol/kg H_2O. Zucker, Aceton, Nitrite neg, Eiweiß > 500 mg/dl.

Röntgen-Thorax p.a. und seitlich: Herzgröße im Normbereich. Keine Lungenstauung, keine Lungeninfiltrate.

Oberbauchsonographie: leicht vergrößerte Leber mit Zeichen für diffusen Parenchymschaden ohne herdförmige Veränderungen. Kräftige, noch normal große Milz. Pankreas ohne wesentliche Veränderungen. Gallenblase und Gallenwege unauffällig. Nieren bds. in Form, Größe und Lage regelrecht. Verdacht auf diffusen Parenchymschaden. Keine Abflußbehinderung. Aszites vorwiegend im Oberbauch.

Große Proteinurie, Hypalbuminämie, Hyperlipidämie, Kreatinin grenzwertig; Nieren sonographisch normal groß

EKG: normfrequenter, regelmäßiger Sinusrhythmus bei Steiltyp, unauffälliger, altersentsprechender Stromkurvenverlauf

Wie werten Sie die Ergebnisse; welche Verdachtsdiagnose stellen Sie?

EKG und Röntgen-Thorax weisen Normalbefunde auf, so daß auch aufgrund dieser Untersuchungen eine Herzinsuffizienz als Ursache der Ödembildungen unwahrscheinlich ist. Die Laborwerte weisen eine deutliche Verminderung des Gesamteiweißes mit Hypalbuminämie und kompensatorischer Erhöhung der α_2- und β-Globuline auf. Dieser Befund paßt zu einem nephrotischen Syndrom, ebenso die Urineiweißausscheidung im Schnelltest. Auch die erhöhte BKS und das erniedrigte Serumkalzium sowie der erhöhte Cholesterin- und Triglyceridwert passen zu dieser Diagnose. Allerdings sind die Nierenretentionswerte noch im Normbereich gelegen, was nicht unbedingt gegen ein nephrotisches Syndrom sprechen muß. Ein Leberschaden als Ursache der generalisierten Ödembildung ist bei unauffälligen Transaminasen unwahrscheinlich.
Verdachtsdiagnose: nephrotisches Syndrom.

Welche weiteren diagnostischen Maßnahmen ergreifen Sie?

- Urinuntersuchung: Eiweißausscheidung in 24 h, Discelektrophorese der ausgeschiedenen Proteine
- Serumdiagnostik mit der Frage einer Systemerkrankung: antinukleäre Antikörper, Immunelektrophorese, ASL, Rheumafaktoren
- Nierenpunktion mit histologischer und immunhistologischer Untersuchung

Ergebnisse

Labor: ASL, RF, antinukleäre Faktoren neg. Immunelektrophorese: IgG kleiner 500 mg/dl (erniedrigt), IgA 240 mg/dl, IgM 190 mg/dl, jeweils im Normbereich.

Urinuntersuchung: Eiweißausscheidung/24 h zwischen 12 und 36 g schwankend. Große, selektive Proteinurie.

Histologischer Befund der Nierenbiopsie: 11 Glomeruli angeschnitten, deren Schlingenkonvolute gut entfaltet sind. Zarte Basalmembranen und schmale Mesangialregionen. In zwei Glomeruli beobachtet man sklerosierte Segmente, wovon das eine nahe dem Gefäßpol liegt. In beiden sklerosierten Segmenten sieht man Hyalineinlagerungen. Zusätzlich kommt in einem Segment auch noch eine kleine Gruppe von Schaumzellen vor. Ein Glomerulus weist gegenüber dem Gefäßpol eine Verwachsung des Schlingenkonvolutes mit der Kapsel auf. Das Tubulussystem ist etwa zur Hälfte noch gut erhalten. Die proximalen Abschnitte dieser Tubuli zeigen eine deutliche feintropfige Eiweißspeicherung. Die übrigen Anteile des Tubulussystems zeigen eine beginnende oder bereits deutlich fortgeschrittene feinvakuoläre Umwandlung ihres Zytoplasmas bis zur Ausbildung von Schaumzellen. Im Interstitium beobachtet man dann auch mehrfach kleine Gruppen von Schaumzellen. Eingestreut finden sich immer wieder kleine streifenförmige tubuloatrophische Bezirke. Das Interstitium nicht nennenswert verbreitert, keine entzündlichen Infiltrate. Arteriolen, kleine Arterien und Venen unauffällig.
Immunhistologie: Positiver immunpathologischer Befund vom Typ der sog. Fokalsklerose (IgM, C3, C4). In allen Glomeruli mehr oder weniger IgM-positive Ablagerungen. Die entsprechenden Mesangien sind ebenfalls betroffen.
Beurteilung: fokal-segmental sklerosierende Glomerulonephritis.

Histologisch fokal-segmental sklerosierende Glomerulonephritis

Wie deuten Sie den Serumkalziumwert? An was denken Sie?

Das Serumkalzium ist erniedrigt. Man muß an einen sekundären Hyperparathyreoidismus denken. Bestimmung von Parathormon, 1,25-Dihydroxyvitamin D und 25-Hydroxyvitamin D. Resultat: Parathormon C-terminal 22 pmol/l (Normalwert). 1,25-Dihydroxyvitamin D 32 pmol/l (normal), 25-Hydroxyvitamin D3 kleiner 10 mmol/l (erniedrigt) → noch kein sek. Hyperparathyreoidismus.

Welche Diagnose stellen Sie nach Kenntnis der Befunde?

Es handelt sich um ein klassisches nephrotisches Syndrom mit großer Proteinurie, die im 24-h-Urin zwischen 12 und 36 g schwankte. Laborchemisch findet sich die typische Konstellation mit deutlich erniedrigten Albumin und γ-Globulinen bei Erhöhung der α_2 und β-Makro-Globuline sowie einer Erhöhung der Cholesterinwerte. Das Kreatinin ist mit 1,2 mg/dl grenzwertig. Als Ursache des nephrotischen Syndroms hat sich histologisch eine fokal-segmental sklerosierende Glomerulonephritis gezeigt.

Welche Therapie leiten Sie ein? Wie sehen Sie die Prognose?

Wegen der ausgeprägten Ödeme ist eine symptomatische Therapie mit Diuretika angezeigt. Unter diuretischer Therapie mit Lasix® können während des stationären Aufenthaltes insgesamt 13,8 kg Ödemflüssigkeit ausgeschwemmt werden. Die Beinödeme bilden sich vollständig zurück. Da etwa 20 % dieser Fälle mit ausgeprägtem nephrotischen Syndrom unter Kortikoid-Therapie eine deutliche Rückbildung der Proteinurie zeigen, wird eine Kortison-Therapie mit 120 mg Urbason jeden 2. Tag eingeleitet. Die ersten Eiweißbestimmungen im Urin nach Beginn dieser Therapie scheinen ein Ansprechen des Patienten zu signalisieren, die Eiweißausscheidung schwankt nach Urbason-Therapie zwischen 5 und 11 g/die. Darüber hinaus hat sich bei chronischen Glomerulonephritiden wie auch bei anderen chronischen Nierenerkrankungen ein positiver Effekt durch ACE-Hemmer gezeigt. Es wird daher bereits jetzt eine Behandlung mit z.B. 5 mg Quinapril (Accupro®)begonnen und bei guter Verträglichkeit allmählich gesteigert.

Therapie mit Diuretika, Kortison, ACE-Hemmer

Medikation bei Entlassung

Lasix® 500 1-1/2-0
Urbason® 40 3-0-0 jeden 2. Tag
10 mg Accupro®

Weiterer Verlauf

Die Glukokortikoidtherapie hat insgesamt nicht befriedigend angesprochen und wird nach etwa 1/2 Jahr ausschleichend abgesetzt. Inzwischen kommt es der insgesamt schlechten Prognose entsprechend zu einer progredienten Verschlechterung der Nierenfunktion (Anstieg von Kreatinin und Harnstoff). Trotz Erhöhung der Lasixdosis auf insgesamt bis zu 2 g lagert der Patient zunehmend wieder Ödeme ein, so daß 2 Jahre nach obigem Klinikaufenthalt eine baldige Dialysepflichtigkeit absehbar wird. Zur Vorbereitung wird eine Cimino-Fistel am linken Arm angelegt. Der Patient wird nach insgesamt 26 Monaten terminal niereninsuffizient und dialysepflichtig. Mit Beginn der Dialysebehandlung wird er zur Nierentransplantation angemeldet.

Quintessenz

Eine chronische Glomerulonephritis ist bei jüngeren Patienten die häufigste Ursache einer Niereninsuffizienz. Bei noch nicht oder nur wenig beeinträchtigter Nierenfunktion ist eine histologische Klärung sinnvoll. Durch eine immunsuppressive Therapie (Cortison oder andere Immunsuppressiva) wird eine kausale Behandlung angestrebt. Ansonsten gelten die Richtlinien zu Therapie einer chronischen Niereninsuffizienz, wobei in letzter Zeit durch ACE-Hemmer ein positiver Effekt nachgewiesen wurde. Oft läßt sich die Erkrankung allerdings nicht oder nur zeitweise aufhalten und endet schließlich in einer terminalen Niereninsuffizienz.

Fall 65

65

▷ Anamnese

Ein 56jähriger Patient wird vom Hausarzt wegen nächtlicher Atembeschwerden und Belastungsdyspnoe eingewiesen. Der Patient (Architekt) selbst bagatellisiert seine Beschwerden. Auf Nachfrage gibt er nächtlichen Hustenreiz und Schweißausbrüche bei geringer Belastung an.

▷ Frühere Anamnese

Vor 45 Jahren Tonsillektomie, vor ca. 20 Jahren erstmalig Herzbeschwerden, die als „vegetativ bedingt" eingeschätzt wurden.
Vor 5 Jahren Autounfall mit multiplen Prellungen und Schockzustand, seither LWS-Beschwerden. Seit 2 Jahren sei eine Herzschwäche bekannt. Seither habe der Patient kontinuierlich von 105 auf 81 kg abgenommen.
Keine Hypertonie, kein Diabetes mell., keine Fettstoffwechselstörung bekannt.
Bisherige Medikation: Digimerck minor® 1x1.
2-3 x Nykturie, sonst in den vegetativen Funktionen keine Auffälligkeiten. Kein Nikotingenuß, zwei Flaschen Bier täglich.

▷ Aufnahmebefund

56jähriger Patient in reduziertem AZ, Adipositas, 80 kg bei 169 cm, Belastungsdyspnoe, periorale Zyanose, Unterschenkelödem bds., Haut trocken, warm, bräunliches Hautkolorit. Bewußtsein klar, voll orientiert. Kopf o.B. Keine Struma, leichte Halsvenenstauung, positiver hepatojugulärer Reflux. Symmetrischer, seitengleich beatmeter Emphysemthorax. Vesikuläratmen bds., keine pathologischen Atemgeräusche auskultierbar. Sonorer Klopfschall über bd. Lungen. Herzaktionen regelmäßig, tachykard mit 110/min., Herz perkutorisch deutlich verbreitert, hebender Spitzenstoß, Galopprhythmus, Systolikum mit p.m. über der Mitralklappe. Blutdruck nach RR 125/85 mmHg. Periphere Pulse seitengleich tastbar. A. tibialis posterior bds. abgeschwächt. Bauchdecke weich, nicht gespannt, keine pathologischen Resistenzen. Leber 3 QF unter dem Rippenboden derb tastbar. Milz randständig, Nierenlager frei. Bruchpforten geschlossen. WS o.B., Extremitäten frei beweglich. Bds. deutliche Unterschenkel- und Fußrückenödeme. Neurologische Untersuchung bei seitengleich lebhaft auslösbaren Reflexen unauffällig. Der Patient erscheint etwas logorrhoisch.

Belastungsdyspnoe, Orthopnoe, nächtlicher Husten; Halsvenenstauung, Galopprhythmus, Ödeme

Auf welches Organsystem deuten die geäußerten Beschwerden?

Die geäußerten Beschwerden deuten auf eine Herzinsuffizienz hin. Der klinische Befund läßt auf eine systolische Herzinsuffizienz schließen. Atherogene Risikofaktoren sind nicht eruierbar, es besteht auch keine Angina pectoris, so daß eine koronare Herzkrankheit nicht sehr wahrscheinlich, wenn auch nicht auszuschließen ist. Der Auskultationsbefund deutet auf eine Mitralinsuffizienz, die Ursache oder Folge (relative Mitralinsuffizienz) der Herzinsuffizienz sein könnte.
Die Ursache der Herzinsuffizienz könnte also eine dilatative Kardiomyopathie (dazu paßt die allmähliche Entwicklung), eine koronare Herzkrankheit (häufige Erkrankung) oder ein Mitralvitium (Geräuschbefund) sein. Andere Ursachen kommen erst in zweiter Linie in Betracht.

Welche Untersuchungen veranlassen Sie?

- Röntgen-Thorax-Aufnahme (Herzgröße und -form, Lungenstauung?)
- EKG (Erregungsausbreitungs- oder -rückbildungsstörungen?)
- Echokardiographie (linksventrikuläre Funktion, Klappen?)

- Labor mit Blutbild, Kreatinin, Elekrolyten, Fetten, „Leberwerten", TSH, Nüchternblutzucker, Urinstatus
- Sonographie (Leberstauung bzw. andere Ursachen der vergrößerten Leber?)

Wie beurteilen Sie das EKG und die Röntgen-Thorax-Aufnahme?

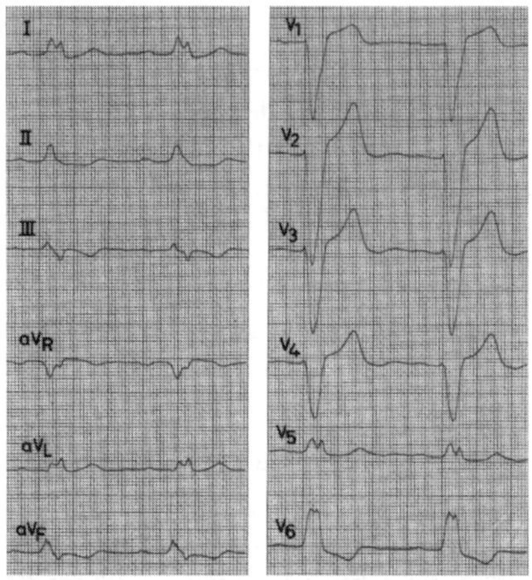

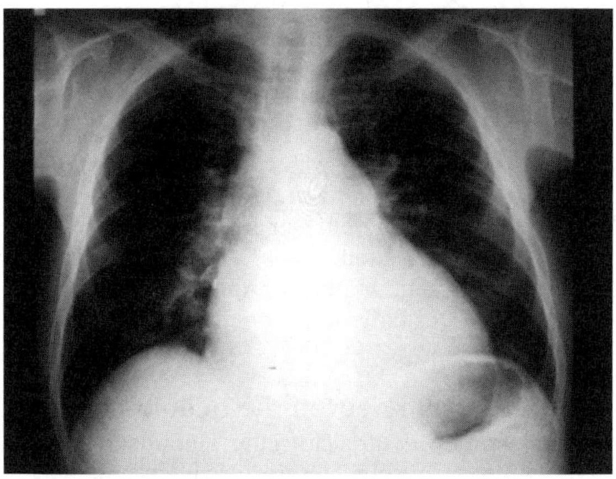

EKG-Befund: normfrequenter SR, HF 78/min., Linkstyp, Linksschenkelblock mit blockspezifischen Erregungsbildungsstörungen.

Röntgen-Thorax-Befund: Normale Strahlentransparenz bd. Lungen. Vermehrte Lungengefäßzeichnung. Etwas vergröberte Hili. Deutlich nach rechts und links verbreitertes Herz mit leicht prominentem Pulmonalsegment. Gefäßband altersentsprechend. Mediastinum nicht verbreitert. Re.-konvexe Fehlhaltung der BWS, verstärkte Brustkyphose. Mäßiggradige Spondylosis deformans der BWS. Hochstehende, glatt konturierte Zwerchfelle. Pleurasinus frei.

Labor: BKS 12/28 mm n.W., Hb 15,6 g/dl, Ery 5,3/µl, Leuko 6,1/nl, Restblutbild und Differentialblutbild o.B., Kreatinin, Elektrolyte, Cholesterin, Triglyceride, GOT, GPT, Elektrophorese und Blutzucker o.B. Urinstatus unauffällig. Alkalische Phosphatase 370 U/l, LDH 223 U/l, γ-GT 183 U/l, Bilirubin 1,3 mg/dl.

Echokardiographie: Abgeflachte Aortenwurzelexkursion. Vermehrte Echogenität der Aortenklappen mit ausreichender Öffnungsbewegung. Vergrößerter linker Vorhof. Verminderte DE-Amplitude der Mitralklappe. PQ-AC-Zeit 15 ms als Hinweis auf einen erhöhten, enddiastolischen Druck. Reiskorngroßer Kalkknopf am Ansatz des posterioren Mitralsegels, das diastolisch gegensinnig verläuft. Der linke Ventrikel ist systolisch (65 mm) und diastolisch (71 mm) deutlich vergrößert. Keine systolische Dickenzunahme des Septums mit angedeutet paradoxer Bewegung im distalen Abschnitt. Hypokinesie von Vorder- und Hinterwandregion. Deutlich eingeschränkte linksventrikuläre Funktion und Auswurffraktion (23 %). Im 2-D-Bild vergrößerter rechter Vorhof und Ventrikel.
Beurteilung: Bild einer dilatativen Kardiomyopathie, relative Mitralinsuffizienz. Eine koronare Drei-Gefäß-Erkrankung ist nicht auszuschließen.

Sonographie: gestaute V. cava und Lebervenen, vergrößerte, echoarme Leber. Sonst unauffälliger Befund.

Radiologisch vergrößertes Herz, Lungenstauung, EKG: Linksschenkelblock, Echo: dilatiertes Herz mit hochgradig herabgesetzter linksventrikulärer Funktion

Welche Arbeitsdiagnose stellen Sie?

Die Arbeitsdiagnose lautet V. a. dilatative Kardiomyopathie mit Herzinsuffizienz im Stadium NYHA IV und relativer Mitralinsuffizienz. Die erhöhten Leberenzymwerte (alkalische Phosphatase, γ-GT und Bilirubin) deuten wir als Ausdruck einer Leberstauung im Rahmen der globalen Herzinsuffizienz.

Welche Formen der Kardiomyopathien sind Ihnen bekannt?

Unter Kardiomyopathien versteht man Herzmuskelerkrankungen, die nicht Folge einer KHK, eines Vitiums, einer systemischen oder pulmonalen Hypertonie oder einer Perikarderkrankung sind. Die Kardiomyopathien werden in primäre und sekundäre Kardiomyopathien eingeteilt. Sekundäre Kardiomyopathien haben eine erkennbare Ursache. Bei den primären Kardiomyopathien handelt es sich um Myokarderkrankungen unklarer Ätiologie, die klinisch hämodynamisch in 3 Formen unterteilt werden:

1. **Hypertrophische Kardiomyopathie** (HCM). Bei der HCM handelt es sich um eine ätiologisch unklare Erkrankung des Ventrikelmyokards mit einer pathologischen nicht konzentrischen Hypertrophie der Ventrikel. Die Ventrikel sind nicht dilatiert. Die Erkrankung tritt überwiegend am linken Ventrikel auf und befällt bevorzugt das Kammerseptum. Eine biventrikuläre Manifestation ist möglich, alleinige rechtsventrikuläre Formen sind sehr selten. Die Diagnose ist gesichert, wenn weitere Ursachen einer Myokardhypertrophie ausgeschlossen sind, beispielsweise eine hypertensive Herzerkrankung oder eine Aortenstenose. Schwierig wird der Fall, wenn gleichzeitig eine arterielle Hypertonie besteht, da hier die Differenzierung HCM, bzw. Linksherzhypertrophie durch Bluthochdruck schwierig sein kann.
2. **Dilatative (kongestive) Kardiomyopathie** (DCM). Die dilatative Kardiomyopathie hat ebenfalls eine unklare Genese. Es handelt sich wahrscheinlich um einen multifaktoriellen Prozeß, wobei als potentielle Noxen immunologische, neurohumorale, infektiöse, toxische, genetisch determinierte Prozesse im Organismus zu der Erkrankung führen. Evtl. ist auch der intrazelluläre Katecholamin-/Kalziummetabolismus gestört. Bei einer manifesten Erkrankung läßt sich der Risikofaktor oder die Noxe oft nicht mehr feststellen. Gekennzeichnet ist die Erkrankung durch eine zunehmende biventrikuläre Dilatation mit progressivem Kontraktilitätsverlust des Myokards. Sie betrifft besonders Männer im mittleren Alter.

3. **Restriktive (obliterative) Kardiomyopathie** (RCM). Bei der restriktiven Kardiomyopathie, die in Europa sehr selten ist, findet sich eine Myokardfibrose, die einen oder beide Ventrikel betrifft und die diastolische Ventrikelfüllung behindert. Meist sind die AV-Klappen mit beteiligt, die Ausflußtraktregion bleibt meist ausgespart. In fortgeschrittenen Fällen kommt es zu einer typischen Kavumobliteration der Ventrikel. Man unterscheidet die idiopatische Myokardfibrose, die Endokardfibrose mit Eosinophilie (= Löfflersche eosinophile Endomyokarderkrankung) und drittens die Endokardfibrose ohne Eosinophilie (tropische Endokardfibrose).

Von diesen primären Formen unterscheidet man die **sekundären Kardiomyopathien**, die folgende Ursachen haben können:

- infektiös entzündlich bei Myokarditis
- toxisch (z.B. alkoholische Kardiomyopathie, Anthracyclin-Kardiomyopathie nach Zytostatika, z.B. Adriamycin, Doxorubicin und Daunorubicin)
- Mangelernährung bei Eiweißmangel (Kwashiorkor) und Beriberi (Vitamin-B1-Mangel)
- endokrine Kardiomyopathien bei Hyper- und Hypothyreose, Akromegalie, Diabetes mellitus und Phäochromozytom
- Kardiomyopathien bei Speichererkrankungen (z.B. Hämachromatose, Lipidspeicherkrankheiten und Mucopolysacchridose, Amyloidose)
- Kardiomyopathien bei Sarkoidose- und Bindegewebserkrankungen sowie fibroblastischen Erkrankungen

Welche invasive Untersuchung sollte noch durchgeführt werden?

Eine Koronarangiographie ist bei Patienten mit letztendlich unklarer Herzinsuffizienz zum Ausschluß (oder Nachweis) einer stenosierenden KHK („ischämische Kardiomyopathie") indiziert. Bei einer KHK würde sich die Indikation zu revaskularisierenden Maßnahmen ergeben. Darüber hinaus können Sie aktuelle hämodynamische Parameter bestimmen.

Angiographisch Ausschluß einer koronaren Herzkrankheit

Die **Koronarangiographie** zeigt ein freies Koronarsystem, somit kann eine KHK als Ursache der Kardiomyopathie ausgeschlossen werden. Die Einschränkung der linksventrikulären Funktion bestätigt sich (EF lävokardiographisch 20 %). Der enddiastolische Druck im linken Ventrikel ist erhöht.

Welche Diagnose stellen Sie nun nach Kenntnis der Befunde? Welche Therapie leiten Sie ein?

Hinweise auf das Vorliegen einer sekundären Kardiomyopathie ergeben sich nicht, so daß eine primäre dilatative Kardiomyopathie besteht.

Therapie:

Fortführen der bereits bestehenden Herzglykosidbehandlung mit Digitoxin. Zusätzlich ist wegen der Dekompensation mit Ödemen eine diuretische Behandlung indiziert: z. B. Furosemid 2x40 mg. Zur Standardtherapie der Herzinsuffizienz gehört heute ein ACE-Hemmer, der einschleichend begonnen wird. Ziel ist eine möglichst hohe Dosierung, z. B. Beginn mit 2 mg Perindopril, Steigerung nach Möglichkeit auf 8 mg täglich. Wegen der Ödemausschwemmung wird als Thromboseprophylaxe eine Low-dose-Heparinisierung mit 2x7500 E durchgeführt.

Unter der diuretischen Therapie und zunächst 2 mg Perindopril sind die Blutdruckwerte stabil um 110-120/80 mmHg gelegen. Es kommt zu einer Gewichts-

abnahme um etwa 7 kg und Ausschwemmung der peripheren Ödeme, radiologisch Rückbildung der Lungenstauung bei unveränderter Herzgröße. Der Hustenreiz verschwindet rasch, auch die Ruhedyspnoe bildet sich zurück. Der Patient gibt eine verbesserte Belastbarkeit an.
Röntgen-Thorax-Kontrolle nach 10-tägiger Behandlung: Weiterhin nach rechts und links verbreitertes Herz. Vergrößerung des linken Vorhofes. Weniger ausgeprägte Vergrößerung des linken Ventrikels. Im Vergleich zur Voruntersuchung Rückgang der zentralen Lungenstauung.
Nach klinischer Rekompensation kann die diuretische Therapie reduziert werden und wird mit 10 mg Torasemid = Unat® (wegen der längeren Wirkdauer) fortgeführt. Die ACE-Hemmer-Dosis wird allmählich auf 4 mg Perindopril (Coversum®) gesteigert. Nach Stabilisierung kann jetzt eine Betablockertherapie begonnen werden. Zunächst beginnt man mit sehr niedrigen Dosierungen, die auch nur langsam (je nach Klinik) gesteigert werden. In diesem Fall beginnen wir mit 2 x 3,125 mg Carvedilol (Dilatrend®). In den ersten Tagen dieser Therapie gibt der Patient eine etwas verschlechterte Belastungstoleranz an, nach 3 Tagen fühlt er sich wieder wie vorher. Die Dosis wird jetzt auf 6,25-0-3,125 mg gesteigert.

▷ Therapie bei Entlassung

Digimerck minor® 1x1
Unat® 10 mg
Coversum® 4 mg
Dilatrend® 6,25 mg morgens, 3,125 mg abends, je nach Verträglichkeit weitere Dosissteigerung soweit möglich anstreben.

Therapie mit ACE-Hemmer, Betablocker, Digitalis, Diuretika

Wie sehen Sie die weitere Prognose?

Die Prognose ist ungünstig. Die Erkrankungen schreiten in der Regel chronisch fort, wobei die Geschwindigkeit variabel ist. Durch die konservative Behandlung mit ACE-Hemmer und Betablocker kann eine Prognoseverbesserung erreicht werden. Wichtig ist die sorgfältige Anpassung der Diuretikadosis an die jeweiligen Gegebenheiten (tägliche Gewichtskontrollen) sowie Prophylaxe oder Behandlung von Komplikationen (s. u.). Etwa 50 % der Patienten versterben an einer progredienten unbehandelbaren Herzinsuffizienz, bei etwa 25 % tritt ein plötzlicher Herztod, meist durch eine Herzrhythmusstörung, auf und etwa 25 % sterben an Komplikationen, meist Thromboembolien. Aus diesem Grunde ist eine Markumarisierung zu erwägen, die prophylaktisch bei sehr niedriger EF durchgeführt werden kann, auf jeden Fall aber bei Nachweis intrakardialer Thromben, Vorhofflimmern oder stattgehabten Embolien indiziert ist.
Eine therapeutische Möglichkeit bei weiter progredienter und nicht mehr medikamentös behandelbarer Herzinsuffizienz wäre eine Herztransplantation, durch die die Überlebenszeit gesichert verlängert werden kann.

Quintessenz

Bei einer dilatativen Kardiomyopathie handelt es sich um eine primäre Herzmuskelerkrankung unbekannter Genese. Es kommt zu einer Dilatation und Funktionsminderung der Ventrikel. Klinisch stehen die Symptome einer progredienten Herzinsuffizienz im Vordergrund. Als konservative Therapie sind vor allem ACE-Hemmer und Betablocker als prognostisch wertvolle Medikamente nachgewiesen. Daneben sind Diuretika als symptomatische Therapie sowie weiterhin Digitalis erforderlich. Bei rezidivierenden schweren Dekompensationen ist eine Herztransplantation indiziert.

Fall 66

66

▷ Anamnese

Ein 20jähriger Patient fühlt sich seit etwa einem Jahr nicht mehr so leistungsfähig und häufig schlapp. Im gleichen Zeitraum sei eine deutliche Hypotonie aufgefallen, die seither symptomatisch mit verschiedenen kreislaufstabilisierenden Mitteln behandelt worden war. Auf Nachfrage hin gibt die Mutter an, daß ihr in letzter Zeit eine zunehmende Hautbräunung des Sohnes aufgefallen sei. Der Patient selbst gibt in der letzten Zeit Appetitlosigkeit, jedoch keine Übelkeit, kein Erbrechen an, er habe stark an Gewicht abgenommen. In den vegetativen Funktionen außer Schlappheit, Gewichtsabnahme um etwa 10 kg im letzten 1/2 Jahr keine Auffälligkeiten. Kein Nikotin- und Alkoholabusus. Eine Sonnenexposition wird ausdrücklich verneint.

▷ Frühere Anamnese

Als Kleinkind Nahrungsmittelallergie, sonst keine ernsthaften Erkrankungen.

▷ Aufnahmebefund

Adynamie, Hypotonie, Gewichtsverlust; Hyperpigmentierung, Exsikkose

20jähriger Patient in reduziertem AZ und EZ. Bewußtsein klar, voll orientiert. Haut trocken, warm, stehende Hautfalten, deutliche Bräunung der gesamten Haut mit starker Pigmentierung der Mamillen und des Genitales. Auch die Haut unter der Achsel und in den Inguinalfalten sowie die Hautfalten der Hand- und Fußinnenfläche sind stark bräunlich pigmentiert. Keine Dyspnoe, keine Zyanose, keine Ödeme. Kopf, Hals und Thorax o.B. Über beiden Lungen Vesikuläratmen, keine pathologischen Atemgeräusche. Sonorer Klopfschall, keine Dämpfung. Herztöne rein, keine vitientypischen Geräusche. Aktionen regelmäßig, 80/min., Blutdruck nach RR 100/60 mmHg. Periphere Pulse seitengleich tastbar. Bauchdecke weich, keine pathologischen Resistenzen. Leber und Milz nicht tastbar vergrößert, Nierenlager frei, Bruchpforten geschlossen. Keine Lymphome tastbar. Wirbelsäule ohne Klopf- und Stauchungsschmerz. Extremitäten frei beweglich, keine Ödeme. Neurologische Untersuchung bei seitengleich auslösbaren Reflexen unauffällig.

Welche Verdachtsdiagnose stellen Sie?

Die Anamnese mit der Adynamie, der Gewichtsabnahme und der starken Hautpigmentierung spricht für einen primären Hypokortisolismus (Morbus Addison).

Welche Diagnostik ist erforderlich?

Labor mit Blutbild, Kreatinin, Serumelektrolyten, Blutzucker, Urinstatus

Ergebnisse

Hyponatriämie und Hyperkaliämie

Labor: BKS 32/70 mm n.W., Blutbild im Normbereich, Natrium 125 mmol/l, Kalium 6,1 mmol/l, Kalzium 2,2 mmol/l, Harnstoff 74 mg/dl, Kreatinin 1,5 mg/dl, Harnsäure 7,5 mg/dl, GOT 23 U/l, GPT 23 U/l, γ-GT 35 U/l, Nüchternblutzucker 87 mg/dl. Urinbefunde: Urinstatus, -sediment und -kultur unauffällig.

Wie werten Sie die Laborwerte? Welche Therapie leiten Sie ein?

Die Hyponatriämie und Hyperkaliämie passen zu einem M. Addison. Die erhöhten Kreatinin-, Harnstoff- und Harnsäurewerte sind Folge der Exsikkose und der katabolen Stoffwechselsituation. **Therapie:** reichlich NaCl-Lösung infundieren. Noch keine Substitution von Kortison, da Diagnostik erschwert wird!

Wegen der Exsikkose und der stehenden Hautfalten infundieren wir primär täglich 4 l NaCl-Lösung. Eine Kortisonsubstitution sollte vor Abschluß der Diagnostik in keinem Fall erfolgen (die Hyperkaliämie ist primär nicht therapiebedürftig, da in der Regel unter der erhöhten Natriumchloridgabe eine Normalisierung der Serumkaliumwerte auftritt).
Beim sekundären Hypokortisolismus ist die Mineralokortikoidproduktion nur gering betroffen. Aus diesem Grunde findet sich in diesen Fällen selten eine Elektrolytstörung.

Welche Untersuchungen führen Sie weiterhin durch?

- Labordiagnostik: Cortisoltagesprofil im Serum, Plasmaspiegel von ACTH, Aldosteron und Renin, Synacthentest (Gabe eines ACTH-Analogons: bei gesunden Nebennieren erfolgt ein Anstieg des Plasmacortisols). Bestimmung von Cortisol, 17-Keto- und 17-Hydroxysteroiden im Urin.
- bildgebende Verfahren: Oberbauchsonographie, CT der Nieren- und Nebennieren

Labor: Cortisolwerte im Tagesprofil zwischen 0,5 und 0,6 ng/dl schwankend; Normalwerte liegen um 8 Uhr bei 25±5, um 16 Uhr bei 15±4 und um 22 Uhr bei 20±4 ng/dl.
Synacthentest: Cortisol nüchtern 0,4 ng/dl, nach 30, 60 und 90 Minuten Cortisolwert zwischen 0,3 und 0,5 ng/dl (fehlender Anstieg).
Aldosteron 9 pg/ml (normal 65±30), Plasmarenin 23 ng/ml (normal 0,8-3,3 ng/ml), ACTH 1080 pg/ml (normal 20-70).
Cortisol im 24-Std-Urin bei zwei Proben jeweils kleiner 10 und kleiner 12 mg (normal 15-80 mg).
17-Keto-Steroide 2,3 mg/24 Std. (normal 9-22), 17-Hydroxy-Corticosteroide im 24-Std-Urin 1 mg/24 Std. (normal 5-23).

Oberbauchsonographie: Leber normal groß, unauffälliges, homogenes Reflexmuster, Gallenblase normal groß ohne Konkrementhinweis. Unauffällige intra- und extrahepatische Gallenwege. Pankreas unauffällig. Milz normal groß. Beide Nieren regelrecht gelegen von normaler Größe, regelrechtes Parenchym. Keine Flüssigkeitsansammlung in den Nierenbecken. Abfluß bds. frei. Die oberen Nierenpole sind bds. unauffällig.

Cortisol- und Aldosteronspiegel stark erniedrigt, ACTH-Spiegel erhöht, Synacthentest negativ; kein Tumor, keine Verkalkung der Nebennnieren

CT-Nebennieren: Bds. Nebennieren von normaler Lage und Form. Die Größe der beiden Nebennieren liegt jeweils im unteren Normbereich. Keine Nebennierenverkalkungen, keine Raumforderung.

Welche Diagnose stellen Sie nach Kenntnis der Befunde? Welche Ursachen der Nebenniereninsuffizienz bzw. des Hypokortisolismus kennen Sie? Warum macht man ein CT der Nebennieren?

Es handelt sich um einen **primären Hypokortisolismus** (M. Addison), d.h., die Schädigung betrifft die Nebenniere. Der **sekundäre Hypokortisolismus** besteht bei einer Hypophyseninsuffizienz (z.B. durch Blutung). Gegen den sekundären Hypokortisolismus sprechen folgende Befunde: hohe ACTH-Spiegel und die Braunfärbung der Haut, da ACTH eine gewisse melanozytenstimulierende Aktivität besitzt (beim sekundären M. Addison besteht ein ACTH-Mangel → helle Haut).
Ursachen der chronischen NNR-Insuffizienz (diese liegt hier vor) sind: heute meist Autoimmunadrenalitis im Rahmen einer pluriglandulären oder isolierten

Autoimmunendokrinopathie, beidseitige Nebennierentuberkulose (heute seltener), Amyloidose, Nebennierenmetastasen, Blastomykose.
Nebennierenblutungen wie beim Waterhouse-Friederichsen-Syndrom führen zur akuten Addisonkrise, plötzliches Absetzen einer Steroidtherapie und operatives Entfernen eines endokrin aktiven NNR-Tumors können ebenfalls eine Addisonkrise hervorrufen, allerdings besteht hier ein sekundärer Hypokortisolismus.
Im vorliegenden Fall spricht alles für eine **Autoimmunadrenalitis**. Die übrigen Ursachen einer Nebenniereninsuffizienz liegen bei unseren Patienten entweder nicht vor oder sind äußerst unwahrscheinlich. Aus diesem Grunde sollte die weitere Diagnostik auf eine pluriglanduläre Autoimmunendokrinopathie konzentriert werden.
Das CT wird zum Tumor- und Tbc-Ausschluß der Nebenniere durchgeführt.

Welche weitere Diagnostik ist in Hinblick auf eine pluriglanduläre Autoimmunendokrinopathie notwendig?

Suche nach Antikörpern gegen die Nebennierenrinde sowie gegen andere endokrine Organe, Kontrolle der Funktion der Schilddrüse und der Geschlechtshormone.

Ergebnisse

Antikörper gegen Nebennieren und Peroxidase erhöht, Schilddrüsen und Geschlechtshormone normal

Antikörper: Antikörper gegen Nebennierenrinde pos. 1:320, Antikörper gegen Inselzellen und Testis sowie Leydig-Zellen jeweils neg. Zirkulierende Immunkomplexe im Normbereich gelegen. Antikörper gegen Schilddrüsenmikrosomen (Peroxidase-AK) mit 1:400 erhöht.

Hormonanalysen: Schilddrüsenwerte: T3-RIA 140 ng/100 ml, FT4 1,1 ng/100 ml, TSH basal 5,3 µIE/ml im Normbereich. Insgesamt euthyreote Stoffwechsellage. Testosteron 7,1 ng/ml, FSH 5,1 mIE/ml, LH 8,0 mIE/ml, jeweils im Normbereich gelegen.

Welche Diagnose stellen Sie nun nach Kenntnis der Befunde?

Die Diagnose lautet thyreosuprarenaler Typ eines **polyglanduläres Autoimmunsyndroms** (Schmidt-Syndrom) mit Morbus-Addison-Immunadrenalitis und Immunthyreoiditis, Hypokortisolismus.
Der Patient zeigt die typische klinische Symptomatik eines primären Morbus Addison mit einer seit etwa einem Jahr entwickelten Adynamie, Appetitlosigkeit, deutlicher Hypotonie und zunehmender Hautbräunung. Klassisch sind auch die bei Klinikaufnahme bestehenden Elektrolytwerte mit deutlicher Hyponatriämie und Hyperkaliämie. Die weiterführenden **Hormonuntersuchungen** zeigen dann das für den primären Morbus Addison typische Bild: deutlich erniedrigter Kortisolspiegel im Tagesprofil, fehlender Anstieg der Kortisonspiegel nach Synacthentest und deutlich erhöhte ACTH-Spiegel. Auch die 24-h-Cortisol-Ausscheidung im Harn ist deutlich vermindert. Als Ausdruck der generellen Nebenniereninsuffizienz sind die Aldosteron- und Plasmaspiegel deutlich vermindert bei kompensatorisch erhöhten Reninwerten. Diese Befundkonstellationen mit der deutlich erniedrigten Mineralokortikoidwirkung im Organismus, einerseits durch die verminderten Aldosteronspiegel, andererseits durch die verminderten Kortisolspiegel, die ja auch noch eine gewisse mineralokortikoide Wirkung haben, erklärt die Elektrolytstörung.
Als **Ursache** der primären Nebenniereninsuffizienz ist ein autoimmunologisches Geschehen mit Antikörpern gegen Nebennierenrindengewebe anzusehen. Zu-

sätzlich konnten Antikörper gegen Schilddrüsenmikrosomen nachgewiesen werden. Dieses kombinierte Vorkommen von Antikörpern gegen Schilddrüsen- und Nebennierenrindengewebe wird syndromal zum Schmidt-Syndrom oder im angelsächsischen Sprachraum zum polyglandular failure Typ II zusammengefaßt. Trotz der erhöhten Schilddrüsenantikörper ist die Schilddrüsenfunktion noch normal. Antikörper gegen Pankreasinselzellen sowie Hodengewebe konnten nicht nachgewiesen werden, die Testosteronspiegel, die Serumspiegel von luteotropem und follikelstimulierendem Hormon sind regelrecht.

Welche Therapie leiten Sie ein?

Therapeutisch substituieren wir initial Flüssigkeit in Form von Kochsalzlösung und geben nach Abschluß der Diagnostik eine Hydrokortisonsubstitutionstherapie mit insgesamt 30 mg. Unter dieser Behandlung normalisieren sich die Serumelektrolytspiegel, und die Blutdruckwerte liegen im Schnitt bei 115/90 mmHg und darüber. Auch das Allgemeinbefinden des Patienten bessert sich deutlich. Gleichlaufend blaßt der Patient allmählich ab.
Da auch das Aldosteron deutlich deutlich erniedrigt ist, ist eine Substitutionstherapie mit einem Mineralokortikoid (z.B. Astonin H®) indiziert. Im Verlauf sollte auch der ACTH-Spiegel noch einmal kontrolliert werden, da bei einer persistierenden ACTH-Erhöhung unter Substitutionstherapie an einen Nelsontumor gedacht werden muß, zu dessen Ausschluß ein CT der Hypophysenregion durchgeführt werden kann.
Therapie: Hydrocortison Hoechst®: 15-10-5 mg, 1x 0,1 mg Fludrocortison (Astonin H®).

Substitution von Gluko- und Mineralokortikoiden

Was müssen Sie in Zukunft bei dem Patienten bedenken? Worauf muß der Patient aufmerksam gemacht werden?

Der Patient muß darüber aufgeklärt werden, daß bei Belastungssituationen des Körpers, beispielsweise Infekten, Operationen oder auch psychischen Belastungen, eine höhere Kortisonsubstitution notwendig werden kann. Hierbei können bis zu 2-5fache Dosen der normalen Erhaltungsdosis notwendig werden.
Eine Überdosierung manifestiert sich klinisch meist durch eine Hypertonie, Ödeme oder die typischen sichtbaren Kortisonnebenwirkungen mit Schwellungen im Gesicht, Stiernacken und Hautveränderungen. Bei Unterdosierung kommt es zur Hypotonie, zur Hyponatriämie und Hyperkaliämie.
Die Therapiekontrollen können durch die Bestimmung eines Kortisoltagesprofils erfolgen. Dem Patienten sollte ein Kortikoidausweis und eine Kortisonnotration ausgehändigt werden.

Quintessenz

Ein primärer Hypokortisolismus wird in 70 % der Fälle durch eine Auoimmunadrenalitis hervorgerufen. Typische Symptome sind Adynamie, Hypotonie, Dehydratation, Hyperkaliämie und Hyponatriämie sowie (im Gegensatz zur sekundären Form) Hyperpigmentierung der Haut. Die Diagnose wird durch entsprechende Hormonanalysen gestellt. Autoimmunerkrankungen mehrerer endokriner Organe sind möglich (thyreosuprarenale Form = Schmidt-Syndrom). Therapeutisch erfolgt die Substitution von Gluko- und Mineralokortikoiden. In Belastungssituationen ist der Bedarf stark erhöht, so daß die Substitutionsdosis entsprechend angepaßt werden muß.

Fall 67

67

▷ Anamnese

Ein 24jähriger Patient klagt über zunehmende Beinödeme. Er habe sich abgeschlagen und krank gefühlt und auch Fieber gehabt. Deshalb habe er den Arzt aufgesucht und sei wegen erhöhter Blutdruck- und Kreatininwerte eingewiesen worden.

▷ Frühere Anamnese

Seit etwa 9 Jahren sei eine chronische Polyarthritis bekannt, ansonsten sei er nie ernsthaft krank gewesen.

▷ Aufnahmeuntersuchung

24jähriger Patient in reduziertem AZ, gutem EZ. Haut trocken, warm, blaß, keine Dyspnoe, keine Zyanose, präsakrale Ödeme, deutliche Ödeme der Lider, der Unterschenkel und des subkutanen Fettgewebes. Bewußtsein klar, orientiert. Kopf frei beweglich, NAP frei, kein Meningismus, kein Kalottenklopfschmerz. Schleimhäute feucht, gut durchblutet, Gebiß saniert. Keine Lymphknoten tastbar, keine Struma. Regelrechter knöcherner Thorax ohne Deformitäten. Über beiden Lungen Vesikuläratmen, keine pathologischen Atemgeräusche auskultierbar. Sonorer Klopfschall. Herztöne rein, regelmäßig, keine pathologischen Geräusche. Puls 84/min. Blutdruck nach RR 170/100 mmHg. Periphere Pulse seitengleich tastbar (Aa. tibialis posterior und dorsalis pedis wegen Ödemen abgeschwächt tastbar). Bauchdecke weich, keine Druckschmerz, keine pathologischen Resistenzen. Leber 1 QF unter dem Rippenbogen tastbar, Nierenlager bds. klopfschmerzhaft. Über der Wirbelsäule kein Klopf- und Stauchungsschmerz. Extremitäten aktiv und passiv frei beweglich. Deutliche Ödeme. Neurologische Untersuchung bei seitengleich auslösbaren Reflexen unauffällig.

Allgemeine Schwäche, Fieber, Ödeme; Blässe, Ödeme, Hypertonus

Was fällt Ihnen bei der Aufnahmeuntersuchung auf?

Aufgrund der Anamnese und des Aufnahmebefundes kann folgendes festgestellt werden: Es liegen erhöhte Blutdruckwerte vor, und es bestehen Ödeme, die in Zusammenhang mit dem vom Hausarzt angegebenen erhöhten Kreatininwerten zu einem renalen Prozeß passen. Außerdem spricht die Blässe und das Abgeschlagenheitsgefühl für eine Anämie. Auch diese könnten zu einer Nierenerkrankung passen, wäre jedoch auch durch einen Blutverlust oder eine hämatologische Systemerkrankung erklärbar.

Welche Untersuchungen veranlassen Sie?

- Labor mit Blutbild, Entzündungszeichen, Retentionswerten, Elektrolyten, Transaminasen, Blutzucker, Elektrophorese, Fetten, Urinstatus
- Oberbauchsonographie (Nierenmorphologie?)
- Röntgen-Thorax-Aufnahme (Stauung?)
- EKG (Hypertrophiezeichen?)

Ergebnisse

Labor: BKS 75/120 m n.W., Hb 7,0 g/dl, Hämatokrit 23,7 %, Ery 2,84/µl. Leuko 17,1/nl, HbE 24,8 pg/Ery, MCV 84 fl, MCHC 29,6 g/dl, Thrombozyten 450/nl. Harnstoff 310 mg/dl, Kreatinin 6,8 mg/dl, Harnsäure 10,1 mg/dl, Kalium 5,4 mmol/l, anorganisches Phosphat 2,94 mmol/l, Natrium, Calcium, Bilirubin, GOT, GPT, γ-GT, alkalische Phosphatase, Serumeisen im Normbereich. Cholesterin 219 mg/dl, Triglyceride 343 mg/dl, Blutzucker 98 mg/dl. Gesamteiweiß

6,1 g/dl, in der Eiweißelektrophorese regelrechtes Verteilungsmuster. Urinsediment ca. 200 Erys/µl, Leukos 3-5, Bakterien (+), Urinkultur steril. 1 Ery-Zylinder, 2-3 granulierte Zylinder. Saccharum, Aceton, Nitrite neg., Eiweiß (3+).

EKG: normfrequenter Sinusrhythmus bei Steiltyp, unauffällige Erregungsausbreitung und -rückbildung

Röntgen-Thorax: Herz leicht nach rechts und links verbreitert. Beginnende Lungenstauung. Streifige Verschattung in beiden Lungenuntergeschossen, links horizontal, rechts schräg gestellt. Die Streifenschatten sprechen am ehesten für eine intralobuläre Flüssigkeitsansammlung. Mediastinum nicht verbreitert, Trachea mittelständig, ohne Einengung.

Oberbauchsonographie: Geringgradige Hepatomegalie mit diffuser Hepatopathie vom Fettlebertyp. Große Gallenblase ohne Steine. Pankreas, Oberbauchgefäße und Milz von normaler Lage, Größe und Struktur.

Wie beurteilen Sie den abgebildeten Nierensonographiebefund?

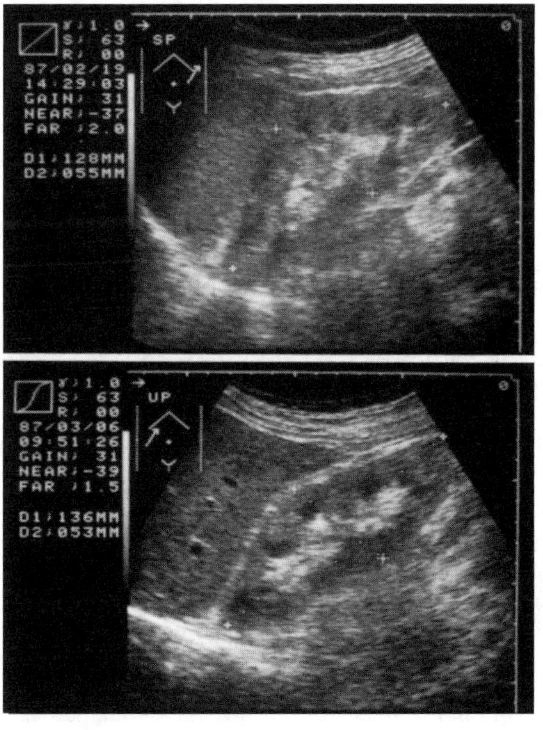

Nierensonographie: Bds. sehr große Nieren mit verdichtetem Parenchym und echoarmen Markkegeln wie bei akutem Nierenversagen oder bei rapid-progressiver Glomerulonephritis.

Labor: Anämie, pos. Entzündungszeichen, starke Kreatininerhöhung, aktives Urinsediment mit großer Proteinurie; radiologisch Lungenstauung; sonographisch große Nieren

Welche Arbeitsdiagnose stellen Sie? Welche weiterführenden Untersuchungen veranlassen Sie?

Die Ödeme, Hypertonie und Eiweißausscheidung deuten auf ein nephrotisches Syndrom. Der Eryzylinder im Harn und die deutlich erhöhten Retentionswerte (Kreatinin, Harnstoff, Harnsäure) sprechen für einen fortgeschrittenen Nierenschaden, wobei als Ursache am ehesten eine Glomerulonephritis in Frage kommt. Auch die Anämie paßt zu einem länger bestehenden Nierenleiden. Der Rö-Thorax-Befund mit der vermehrten Flüssigkeit in den Lungen und dem vergrößerten Herzen ist am ehesten durch eine Überwässerung im Rahmen der Nierenerkrankung zu erklären, differentialdiagnostisch sollte ein Goodpasture-Syndrom serologisch ausgeschlossen werden.

Bisherige Diagnosen: nephrotisches Syndrom, V.a. Glomerulonephritis, Anämie, Hypertonie.

▷ Weitere Diagnostik

- Urinuntersuchung: 24-h-Urinausscheidung auf Eiweiß, Urindiscelektrophorese
- Serum: Diagnostik mit der Frage einer Systemerkrankung (dabei auch an anamnestische Angabe früherer Gelenkschmerzen denken!) → RF, zirkulierende Immunkomplexe, antinukleäre Antikörper, Antikörper gegen Doppelstrang-DNS, Antikörper gegen Glomerulobasalmembran (Goodpasture-Syndrom?), cANCA (Wegener-Granulomatose?), Immunelektrophorese
- Nierenpunktion: rapid progressive Glomerulonephritis?
- Echokardiographie zur genaueren Beurteilung der Herzgröße und -funktion

Ergebnisse

Urin: Biuret 10,18 g/die, in der Discelektrophorese unselektive glomeruläre Proteinurie mit geringgradigem tubulären Anteil

Serum: RF (+). Antikörper gegen Glomerulus-Basalmembran und cANCA neg. Zirkulierende Immunkomplexe (Raji-Zell-Test) 111 µg/ml, Anti-ds-DNS 95 %-Bindung (jeweils deutlich erhöht). Immunelektrophorese: IgG 860 mg/dl, IgA 350 mg/dl, IgM kleiner 30 mg/dl. ANF 1:640+ (Antikörper der Klasse IgG 1:640, AK der Klasse IgA 1:160, AK der Klasse IgM 1:40).
Zur Aktivitätsbestimmung zusätzlich Komplement-Analysen: CH 50-Aktivität 103 % im Normbereich, C3 67 mg/dl (unterer Normalwert), C4 10 mg/dl (erniedrigt).

Histologie des Nierenbiopsiezylinders: Glomeruli mit ausgedehnt extrakapillären Proliferaten, die nahezu den gesamten Kapselraum ausfüllen. In einem Glomerulus ist die extrakapillare Proliferation nur sektorförmig ausgeprägt und vernarbt. Die Überreste der Schlingenkonvolute liegen annähernd zentral. Die Basalmembran verlaufen geschlängelt und erscheinen etwas verdickt. Kapillarlichtungen sind nur noch vereinzelt zu beobachten. Stellenweise beobachtet man subendothelial kleine organophile Ablagerungen. Knapp die Hälfte des Tubulussystems ist mäßig atrophisch. Zum Teil grobtropfige Eiweißspeicherung, stellenweise mit Destruktion der Tubulusepithelien. Das Interstitium ist stellenweise etwas faservermehrt und weist mäßig dichte lymphoplasmazelluläre Infiltrate auf.

Histologisch mesangial/endokapillär-proliferative Glomerulonephritis, serologisch antinukleäre und anti-ds-DNS-Antikörper positiv

Beurteilung: Es handelt sich um eine mesangial/endokapillär-proliferative Glomerulonephritis mit ausgeprägter extrakapillärer Komponente. Die intrakapilläre Läsion ist offenbar immunkomplexbedingt, da reichlich Depots gefunden werden.

Echokardiographie: Regelrechte Bewegung des Aorten- und Mitralsegels. Unauffällige Klappen. Keine Hypertrophie der linksventrikulären Hinterwand. Kleiner Perikarderguß.

Welche Diagnose stellen Sie nun endgültig? Weitere Therapie? Prognose?

Diagnose:
systemischer Lupus erythematodes, in diesem Rahmen endokapillär-proliferative Glomerulonephritis mit ausgeprägter extrakapillärer Komponente mit nephrotischem Syndrom

Therapie:
Anhand der serologischen Befundkonstellation mit den deutlich erhöhten antinukleären Faktoren, den Antikörpern gegen Doppelstrang-DNS und den zirkulierenden Immunkomplexen stellten wir die Diagnose eines **Lupus erythematodes disseminatus**. Mit der Diagnose des Lupus erythematodes lassen sich auch retrospektiv die vom Patienten geschilderten und seit Jahren bestehenden Gelenkschmerzen erklären. Im Rahmen des systemischen Lupus erythematodes ist es zu einer Nierenbeteiligung gekommen, wobei das histologische Bild eine endokapillär-proliferative Glomerulonephritis mit ausgeprägter extrakapillärer Komponente ergibt.
Dieser histologische Befund paßt zu einer schweren Form einer **Lupus-Nephritis**, die klinisch unter dem Bild einer rapid progressiven Glomerulonephritis abläuft. Es besteht ein deutliches nephrotisches Syndrom mit einer Eiweißausscheidung um 10 g/die, deutlichen Ödemen und hypertensiven Blutdruckwerten. Nach Übernahme des Patienten steigen die Kreatininwerte noch auf maximal 7 mg/dl, während der Harnstoff bei maximal 400 mg/dl liegt. Unter entsprechender **immunsuppressiver Therapie** mit Imurek® und Urbason® kommt es zu einer allmählichen Rückbildung der Retentionswerte, wobei sich das Kreatinin bei etwa 5 mg/dl stabilisiert.
Initial geben wir 200 mg Methylprednison (Urbason®) und 150 mg Azathioprin (Imurek®) und reduzieren die Kortisondosis nach 4 Tagen auf 150 mg, nach weiteren 4 Tagen auf 100 mg, um dann allmählich in 10-mg-Schritten alle 3 Tage auf eine vorläufige Erhaltungsdosis auf 60 mg abzubauen. Diese Dosis wird über die Entlassung hinaus beibehalten und sollte je nach Entwicklung der Nierenwerte und der Urineiweißausscheidung bei Möglichkeit weiter gesenkt werden.
Die deutlichen peripheren Ödeme, die Herzgröße sowie die Lungenstauung sind unter der gleichzeitig eingeleiteten Lasix-Therapie schnell rückläufig, wobei der Patient insgesamt 17 kg an Gewicht verliert.

▷ Verlauf

Da sich die Kreatininwerte im weiteren Behandlungsverlauf zwischen 4,5 und 5,0 mg/dl stabilisieren, führen wir an 5 Tagen eine **Plasmaseparation** durch. Bei der Plasmaseparation wird das Plasma des Patienten über eine spezielle Membran mittels einer Hämodialysemaschine von den korpuskulären Bestandteilen getrennt, verworfen und durch eine gleiche Menge an Humanalbumin ersetzt. Nach den Erfahrungen aus der Literatur kann in einigen Fällen immunologischer Erkrankungen, ganz besonders auch bei der Myasthenie, der Krankheitsverlauf deutlich gebessert werden. Wir versprachen uns durch die bei dieser Behandlung mögliche Reduktion der zirkulierenden Immunkomplexe eine Verbesserung der Nierenfunktion. Insgesamt gesehen werden die Plasmaseparationen vom Patienten gut vertragen, die Retentionswerte sinken nach Abschluß der

Plasmaseparation nochmals auf Kreatininwerte zwischen 3,5 und 3,9 mg/dl. Der Harnstoff stabilisiert sich bei Werten um 200 mg/dl.

Therapie mit Steroiden und Immunsuppressiva, Plasmapherese, Allgemeinbehandlung der Niereninsuffizienz

Das nephrotische Syndrom ist im Verlauf der Behandlung deutlich gebessert. Die Eiweißausscheidung bildet sich auf Werte um 5 g/d zurück. Eine ACE-Hemmer-Therapie ist bei einer Niereninsuffizienz prognostisch günstig und auch bei den mit im Durchschnitt 165/105 mmHg erhöhten Blutdruckwerte indiziert. Unter einer Therapie mit Captopril in langsam gesteigerter Dosierung normalisierten sich die Blutdruckwerte und liegen zwischen 115 und 130 mmHg systolisch und 70-80 mmHg diastolisch.
Die bestehende Anämie mit Hb-Werten zwischen 7 und 8,5 g/l sehen wir im Rahmen der bestehenden Grunderkrankung. Der Patient wird in deutlich gebessertem AZ entlassen, mit der Auflage, sich regelmäßig bei einem Nephrologen vorzustellen.

Letzte Laborwerte: Hb 8,3 g/dl, Leuko. 11,0/nl, Serumelektrolyte ausgeglichen, Kreatinin 3,9 mg/dl, Harnstoff 237 mg/dl, Harnsäure 11,3 mg/dl, Phosphat 6,5 mg/dl. Anti-ds-DNS 65 % Bindung (normal 0-20), Raji-Zell-Test 3 µg/ml (normal kleiner 14).

▷ Therapie bei Entlassung

Lasix® 500 2x1/4
Urbason® 40 1x1 1/2
Imurek® 50 3-0-0
Captopril® 2x25 mg
Zyloric® 300 1x1
Sostril® 300 mg 1x1 (Ulkusprophylaxe bei Kortisontherapie)

▷ Weiterer Verlauf

Entwicklung einer terminalen Niereninsuffizienz, Dialyse, später Nierentransplantation

Während des nächsten Jahres verschlechtert sich die Nierenfunktion allmählich wieder (entspricht der ungünstigen Prognose proliferativer Glomerulonephritiden). Zur Vorbereitung der in absehbarer Zeit erforderlichen Dialyse wird eine Cimino-Fistel (Anastomose zwischen A. radialis und V. cephalica antebrachii) angelegt und der Patient muß 14 Monate nach Diagnosestellung dialysiert werden. Ein weiteres Jahr später kann er erfolgreich nierentransplantiert werden und fühlt sich zur Zeit (ein weiteres Jahr später) bei intakter Transplantatnierenfunktion unter immunsuppressiver Therapie mit Urbason® (4 mg) und Cyclosporin (2x180 mg) sehr wohl.

Was wissen Sie zur Pathogenese und Ätiologie des Lupus erythematodes?

Der **systemische Lupus erythematodes** ist eine Erkrankung unbekannter Ursache. Es gibt zunehmende Hinweise, daß immunologische Mechanismen im Rahmen von Gewebeschädigungen eine bedeutende Rolle bei der Pathogenese spielen.
Die **klinische Ausprägung** der Erkrankung ist sehr variabel. Die meisten Patienten besitzen eine Vielzahl antinukleärer Antikörper, weisen jedoch häufig andere immunologische Abnormitäten auf. Bei einigen Patienten kommt es zu Spontanremissionen, andere reagieren günstig auf eine Behandlung mit Kortikosteroiden und manche sprechen auf keine der bisher bekannten medikamentösen Behandlungen an. Nach bisherigen Kenntnissen können Virusinfektionen, genetische Prädispositionen und abnorme Immunregulationen bei der Ätiologie eine entscheidende Rolle spielen.

Das **Serum** der Patienten mit systemischem Lupus erythematodes enthält Antikörper gegen Doppelstrang- oder Einzelstrang-DNA und Desoxyribonukleoprotein, Histone, Zellkernbestandteile und das sogenannte Sm-Antigen. Die Antikörper werden unter dem Begriff antinukleärer Antigene (ANA) zusammengefaßt.
Es können auch Antikörper gegen zytoplasmatische Antigene (RNA und Ribosomen), gegen Gerinnungsfaktoren und gegen Zellantigene auftreten. Die antinukleären Antikörper bilden mit ihren Antigenen Komplexe, die ebenso wie Komplexe aus DNA- und RNA-Antikörpern an der Basalmembran von Glomerula und Gefäßen präzipitieren können. Bei der aktiven Phase eines systemischen Lupus erythematodes ist das Serumkomplement erniedrigt. Zirkulierende Immunkomplexe können nachgewiesen werden.

Klinische Manifestation

Frauen sind von SLE etwa 9mal häufiger als Männer befallen. Das Prädilektionsalter ist zwischen der 2. und 5. Lebensdekade, kann jedoch in allen Altersstufen auftreten.
Klinik und der Verlauf des SLE ist sehr variabel.
92 % weisen **Arthralgien** und Arthritiden auf, wobei sowohl Finger- und Fußgelenke als auch große Gelenke betroffen sein können.
Bei etwa 84 % der Patienten wird **Fieber** beobachtet. Zusätzlich werden Müdigkeit, Krankheitsgefühl und Gewichtsverluste angegeben, systemische Beschwerden können jedoch gänzlich fehlen.
Hautmanifestationen werden bei etwa 72 % beobachtet, wobei in der akuten Phase häufig ein schmetterlingsförmiges Erythem über dem Nasenrücken auftritt. Bei chronischen Verläufen treten Atrophien und Teleangiektasien auf. Hauterscheinungen können am ganzen Körper auftreten. Nach UV-Licht können sich die Veränderungen verstärken. Eine Alopecia areata kann auftreten, ebenso kurze abgebrochene Haare im Stirnbereich.
Bei etwa 20 % können **Vaskulitiden** mit kleinen Infarkten an den Fingern und Zehen auftreten. Manche Patienten haben lediglich ein Erythem im Nagelbereich. Im Nasen- und Mundschleimhautbereich können Ulzerationen auftreten. Blasen, Knoten oder angioneuritische Ödeme können auftreten. Bei 20 % entwickelt sich ein Raynaud-Phänomen.
50 % entwickeln eine **Nierenbeteiligung**, die in ihrer Ausprägung von einer minimalen Proteinurie bis zu einem nephrotischen Syndrom reichen kann. Einige Patienten entwickeln ein terminales Nierenversagen.
Ebenfalls bei etwa 50 % der Patienten entwickeln sich **kardiopulmonale Symptome**. Die meisten zeigen eine Perikarditis, wobei es jedoch selten zu einer Perikardtamponade kommt. Eine Myokarditis oder eine nicht bakterielle verruköse Endokarditis kann ebenfalls auftreten. Auch Pleuritiden und Lungeninfiltrate wurden beobachtet.
Neurologische Symptome treten bei 20-50 % der Patienten auf, wobei hauptsächlich zentral nervöse Symptome beobachtet werden. Die Patienten weisen zerebrale Störungen, Affektlabilität, Psychosen oder ein organisches Psychosyndrom ohne andere signifikante Symptome auf. Im Liquor kann es zu einer geringfügigen Lymphozytenvermehrung und einem Anstieg des Proteingehaltes kommen. Im Computertomogramm findet man manchmal kleine Infarkte, die Folge einer zerebralen Vaskulitis sein können.
Häufig ist eine lokale oder diffuse **Lymphknotenvergrößerung**, wobei die Knoten nicht derb sind.

Typische Laborveränderungen

Anämie mit Hb < 11 g/dl (72 %), Leukopenie < 4,5/nl (71 %), Thrombozytopenie < 100/nl (15 %), positiver direkter Coombs-Test (14 %). Immunologische Tests: Nachweis von ANA (99 %), positive LE-Zelltests (60-80 %), Komplementverminderung (75 %), erhöhte γ-Globulinfraktion > 1,5 g/dl (60-75 %), positive Rheumafaktoren (20 %), falsch positiver Test auf Syphilis (15 %).

Welche Sonderformen eines systemischen Lupus erythematodes kennen Sie?

Einige Medikamente können einen systemischen Lupus erythematodes mit meist milderer Verlaufsform induzieren. Nach Absetzen der Präparate bildet sich die Symptomatik in der Regel zurück. Die klinische Verlaufsform ist meist milder, zu einer Nieren- oder ZNS-Beteiligung kommt es in der Regel nicht. Anti-DNS oder Anti-Sm lassen sich nicht nachweisen, die Komplementfraktion ist in der Regel normal.
Ausgelöst werden kann ein SLE durch Hydralacin, Procainamid, α-Methyldopa, Diphenylhydantoin, Mesantoin, Isoniazid und L-Dopa.

▷ Ausblick

Bei schweren Formen eines Lupus erythematodes wird derzeit in Kiel nach dem sogenannten Kieler Protokoll eine spezielle Behandlung durchgeführt. Sämtliche immunsuppressive Medikamente und auch Kortison werden abgesetzt. Danach wird an 3 aufeinanderfolgenden Tagen eine Plasmaaustauschbehandlung durchgeführt, um die Lupusantikörper und Immunkomplexe zu entfernen. Hierdurch werden die Lupuslymphozyten aktiviert. In dieser Phase setzt man eine hoch dosierte Cyclophosphamidtherapie ein, die über ein 1/2 Jahr fortgeführt wird. Erste Ergebnisse zeigen, daß bei 19 von 21 Patienten eine zum Teil lang anhaltende Remission erreicht werden konnte, so daß bisher keinerlei weitere Therapie notwendig war. Die Behandlung ist derzeit auf schwerste Formen mit hoher Krankheitsaktivität und Bedrohung eines wichtigen Organs, beispielsweise Niere, Gehirn oder Lunge, beschränkt.

Quintessenz

Ein Lupus erythematodes disseminatus kann zu multiplen Organmanifestationen führen. Nierenbeteiligungen sind häufig und können in Form einer rapid progressiven Glomerulonephritis ablaufen. Therapeutisch werden Steroide und andere Immunsuppressiva eingesetzt, in problematischen Fällen ist eine Plasmapherese indiziert. Die Entwicklung zu einer terminalen Niereninsuffizienz ist oft nicht zu verhindern.

Fall 68

68

▷ Anamnese

Eine 53jährige Patientin klagt über in letzter Zeit nachlassende Leistungsfähigkeit, gelegentlichen Nachtschweiß und ab und zu auftretende Fiebertemperaturen bis 39°C. In die Klinik wird sie von der Hausärztin wegen einer Schwellung im Bereich der Glandula submandibularis eingewiesen.

▷ Frühere Anamnese

Vor etwa einem Jahr war eine erhöhte BKS festgestellt worden, Einweisung in auswärtige Klinik, dort sonographisch festgestellte Leber- und Milzvergrößerung. Eine weitere Abklärung war nicht möglich, da die Patientin die Klinik gegen ärztlichen Rat verließ.

Leistungsknick, Nachtschweiß, Fieber, Leber- und Milzvergrößerung, BKS-Beschleunigung, Schwellung der Speicheldrüse

Welche Vermutungsdiagnose stellen Sie?

Die Anamnese mit dem Nachtschweiß, den ab zu auftretenden Fiebertemperaturen sowie der erhöhten BKS- und Leber- und Milzvergrößerung spricht für eine hämatologische Systemerkrankung.
Die klinischen Angaben könnten zu einem Morbus Hodgkin passen. Die Patientin wird bei der Klinikaufnahme wegen der im Vordergrund stehenden Schwellung im Bereich der Glandula submandibularis primär in die Hals-Nasen-Ohrenklinik aufgenommen. Dort wird ein Tumor im Bereich der Glandula submandibularis festgestellt und operativ entfernt. Die Histologie des Operationspräparats ergibt eine lymphozytenreiche Form eines Morbus Hodgkin. Daraufhin wird die Patientin in die Innere Abteilung verlegt.

▷ Aufnahmebefund

53jährige Patientin in relativ gutem AZ und EZ, Haut trocken, warm, blaß, keine Ödeme, keine Dyspnoe, keine Zyanose. Bewußtseinslage klar, voll orientiert, kein Meningismus. NAP frei, freie Beweglichkeit des Kopfes. Rachenring reizlos, Zunge feucht, weißlich belegt, Gebiß vollprothetisch versorgt. Keine Struma, reizlose Wunde lateral am Hals rechts nach Op., etwa bohnengroßer, auf der Unterlage gut verschieblicher (ca. 2 cm) Lymphknoten an der rechten Halsseite. Thorax o.B., keine Dämpfung, Vesikuläratmen, keine pathologischen Atemgeräusche; Herztöne rein, keine vitientypischen Geräusche, Puls regelmäßig, 80/min., RR 110/80, periphere Pulse seitengleich tastbar. Bauchdecke weich, keine Abwehrspannung, leichter Druckschmerz im Oberbauch, Leber 2-3 QF unter Rippenbogenrand tastbar, Milz 2 QF unter Rippenbogen tastbar. Rektale Untersuchung, Wirbelsäule, Extremitäten und neurologische Untersuchung unauffällig.
Die Diagnose ist bereits durch das Ergebnis der histologischen Untersuchung bekannt. Es handelt sich um eine lymphozytenreiche Form eines Morbus Hodgkin.

Hepatosplenomegalie, Anämie, vergrößerter Halslymphknoten; histologisch lymphozytenreicher M. Hodgkin

Welche Stadieneinteilung (Staging) kennen Sie beim Morbus Hodgkin?

Stadium	Betroffene Regionen
I	einzelne Lymphknotenregion oder ein einziger lokalisierter extranodaler Herd
II	zwei oder mehr Lymphknotenregionen auf der gleichen Zwerchfellseite betroffen (II/N) oder ein lokalisierter extranodaler Herd und Befall einer oder mehrerer Lymphknotenregionen auf einer Seite des Zwerchfelles (II/E)
III	Lymphknotenregionen auf beiden Seiten des Zwerchfells betroffen (III/N) oder ein lokalisierter extranodaler Herd und Lymphknotenbefall, so daß ein Befall beidseits des Zwerchfelle vorliegt (III/E)
IV	disseminierter Befall eines oder mehrerer extralymphatischer Organe mit oder ohne Lymphknotenbefall
A: keine Allgemeinsymptome wie Gewichtsverlust, Fieber oder Nachtschweiß	
B: Allgemeinsymptome mit Gewichtsverlust, Fieber und Nachtschweiß	

Tab.68.1: Stadieneinteilung nach den Richtlinien der Ann Arbor Klassifikation

Prognostisch und therapeutisch von Bedeutung sind außerdem folgende Risikofaktoren: großer Mediastinaltumor, massiver Milzbefall, extranodaler Befall, hohe BSG und 3 oder mehr befallene Lymphknotenareale. **Bulky Disease** bedeutet ein massiver Lymphknotenbefall mit einer Größe von mehr als 5 cm.

Welche Kriterien dienen als Grundlage der Stadieneinteilung?

- **Anamnese:** B-Symptomatik, Wachstumsdynamik der Lymphknoten
- **Klinische Untersuchung:** Allgemeinzustand, Lymphknotenstatus, Leber- und Milzgröße
- **Apparative Diagnostik:** Röntgen-Thorax-Untersuchung in 2 Ebenen, CT von Thorax und Abdomen, Sonographie von Abdomen und Halsweichteilen, Skelettszintigraphie, evtl. Lymphographie
- **Histologie:** Beckenkammbiopsie, Leberbiopsie

Die früher regelmäßig durchgeführte diagnostische Laparatomie wird wegen des damit verbundenen Risikos nicht mehr empfohlen.

Welche Formen des Morbus Hodgkin kennen Sie?

Der Morbus Hodgkin wird nach Lukes und Lennert in verschiedene Formen eingeteilt (Grading).

Typ	Häufigkeit	Altersgipfel	Überlebensrate ohne Chemotherapie
I. lymphozytenreich	3%	40 Jahre	10 Jahre
II. nodulär-seklerosierend	35%	30 Jahre	4 Jahre
III. Mischtyp	50%	60 Jahre	ca. 2,5 Jahre
IV. lymphozytenarm	12%	70 Jahre	ca. 1,5 Jahre
V. unklassifizierbar	5%		

Tab.68.2: Einteilung des Morbus Hodgkin

In den letzten 20 Jahren konnten die Behandlungsstrategien durch eine konsequente Evaluation der Therapien in systematisch angelegten Studien kontinuierlich verbessert werden. Es ließen sich insbesondere die Rezidivfreiheit bei frühen Stadien und die tumorfreien Überlebenszeiten bei fortgeschrittenen Stadien deutlich erhöhen. Der M. Hodgkin ist heute eine potentiell kurable Erkrankung.

Welche Therapieformen kennen Sie?

Grundsätzlich werden Patienten mit M. Hodgkin mit einer Strahlentherapie, Chemotherapie oder Kombination aus beiden Verfahren behandelt.
Bei der Bestrahlung verwendet man 3 Formen von Strahlungsfeldern:

- **Involved-field(IF)-Bestrahlung:** Hierbei wird lediglich die Tumormasse mit einem minimalen Geweberand zum gesunden Gewebe bestrahlt.
- **Mantelfeld-Bestrahlung:** Hierbei werden zervikale, axilläre, mediastinale und obere aortale Lymphknoten bestrahlt. Diese Bestrahlungsart wird auch als Extended-field(EF)-Bestrahlung bezeichnet. Die umgekehrte Y-Bestrahlungsfeld-Behandlung wird benutzt, um retroperitoneale Lymphknoten im Sinne eines Einzelfeldes zu bestrahlen.
- Wenn man diese Bestrahlungsart mit der Mantelfeldbestrahlung kombiniert, nennt man dies **TANI-Bestrahlung** (total axial lymph node irradiation).

Bei der Polychemotherapie verwendet man folgende Protokolle:

- COPP-Protokoll: Cyclophosphamid, Vincristin, Prednison und Procarbazin
- ABVD-Protokoll: Adriamycin, Bleomycin, Vinblastin und Dacarbacin
- sowie neuerdings das BEACOPP-Protokoll: Cyclophosphamid, Adriamycin, Etoposid, Procarbazin, Prednison, Vincristin und Bleomycin.
- In der neuesten Studiengeneration wurde auch ein dosiseskaliertes BEACOPP-Schema mit Zugabe von Granulozyten-Kolonie-stimulierendem Faktor (G-CSF) verwendet.

Die Therapie des M. Hodgkin hängt vom Tumorstadium ab. Man teilt dafür die Stadien in Gruppen mit limitierten Stadien (Stadium I und II ohne Risikofaktoren), intermediären Stadien (Stadium I und II mit Risikofaktoren) und fortgeschrittenen Stadien (Stadium IIB mit Risikofaktor, Stadien III und IV) ein, wobei die Zuteilung zu den einzelnen Gruppen international jedoch nicht einheitlich ist.

In **limitierten** Stadien war lange Zeit die alleinige Bestrahlung Therapie der Wahl. Eine Chemotherapie wollte man sich für Rezidive aufsparen, die bei etwa 25-30% der Patienten auftraten. Inzwischen ließ sich zeigen, daß die eine kombinierte Radiochemotherapie die Rezidivhäufigkeit gesenkt werden kann und dabei eine Verkleinerung des Bestrahlungsfeldes möglich ist. Es werden dabei 2 Zyklen ABVD (s. o.) der Bestrahlung vorangestellt und eine Extended-field-Bestrahlung in geringerer Dosis mit Aufsättigung im involved field durchgeführt. Geprüft wird noch, ob eine alleinige Involved-field-Bestrahlung ausreicht. Von der Verkleinerung des Bestrahlungsfeldes erhofft man sich eine Verringerung solider Zweittumoren.

In **intermediären** Stadien erfolgt ebenfalls eine kombinierte Radiochemotherapie mit 2 Zyklen COPP/ABVD und Bestrahlung. Die neuen Ergebnisse zeigen, daß hier ebenfalls eine Verkleinerung des Bestrahlungsfeldes möglich ist, ohne die Ergebnisse zu verschlechtern, allerdings mit erheblicher Verminderung strahleninduzierter Nebenwirkungen.

In **fortgeschrittenen** Stadien steht die Polychemotherapie im Vordergrund, kombiniert mit einer additiven Bestrahlung von initialen Bulk-Befällen und von Residualtumoren. In der neuesten Studiengeneration hat sich eine Überlegenheit einer zeitlich gerafften und dosiseskalierten Chemotherapie (BEACOPP-Eskaliert)

mit Zugabe von G-CSF und additiver Bestrahlung gezeigt. Durch diese Therapie kann das tumorfreie Überleben wesentlich verbessert (Steigerung von 72% auf 89%) werden, Langzeitergebnisse stehen noch aus.
Wegen des komplizierten Bestrahlungsmechanismus mit Bestimmung der exakten und individuell angepaßten Bestrahlungsfeldgröße und -dosis zählt die Bestrahlungsbehandlung des Morbus Hodgkin zu den schwierigsten in der gesamten Strahlentherapie. Die Behandlung erfordert Erfahrung und sollte in großen Zentren mit vielen Patienten/Jahr durchgeführt werden. Darüber hinaus ist eine adäquate Ausrüstung des Zentrums mit einem Megavoltlinearbeschleuniger oder einer Kobalt-60-Röhre notwendig. Auch die Polychemotherapie benötigt große Erfahrung in der Dosisanpassung. Von der Reaktion der Leukozyten und Thrombozyten sind sowohl Dosis als auch Beginn des neuen Schemas abhängig.

Welche Untersuchungen sind erforderlich?

Da die Diagnose bereits klar ist, erfolgt eine Diagnostik zur Festlegung des Stadiums (Staging):
- Röntgen-Thorax in 2 Ebenen
- CT von Thorax und Abdomen
- Sonographie des Abdomens und der Halsweichteile
- Skelettszintigraphie
- Knochenmarkbiopsie und Leberbiopsie
- Labor

Ergebnisse

Rö-Thorax in 2 Ebenen: keine Lymphome sichtbar

CT-Thorax und Abdomen: Nachweis von ausgedehnten Lymphombildungen parailiakal bds., paraaortal und paracaval. Verdacht auf kleine Hiluslymphombildung rechts.
Hepatosplenomegalie bei homogener Parenchymdarstellung bd. Organe. Normal große steinfreie Gallenblase. Kein Hinweis auf intrahepatischen Gallenaufstau. Unauffällige Darstellung des Pankreas und bd. Nieren. Kein Harnaufstau. Links verlagerter, ansonsten sich unauffällig darstellender Uterus. Glatt berandete Harnblase und Rektumampulle. Die Skelettstrukturen stellen sich bei dieser Fenstereinstellung unauffällig dar. Verkalkte Aorta abdominalis und Mitralklappenkalk, welcher streifen- bzw. sternförmige Artefakte vorruft. Ansonsten unauffällige Darstellung der Herzhaupthöhlen und der großen mediastinalen Gefäße. In der Lungenfenstereinstellung kein Hinweis von intrapulmonal gelegenen Rundherden.

Labor: BKS 70/112 mm n.W., Hb 9,3 g/dl, Erys 3,47/µl, Thrombozyten 204/nl, Leukos 8,2/nl, Diff.-BB 15 Stabk. 46 Segment., 2 große Lympho, 25 kleine Lympho, 6 Eos, 4 Monos, 1 Meta-Myelo, Hkt 30,5 %, MCV 88 fl, MCHC 30,5 g/dl, alk. Phosphatase 353 U/l, LDH 785 U/l, Gesamteiweiß 5,6 g/dl, Albumin 54,1 %, α_1-Globulin 6,6 %, α_2-Globulin 11,4 %, β-Globulin 12,4 %, γ-Globulin 15,0 %. Sämtliche restlichen Laborwerte im Normbereich, Urinstatus unauffällig.

Beckenkammbiopsie: Die Beckenkammbiopsie zeigt ausgedehnte flächenhafte Infiltrate des Knochenmarks bei bekanntem Morbus Hodgkin.

Leberbiopsie: Nachweis einer Hodgkininfiltration der Leber

Skelettszintigraphie: Mehranreicherungen in den Rippen und der Wirbelsäule als Ausdruck eines pathologischen Knochenumbaus

Wie beurteilen Sie folgende Ultraschallbefunde?

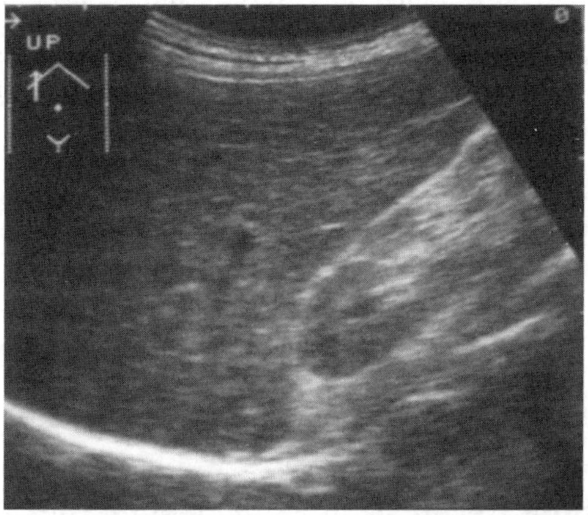

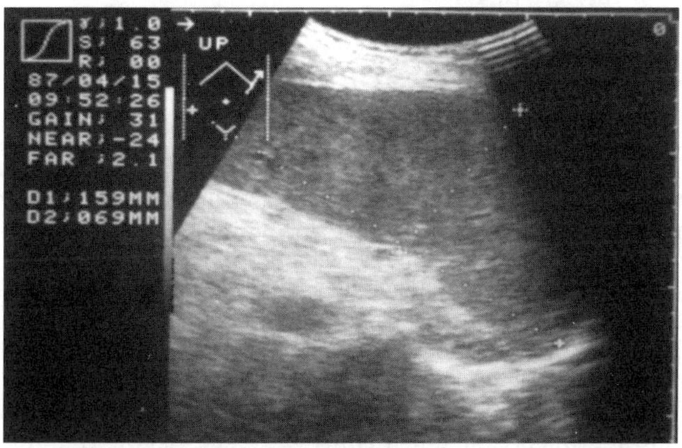

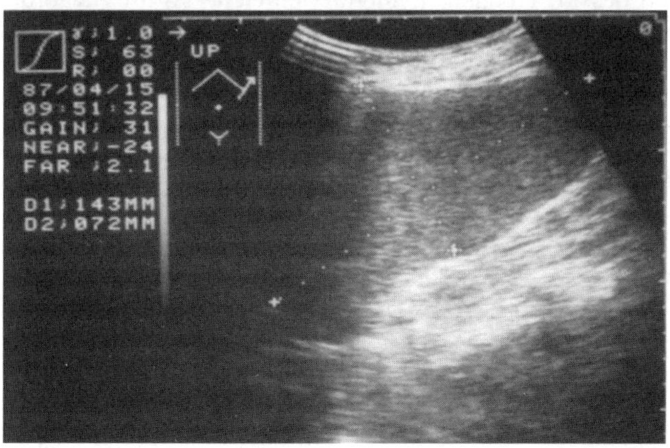

Supra- und infradiaphragmaler Befall, Knochen- und Knochenmarksbefall, Leberbefall

Hepatosplenomegalie. Leberparenchym ohne herdförmige Veränderungen. Die Milz mißt 15,9x7,2 cm und zeigt ein etwas verdichtetes, nicht ganz homogenes Parenchym. Paraaortale Lymphknoten wegen Luftüberlagerung nicht beurteilbar. Restbefund altersentsprechend o.B. Normale Lebermaße in der Medioclavicularlinie rechts: 12-13 cm entlang der Ventralkontur. Milzmaße: 4x7x11 (Merkwort 4711). Bei der Sonographie der Halsweichteile finden sich mehrere vergrößerte und sphärisch transformierte Lymphome.

Welche Untersuchungen nehmen Sie weiterhin vor? Wie erklären Sie die erhöhte alkalische Phosphatase?

Wegen der Anämie sollte zur Vorsicht eine Blutgruppenbestimmung erfolgen. Hierbei ergibt sich folgender Befund: Blutgruppe 0, Rhesusfaktor positiv. Die Erhöhung der alkalische Phosphatase ist durch den vermehrten Knochenumbau erklärt.

Welche Diagnose stellen Sie im vorliegenden Fall? Welche Therapie leiten Sie ein?

Die Diagnose lautet lymphozytenreiche Form eines Morbus Hodgkin, klinisches Stadium IVb.

▷ Therapie und Verlauf

Nachdem bei der in der HNO-Klinik durchgeführten Tumorentfernung im Bereich der rechten Glandula submandibularis die histologische Diagnose einer lymphozytenreichen Form eines Hodgkin-Lymphoms gestellt wurde, wird die Patientin zum weiteren Staging und zur Chemotherapie zu uns verlegt. Computertomographisch und sonographisch zeigen sich bds. des Zwerchfells gelegene Lymphome sowie eine deutliche Milz- und Lebervergrößerung. Histologisch sind eine Leber- und eine Knochenmarksbeteiligung nachgewiesen, ein Befall des Speicheldrüsen ist bereits durch die primäre Operation bekannt.
Da die Patientin auch klinische Symptome wie das typische Pel-Epstein-Fieber sowie Leistungsschwäche und einen Hb-Abfall zeigte, ist die Erkrankung einem Stadium IVb des M. Hodgkin (lymphozytenreiche Form) zuzuordnen. In der neuesten Studie hat sich eine Überlegenheit des dosisgesteigerten BEACOPP-Schemas gezeigt (BEACOPP-Eskaliert), das mit G-CSF kombiniert wird. Wegen der Toxizität dieser Behandlung sollte sie nur in speziellen hämatologischen Zentren durchgeführt werden.

BEACOPP-Schema (eskaliert)	**Dosis**	
Cyclophosphamid i.v.	1250 mg/m^2	Tag 1
Vincristin i.v.	1,4 mg/m^2	Tag 8
Procarbazin p.o.	100 mg/m^2	Tag 1–7
Prednison p.o.	40 mg/m^2	Tag 1–14
Adriamycin i.v.	35 mg/m^2	Tag 1
Etoposid	200 mg/m^2	Tag 1–3
Bleomycin i.v.	10 mg/m^2	Tag 8
Zugabe von G-CSF; Wiederholung Tag 22		

Tab.68.3: Dosisangaben zum BEACOPP-Schema

Es werden zunächst 4 Schemata durchgeführt. Die Patientin ist bereits nach dem 1. Schema nach subjektivem Empfinden leistungsfähiger und ohne Beschwerden.
Während der Behandlung ständige BB-Kontrollen (Kriterium für das Aussetzen der Chemotherapie ist ein Leukozytenabfall unter 2/nl und der Thrombozyten unter 80/nl). Die Schemata werden relativ gut vertragen. Aufgetretene Nebenwirkungen: Haarausfall, Verlust der peripheren Muskeleigenreflexe (Vincristinfolge: Neurotoxizität).
Nach der 4. Behandlung erfolgt ein Restaging, dabei zeigt sich eine Remission. Anschließend werden erneut 4 Zyklen der Chemotherapie durchgeführt. Das abschließende Staging zeigt keinen Resttumor, so daß eine Bestrahlung nicht erforderlich ist.

Polychemotherapie, vorzugsweise BEA-COPP-Eskaliert + G-CSF

Wie sehen Sie den weiteren Verlauf?

Wie oben beschrieben läßt sich mit der aggressiven Behandlung eine recht gute Prognose erreichen. Prognostisch günstige Faktoren sind in diesem Fall der histologische Typ und das gute Ansprechen auf die Therapie. Ungünstige Prognosefaktoren sind das Alter > 45 Jahren, das fortgeschrittene Stadium mit extranodalem Befall, der Knochenmarksbefall sowie die hohe BKS und LDH. Eine Nachsorge ist sinnvoll, da bei einem Rezidiv eine erneute Chemotherapie versucht werden kann. Auch eine autologe Knochenmarktransplantation oder eine periphere Stammzelltransplantation ist evtl. möglich. Bei wiederholten Rezidiven und ungünstigen Verläufen kann eine palliative Chemotherapie mit Gemcitabin erfolgen. Eine andere Gefahr stellt das Auftreten von Zweitkarzinomen nach Bestrahlung und/oder Chemotherapie dar.

Quintessenz

Die Prognose des M. Hodgkin konnte in den letzten 20 Jahren durch eine konsequente Weiterentwicklung der Therapien wesentlich verbessert werden. Dies war und ist durch großangelegte multizentrische Studien mit gezielten Fragestellungen, die bereits über mehrere Studiengenerationen durchgeführt werden, möglich. Weitere Studien sind begonnen oder geplant. Insbesondere ließen sich dabei die Rezidivfreiheit bei limitierten Stadien, die strahlenbedingten Nebenwirkungen durch Verkleinerung des Strahlenfeldes und das tumorfreie Überleben bei fortgeschrittenen Stadien verbessern. Die Daten über die Auswirkungen auf Gesamtüberleben und Zweittumoren müssen noch abgewartet werden.

69

Fall 69

▷ Anamnese

Ein 31jähriger Patient klagt über vor 2 Tagen aufgetretene starke Kopfschmerzen, die auch auf Analgetikaeinnahme nicht besser geworden seien. Zudem habe er vor 2 Tagen deutliche Fiebertemperaturen festgestellt (39,6°C), die spontan unter starkem Schwitzen wieder zurückgegangen seien. In der Nacht zum Aufnahmetag habe er heftige Schüttelfröste gehabt, sich sehr schlecht gefühlt und neben den starken Kopfschmerzen auch Schmerzen in der Lendengegend verspürt. Er habe jetzt erneut Fieber entwickelt und fühle sich sehr schwach.
Früher sei er nie ernsthaft krank gewesen.

▷ Aufnahmebefund

31jähriger, sonnengebräunter Patient, Haut feucht, heiß, Schleimhäute gut durchblutet. Kopf, Hals und Thorax o.B. Lungen auskultatorisch und perkutorisch unauffällig. Herztöne rein, akzentuiert, keine path. Geräusche, Herzfrequenz 105/min. Bauchdecken weich, nicht gespannt. Leber und Milz randständig tastbar, kein Druckschmerz. Nierenlager frei. Extremitäten frei beweglich, grob neurologische Untersuchung unauffällig. Blutdruck 130/80 mmHg, Temp. 39,2°C.

Welche Frage müssen Sie für eine komplette Anamnese stellen? Was könnte der Patient für eine Erkrankung haben?

Bei unklarem Fieber und besonders bei gebräunten Patienten immer nach Auslandsaufenthalten fragen.
Der Patient gibt an, vor 2 Wochen von einer 4wöchigen Fotosafari aus Kenia zurückgekommen zu sein. Er habe jedoch in Afrika und 14 Tage nach Rückkehr eine regelmäßige Prophylaxe mit Resochin® 2 Tbl./Woche (nach damaliger Empfehlung der WHO) eingenommen (heute besteht in Ostafrika weitgehend Resistenz gegen Resochin® → Prophylaxe mit Lariam® oder Resochin® + Paludrine® = Proguanil empfohlen).
Bei fieberhaften Erkrankungen und zurückliegendem Auslandsaufenthalt besteht immer die Möglichkeit einer Tropenerkrankung, so daß die diagnostischen Überlegungen in Richtung einer Infektionserkrankung erfolgen sollten.
Trotz der eingenommenen Prophylaxe besteht der Verdacht auf Malaria.

Fieber, Kopf- und Lendenschmerzen, Tropenreise vor 2 Wochen, dabei Malariaprophylaxe mit Chloroquin; Milz etwas vergrößert

Welche Untersuchungen führen Sie durch?

- Röntgen-Thorax (Infiltrate?)
- Oberbauchsonographie (Hepatosplenomegalie?)
- Labor mit Blutbild einschließlich Untersuchung von Blutausstrichen („dicker Tropfen“) unter dem Mikroskop, sonstige Entzündungszeichen, Kreatinin, Elektrolyte, Transaminasen, Hämolysezeichen

Ergebnisse

Röntgen-Thorax: keine Infiltrate, auch sonst unauffällig

Oberbauchsonographie: leicht vergrößerte Leber und Milz bei regelrechtem Parenchymreflexmuster, restl. Befund altersentsprechend o.B.

Labor: BKS 40/77 mm n.W., Hb 12,3 g/dl, Ery 4,5/µl, Leuko 9,7/nl, Thrombozyten 247/nl, restliches Blutbild und Differentialblutbild unauffällig. Bilirubin 2,4 mg/dl, LDH 320 U/l, GOT 18 U/l, GPT 12 U/l, Urinstatus unauffällig.

Die entscheidende Untersuchung ist die Betrachtung eines Blutausstrichs (dicker Tropfen) unter dem Mikroskop. Am günstigsten erfolgt die Blutentnahme während des Schüttelfrostes. Die Differenzierung der einzelnen Plasmodientypen erfolgt am dünnen Ausstrich.

Wie beurteilen Sie folgenden Befund?

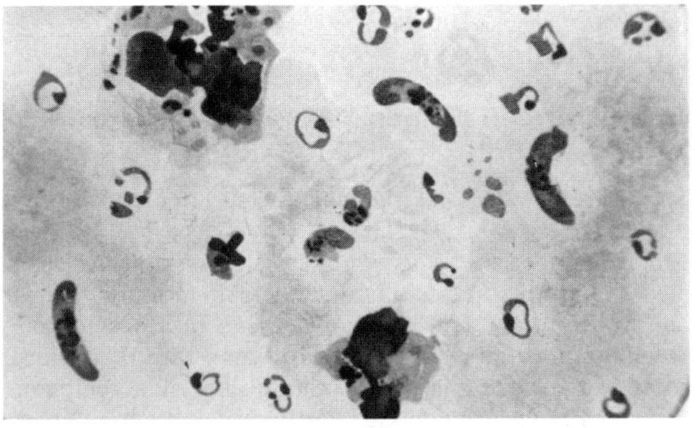

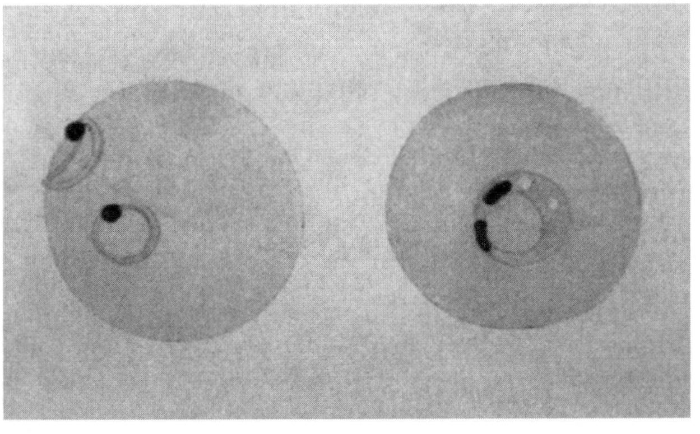

Nachweis von Plasmodium falciparum

Welche Diagnose stellen Sie?

Der Nachweis von **Plasmodium falciparum** ist identisch mit der Diagnosestellung einer Malaria tropica. Auch die vom Patienten geschilderte Klinik mit Kopf- und Lendenschmerzen, Schüttelfrost und Fieber ist typisch. Auch die Vergrößerung von Leber und Milz sowie die Laborbefunde sprechen für die Diagnose.
Sollten sich bei klinisch plausiblem Verdacht im ersten abgenommenen Blutausstrich keine Parasiten nachweisen lassen, sollte zumindest während 2-3 Tagen 8stündlich Blut abgenommen und mikroskopisch differenziert werden, bevor die Diagnose einer Malaria verlassen wird. Zusätzlich lassen sich Antikörper gegen Malaria bestimmen, die jedoch erst nach 6-10 Tagen positiv werden und somit für die Diagnose des akuten Krankheitsfalls nicht verwertbar sind.

Bei der **Malaria tropica** treten die Fieberanstiege generell nicht so rhythmisch wie bei den anderen Malariaformen auf. Auch sind bei Beginn der Erkrankung die Fieberschübe noch nicht so rhythmisch. Die Tatsache, daß der Patient eine Chloroquin(Resochin®)-Prophylaxe durchgeführt hat, widerlegt die Diagnose nicht, da in Ostafrika einige Stämme der Plasmodien zunehmend resistent werden. Wichtig ist der sofortige Beginn einer spezifischen Therapie, da die Verzögerung der Therapie häufig Ursache für das Auftreten lebensbedrohlicher Komplikationen ist. Bei dem Patienten handelt es sich um eine noch unkomplizierte Malaria tropica.

Nachweis von Plasmodium falciparum im Blutausstrich

Welche Malariaformen kennen Sie? Wie unterscheidet sich die Klinik?

Es gibt klinisch 3 Formen der Malaria, wobei vier verschiedene Erreger bekannt sind.

- **Malaria tertiana:** Erreger sind Plasmodium vivax oder ovale. Die Infektion ist selten tödlich, verläuft jedoch häufig mit Rückfällen und ist am schwierigsten auszuheilen. Prodromi mit Myalgie, Kopfschmerzen, Frösteln und geringfügig erhöhten Temperaturen gehen dem Beginn der Erkrankung für etwa 48-72 Stunden voraus. Am Anfang ist der Verlauf der febrilen Temperaturen häufig untypisch, da der Entwicklungszyklus der Parasiten noch nicht synchronisiert ist. Die Synchronisation beginnt meistens am Ende der 1. Woche mit Fieberschüben jeden 2. Tag. Die Milz wird zu Ende der 2. Woche tastbar. Die Inkubationszeit beträgt in der Regel 10-20 Tage, wobei bei allen Malariaformen die Inkubationszeit durch Einnahme von Prophylaktika verlängert werden kann.
- Bei Infektionen mit **Plasmodium ovale** sind die Fieberanfälle milder und die Klinik abgeschwächter als bei Infektionen mit **Plasmodium vivax**.
- **Malaria quartana:** Erreger ist Plasmodium malariae. Die Inkubationszeit beträgt etwa 20-40 Tage. Die Erkrankung geht mit in der Regel gut synchronisierten Fieberschüben jeden 3. Tag einher. Die Patienten fühlen sich kränker als bei der Tertiana, die Erkrankung ist jedoch sehr gut therapierbar. Gelegentlich können Ödeme, Albuminurie und Hämaturie auftreten, die klinisch einer akuten hämorrhagischen Nephritis ähneln. Diese Komplikation sollte nicht mit Schwarzwasserfieber verwechselt werden. Bei der chronischen Malaria quartana kann es zu einer Nephrose kommen.
- Die dritte und häufigste Form ist die **Malaria tropica**, deren Erreger Plasmodium falciparum ist. Die Inkubationszeit beträgt in der Regel 7-14 Tage. Die Erkrankung fängt uncharakteristisch an, da die Fieberschübe häufig sehr asynchron verlaufen, das Fieber anhaltend, remittierend oder irregulär sein kann. Häufig kommt es zu einer Splenomegalie, geistiger Verwirrung und niedrigem Blutdruck, Ödembildungen und gastrointestinalen Symptomen. Falls der akute Anfall schnell behandelt wird, verläuft die Erkrankung in der Regel milde und heilt schnell aus. Falls die Erkrankung bei einem nicht immunen Individuum nicht behandelt wird, kann sich eine schwere Anämie ausbilden und es können kapilläre Durchblutungsstörungen auftreten. Dies führt zu den häufigen und zum Teil tödlich verlaufenden Komplikationen der Malaria. Abhängig vom Befall verschiedener Organsysteme können sogenannte perniziöse Symptome auftreten.

Eine **zerebrale Malaria** kann zu Halbseitenstörungen, Krampfanfällen, Delirium und Hyperthermie, Koma und schnellem Tod führen.

Bei Befall der **Lungen** kann es zu Husten und blutig tingiertem Sputum kommen (schwierige Differentialdiagnose zu anderen Lungenerkrankungen). Häufig

kommt es bei zerebraler Malaria zu einer ausgeprägten pulmonalen Insuffizienz, die klinisch einer Schocklunge ähnelt und oft zum Tod führt.
Beim **gastrointestinalen Befall** imponieren häufiges Erbrechen, Bauchschmerzen, Diarrhö und Teerstuhl. Solche Patienten werden manchmal als bakterielle Dysenterie oder Cholera fehldiagnostiziert. In diesen Fällen kann das Fieber relativ niedrig oder fehlend sein. Die Patienten mit der gastrointestinalen Manifestation sind in der Regel kalt, haben eine kühle, feuchte Haut, neigen zu niedrigem Blutdruck, deutlicher Schwäche und wiederholten Synkopen. Sie weisen eine Hepatomegalie mit oder ohne Gelbsucht auf. Häufig kommt es zu einem Nierenversagen.
Die geschilderten Verlaufsformen können angenommen werden, falls die Parasitämie 100000/mm^3 überschreitet.

Was verstehen Sie unter dem Begriff Schwarzwasserfieber?

Schwarzwasserfieber tritt in der Regel oder vielleicht nur bei Infektionen mit **Plasmodium falciparum** auf. Normalerweise beginnt die Erkrankung mit Rigor und Fieber, die von einer massiven Hämolyse, Ikterus, Hämoglobinurie, Kollaps und häufig akutem Nierenversagen und Urämie gefolgt werden. Pathologisch findet man in der Niere Tubulusnekrosen und Hämoglobinzylinder. Die Mortalität beträgt 20-30 % und Überlebende neigen dazu, bei weiteren Malariainfektionen hämolytische Episoden zu entwickeln.
Obwohl das Schwarzwasserfieber häufig als eine der perniziösen Komplikationen der Malaria bezeichnet wird, ist seine **Entstehung unklar**. Bei vielen Patienten besteht zu Beginn der Hämolyse keine Parasitämie. Weil das Schwarzwasserfieber normalerweise bei Patienten mit chronischer Malaria tropica aufgetreten ist, die mit Chinin behandelt wurden, nahm man an, daß die Hämolyse durch eine Autoimmunreaktion der Erythrozyten, die entweder durch Chinin, die Parasiten oder beide verändert wurden, ausgelöst wurde. Jedoch hat man inzwischen festgestellt, daß das Schwarzwasserfieber auch bei Patienten, die nicht behandelt wurden, auftreten kann. Durch eine Behandlungsmöglichkeit des akuten Nierenversagens wurde die Mortalität deutlich gesenkt.

Welche Laborveränderungen findet man häufig bei der Malaria?

Die **Leukozytenzahl** ist oft niedrig oder normal. Die **Thrombozyten** sind häufig vermindert, besonders bei der Malaria tropica. Die BKS ist beschleunigt. Die Plasmodien können im **dicken Tropfen** bei der großen Mehrheit mit symptomatischer Malaria nachgewiesen werden. Der Nachweis gelingt am ungefärbten oder leichter am mit Giemsa gefärbten Präparat.
Die Plasmodien unterscheiden sich morphologisch so stark, daß man anhand der Blutausstriche eine unterscheidende Diagnose stellen kann. Die befallenen **Erythrozyten** sind bei **Plasmodium-vivax**-Infektionen vergrößert und glatt und können diffuse hellrote Punkte aufweisen. Der Parasit stellt sich in einer großen Vielzahl von Formen und Größen dar.
Bei **Plasmodium-ovale-Infektionen** sind die Erythrozyten oval, ähneln darüber hinaus aber denen der bei Plasmodium-vivax-Infektionen. Bei **Plasmodium-malariae-Infektionen** sind die roten Blutzellen normal groß und enthalten keine Punkte. Die Parasiten stellen sich häufig in Bandform dar und die Merozoiten sind in einer Rosette um ein zentrales Pigment angeordnet.
Bei **Plasmodium-falciparum-Infektionen** sind die Ringe sehr schmal und können 1-2 Formatinknäuel enthalten. Man findet sie häufig am Zellrand. In einer Zelle kann auch mehr als ein Ring vorhanden sein. Die Gametozyten sind relativ groß und bananenförmig.

Welche Therapie leiten Sie ein?

Therapie mit Mefloquin

Nachdem der Patient zur Prophylaxe Chloroquin eingenommen hat, ist von einer Resistenz gegen Cloroquin (Resochin®) auszugehen. Der Patient erhält Mefloquin (Lariam®) 3 Tabletten initial, dann nach 8 Stunden erneut zwei Tabletten und nach weiteren 8 Stunden erneut 1 Tablette à 250 mg. Damit ist die Behandlung einer unkomplizierten Malaria tropica abgeschlossen. Schon am Abend fühlt sich der Patient entscheidend besser, das Fieber und die Schmerzen sind verschwunden und treten im weiteren Verlauf nicht mehr auf. Plasmodien können in den nächsten Tagen bei Kontrollen der Blutausstriche nicht mehr nachgewiesen werden.

Welche Komplikationen können bei der Malaria auftreten?

Abgesehen von den bereits erwähnten schwerwiegenden Verlaufsformen und dem **Schwarzwasserfieber** kann es selten zu einer spontanen **Milzruptur** kommen. Allerdings ist die durch Malaria bedingte Milzruptur die häufigste Form einer spontanen Milzruptur (am häufigsten bei Infektionen mit Plasmodium vivax). Bei chronischer Malaria kann es zu Anämie, Schwachsinn, Kachexie und Abwehrschwäche kommen. Am schwersten sind diese Symptome bei Kindern unter 3 Jahren oder schwangeren Frauen. Malariainfektionen in der Schwangerschaft rufen ein niedriges Geburtsgewicht und eine hohe Sterblichkeit der Neugeborenen auf. Es gibt angeborene Malaria, allerdings tritt diese selten auf.
Patienten mit Malaria erkranken häufig an sekundären **bakteriellen Infektionen**, die oft tödlich verlaufen können. Tuberkulose und andere Infektionserkrankungen treten gehäuft auf. Bei chronischen Malariaformen kommt es häufig zu einer Leber- und Milzvergrößerung. Bei diesen Patienten findet man häufig eine Lymphozyteninfiltration in der Lebersinusoiden, hohe IgM-Spiegel und hohe Malariaantikörpertiter. Diese Befundkonstellation ist als tropisches **Splenomegaliesyndrom** bekannt und unterscheidet sich von der bei der Malaria auftretenden Hepatosplenomegalie dadurch, daß in der Regel keine Parasitämie besteht.
Einige Untersuchungen scheinen darauf hinzuweisen, daß Patienten mit chronischer Malaria häufiger an einem **Burkitt-Lymphom** erkranken.

Quintessenz

Eine Malaria tropica beginnt oft mit den Symptomen eines unspezifischen grippalen Infekts oder anderen uncharakteristischen Beschwerden. Bei Patienten, die sich in Malaria-Endemiegebieten aufgehalten haben, ist daher diese Möglichkeit immer (auch nach Einnahme einer Malariaprophylaxe) in Erwägung zu ziehen und die entsprechende Diagnostik (Mikroskopie eines Blutausstrichs – „dicker Tropfen") zu veranlassen. Eine verspätete Diagnosestellung und Therapie begünstigt die Entwicklung schwerwiegender Komplikationen. Dagegen ist die Behandlung einer unkomplizierten Malaria meist unproblematisch mit den entsprechenden Chemotherapeutika (Chloroquin, Mefloquin, Pyrimethamin/Sulfadoxin) möglich. Bei Auswahl des Medikaments ist die Resistenzlage der Region, in der die Infektion stattgefunden hat, zu berücksichtigen.

Fall 70

70

▷ Anamnese
Bei einem 52jährigen Patienten ist seit Jahren eine Mikrohämaturie wechselnden Ausmaßes bekannt. Seit etwa 4 Wochen besteht ein Infekt im Rachenraum mit seit ungefähr 14 Tagen zunehmenden Halsschmerzen. Seit etwa 1 Woche starke Erkältung mit Husten und Verschleimung. 3 Tage vor Klinikaufnahme sei in der werksärztlichen Ambulanz eine deutliche Mikrohämaturie festgestellt worden, zudem seien Blutdruckwerte bis zu 190/110 mmHg gemessen worden.

▷ Frühere Anamnese
Als Kind rechtsseitige Olecranonfraktur, mit 20 Jahren Sportverletzung im LWS-Bereich mit Bandscheibenzertrümmerung L5/S1, mit 32 Jahren Appendektomie, bekannte Jodallergie. In den vegetativen Funktionen keine Auffälligkeiten.

▷ Aufnahmeuntersuchung
52jähriger Patient in gutem AZ und EZ (181 cm, 92 kg), etwas adipös. Keine Dyspnoe, keine Zyanose, keine Ödeme, Haut trocken, warm, Bewußtsein klar, voll orientiert. NAP frei, kein Meningismus, Zunge gelblich belegt, Rachenring gerötet. Zahnstatus saniert. Keine Struma, keine Halsvenenstauung. Symmetrischer, seitengleich beatmeter Thorax ohne knöcherne Deformitäten. Bds. Vesikuläratmen, sonorer Klopfschall, Verschieblichkeit der unteren Lungengrenzen je 3-4 QF. Herztöne rein, akzentuiert, Aktionen regelmäßig, Puls 68/min. RR 150/80 mmHg. Keine pathologischen Geräusche. Peripherer Gefäßstatus bei seitengleich tastbaren Pulsen unauffällig. Bauchdecke weich, nicht gespannt, Leber und Milz nicht tastbar vergrößert, Nierenlager rechts diskret druckschmerzhaft, Bruchpforten geschlossen. Wirbelsäule, Extremitäten und neurologische Untersuchung bei seitengleich auslösbaren Reflexen unauffällig.

Seit Jahren bestehende Mikrohämaturie, jetzt Infekt der oberen Luftwege, verstärkte Hämaturie, erhöhter Blutdruck

Welche Diagnostik ist erforderlich?
Es bestehen erhöhte Blutdruckwerte, eine Infektion des oberen Respirationstrakts und eine Mikrohämaturie. Bei der Differentialdiagnose der Mikrohämaturie sind prärenale (z. B. Gerinnungsstörungen), renale (z. B. Nephritis, Nierentumor) und postrenale (z. B. Steinleiden, Blasentumor, entzündlicher Prozeß im ableitenden Harntrakt) Ursachen abzugrenzen. Eine Differenzierung läßt sich anhand der Erythrozytenmorphologie vornehmen. Primär wird also folgende Diagnostik veranlaßt:
- Labor mit Blutbild, Retentionswerten, Entzündungszeichen, Elektrophorese, Gerinnung, Blutzucker, Urinstatus (einschließlich Phasenkontrastmikroskopie des Sedimentes)
- Röntgen-Thorax-Aufnahme (Infiltrate?)
- EKG (Hypertrophiezeichen?)
- Sonographie (Nierenmorphologie, -steine, Aufstau des Nierenhohlsystems, Blasentumor?)

Ergebnisse
Laborwerte: BKS 10/24 mm n.W., Hb 16,9 g/dl, Ery. 5,9/µl, Leuko. 7,7/nl, restliches Blutbild und Differentialblutbild, Gerinnungswerte, Harnstoff, Kreatinin, anorg. Phosphat, alk. Phosphatase, Bilirubin, Transaminasen, Serumelektrolyte, Blutzucker, Gesamteiweiß, TSH, Elektrophorese, Gerinnung im Normbereich.
Urinkultur steril, Urinsediment: 8-12 Ery. (ca. 50 Ery./µl), Leuko. 0-1, Bakterien (+), Eryzylinder, Eiweiß, Zucker, Aceton, Nitrite neg., pH 6,0. Phasenkontrastmikroskopisch Nachweis von Akanthozyten.

Mikrohämaturie mit Erythrozytenzylindern, Akanthozyten; Kreatinin normal; Nieren sonographisch unauffällig

EKG: normfrequenter Sinusrhythmus bei Indifferenztyp, Zeichen der Rechtsverspätung, insgesamt unauffälliger Stromkurvenverlauf

Rö-Thorax p.a. und seitlich: unauffälliger altersentsprechender Befund

Oberbauchsonographie: Normal große Leber; Pankreas und Milz unauffällig. Bds. normal große Nieren mit normal breitem Parenchymsaum. Keine Steine, kein Aufstau. Blase glatt begrenzt.

Was könnte der Patient haben? Wie gehen Sie weiter diagnostisch vor?

Aufgrund der Erythrozytenmorphologie und dem Nachweis von Erythrozytenzylindern im Urin ist von einem glomerulären Ursprung der Mikrohämaturie auszugehen. Damit lassen sich auch die erhöhten Blutdruckwerte vereinbaren. Die schon lange bestehende Mikrohämaturie bei normalem Kreatinin sowie die momentane Exazerbation im Rahmen eines Infektes der oberen Luftwege würden gut zu einer IgA-Nephritis (Berger-Nephritis) passen.

Weitere Diagnostik

- Kreatininclearance, 24-Std.-Urinuntersuchung auf Eiweiß, Immunelektrophorese (Nierenfunktion, Proteinurie, IgA-Erhöhung?)
- Echokardiographie (linksventrikuläre Hypertrophie?)
- Augenhintergrunduntersuchung (Fundus hypertonicus?)
- HNO-ärztliche Konsiliaruntersuchung (Ursache der Halsbeschwerden?)

Ergebnisse

Labor: 24-Std.-Eiweißausscheidung 0,2 g. Kreatininclearance mit 120 ml/min. im Normbereich. Immunelektrophorese: IgG 1.350 mg/dl, IgA 720 mg/dl, IgM 200 mg/dl; Erhöhung der IgA- und leichte Erhöhung der IgM-Komponente.

Echokardiogramm: Regelrechte Klappenfunktion. Regelrechte Ventrikelfunktion. Kein Hinweis auf Hypertrophie der linksventrikulären Muskeldicke. Normal weite Herzkammern.

Kreatininclearance normal, geringe Proteinurie, IgA-Erhöhung; chronische Tonsillitis

Augenärztliches Konsil: Fundus hypertonicus I mit angiospastischer Gefäßkomponente

HNO-ärztliches Konsil: vergrößerte und zerklüftete Tonsillen mit ausdrückbaren Eiterpfröpfen im Sinne einer chronischen Tonsillitis.
Empfehlung: Tonsillektomie

Welche Diagnose stellen Sie abschließend und was unternehmen Sie?

Bei dem Patienten besteht eine IgA-(Berger)-Nephritis. Hierfür sprechen die seit Jahren bekannte wechselnd stark ausgeprägte Mikrohämaturie, die Erhöhung der zirkulierenden IgA-Komponente in der Immunelektrophorese und der klinisch blande Verlauf. Es ist bekannt, daß es bei dieser Nephritis im Rahmen von Infekten des oberen Respirationstraktes immer wieder zu einer Exazerbation des Nierenbefundes kommen kann. Niedergeschlagen hat sich dies dieses Mal in der anfänglich bestehenden vermehrten Mikrohämaturie mit Ausbildung vereinzelter Ery.-Zylinder und dem vorübergehenden Anstieg der Blutdruckwerte. Im weiteren Verlauf des klinischen Aufenthaltes kommt es zu einer schnellen spon-

tanen Normalisierung der täglich mehrmals kontrollierten Blutdruckwerte. Ebenso normalisiert sich der Sedimentbefund.
Da die Diagnose aufgrund der Anamnese, der Befunde und des Verlaufes hoch wahrscheinlich ist und sich keine therapeutischen Konsequenzen ergeben (s. u.) ist eine Nierenpunktion zur Diagnosesicherung nicht erforderlich.

Spontaner Rückgang der Mikrohämaturie und Normalisierung des Blutdruckes

Was wissen Sie über die IgA-Nephritis?

Die IgA-Nephritis wurde zuerst von Berger als Sonderform der **mesangioproliferativen Glomerulonephritis** beschrieben. Sie betrifft vorwiegend Männer in jüngerem Alter. Die Pathogenese ist nicht endgültig geklärt. Wahrscheinlich handelt es sich um eine Immunkomplexerkrankung, wobei häufig Infekte im Nasen-Rachen-Raum, den oberen Luftwegen oder im Gastrointestinaltrakt als Vorerkrankung auftreten können.
Klinisch führende **Symptome** sind eine persistierende Erythrozyturie mit ab und zu auftretenden Schüben einer Makrohämaturie. Die Proteinurie schwankt in der Regel zwischen 0,5 und 2 g/Tag. Immunhistologisch finden sich überwiegend IgA- und C3-Ablagerungen mit mesangialer Lokalisation. Bei etwa 50 % besteht eine ausgeprägte fokal segmentale Akzentuierung. Die Mesangiumverdickung beruht auf einer Zellvermehrung und einer starken Matrixvermehrung, die manchmal zu einem sklerosierenden Aspekt führt.
Bezogen auf die histologischen **Gewebeveränderungen** in den Nieren, finden sich bei etwa 80 % der Patienten leichte Grade (Grad 0 = Minimalglomerulonephritis, Grade I und II). Dieser Befund korreliert auch mit der häufig günstigen Verlaufsform der Erkrankung. Patienten mit dem HLA-Bw-35-Antigen weisen häufig ungünstige Verlaufsformen der IgA-Nephritis auf.
Bei etwa 50 % der Patienten läßt sich ein erhöhtes Serum-IgA nachweisen.
An **Komplikationen** treten in etwa 35 % der Fälle Makrohämaturien, bei etwa 32 % Proteinurien, bei 6 % ein nephrotisches Syndrom und bei 10 % eine Symptomatik wie bei einer akuten Nephritis auf. Etwa 8 % der Patienten entwickeln eine maligne Hypertonie.

Welche Therapie leiten Sie zur Behandlung der IgA-Nephritis ein?

Primär versucht man, persistierende infektiöse Ursachen auszuschalten. Bei der unklaren Ätiologie dieser Erkrankung wird man bei Hinweisen auf einen Streptokokkeninfekt eine Penicillin-Therapie einleiten. Bei nicht akuten klinischen Erscheinungen sollte unter Antibiotikaschutz ggf. eine Tonsillektomie und Fokussanierung erfolgen.
Darüber hinausgehende Behandlungsempfehlungen können nicht gegeben werden, da die therapeutische Wirkung von Steroiden oder Immunsuppressiva bei der IgA-Glomerulonephritis nicht gesichert sind. In letzter Zeit wurden mit der Plasmapherese-Therapie günstige Therapieerfolge erzielt. Diese Beobachtungen weisen auf eine zugrundeliegende Immunkomplexerkrankung hin.

Wie sehen Sie die Prognose der IgA-Nephritis?

Grundsätzlich hat die IgA-Nephritis eine günstige Prognose, wobei sich oft über Jahre bis Jahrzehnte keine Progredienz nachweisen läßt.
Es gibt allerdings auch progrediente Verläufe, deren Prognose vergleichbar mit den anderen mesangioproliferativen Glomerulonephritiden ist. Die Patienten

entwickeln im Verlauf weniger Jahre eine Niereninsuffizienz, insbesondere wenn häufige Schübe auftreten und sich eine Hypertonie entwickelt.

Quintessenz

Bei der IgA-Nephritis handelt es sich um eine Form der Glomerulonephritis mit histologisch oft nur geringfügigen Veränderungen (Minimalglomerulitis), die meist einen gutartigen Verlauf nimmt. Typischerweise ist die (Mikro-)Hämaturie im Vordergrund, Exazerbationen können nach Infekten auftreten. Seltener sind komplizierte Verläufe mit nephrotischem Syndrom, Niereninsuffizienz, renaler Hypertonie und ausgeprägteren histologischen Veränderungen. Abgesehen von Fokussanierungen ist eine Therapie oft nicht erforderlich.

Fall 71

71

▷ Anamnese

Ein 60jähriger Patient klagt seit 4 Jahren über in etwa 14tägigen Abständen auftretende Anfälle mit plötzlicher Übelkeit, Schwindel, Herzrasen und allgemeinem Unwohlsein. Seit einigen Monaten wurden diese Anfälle immer häufiger, bis zu 5mal täglich. Bei den Anfällen habe er weiße Extremitäten und eine weiße Gesichtsfarbe, dabei seien RR-Werte bis zu 300/130 mmHg festgestellt worden. In letzter Zeit habe er eine Unregelmäßigkeit des Herzschlages festgestellt.

▷ Frühere Anamnese

Seit etwa 4-5 Jahren Hypertonie bekannt; vor 22 Jahren obere Sprunggelenkfraktur rechts.

▷ Aufnahmebefund

60jähriger Patient in gutem AZ und EZ, Haut und Schleimhäute gut durchblutet, keine Dyspnoe, keine Zyanose, keine Ödeme. Bewußtsein klar, voll orientiert, NAP frei, kein Kalottenklopfschmerz, kein Meningismus, freie Beweglichkeit des Kopfes und der Extremitäten, Gebiß saniert, keine Halsvenenstauung, keine Struma. Symmetrischer, seitengleich beatmeter Thorax ohne knöcherne Deformitäten, beidseits Bronchovesikuläratmen, keine pathologischen Atemgeräusche, sonorer Klopfschall. Herztöne rein, Aktionen regelmäßig, Puls 90/min., RR 160/90 mmHg. Bauchdecke weich, gut eindrückbar, Leber 1 QF unter Rippenbogen tastbar, glatt berandet, Milz nicht vergrößert, unterhalb der Leber gelegener Tumor tastbar, bei dessen Palpation der Patient äußert, daß nun ein Anfall auftreten würde. → Die erneute RR-Messung erbringt Werte von 200/90 mmHg. Nierenlager frei, Bruchpforten geschlossen, neurologische Untersuchung o.B.

Anfälle mit Herzrasen, Schwindel, Blässe und extrem hohen Blutdruckwerten; tastbarer Tumor im rechten Oberbauch, dessen Palpation einen Anfall auslöst.

Welche Verdachtsdiagnose stellen Sie? Welche diagnostischen Maßnahmen leiten Sie ein?

Die geschilderte Symptomatik mit dem tastbaren Tumor unterhalb der Leber und die bei Palpation des Tumors auftretenden Symptome sind typisch für ein Phäochromozytom.

Diagnostik:

- Labor mit Blutbild, Elektrolyten, Kreatinin, Blutzucker, TSH
- Ultraschall des Abdomens (Nebennierentumor bzw. sonstige Tumorlokalisation und -organzugehörigkeit?)
- Computertomogramm des Abdomens
- Bestimmung der Katecholamine im 24h-Urin
- EKG und Echokardiogramm (Hypertrophie des linken Ventrikels?)
- Augenuntersuchung (Fundus hypertonicus?)

Ergebnisse

Labor: BKS 105/120 mm n.W., Hb 14,5 g/dl, Ery. 4,75/pl, Leuko. 4,8/nl. Restl. BB und Diff.-BB o.B., Kreatinin, Elektrolyte, BZ, TSH im Normbereich.

Oberbauchsonographie: regelrechte Darstellung der Leber, glatt berandet, homogenes Reflexmuster ohne Hinweis auf umschriebene Infiltrationen. Großer, vermutlich von der rechten Nebenniere ausgehender Tumor zwischen oberem Pol der rechten Niere und Leber gelegen, ca. 11 x 10 x 10 cm messend, gegen Umgebung glatt begrenzt mit zystischen Anteilen. Kleine parapelvine Nierenzyste rechts, beide Nieren, Milz und Aorta sowie Harnblase und Prostata o.B.

Echokardiogramm, EKG, Röntgen-Thorax: Normalbefund

Augenhintergrund: Fundus hypertonicus I.-II.°. Papille scharfrandig, vital, Arterien eng, Venen gestaut, diskrete Kreuzungszeichen

Katecholamine im 24-h-Urin: Katecholamine 230 µg/24 h (normal bis 115 µg), Metanephrine 16,8 mg/24 h (normal < 0,9 mg)

Wie beurteilen Sie folgenden CT-Befund?

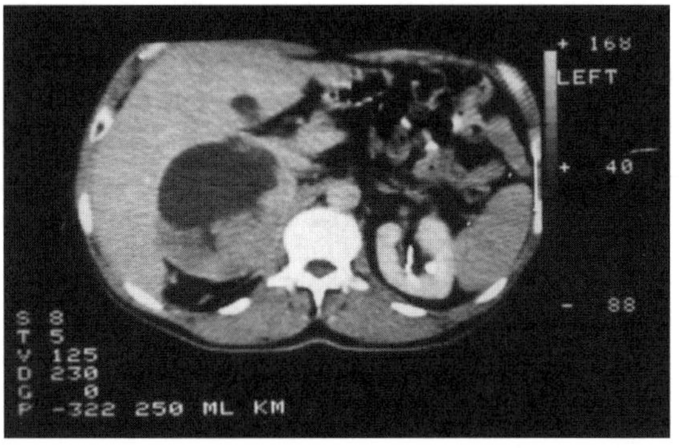

Großer Tumor der rechten Nebenniere, Katecholamine im 24-h-Urin stark erhöht

Großer, teilweise zystisch zerfallener Tumor oberhalb der rechten Niere ohne Hinweis auf Infiltration der Leber

Welche Diagnose stellen Sie nach Kenntnis der vorliegenden Befund?

Die Diagnose Phäochromozytom wird sowohl vom anatomischen Befund als auch durch Klinik und Laborwerte bestätigt.
Typisch ist die geschilderte Klinik mit dem anfallsweisen Auftreten hoher Blutdruckwerte, die oft mit Kopfschmerzen und Schweißneigung vergesellschaftet sind. Die Patienten klagen häufig über Palpationen, seltener über Angst, Tremor, Schwäche und abdominale Schmerzsymptome.
Die Tumorlokalisation im CT sowie die deutlich erhöhten Katecholamine sprechen eindeutig für das Vorliegen eines Phäochromozytoms. Zur Bestätigung kann bei weniger eindeutigen Befunden noch ein Clonidintest durchgeführt werden. Fällt nach Gabe von Clonidin der Plasmakatecholaminspiegel nicht ab, ist die autonome Katecholaminproduktion belegt.

Welche Therapie planen Sie?

Therapie mit einem Alpha-Rezeptorenblocker bis zur operativen Tumorexstirpation

Therapie der Wahl ist eine operative Entfernung des Tumors. Die medikamentöse Therapie bis zum Op-Termin wird mit dem α-Blocker Dibenzyran® (Phenoxybenzamin) 4x10 mg durchgeführt. Unter dieser Therapie treten keine weiteren Anfälle und Blutdruckkrisen mehr auf. Der Patient wird nach Diagnosestellung zur Op. in die Chirurgie verlegt. Komplikationsloser OP-Verlauf und postoperative Heilung. Histologisch wird das Phäochromozytom bestätigt, kein Anhalt für Malignität.
Postoperativ ergeben die engmaschig durchgeführten Blutdruckkontrollen jeweils im Normbereich gelegene Blutdruckwerte. Der Patient kann bei gutem Allgemeinbefinden 14 Tage nach OP ohne jegliche antihypertensive Therapie bei normotensiven Blutdruckwerten nach Hause entlassen werden.

Was wissen Sie über das Phäochromozytom?

Phäochromozytome sind **Tumoren**, die Katecholamine bilden, speichern und sezernieren. Sie sind auch unter dem Namen chromaffine Tumoren bekannt und stammen meist vom Nebennierenmark ab. Die außerhalb der Nebenniere auftretenden Tumoren werden als extraadrenale Phäochromozytome oder Paragangliome bezeichnet und stammen von den sympathischen Ganglien ab.
Die **Klinik** und Krankheitserscheinungen sind als Folge der freigesetzten Katecholamine zu sehen. In der Regel besteht eine Hypertonie mit häufig auftretenden hypertensiven Krisen. Das Phäochromozytom ist ein seltener Tumor, der in etwa 0,1 % der Hypertoniker als Ursache der Erkrankung anzusehen ist. Allerdings ist das Phäochromozytom eine wichtige und korrigierbare Ursache des Bluthochdrucks. Diagnostiziert und adäquat behandelt ist das Phäochromozytom in der Regel ausheilbar, unbehandelt führt es meist zum Tode.
Etwas 80 % der Phäochromozytome treten als einseitiger Nebennierentumor auf. Ungefähr 10 % sind bilateral und weitere etwa 10 % kommen außerhalb der Nebennieren vor. Solitäre Tumoren treten unerklärlicherweise meist auf der rechten Körperseite auf. Die Phäochromozytome können bis zu 3 kg wiegen, sind in der Regel jedoch meist nur 100 g schwer und messen 10 cm im Durchmesser. Die Tumoren sind sehr stark vaskularisiert und werden in der Regel von einer der drei die Nebennieren versorgenden Arterien gespeist.
Die Phäochromozytome sind in mehr als 95 % der Fälle gutartige Tumoren. Sie können auch im Rahmen einer endokrinen Neoplasie (MEN) auftreten. Etwa 1 % tritt bei Patienten mit einer Neurofibromatose auf.
Bei der **multiplen endokrinen Neoplasien** (MEN) handelt es sich um ein gleichzeitiges Vorkommen von Adenomen oder Karzinomen in unterschiedlichen Geweben. Die Erkrankung ist familiär autosomal dominant vererbbar.
Bei der Form **MEN-Typ I** nach Steiner bestehen Parathyreideaadenome, Hypophysenvorderlappenadenome, die in etwa 25 % zu einer Akromegalie führen, ansonsten jedoch inaktiv sind, und Inselzelladenome oder Karzinome (Insulinom, VIPom, Gastrinome).
Bei den Tumoren **MEN-Typ II** bestehen ein medulläres Schilddrüsenkarzinom, multiple Phäochromozytome, Inselzelladenome/-karzinome und eine reaktive Parathyreoideahyperplasie durch Calcitoninüberproduktion. Mischformen können vorkommen.

Welche Erkrankungen kommen differentialdiagnostisch beim Phäochromozytom in Frage?

Sympathikovasale Anfälle, Hyperthyreose, Tabes dorsalis, Temporallappenepilepsien, Migräne, Karzinoide, Bleivergiftung

Quintessenz

Phäochromozytome sind seltene, meist gutartige Tumore des chromaffinen Gewebes, meist in der Nebenniere lokalisiert. Die Sympomatik kommt durch die inadäquate Katecholaminproduktion zustande und äußert sich vor allem in einer ausgeprägten, oft anfallsartig auftretenden Hypertonie. Suchtest ist die Bestimmung der Katecholamine im 24-h-Urin. Therapeutisch bietet sich als Methode der Wahl die operative Entfernung an. Bei Inoperabilität bzw. als Überbrückung bis zur Operation wird mit Alpha-Rezeptorenblockern behandelt.

72

Fall 72

▷ Anamnese

Eine 19jährige Patientin klagt über seit etwa 14 Tagen bestehende, mitunter bis 39,5°C ansteigende fieberhafte Temperaturen. Zwischenzeitlich war sie vom Hausarzt mit dem Gyrasehemmer Tarivid® behandelt worden, woraufhin kurzfristig die fieberhaften Temperaturen rückläufig waren, später jedoch neu wieder aufgetreten sind. Jetzt klagt die Pat. über Kopfschmerzen, fieberhafte Temperaturen bis 39°C und eine schmerzhafte Schwellung an der linken Halsseite. In den vegetativen Funktionen keine Auffälligkeiten, Nikotinkonsum 10-15 Zigaretten pro Tag.

▷ Frühere Anamnese

Vor 3 Jahren Commotio cerebri (Verkehrsunfall).

▷ Aufnahmebefund

19jährige Patientin in reduziertem AZ, guter EZ. Haut warm, feucht. Keine Dyspnoe, keine Zyanose, keine Ödeme. Freie Beweglichkeit des Kopfes. Rachenhintergrund gerötet, Tonsillen gerötet mit fibrinösen Belägen. Linksseitig etwa kirschkerngroßer schmerzhafter Lymphknoten am Hals tastbar, bds. mehrere nuchale Lymphknoten tastbar, auch rechts am Hals kleinere Lymphknoten tastbar. Symmetrischer, seitengleich beatmeter knöcherner Thorax. Über beiden Lungen Bronchovesikuläratmen, keine pathologischen Rasselgeräusche, keine Dämpfung, sonorer Klopfschall, Herztöne rein, keine vitientypischen Geräusche. Respiratorische Arrhythmie, Puls 84/min., RR 130/70 mmHg. Periphere Pulse seitengleich tastbar. Bauchdecken weich, nicht gespannt, leichter Druckschmerz im rechten Oberbauch, Leber randständig tastbar, Milz nicht tastbar vergrößert, Nierenlager frei, Bruchpforten geschlossen, keine inguinalen Lymphknoten. Wirbelsäule ohne Klopf- und Stauchungsschmerz. Extremitäten frei beweglich. Grob neurologische Untersuchung bei seitengleich auslösbaren Reflexen unauffällig. Motilität und Sensibilität unauffällig. Kein Meningismus.

Fieber ohne Ansprechen auf antibiotische Therapie, Kopfschmerzen; Tonsillitis mit fibrinösen Belägen, schmerzhafte Halslymphknotenschwellung

Wie lautet Ihre Verdachtsdiagnose?

Das auf Antibiotika nicht ansprechende Krankheitsbild weist auf einen Virusinfekt hin. Hierzu paßt auch die Klinik mit wechselnden fieberhaften Temperaturen, Lymphknotenschwellung und Krankheitsgefühl. Die Anamnese und die Klinik mit den schmerzhaften Lymphknotenschwellungen am Hals sowie die Tonsillitis mit fibrinösen Belägen könnte zu einer infektiösen Mononukleose, jedoch auch zu anderen entzündlichen Erkrankungen des oberen Respirationstrakts passen.

Welche Differentialdiagnosen müssen Sie erwägen?

Differentialdiagnostisch sind primär Virusinfektionen, eine Streptokokkeninfektion, eine exsudative Tonsillitis viraler Ätiologie, eine Angina Plaut-Vincenti und eine Diphtherie möglich. Wegen der Lymphknotenschwellung muß primär auch an eine hämatologische Systemerkrankung gedacht werden.

Welche Diagnostik veranlassen Sie primär?

- Labor mit Differentialblutbild einschließlich Mikroskopie, CRP, Elektrolyten, Kreatinin, Transaminasen

- Oberbauchsonographie (Hepatosplenomegalie)
- Rachenabstrich auf pathogene Keime
- Röntgen-Thorax-Aufnahme (Infiltrate, Lymphknotenvergrößerung?)

Ergebnisse

Laborwerte: BKS 67/100 mm n.W., CRP 61 mg/l, Hb 12,6 g/dl, Ery. 4,26/µl, Leuko. 8,7/nl, restliches Blutbild unauffällig. Diff.-Blutbild: Stabk. 19, Segment 15, Lympho 33, Mono-Lympho 26, Baso 1. GPT 34 U/l, γ-GT 35 U/l, sämtliche restlichen Laborwerte o.B.
Der **Rachenabstrich** ergibt eine unspezifische Mund- und Rachenflora.

Oberbauchsonographie: Deutlich vergrößerte Leber. Milzgröße im oberen Normbereich. Die Gallenblase, intra- und extrahepatische Gallenwege, Pankreas, Aorta abdominalis, bd. Nieren regelrecht. Kein Hinweis auf Abflußbehinderung. Kräftige Lebervenen und Vena cava.

Welche Zellen erkennen Sie auf dem vorliegenden Blutausstrich?

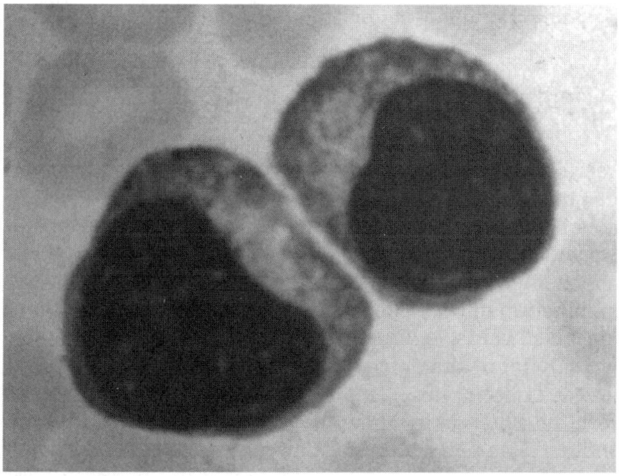

Abgebildet sind 2 Lymphoidzellen, deren Nachweis als krankheitsspezifisches Element entscheidend für die Diagnose eines Pfeifferschen Drüsenfiebers ist. Die Lymphoidzellen können von verschiedener Größe und Struktur sein. Kern und Zytoplasmasaum sind vergrößert, die Chromatinstruktur ist schollig.

Welche Arbeitsdiagnose stellen Sie? Welche weiteren Untersuchungen führen Sie zur Diagnosesicherung durch?

Das geschilderte Krankheitsbild spricht für ein Pfeiffersches Drüsenfieber (infektiöse Mononukleose), dessen Erreger das Epstein-Barr-Virus ist, DD sind andere Viruserkrankungen. Wegen des vermehrten Auftretens der Erkrankung bei Schülern und Jugendlichen heißt sie im angelsächsischen Sprachraum auch Kiss- and College Disease.
Weitere Untersuchungen: Paul-Bunnell-Test (unspezifisch), EBV-Capsidantigen-AK (IgG und IgM).
Ergebnisse: Paul Bunnell-Test positiv, EBV-CA-AK IgG 1:80 positiv (normal < 1:20) und EBV-CA-AK IgM 1:160 positiv (normal < 1:10).

Mononukleäre Zellen im Blutbild, EBV-Antikörper einschließlich IgM positiv, Hepatomegalie

Was wissen Sie über die infektiöse Mononukleose?

Die infektiöse Mononukleose wird durch das **Epstein-Barr-Virus** (EBV), ein lymphotropes Herpesvirus, ausgelöst. Eine Primärinfektion in der Kindheit ist meistens asymptomatisch. Bei Infektionen im Adoleszentenalter oder bei jungen Erwachsenen geht die infektiöse Mononukleose in etwa 50 % der Fälle mit klinischen Beschwerden einher. Charakteristisch ist das Auftreten von Fieber, Pharyngitis, Lymphknotenschwellungen und Schmerzen. Ein Anstieg peripherer Lymphozyten mit einem hohen Anteil atypischer Zellen und einer Vermehrung der Monozyten oder monozytenähnlicher Zellelemente.
Darüber hinaus kommt es zur Entwicklung von EBV-spezifischen Antikörpern und dem vorübergehenden Auftreten einer Reihe unspezifischer Antikörper (Agglutinine gegen Schafzellen und Pferdeerythrozyten) und Hämolysine gegen Rinderzellen. Weiterhin können Kälteagglutinine, eine autoimmunhämolytische Anämie sowie eine leichte bis mäßige Thrombozytopenie auftreten.
Als **Komplikationen** beobachtet man in 7 % einen Ikterus, häufiger eine Erhöhung der Transaminasen, seltener eine Hepatitis. Weitere Komplikationen sind eine Meningoenzephalitis, eine Myokarditis, eine Nephritis, eine Milzruptur sowie eine Superinfektion, beispielsweise eine Streptokokkenangina.

Welche differentialdiagnostischen Erwägungen müssen Sie anstellen?

Wegen der bereits eingangs erwähnten Halsinfektionen muß man an folgende Erkrankungen denken:

- **akute Leukämie** oder lymphoproliferative Krankheitsbilder: Der Nachweis sehr unreifer Blutzellen im peripheren Blut oder Knochenmark, eine starke Anämie und Thrombozytopenie sprechen für eine Leukämie, der Nachweis von EBV-IgM in Kombination mit der Klinik mehr für eine infektionse Mononukleose.
- **Zytomegalie:** Nachweis spezifischer CMV-Antikörper, die Patienten sind in der Regel etwa 10-20 Jahre älter, meist keine Halssymptome.
- **akute infektiöse Lymphozytose;** eine gutartige Erkrankung von Kindern, bei der das Manifestationsalter geringer ist, die jedoch häufig auch über Symptome einer Entzündung des oberen Respirationstraktes klagen. Die Lymphknotenvergrößerung ist minimal, eine Splenomegalie nicht nachweisbar. Typisch ist eine Leukozytose mit Nachweis vieler reifer kleiner Lymphozyten. Es besteht kein Zusammenhang mit EBV-Antikörpern.
- Das Prodromalstadium von **Röteln** kann ebenfalls mit der infektiösen Mononukleose verwechselt werden, da auch bei früheren Formen der Mononukleose ein flüchtiges Exanthem auftreten kann, welches jedoch in der Regel auf den Stamm beschränkt ist, und das Gesicht ausläßt. Das Bild ist nicht so bunt wie bei der Rötelnerkrankung. Bei Röteln lassen sich im Blut keine atypischen Lymphozyten nachweisen. Zudem besteht keine EBV-Antikörpertiterentwicklung.
- Eine erworbene **Toxoplasmose** kann eine ähnliche Klinik hervorrufen. Die definitive Differentialdiagnose gelingt durch den Nachweis von Toxoplasmoseerregern (Toxoplasma gondii) und die typischen Blutbildveränderungen der infektiösen Mononukleose.
- Bei einer Leberbeteiligung der infektiösen Mononukleose muß differentialdiagnostisch auch an eine **infektiöse Hepatitis** gedacht werden, wobei bei der Hepatitis das Krankheitsbild und der Leberenzymanstieg heftiger ausgeprägt sind.

Welche Diagnose stellen Sie nach Kenntnis aller Befunde?

Bei der Patientin besteht eine klassische infektiöse Mononukleose. Klinische Beschwerden, Lymphknotenschwellungen, Entzündungszeichen, das Differentialblutbild mit dem Nachweis von Mono-Lymphozyten, die Lebervergrößerung mit den erhöhten γ-GT- und GPT-Werten, der Tonsillenbefund und die serologischen Tests sind charakteristisch.

Welche Therapie leiten Sie ein?

Die Therapie ist symptomatisch. Antibiotika sind bei unkomplizierten Krankheitsverläufen nicht indiziert. Bettruhe und symptomatische Gabe von Salizylaten bei Kopf- und Gliederschmerzen können empfohlen werden. Lokale Behandlung der Racheninfektion mit Gurgellösungen werden empfohlen. Patienten mit Splenomegalie sollten keine körperlich schweren Tätigkeiten ausüben oder Sport treiben, da die theoretische Gefahr einer Milzruptur besteht.
In der Regel sind die Symptome nach 2-4 Wochen spontan abgeheilt.
Patienten mit schwerer **toxisch-exsudativer Pharyngotonsillitis** mit Pharyngealödem sollten kurzfristig mit Kortison, initial 60 mg Prednison und täglicher Reduktion um 5-10 mg über maximal eine Woche, behandelt werden (bei normalem Krankheitsverlauf in keiner Weise notwendig!). Jedoch sollte eine hoch dosierte Steroidbehandlung bei schwerwiegenden Komplikationen wie Atemwegsobstruktion, neurologischen Komplikationen, hämolytischer Anämie, thrombozytopenischer Purpura, Myokarditis und Perikarditis eingeleitet werden.
Etwa 20 % der Patienten entwickeln eine **Superinfektion** mit β-hämolysierenden Streptokokken, die über 10 Tage mit Penicillin V oder Erythromycin in voller Dosierung behandelt werden sollte.
Ampicillin sollte bei der infektiösen Mononukleose nicht eingesetzt werden, da sich bei vielen Patienten hierauf ein Exanthem der Haut entwickelt.
In unserem Fall haben wir die Patientin nach sicherer Diagnosestellung mit der Auflage, sich für einige Tage zu schonen, wieder nach Hause entlassen. Eine spezielle Medikation erfolgte nicht. Nach 3 Wochen war die Patientin beschwerdefrei, die Lymphknotenschwellungen rückgebildet und die Blutwerte normalisiert. Generell sollte der Hausarzt die Blutbildbefunde und die erhöhten Leberwerte bis zur Normalisierung kontrollieren.

Quintessenz

Bei der Mononukleose oder dem Pfeifferschen Drüsenfieber handelt es sich um eine Virusinfektion, hervorgerufen durch das Epstein-Barr-Virus (EBV). Es kommt dabei zu einer Angina tonsillaris, Lymphknotenschwellungen und charakteristischen Blutbildveränderungen (mononukleäre Zellen). Die Diagnose kann serologisch durch Antikörperbestimmung (wobei IgM eine akute Infektion anzeigt) gesichert werden. Im allgemeinen ist der Verlauf gutartig, wenn auch verschiedene Komplikationen (einschließlich Milzruptur!) möglich sind. Die Behandlung erfolgt symptomatisch.

73

Fall 73

▷ Anamnese

Früher sei die 54jährige Patientin nie krank gewesen. Sie sei seit etwa drei Monaten appetitlos. Mehrfach habe sie Lidödeme sowie Schwellungen im Lippen- und Stirnbereich entwickelt. Sie habe kleine, punktförmige Hautblutungen im Schulterbereich und über der Brust seit etwa 10 Tagen bemerkt, die jetzt rückläufig seien. Wegen auftretender Übelkeit und Durchfällen sei sie dann stationär in ein Krankenhaus gekommen. Dort sei ein Duodenalgeschwür festgestellt worden. Während des Krankenhausaufenthaltes sei die Urinausscheidung zuletzt deutlich zurückgegangen. Die Patientin wird wegen eines akuten Nierenversagens zu uns verlegt.

▷ Aufnahmebefund

54jährige Patientin in akut reduziertem AZ, Adipositas, Gewicht 80,4 kg. Ruhedyspnoe, keine Zyanose, deutliche Ödeme bd. Unterschenkel, der Knöchel, Lidödeme, Ödeme an den abhängigen Körperpartien. In der Haut, vor allem über der Brust petechiale Blutungen. Haut ansonsten blaß. Kleine Knötchen der Haut mit livider Verfärbung. Bewußtsein klar, voll orientiert. NAP frei, kein Kalottenklopfschmerz, kein Meningismus. Oberkiefer und Unterkiefer vollprothetisch versorgt. Schleimhautulzeration in der rechten Wangentasche. Rachenring und Zäpfchen mit petechialen Blutungen. Keine Struma, Lymphknoten submandibulär und entlang des Musculus sternocleidomastoideus tastbar. Äußerer Thorax symmetrisch, seitengleich beatmet. Über bd. Lungen Vesikuläratmen, sonorer Klopfschall, fein- bis mittelblasige Rasselgeräusche in bd. Lungenunterfeldern und Mittelgeschossen. Herzaktion rhythmisch, Töne rein, keine pathologischen Geräusche. Puls regelmäßig, 84/min., Blutdruck nach RR 170/90 mmHg. Periphere Pulse bis auf A. tibialis posterior (bei ausgeprägtem Beinödem) seitengleich tastbar. Bauchdecke etwas gespannt, Schmerz im rechten Oberbauch, besonders bei Druck. Leber randständig tastbar. Milz nicht palpabel. Nierenlager bds. klopfschmerzhaft. Klopfschmerz im LWS-Bereich, Extremitäten aktiv und passiv frei beweglich. Grob neurologische Untersuchung bei seitengleich schwach auslösbaren Reflexen unauffällig. Temperatur 39,1°C.

Nierenversagen, Fieber, Hauterscheinungen, Ulcus duodeni

Was ist Ihre Verdachtsdiagnose?

Folgende Einzelsymptome lassen sich feststellen:

- akutes Nierenversagen, Ödeme (wobei die anamnestischen Angaben eher auf einen längeren Verlauf der Nierenerkrankung hindeuten)
- Ulcus duodeni
- petechiale Hautblutungen und knötchenartige Hautveränderungen
- Fieber
- Schmerzen rechter Oberbauch

Will man eine gemeinsame Ätiologie voraussetzen, lassen sich diese unterschiedlichen Symptome am ehesten durch eine Systemerkrankung (Kollagenose, Vaskulitis?) erklären. Ansonsten wären gleichzeitig auftretende Erkrankungen unterschiedlicher Genese zu erwägen.

Welche Untersuchungen führen Sie primär durch?

- Labor mit Blutbild, Entzündungszeichen, Retentionswerten, Gerinnung, Elektrophorese, Blutzucker, „Leberwerten", Urinstatus, Säure-Basen-Haushalt
- Röntgen-Thorax (Infiltrate, Lungenstauung?)
- Sonographie (Nierenmorphologie, -stauung?)

Ergebnisse

Laborwerte: BKS 74/112 mm n.W., Hb 9,2 g/dl, Ery. 3,39/µl, Leuko. 14,1/nl, HbE 27,2 pg/Ery, Hk 28,4 %, MCV 84 fl, MCHC 32,6 g/dl im Diff.-Blutbild 11 Stabk., 68 Segmentk., 11 kleine Lympho, 6 Eos, 4 Mono, zum Teil toxische Granulationen. PTT 33,6 sec., Quick 70 %, Plasmathrombinzeit 22,1 sec., Fibrinogen 147 mg/dl, Thrombo 230/nl, Kreatinin 12,0 mg/dl, Harnstoff 160 mg/dl, Harnsäure 12,3 mg/dl, anorg. Phosphat, Natrium, Kalium, Chlorid, Cholesterin, Neutralfette, Blutzucker, Serum-Eisenspiegel, Bilirubin im Normbereich. Calcium 2,11 mmol/l, alk. Phosphatase 800 U/l, in der Differenzierung hauptsächlich Leberenzym, GOT 25 U/l, GPT 30 U/l, LDH 365 U/l, α-HBDH 185 U/l, γ-GT 249 U/l. Gesamteiweiß 5,9 g/dl, in der Elektrophorese Verminderung der Albumine (46,9 %), Erhöhung der α_1-, α_2-, β- und γ-Globuline.
Urinsediment: 150 Erys/µl, Leuko 8-10, Bakterien+ (Kultur steril), Glukose, Aceton, Nitrite jeweils neg. Säure-Basen-Haushalt ausgeglichen.

Rö-Thorax: breitbasig aufsitzendes Herz. Herzgröße im oberen Normbereich, betonte Lungengefäßzeichnung

Oberbauch- und Nierensonographie: Hepatomegalie mit geringer diffuser Verdichtung der Parenchymechogenität. Steinfreie Gallenblase, Wand deutlich verdickt. Aortensklerose. Grenzwertig große Milz. Beidseits große Nieren (12,8x6,2 re und 13,2x6,0 li). Parenchymsaum deutlich verwaschen und verdichtet mit echoarmen Markkegeln wie bei Glomerulonephritis. Kein Aufstau.

Ausgeprägte Erhöhung der Retentionswerte, Anämie, Leukozytose; radiologisch beginnende Lungenstauung; sonographisch große Nieren

Wie werten Sie die bisher erhaltenen Befunde? Welche Arbeitshypothese stellen Sie auf?

Das **Nierenversagen** hat sich mit auf 12,0 mg/dl stark erhöhtem Kreatinin sowie Harnstoff- und Harnsäureerhöhung bestätigt. Wie bereits erwähnt, spricht einiges (seit 3 Monaten Übelkeit, Appetitlosigkeit, rezidivierende Ödeme) für einen längeren Verlauf der Nierenerkrankung. Dies würde auch die Anämie und den niedrigen Kalziumwert erklären. Daß das Nierenversagen Folge eines RR-Abfall bei gastrointestinaler Blutung ist, ist daher unwahrscheinlich, zumal sich in der Anamnese kein Hinweis auf eine akute Blutung (Teerstuhl etc.) findet. Auch eine geringe, chronische Blutung aus dem Ulkus liegt als Anämieursache bei normalem Eisenspiegel nicht vor. Leukozytose, Fieber, Schmerzen im Oberbauch und Erhöhung der Leberenzyme könnten durch eine Cholezystitis verursacht sein. Allerdings wären die Schmerzen und die Leukozytose auch durch das Duodenalulkus erklärbar, die Leberenzymerhöhung auch über eine kardiale Stauung in den großen Kreislauf, wobei allerdings die deutlich erhöhte AP nicht eindeutig paßt. Diese spricht eher für eine **Cholezystitis**.
Insgesamt lassen sich die führenden Symptome (Entzündungszeichen, Nierenversagen, Anämie, Hauterscheinungen) weiterhin am besten durch eine Systemerkrankung erklären. Ein evtl. in diesem Zusammenhang vorliegendes hämolytisch-urämisches Syndrom ist bei normalem Bilirubin unwahrscheinlich.

Was unternehmen Sie diagnostisch und therapeutisch weiterhin?

Da bei der Patientin ein Nierenversagen mit Oligurie oder Anurie und beginnende Lungenstauung vorliegt, ist primär eine intensivmedizinische Betreuung indiziert. Zunächst wird ein zentralvenöser Zugang und ein Harnblasenkatheter angelegt. Mit Hilfe des Harnblasenkatheters bestimmen Sie die stündliche Urinausscheidung, die bei der Patientin unter 10 ml/h lag. Der ZVD wird mit 15 cm H_2O

erhöht bestimmt, so daß die Zufuhr auf die noch vorhandene Ausscheidung plus Perspiration beschränkt wird. Therapeutisch versuchen Sie, primär konservativ mit 1000 mg Furosemid über Perfusor die Diurese wieder in Gang zu bringen. Sollte dies nicht gelingen, muß über eine evtl. notwendig werdende Hämodialysebehandlung entschieden werden.

Weitere diagnostische Maßnahmen sind:

- Laboruntersuchungen mit Antikörperbestimmung gegen Glomerolusbasalmembran (Goodpasture-Syndrom?), gegen ds-DNS (Lupus erythematodes disseminatus?), ANCA (Wegener-Granulomatose?), Zellantigene, Kryoglobuline, Antistreptolysintiter, Rheumafaktoren sowie zirkulierende Immunkomplexe. 24-h-Eiweißausscheidung im Urin, Diskelektrophorese
- Hautbiopsie (Vaskulitis?)
- Nierenpunktion zur Diagnostik des akuten Nierenversagens (rapid progressive Glomerulonephritis?)

Ergebnisse

Labor: ASL, Rheumafaktoren, Kryoglobuline, AK gegen Glomerulusbasalmembran, ANCA negativ, Anti-Doppelstrang-DNS negativ, zirkulierende Immunkomplexe (Raji-Zelltest) deutlich erhöht.

Biuret 3,7 g/die, in der Disc-Elektrophorese unselektive glomeruläre und geringgradige tubuläre Proteinurie.

Hautbiopsie: Sektor- und knötchenförmige fibrinoide Verquellung aller Wandschichten der kleinen und mittleren Arterien und Arteriolen mit Medianekrosen und Intimaproliferation, Leukozyteninfiltration der Gefäßwände und der perivaskulären Räume. Insgesamt liegt eine Vaskulitis, am ehesten eine Panarteriitis nodosa, vor.

Nach Hautbiopsie und Nierenbiopsie Panarteriitis nodosa mit Nierenbeteiligung (Mikro-Form), kein Anhalt für sonstige Systemerkrankung

Histologie und Immunhistologie des Nierenpunktionszylinders: Diffuse extrakapilläre Glomerulonephritis mit teils segmentalen, teils diffusen fibrozellulären Halbmonden in allen Glomeruli vom Typ einer Immunkomplexglomerulonephritis. Der Nachweis hyaliner glomerulärer Mikrothromben, einer Begleitinfiltration sowie einer vaskulitischen Beteiligung spricht primär für das Vorliegen einer Systemerkrankung. In erster Linie ist dabei an eine Vaskulitis (Mikroform der Panarteriitis nodosa), einen Lupus erythemathodes systemicus oder eine Kryoglobulinämie zu denken.

Wie werten Sie die nunmehr vorliegenden Befunde? Welche Diagnosen stellen Sie? Was unternehmen Sie weiterhin?

Die Histologie des Hautbiopsates entspricht einer Vaskulitis, am ehesten einer **Panarteriitis nodosa**. Auch der Nierenbiopsiebefund mit einer diffusen extrakapillären Glomerulonephritis mit fibrozellulären Halbmonden in allen Glomeruli paßt zu einer Immunkomplexvaskulitis. Diese ist im Zusammenhang mit der Hautbiopsie als Mikro-Form der Panarteriitis nodosa zu deuten, differentialdiagnostisch wäre an eine Systemerkrankung (systemischen Lupus erythematodes, Kryoglobulinämie) zu denken. Ein **Goodpasture-Syndrom** ist aufgrund der fehlenden Antikörper gegen Glomerulusbasalmembranen auszuschließen. Auch ein systemischer Lupus erythematodes ist aufgrund der fehlenden Antikörper gegen Doppelstrang-DNS unwahrscheinlich. Eine Kryoglobulinämie ist bei fehlendem Nachweis von Kryoglobulinen ebenfalls auszuschließen. Somit spricht der Befund für eine Panarteriitis nodosa. Diese ist durch ihre Nierenbeteiligung als Ursache des akuten Nierenversagens anzusehen.

Durch die **Panarteriitis nodosa** läßt sich auch das Ulcus duodeni erklären, da es durch eine vaskulitisch bedingte Schleimhautschädigung im Rahmen des Erkrankungsbildes häufig zu gastrointestinalen Ulzerationen kommen kann. Differentialdiagnostisch wäre hier jedoch auch eine urämische Gastroenteritis als Ursache des Duodenalgeschwürs zu diskutieren.
Die deutliche Erhöhung der γ-GT und der alkalischen Phosphatase in Zusammenhang mit dem sonographischen Befund einer verdickten Gallenblasenwand ist im Rahmen einer **Cholezystitis** zu werten. Im Rahmen der Panarteriitis nodosa kann es häufiger zu vaskulitisch bedingten Cholezystitiden kommen, die ein derartiges klinisches Bild erklären würden.
Hinzu kommt, daß die Patientin während des klinischen Aufenthaltes noch eine **Chorioretinitis** entwickelte, die ebenfalls als Symptom der Grunderkrankung gewertet werden kann. Somit steht die Diagnose fest.

Diagnose

- Panarteriitis nodosa mit diffuser extrakapillärer Glomerulonephritis und akutem Nierenversagen
- Ulcus duodeni

Therapie

Da sich unter der konservativen Therapie mit hoch dosiertem Furosemid lediglich eine Diurese von etwa 300 ml/24 h erzielen ließ, andererseits wegen der Überwässerungs- und Lungenstauungsgefahr eine Fortsetzung der bisherigen, konservativen Therapie nicht zu verantworten ist, wird ein Shaldon-Katheter (großlumiger zentraler Venenkatheter) über die V. subclavia gelegt und eine **Dialysebehandlung** mit Volumenentzug begonnen. Nach Anlage eines Katheters muß röntgenologisch dessen Lage kontrolliert und ein iatrogener Pneumothorax ausgeschlossen werden.
Die Patientin muß insgesamt 3x hämodialysiert werden. Dabei können 9 Liter an Ödemflüssigkeit abfiltriert werden. Nach Erhalt des histologischen Befundes führen wir bei der Patientin eine hochdosierte **Steroidtherapie** (Pulse-Therapie) durch, bei der jeden 2. Tag 3mal Methylprednisolon i.v. gegeben wird. Danach wird die Kortisongabe auf eine orale Erhaltungsdosis von 120 mg jeden 2. Tag in Kombination mit täglichen Endoxan-Dosen (initial 100 mg) umgestellt.
Unter dieser Therapie bessert sich die Nierenfunktion zusehends. Im Rahmen der polyurischen Phase schwemmt die Patientin weitere 8 kg an Ödemflüssigkeit aus und bessert sich auch vom klinischen Bild her deutlich. Gleichlaufend bilden sich die im Rahmen der Chorioretinitis aufgetretenen Gesichtsfeldausfälle völlig zurück. Wegen des Ulcus duodeni setzen wir einen Protonenpumpenblocker (Pantoprazol = Pantozol®) 40 mg täglich ein.
Unter der eingeleiteten Pulse-Therapie normalisieren sich die erhöhten Leberwerte rasch. Die bei Aufnahme erhöhten Blutdruckwerte sind bereits nach der ersten Dialysebehandlung normalisiert. Während des weiteren stationären Aufenthaltes liegen sämtliche Blutdruckwerte im Normbereich.

Dialysebehandlung, hochdosierte Kortisongabe, immunsuppressive Behandlung mit Cyclophosphamid

Was wissen Sie zur Pathologie der Panarteriitis nodosa?

Die Panarteriitis nodosa ist eine **nekrotisierende Entzündung** mittlerer und kleiner Arterien, benachbarter Venen und manchmal auch der Arteriolen und Venolen. Die Kapillaren sind jedoch nicht betroffen. Die Veränderungen betreffen bestimmte Segmente der Gefäße, treten manchmal jedoch sehr lokalisiert auf. Eine **Prädilektionsstelle** sind Teilungsstellen der Arterien. Hier entwickeln sich häufig kleine Aneurysmata, die auch rupturieren können. Die **histologischen Be-**

funde während der aktiven Erkrankung zeigen Läsionen mit überwiegender Leukozyteninfiltrationen in den Gefäßwänden und perivaskulären Räumen. Gleichzeitig finden sich jedoch chronische Veränderungen mit Monozyten- und Makrophageninfiltrationen und teilweise Heilungsprozessen. Diese Beobachtungen weisen darauf hin, daß es sich um einen kontinuierlichen Krankheitsprozeß mit wiederholten Schüben und Teilheilungen handelt, der wahrscheinlich auf einem Autoimmunmechanismus beruht. Die Veränderungen der Panarteriitis nodosa können im ganzen Körper auftreten und kommen in Koronararterien, Mesenterialarterien, Muskeln und den Vasa nervorum vor. Die Ausbreitung und Lokalisation der Läsionen bestimmen die klinische Ausprägung und den Schweregrad der Erkrankung. Das Zentralnervensystem ist normalerweise nicht befallen, ebenso sind die Lungen sehr selten betroffen.

Welche Symptome und Laborwerte findet man bei der Panarteriitis nodosa? Wie stellen Sie die Diagnose?

Unsere Patientin zeigte im Prinzip die **typische Symptomatik** einer Panarteriitis nodosa. Die Panarteriitis nodosa ist eine Erkrankung des Erwachsenenalters, wobei Männer 2-3mal häufiger als Frauen betroffen sind. Die Erkrankung beginnt meistens schleichend, mit einer vorausgehenden Anamnese einer Erkältung. **Frühe Symptome** der Patienten sind Fieber, Schwäche, Gewichtsverlust, Appetitlosigkeit, Myalgien und Gelenkschmerzen. Mit dem **Fortschreiten** der Erkrankung können verschiedene Organsysteme auffällig werden. An den Extremitäten kann man häufig entlang dem Arterienverlauf kleine 5-10 mm große Knötchen tasten, die durch die Aneurysmabildung hervorgerufen sind. Die Beteiligung von Gefäßwänden kann zu einem Verschluß zu Hautblutungen, Ulzerationen und Finger- oder Zehengangränen führen. Eine Muskelschwäche kann sich entwickeln, Gelenkschmerzen sind häufig, jedoch ist eine schwere persistierende Arthritis ungewöhnlich. Augenbeteiligung, sowie Mononeuritiden sind durch den Befall der versorgenden Gefäße nicht ungewöhnlich.

Eine **Perikarditis** oder Pleuritis tritt in nicht seltenen Fällen auf. Bei Befall der Koronararterien können sich Myokardischämien oder Infarkte entwickeln. Manchmal finden sich EKG-Veränderungen ohne klinische Symptome (EKG-Befund unserer Patientin: normfrequenter Sinusrhythmus bei Indifferenztyp, unauffälliger Stromkurvenverlauf).

Die Patienten klagen häufig über **Abdominalbeschwerden** (Schmerz, Übelkeit, Erbrechen, Diarrhöen und gastrointestinale Blutungen). All diese Symptome sind durch den Befall der Abdominalgefäße im Sinne einer Vaskulitis bedingt. Diese kann zu einer Schleimhautulzeration mit Blutung führen. Auch Perforationen oder Darminfarkte können auftreten. Die Leber kann betroffen sein und es kann in Ausnahmefällen zu einem großen Leberinfarkt kommen. Eine Periarteriitis der Gallenblase kann eine Cholezystitis und eine Gallenblasenperforation verursachen.

Bei mehr als der Hälfte der Patienten kommt es zu einer **renalen Beteiligung**, die zu einem Bluthochdruck und Nierenversagen führen kann. Häufigste Todesursachen der Panarteriitis nodosa sind Nierenversagen, Myokardinfarkt und gastrointestinale Blutungen. Über 80 % der Patienten weisen eine **Leukozytose** mit Neutrophilie auf. Eine Anämie und BKS-Beschleunigung sind häufig nachweisbar. Die zirkulierenden Immunkomplexe sind bei einer Nierenbeteiligung in der Regel erhöht. 30-40% der Patienten mit Panarteriitis nodosa weisen HBS-Antigen auf. Der Verlauf der Lebererkrankung ist jedoch bei diesen Patienten milde und kann oft übersehen werden.

Hilfreich bei der **Diagnosestellung** kann die Angiographie sein, da sich hier durch die charakteristischen Aneurysmata an Verzweigungsstellen der Arterien in den Nieren, dem Mesenterium, der Leber und des Pankreas sowie in den Gefäßen der betroffenen Gebiete oder Organe nachweisen lassen. Bei einigen Patienten hat die Darstellung von Aneurysmata in der Angiographie zur Diagnose geführt.
In unserem Fall haben wir wegen des akuten Nierenversagens auf eine Angiographie verzichtet, zumal aufgrund der Klinik, der Histologie des Nierenpunktionszylinders und der Hautbiopsie sowie des weiteren Verlaufs die Diagnose klar war.

▷ Verlauf

Der klinische Befund der Patientin bessert sich zusehends, die Nierenretentionswerte sinken kontinuierlich ab und die Furosemiddosis kann nach Abschluß der 3maligen Hämodialysetherapie auf 40 mg täglich reduziert werden. Im weiteren Verlauf wird das Präparat vollständig abgesetzt.
Die vor der Entlassung noch bestehende Anämie ist im Rahmen der Nierenerkrankung zu sehen und als renale Anämie einzuordnen. Diskutiert werden muß ein therapeutischer Effekt im Rahmen der Endoxantherapie.
Labor vor Entlassung: Hb 8,7 g/dl, Leuko 5,2/nl, Kreatinin 1,8 mg/dl, Harnstoff 64 mg/dl, Biuret 1,8 g/24 h

▷ Therapie bei Entlassung

Urbason® 40 mg 2-0-0 jeden 2. Tag
Endoxan® 50 mg 1x1
Pantozol® 1x1

▷ Weiterer Verlauf

Eine Kontrollgastroskopie nach 4 Wochen zeigt eine Abheilung des Ulkus. Die Pulse-Therapie kann nach 6 Monaten abgesetzt werden, das Kreatinin und die Urineiweißausscheidung normalisieren sich wieder. Die Patientin ist seit nunmehr 3 Jahren beschwerdefrei und in regelmäßiger ärztlicher Kontrolle.

Quintessenz

Bei der Panarteriitis nodosa handelt es sich um eine systemische nekrotisierende Vaskulitis, die verschiedene Organe befallen kann und daher einer sehr variable Symptomatik aufweist. Häufig (80%) sind Beteiligungen der Koronararterien (Koronariitis), z. T. mit Angina pectoris oder Infarkten. Auch Nierenbeteiligungen sind häufig (70%). Dabei ist eine Makro-Form mit Veränderungen im Bereich der mittleren und kleinen Nierengefäße sowie eine Mikro-Form mit Glomerulonephritis zu unterscheiden. Beteiligungen der mesenterialen Gefäße kommen in etwa der Hälfte der Fälle vor. Therapeutisch werden Steroide und andere Immunsuppressiva (Cyclophosphamid) eingesetzt.

Fall 74

74

▷ Anamnese

In den letzten 3 Monaten habe die Patientin etwa 15 kg an Gewicht abgenommen. Am Aufnahmetag sei sie etwa 3x kollabiert. Seit einigen Wochen habe sie auch zunehmende Stirnkopfschmerzen. Der Blutdruck betrug bei Klinikaufnahme 250/110 mmHg. In letzter Zeit habe sie häufig Jucken im Bereich der Extremitäten verspürt. Früher nie krank gewesen.

▷ Aufnahmebefund

77jährige Patientin in reduziertem AZ und EZ (164 cm, 53 kg), Haut trocken, warm, keine Dyspnoe, rötliche Zyanose, keine Ödeme. Bewußtsein klar, voll orientiert. Hautturgor schlaff, Schleimhäute gut durchblutet. NAP frei, kein Meningismus, keine Kalottenklopfschmerz. Freie Beweglichkeit des Kopfes. Rachenring gerötet. Zähne sanierungsbedürftig, keine Struma. Symmetrischer knöcherner Thorax ohne Deformitäten. Über beiden Lungen sonorer Klopfschall, keine Dämpfung, keine path. Atemgeräusche. Herztöne rein, keine vitientypischen Geräusche. Aktionen regelmäßig. Puls 88/min., periphere Pulse seitengleich tastbar, Blutdruck nch RR 200/100 mmHg. Bauchdecke weich, nicht gespannt, kein Druckschmerz, keine path. Resistenzen. Leber und Milz nicht tastbar vergrößert, Nierenlager klopfschmerzfrei, Bruchpforten geschlossen. Wirbelsäule ohne Klopf- und Stauchungsschmerz. Extremitäten frei beweglich, Besenreiservarizen der unteren Extremitäten bds., Palmarerythem. Neurologische Untersuchung: Kein Nystagmus, keine Störungen der Augenmotilität. Pupillen seitengleich rund mit prompter Reaktion auf Licht und Konvergenz. Hirnnerven unauffällig. Muskeleigenreflexe normal, seitengleich auslösbar, keine path. Reflexe. Sensibilität unauffällig, Koordination unauffällig. Keine neurologischen Ausfälle, kein Seitenhinweis.

Gewichtsabnahme, Kopfschmerzen; erhöhter Blutdruck, Plethora

Welche Arbeitsdiagnose stellen Sie, wie gehen Sie diagnostisch weiter vor?

Im Moment erscheint der Casus noch nicht ganz klar. Fest steht, daß die Patientin einen Hypertonus hat. Weitere Symptome: Gewichtsabnahme (Tumor?), Kopfschmerzen (Hypertonie, Tumor?), Juckreiz (Allergie?, paraneoplastisch?), auffallende Plethora (Polyglobulie – Polyzythämie?).

▷ Diagnostik

- Labor mit großem Blutbild, Elektrolyten, Kreatinin, Blutgasanalyse, Urinstatus
- Röntgen-Thorax (Herzgröße und -form, Tumorhinweise?)
- Oberbauchsonographie (Nierenmorphologie, Tumorhinweise?)
- EKG (linksventrikuläre Hypertrophie?)
- Schädel-CT (Hirntumor?)
- augenärztliche Untersuchung (Fundus hypertonicus, Glaukom?)

Ergebnisse

Labor: BKS 1/2 mm n.W., Hb 18,2 g/dl, Ery 6,5/µl, MCV 87 fl, MCHC 31,8 g/dl, HbE 32,8 pg/Ery, Hämatokrit 53,1 %, Leukozyten 15,2/nl, im Differentialblutbild 17 Stabkernige, 66 Segmentkernige, 10 Lymphozyten, ein Eosinophiler, 4 Basophile, ein Monozyt, ein Metamyelozyt. Thrombozyten 450/nl. Kreatinin, Serum-Elektrolyte, Säure-Basen-Haushalt, Blutgaswerte, Urinstatus und -sediment unauffällig.

EKG und Rö-Thorax in 2 Ebenen: altersentsprechend unauffälliger Befund

Oberbauchsonographie: Normal große Leber ohne Zeichen einer Hepatopathie. Kein Hinweis auf Metastasen. Gallenblase unauffällig. Kein Steinhinweis. Normal große Nieren. Milz grenzwertig groß. Aortensklerose.

Schädel-CT: Keine umschriebene Herdbildung. Keine Raumforderung nachweisbar, keine Blutungszeichen.

Augenärztliche Konsiliaruntersuchung: Fundus hypertonicus II.°, Papillen bds. o.B., kein Anhalt für Glaukom.

Vermehrung aller 3 Blutzellreihen im peripheren Blut

Was fällt Ihnen nach Kenntnis der vorliegenden Befunde auf? Welche zusätzliche Untersuchung führen Sie zur Bestätigung Ihrer Verdachtsdiagnose durch?

Für einen Hirntumor, ein zerebrales Anfallsleiden, ein Glaukom und einen malignen Tumor gibt es keinerlei Anhalt.
Auffällig ist die Erhöhung sämtlicher Blutzellzahlen, die Linksverschiebung und die langsame BKS. Dieser Befund in Zusammenhang mit der Klinik (rötliche Zyanose, Kopfschmerzen, Juckreiz) und den normalen Blutgaswerten spricht für eine Polycythaemia vera. Im Gegensatz zur Polyzythämie sind bei der Polyglobulie nur die Erythrozyten vermehrt und die Sauerstoffsättigung des Blutes meist herabgesetzt.
Charakteristisch und pathognomonisch für die Polyzythämie ist eine Erhöhung der alkalischen Leukozytenphosphatase bei erniedrigtem oder normalem Erythropoetinspiegel. Aus diesem Grund sollten Sie die alkalische Leukozytenphosphatase und den Erythropoetinspiegel bestimmen. Darüber hinaus ist eine Beckenkammbiopsie zur Beurteilung des Knochenmarkbefundes indiziert.

Ergebnisse

alkalische Leukozytenphosphatase: Aktivitätsindex 152 (normal 10-100), Erythropoetin: 2,5 U/l (erniedrigt).
Das Knochenmark zeigte eine vermehrte Erythropoese und eine Panhyperplasie, sowie eine hohe Zahl polyploider Megakaryozyten. Der Befund paßt zu einer Polycythaemia vera.

Alkalische Leukozytenphosphatase erhöht, Erythropoetin erniedrigt, Panhyperplasie der Knochenmarkszellen

Wie lauten die endgültigen Diagnosen?

- Polycythaemia vera
- Hypertonie

Was wissen Sie über die Entstehung der Polycythaemia vera? Wie äußert sich die typische Klinik, welche Laborveränderungen findet man in der Regel?

Die Polycythaemia vera gehört zu den **myeloproliferativen Syndromen**, zu denen auch die chronische myeloische Leukämie und die primäre hämorrhagische Thrombozythämie zählen. Die Polycythaemia vera ist charakterisiert durch eine Erhöhung der Erythrozyten-, Granulozyten- und Thrombozytenzahl, wobei der erhöhte Hämoglobinwert am auffälligsten ist. Zusätzlich besteht häufig eine Splenomegalie. Die Erkrankung beginnt meist in höherem Lebensalter und zeigt einen chronischen, in der Regel langsam progredienten Verlauf.

Bei der Polycythaemia vera besteht keine der bekannten physiologischen Ursachen einer erhöhten Erythrozytenproduktion.
Die Erkrankung muß von den **Polyglobulien** unterschieden werden, die Folge erhöhter Erythropoetinspiegel sind. Diese können durch Hypoxie und verschiedene maligne Tumoren ausgelöst werden. Außerdem muß die Polycythaemia vera von einer relativen Polyzythämie durch Verminderung des Plasmavolumens unterschieden werden. Darüber hinaus erklären die sekundären Formen weder die erhöhten Leukozyten- und Thrombozytenzahlen noch die Splenomegalie.
Bei der Polycythaemia vera handelt es sich um eine Erkrankung der **pluripotenten Stammzellen** des Knochenmarks; sie scheint aus einem einzigen Zellklon zu entstehen. Dies spricht dafür, daß es sich um eine neoplastische Erkrankung handelt.
Die Erythrozytenproduktion unterliegt bei den Patienten mit Polycythaemia vera nicht der Anwesenheit von Erythropoetin. Die Erythropoetinspiegel sind bei den Patienten in der Regel erniedrigt. Knochenmarkskulturen von Patienten mit Polycythaemia vera sind im Gegensatz zu normalen Knochenmarkszellen in der Lage, auch ohne Anwesenheit von Erythropoetin Hämoglobin zu synthetisieren.
Die **Symptome** der Polycythaemia vera leiten sich durch die erhöhte Hämoglobinkonzentration ab. Die Blutviskosität ist erhöht, der periphere arterielle Widerstand steigt und es entwickelt sich ein Bluthochdruck. Häufig klagen die Patienten über zerebrale Durchblutungsstörungen mit Symptomen wie Kopfschmerzen, Schwindel, Benommenheit, Kopfdruck, Ohrrauschen, Tinnitus, Synkopen und manchmal choreatischen Bewegungen. Sehstörungen werden ebenfalls geschildert.
Häufig treten Thrombosen oder hämorrhoagische Komplikationen auf. Gastrointestinale Blutungen und Nasenblutungen werden beobachtet. Die Patienten weisen eine 4-5mal höhere Inzidenz für Magen-Darmulzera als die Normalbevölkerung auf. Zu den Blutungskomplikationen kann eine Thrombozytenfunktionsstörung beitragen.
Typische Laborwerte sind: erhöhter Hämoglobin- und Hämatokritwert, normochrome, normozytäre Vermehrung der roten Blutkörperchen, häufig Polychromasie. In den fortgeschrittenen Stadien der Erkrankungen finden sich rote Blutkörperchen mit Zellkernresten.
Niedrige BKS, Leukozytose zwischen 15-25/nl, manchmal auch bis 60/nl reichend, Zunahme der basophilen Zellen.
In etwa 80 % der Fälle erhöhte alkalische Leukozytenphosphatase
Thrombozytose und häufig thrombozytäre Funktionsstörungen
Erhöhte Bindungskapazität für Vitamin B_{12} durch Erhöhung der B12-bindenden Proteine Transcobalamin 1 und 2.
Die Diagnose läßt sich anhand der erwähnten Kriterien stellen.

Welche Therapie führen Sie durch?

Die Polyzythämie behandeln wir mit einer Aderlaßtherapie von jeweils 500 ml und geben jeweils als Substitution 500 mg Hydroxyäthylstärke (Haes®) zur Verbesserung der Fließeigenschaften des Blutes. Nach den 3maligen Aderlässen ist der Hb-Wert auf 13,2 g/dl und der Hämatokrit auf 42 % abgesunken.
Der für die Polyzythämie typische Juckreiz ist auf die Gabe von Tritoqualin (Inhibostamin®) gut rückläufig.
Die erhöhten Blutdruckwerte können auch im Rahmen der Polyzythämie gesehen werden. Der Blutdruck bewegt sich ohne jegliche Therapie nach der durch die Aderlässe bedingten Normalisierung des Hb-Wertes zwischen 160/80 und 170/90 mmHg. Unter einer antihypertensiven Therapie mit einem Kal-

ziumantagonisten (Amlodipin = Norvasc® 5 mg) liegen die Blutdruckwerte um 140/80 mmHg. Wegen der Thrombozytose setzen wir zusätzlich einen Thrombozytenaggregationshemmer (ASS® 100 1x1) ein.
Eine tumoröse Ursache des bestehenden Stirnkopfschmerzes kann durch das Schädel-CT ausgeschlossen werden.

Aderlaßtherapie

Welche alternativen Behandlungsmethoden existieren bei der Polycythaemia vera?

Die früher häufig durchgeführte **Knochenmarkssuppression** mit radioaktivem Phosphor-32 wurde in letzter Zeit mehr und mehr verlassen, da unter dieser Therapie die Inzidenz einer akuten Leukämie auf nahezu 15 % erhöht ist. Bei über 70jährigen Patienten ist das Risiko der akuten Leukämie allerdings unerheblich, da mit einer Latenzphase von etwa 15 Jahren zu rechnen ist. Die Behandlung ist einfach durchzuführen und verspricht relativ lange anhaltende komplikationslose Remissionen. Das Isotop wird in den Knochen eingebaut und unterdrückt die Aktivität der Knochenmarkszellen. Nach Empfehlungen der Polycythaemia-vera-Studiengruppe wird initial mit einer Dosis von 85,2 Mbq ^{32}P pro m^2 Körperoberfläche behandelt. Danach wird der Patient über 3 Monate beobachtet und bei Bedarf nochmals mit einer um etwa 25 % höheren Dosis als ursprünglich behandelt. Dieses Therapieregime kann erneut 3 Monate später wiederholt werden, ist jedoch in der Regel nicht notwendig. Die Remissionen dauern meistens 6-24 Monate. Während dieser Zeit sind die Patienten in der Regel symptomfrei. Eine erneute Behandlung kann bei einem Rezidiv durchgeführt werden.
Alternativ kann man eine **Zytostatikabehandlung** mit Hydroxyharnstoff durchführen. Hydroxyharnstoff (Litalir®) greift in die DNA-Synthese des Zellzyklus ein und wird derzeit als bevorzugte medikamentöse Behandlung bei der Polycythaemia vera eingesetzt.
Wegen der Kreislaufbelastung durch **Aderlässe** kann bei Patienten über 60 Jahren eher eine zytostatische Therapie (Hydroxyurea), über 70 Jahren eine Radiophosphorbehandlung zur Anwendung kommen.
Eine alleinige Aderlaßtherapie, die zu Hämoglobinwerten im niedrig-normalen Bereich führt, ist ebenso effektiv wie die zytostatische Therapie und führt zu einer vergleichbar langen Überlebenszeit, die bei einer Therapie mit Aderlässen um etwa 11 Jahre, ohne jegliche Therapie bei etwa 2 Jahren liegt. Bei Patienten unter 60 Jahren ist die Aderlaßtherapie Mittel der ersten Wahl.
Darüber hinaus erfolgt eine **symptomatische Behandlung** der auftretenden Symptome, bei Juckreiz helfen in der Regel Antihistaminika oder Ciproheptadin. Bei einer Hyperurikämie durch den erhöhten Zell-Turnover und dadurch bedingte Gichtanfälle sollte eine urikostatische Therapie mit Allopurinol eingeleitet werden. Letzteres war in dem Fall unserer Patientin nicht notwendig.

▷ Therapie bei Entlassung

Norvasc® 1x1
ASS® 100 1x1
Empfehlung regelmäßiger Blutbildkontrollen sowie einer Aderlaßtherapie bei Ansteigen des Hb-Wertes über 15 g/dl und des Hämatokrits über 48 %.

Quintessenz

Bei der Polycythaemia (rubra) vera handelt es sich um eine Erkrankung aus dem Formenkreis der myeloproliferativen Erkrankungen. Zu unterscheiden sind von diesem Krankheitsbild sekundäre Polyglobulien. Meist kommt es gleichzeitig zu einer Leukozytose und Thrombozytose. Auch im Knochenmark sind alle 3 Zellreihen vermehrt. Die Behandlung erfolgt vorzugsweise durch wiederholte Aderlässe. Alternativ kann eine zytostatische Therapie mit Hydroxyurea oder (bei älteren Patienten) eine Radiophosphorbehandlung erfolgen.

Fall 75

Anamnese
Ein 44jähriger Patient hatte vor 14 Tagen weißlichen Ausfluß aus der Harnröhre bemerkt. Nun klagt er seit einer Woche über eine stark schmerzhafte Rötung und Schwellung am linken Fußrücken und Sprunggelenk. Seit zehn Tagen besteht auch noch eine schmerzhafte Rötung am rechten Auge.

Frühere Anamnese
Vor 30 Jahren Unterschenkelfraktur links, Commotio cerebri, seit ca. 10 Jahren γ-GT-Erhöhung bekannt, seit ca. 3 Jahren Pollenallergie mit allergischem Asthma bronchiale. Medikamente: vom Hausarzt antibiotisch anbehandelt (Sulfonamid), β-Mimetikum als Inhalationsaerosol.

Aufnahmeuntersuchung
44jähriger Patient in gutem AZ und EZ. Haut trocken, warm, keine Dyspnoe, keine Zyanose, keine Ödeme. Bewußtsein klar, NAP frei, kein Kalottenklopfschmerz, kein Meningismus, deutliche konjunktivale Injektion am rechten Auge. Rachenring reizlos, Zunge feucht, nicht belegt. Keine Struma, keine Lymphknoten, keine Einflußstauung. Symmetrischer seitengleich beatmeter Thorax ohne Deformitäten. Über bd. Lungen Vesikuläratmen, basal diskretes Giemen und Brummen über bd. Lungen, ansonsten keine pathologischen Atemgeräusche. Herztöne rein, Aktionen regelmäßig, keine vitientypischen Geräusche. Puls 80/min. Blutdruck nach RR 120/80 mmHg. Periphere Pulse seitengleich tastbar. Milz nicht tastbar vergrößert. Nierenlager bds. frei, Bruchpforten geschlossen. Rektal digital: Prostata unauffällig, kein Stuhl in der Ampulle. Genitale äußerlich unauffällig. Kein Harnröhrenausfluß. Keine Lymphome tastbar. Wirbelsäule ohne Klopf- und Stauchungsschmerz. Extremitäten frei beweglich, deutliche schmerzhafte Rötung und Schwellung des linken Fußrückens mit Übergreifen auf die Region des oberen Sprunggelenkes. Neurologische Untersuchung bei seitengleich auslösbaren Reflexen insgesamt unauffällig.

Symptome einer Urethritis, Arthritis und Konjunktivitis

Welche Vermutungsdiagnose stellen Sie anhand von Klinik und Anamnese?

Klinik und Anamnese sind typisch für ein Reiter-Syndrom, welches durch eine Arthritis in Verbindung mit einer oder mehrerer der folgenden Veränderungen charakterisiert ist:
Urethritis und/oder Zervizitis, Konjunktivitis oder Augenentzündung, bakterielle Dysenterie und Schleimhautläsionen. Das Reiter-Syndrom ist häufig (in 60 bis 80 %) mit dem Gewebsantigen HLA B 27 assoziiert und tritt manchmal in Zusammenhang mit Infektionen mit Chlamydien, Mykoplasmen, Yersinien oder Shigellen auf. Differentialdiagnostisch ist vor allem eine Gonorrhö mit Urethritis und Arthritis abzugrenzen.

Welche Untersuchungen planen Sie?

- Labor mit Entzündungszeichen, HLA B 27, serologischer Untersuchung auf Chlamydien, Mykoplasmen, Yersinien und Shigellen, Kreatinin, Harnsäure, Rheumafaktor, „Leberwerte", Urinstatus, -mikroskopie und -kultur (insbesondere Suche nach Gonokokken); Blutgasanalyse
- Röntgenaufnahme des linken Fußes mit Sprunggelenk in 2 Ebenen (Arthritiszeichen?)

- Lungenfunktionsprüfung (Asthmaanamnese)
- Oberbauchsonographie (anamnestisch γ-GT-Erhöhung)

Ergebnisse

Labor: BKS 68/90 mm n.W., Hb 16,1 g/dl, Ery. 4,95/µl, Leuko. 7,8/nl, restliches Blutbild unauffällig. Diff.-Blutbild: 8 Stabk., 46 Segmentk., 35 Lympho., 2 Eos., 1 Baso., 3 Mono., 4 Mono-Lympho., 1 Meta-Myelo. Kreatinin, Harnsäure, Serum-Elektrolyte, Blutzucker, GOT, LDH im Normbereich. GPT 57 U/l, γ-GT 257 U/l, Gesamteiweiß 8,1 g/dl, in der Elektrophorese rel. Erhöhung der α_2-Globuline. CRP 71 mg/l. Rheumafaktor negativ. HLAB-27 positiv. Urinstatus unauffällig, Kultur steril, insbesondere kein Nachweis von Gonokokken, auch KBR auf Neisseria gnorrhoeae negativ. Yersinia enterocolica O-Agglutinin 1:40 +, OH-Agglutinin 1:20 +. Dies entspricht einem Zustand nach Yersinien-Infektion. KBR auf Chlamydien IgA 1:16 +, IgG 1:64 und 1:128 jeweils +, Anhalt für aktive Chlamydien-Infektion. Kein Antikörpernachweis gegen Shigellen und Mykoplasmen. Die Blutgasparameter liegen noch im Normbereich.

Rö. linker Vorfuß mit Sprunggelenk in 2 Ebenen: unauffälliger Befund

Lungenfunktionsprüfung: Die Lungenfunktion ergibt eine leichte obstruktive Ventilationsstörung, die durch akute Bronchospasmolyse voll reversibel ist.

Wie bewerten Sie den Sonographiebefund?

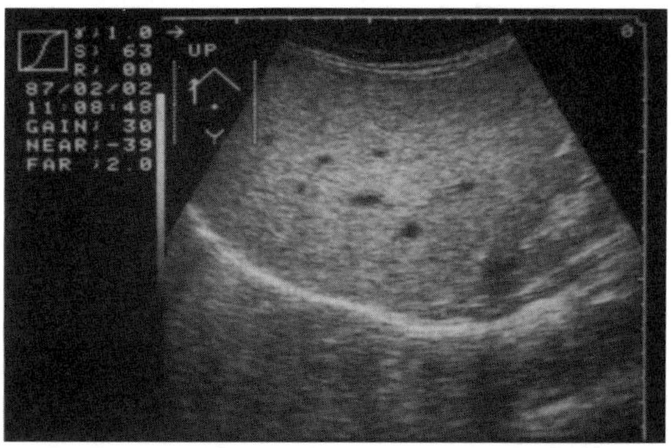

Positive Entzündungszeichen, HLA B 27 positiv, Antikörper gegen Chlamydien nachweisbar

Oberbauchsonographie: Deutlich verdichtetes Parenchymreflexmuster der Leber, am ehesten im Sinne einer Fettleber. Niere mit etwas verdichtetem Parenchymsaum, kleine Nierenzyste am oberen Nierenpol.

Welche Diagnose stellen Sie nach Kenntnis der Befunde?

- Reiter-Syndrom nach Chlamydieninfektion
- Hepatopathie (wohl Steatosis hepatis), am ehesten nutritiv-toxischer Genese
- allergisches Asthma bronchiale

Was wissen Sie zur Epidemiologie, Pathogenese und Pathologie des Reiter-Syndroms?

Das Reiter-Syndrom tritt überwiegend bei jungen Männern auf, kann sich jedoch in jeder Altersstufe entwickeln und tritt auch bei etwa 15 % Frauen auf. In den angelsächsischen Ländern wurde ein Zusammenhang zu sexueller Exposition, jedoch auch zu bakterieller Dysenterie, beschrieben. Die **Ursache** und die **Pathogenese** des Reiter-Syndroms ist unbekannt. Zwischen mehreren Keimen wurde eine Verbindung zum Reiter-Syndrom hergestellt, jedoch bleibt deren Rolle unklar. Chlamydien oder Mykoplasmen konnten bei einigen Patienten mit nicht spezifischer Urethritis und zusätzlichem Reiter-Syndrom nachgewiesen werden. Die Arthritis entwickelt sich jedoch auch bei Patienten, bei denen sich keine Chlamydien oder Mykoplasmen nachweisen lassen. Die meisten Patienten mit unspezifischer Urethritis entwicklen kein Reiter-Syndrom.

Das klassische Reiter-Syndrom kann nach Salmonellen-, Shigellen- oder Yersinien-Infektionen auftreten, oft tritt jedoch lediglich eine Arthritis nach Infektionen mit den erwähnten Keimen auf. Etwa 80 % der europäischen Erkrankten weisen das Histokompatibilitätsantigen HLA B 27 auf, bei der schwarzen Bevölkerung läßt sich HLA B 27 bei wesentlich weniger Patienten nachweisen.

Histologisch weisen die Haut- und Schleimhautläsionen einen sehr ähnlichen Aspekt auf. Es kommt zu einem Untergang von Epithelien, zu Leukozyten- und Lymphozyteninfiltrationen, Ödembildungen und Extravasaten von Erythrozyten.

Die Synovitis dauert einige Monate, die Veränderung der Synovialschleimhaut ähnelt der bei der rheumatoiden Arthritis mit einer villösen Hypertrophie, einer Pannusbildung über dem Gelenkknorpel und einer Infiltration mit Lymphozyten und Plasmazellen.

Wie ist die typische Klinik des Reiter-Syndroms charakterisiert?

Das Reiter-Syndrom beginnt häufig mit einer **Urethritis** nach Sexualkontakt. Nach einigen Tagen bis etwa 4 Wochen folgt häufig eine **Arthritis**, die von einer **Konjunktivitis** oder **Schleimhautläsionen** begleitet sein kann. Die Urethritis, Arthritis und andere Symptome des Reiter-Syndroms können auch einer bakteriellen Dysenterie folgen.

Die **Arthritis** ist jedoch häufig die einzige klinische Manifestation nach einer bakteriellen Dysenterie. Die Arthritis beginnt in der Regel akut und befällt meistens 2 oder mehr Gelenke. Die Gelenke sind in der Regel warm, gerötet und schmerzhaft. Es besteht eine Prädilektion der Gelenke der unteren Extremität, wobei Knöchel, Knie und Metatarsophalangealgelenke sowie die proximalen Interphalangealgelenke der Zehen in der Regel betroffen sind. Die Arthritis kann jedoch auch im Handgelenk, in den Interphalangealgelenken der Hand, den Kostosternalgelenken, dem Sacroiliakalgelenk und der LWS auftreten, ist jedoch an den Hüft- und Schultergelenken relativ ungewöhnlich. Beim Auftreten einer Periostitis am Ansatz der Plantarsehne kommt es zu Spannung im Fersenbereich.

Die Arthritis tritt meist asymmetrisch auf und ist klinisch sehr variabel, es können sowohl nur ein Gelenk, als auch mehrere Gelenke betroffen sind. Die Arthritis erreicht ihr Maximum bereits innerhalb von 2 Wochen und beginnt nach weiteren 2-6 Wochen wieder nachzulassen. Meistens dauert die Arthritis 2-4 Monate mit spontanem Wiederauftreten innerhalb des ersten Jahres. Die Mehrheit der Patienten schildert jedoch, daß Arthritisattacken mehrere Jahre lang auftreten können, wobei dieses Wiederauftreten der Beschwerden von anderen Symptomen des Reiter-Syndroms begleitet sein können.

Die **Urethritis** ist durch schleimig eitrigen Ausfluß und Dysurie charakterisiert, kann jedoch auch asymptomatisch sein. Der Eingang der Harnröhre kann ödematös und gerötet sein, es können sich Harnröhrenstrikturen entwickeln. Prostatitis und Samenblaseninfektionen treten gelegentlich auf, Nebenhoden- und Hodenentzündungen sind selten. Eine hämorrhagische Zystitis kann auftreten. Bei Frauen kann die Urethritis und Zervizitis asymptomatisch verlaufen. Da es auch Fälle mit begleitender Gonokokkeninfektion (die auch die wichtigste Differentialdiagnose darstellt) gibt, sollte eine Kultur eines Urethral- oder Zervikalabstrichs angelegt werden.

Die **Konjunktivitis** ist meistens beidseitig, oligosymptomatisch und dauert wenige Tage. Es gibt jedoch auch Verläufe mit starkem Brennen, Jucken und einer Dauer von mehreren Wochen. Selten kann es zu einer nicht granulomatösen vorderen Uveitis kommen, die Ursache eines Glaukoms, einer Katarakt und sogar von Blindheit sein kann.

Haut- und Schleimhautläsionen treten bei mehr als der Hälfte der Fälle auf und betreffen meist die Glans penis, die Handinnenflächen und die Fußsohlen und den Mund. Auf der Glans penis beginnt die Läsion mit einer kleine Blase, die sich zu einer oberflächlich geröteten Erosion entwickelt und gut demarkiert ist. In der Regel sind die Läsionen um die Glans penis angeordnet, können in seltenen Fällen jedoch auch am Penisschaft und am Präputium oder der Skrotalhaut auftreten. Im Mund kann die Läsion ebenfalls als kleine Blase, Papel oder Plaque beginnen und entwickelt sich später zu einer oberflächlichen Erosion mit einem umgebenden Erythem. Später kann die Erosion von einer gräulichen Membran bedeckt sein. Die Läsionen treten am weichen Gaumen, in der Wangenschleimhaut und auf dem Zungenrücken auf. Die Hautveränderungen sind als Keratodermia blenorrhoica beschrieben. Die Läsion tritt in der Regel an der Fußsohle, seltener an der Hand, den Extremitäten und dem Stamm auf. Sie beginnt als bräunlich rötliche Schwellung, die sich zu einer mit einer Kurste bedeckten Papel entwickelt. Diese können sich zusammenschließen und eine dicke Verkrustungsschicht bilden. Nach einiger Zeit löst sich der Belag ab. Es bleiben keine Narben zurück.

Am **Herzen** kann es manchmal zu Erregungsausbreitungsstörungen und zu einer Aorteninsuffizienz kommen, deren Ursache ähnlich wie bei der ankylosierenden Spondylitis in einer Medianekrose der Aortenwurzel und einer Dilatation des Aortenrings zu sehen ist.

Neurologische Veränderungen im Sinne einer Neuritis nervi optici, einer Meningoenzephalitis, vorübergehenden Hemiplegien, psychotischen Reaktionen und peripherer Neuropathie sind sehr selten.

Labor: mäßige Leukozytose, beschleunigte Senkung, negative Rheumatests, HLA-B-27-Antigen ist meist positiv.

In der Synovialflüssigkeit finden sich häufig Neutrophile (5000-20000/mm^3) sowie große mononukleäre Zellen. Die Viskosität der Gelenkflüssigkeit kann reduziert sein.

Röntgenologisch zeigt das betroffene Gelenk meist nur Weichteilschwellungen. Bei rezidivierend auftretenden Attacken können noch Erosionen und Gelenkspaltverschmälerungen auftreten.

Welche Differentialdiagnose stellen Sie?

Die wichtigste Differentialdiagnose ist die Gonokokkenarthritis und Urethritis. Das Vorhandensein einer Konjunktivitis oder der charakteristischen Augenschleimhautveränderungen kann zur Differentialdiagnose beitragen, da diese Veränderungen bei der Gonokokkenarthritis in der Regel nicht auftreten.

Die Differentialdiagnose zur rheumatoiden Arthritis ist in der Regel leicht (plötzlicher Beginn nach vorangegangener Urethritis, Abwesenheit von Knoten, negativer Rheumafaktor und der asymmetrische Gelenkbefall unterscheiden sich von der rheumatoiden Arthritis).
Die Differentialdiagnose zur Psoriasisarthritis und zur ankylosierenden Spondylitis ist oft schwierig.

Was ist die Therapie der Wahl des Reiter-Syndroms?

Da z. T. Infektionen mit Mykoplasmen oder Chlamydien zugrunde liegen, erfolgt die Therapie der Urethritis durch die Gabe von Tetracyclinen über 10-14 Tage (alternativ 2 g Tetracyclin oder 200 mg Doxycyclin).
Die Tetracyclin-Therapie kann die Urethritis beeinflussen, hat in der Regel keine Auswirkung auf die Entwicklung der Arthritis. Die Konjunktivitis und die Haut- und Schleimhautläsionen müssen nicht behandelt werden, allerdings sollte beim Auftreten einer Iritis eine lokale Glukokortikoid-Therapie begonnen werden. Die Arthritis wird in der Regel symptomatisch mit nichtsteroidalen Antirheumatika (Indometacin in Dosen von 100-150 mg täglich) oder Diclofenac (150 mg täglich) behandelt. Eine lokale Glukokortikoidinjektion in die Gelenke kann bei persistierenden monoartikulären Beschwerden, Achillessehnenentzündung oder einer Faszienentzündung an der Fußsohle hilfreich sein. Die systemische Gabe von Glukokortikoiden ist in der Regel nicht indiziert. In Ausnahmefällen können Immunsuppressiva verabreicht werden.

▷ Therapie und Verlauf

Bei dem Pat. liegt ein typisches Reiter-Syndrom mit der klinisch-klassischen Symptomenkombination der **Urethritis, Konjunktivitis und Monarthritis** vor, wobei die Symptome in der typischen Reihenfolge aufgetreten sind: Beginn mit Balanitis, dann Konjunktivitis und zuletzt die Monarthritis. Auch die Lokalisation der Monarthritis im Bereich des Vorfußes entspricht dem typischen klinischen Muster. Für die Diagnose spricht zusätzlich der positive Nachweis des HLA B 27, eine genetische Konstellation, die sich häufig bei Pat. mit Reiter-Syndrom findet.
Da das Reiter-Syndrom häufig bei Chlamydien-, Yersinien- oder Shigellen-Infektionen auftritt, haben wir serologisch untersucht, wobei einerseits eine durchgemachte Yersinieninfektion aufgrund der Serum-Titer nachgewiesen werden konnte, andererseits auch eine floride Infektion mit Chlamydien besteht, die nach den bisherigen pathophysiologischen Erkenntnissen als Auslöser für das Reiter-Syndrom anzusehen ist.
Wegen der nachgewiesenen Chlamydien-Titer behandeln wir den Pat. während des stat. Aufenthalts mit einem **Tetracyclinpräparat**. Ansonsten wird das Reiter-Syndrom mit **nichtsteroidalen Antirheumatika** (Voltaren®) und **physikalischen Maßnahmen** behandelt. Unter dieser Therapie stellt sich eine allmähliche Besserung der Beschwerden ein, wobei der Pat. bei Entlassung noch nicht beschwerdefrei ist.
Sollten die Beschwerden nach Entlassung in die häusliche Umgebung weiterhin bestehen, könnte evtl. eine kurzfristige Kortisontherapie eingeleitet werden.
Ansonsten besteht eine wahrscheinlich nutritiv-toxisch bedingte **Hepatopathie** mit bei Klinikaufnahme deutlich erhöhten GPT- und γ-GT-Werten, die unter Alkoholkarenz und während des klinischen Aufenthaltes deutlich rückläufig sind.
Weiterhin besteht eine schon seit Jahren bekannte **Allergie** gegen diverse Antigene (Gräser, Pollen, Hafer, Mais, Roggen, Weiden- und Baumpollen, Kräuterpollen, Federn, Hausstaub, Hunde- und Ziegenhaare), die ab und zu zu nächtlichen

Atemnotanfällen führt. Die Lungenfunktionsprüfung bestätigt die vom Pat. beklagten Befunde und die Wirksamkeit von β-Mimetika.

▷ Therapievorschlag

- Vibramycin® für weitere 6 Tage
- Voltaren® 50 3x1
- Berotec® Spray bei Bedarf

Quintessenz

Beim Reiter-Syndrom besteht klinisch die charakteristische Trias aus akutentzündlicher Polyarthritis, Urethritis und Konjunktivitis. Die Pathogenese ist nicht geklärt, es besteht eine genetische Disposition mit hoher Assoziation mit dem Histokompatibilitätsantigen HLA B 27. Auch besteht eine Verbindung zu Infektionen mit Yersinien, Shigellen, Chlamydien und Mykoplasmen. Differentialdiagnostisch ist vor allem eine Gonorrhö abzugrenzen. Die Erkrankung führt meist zu spontanen Remissionen, neigt allerdings zu Rezidiven. Die Therapie erfolgt symptomatisch mit Antiphlogistika, antibiotisch kann ein Versuch mit Tetracyclinen unternommen werden.

Fall 76

76

▷ Anamnese

Ein 24jähriger Patient betreibt wettkampfmäßig Bodybuilding und bekam 3 und 2 Wochen vor Klinikaufnahme je 1 Ampulle eines Anabolikums i. m. gespritzt. Er habe in den letzten 3 Wochen stark trainiert, habe jedoch in der letzten Woche vor Klinikaufnahme nicht mehr die Kraft gefunden, seine regelmäßigen Übungen durchzuführen. Vor 11 Tagen nahm er zusätzlich zur Entwässerung vor einem Wettkampf 120 bzw. 80 mg Lasix® oral ein. Das Präparat habe er von seiner Freundin, einer Arzthelferin, erhalten. Hierauf kam es zu einer Gewichtsreduktion um 2-3 kg. Nach dem Wettkampf vor 11 Tagen habe er heftigen Muskelkater gehabt. Auf gezieltes Befragen erinnert er sich, daß der Urin zu diesem Zeitpunkt dunkel und rötlich gewesen sei. Seit etwa 1 Woche fiel dem Patienten eine zunehmende Müdigkeit und Schlappheit sowie ein allgemeines Unwohlsein auf. Er habe in der Woche vor Klinikaufnahme etwa 3-4mal erbrochen und an Magenschmerzen gelitten. Etwa 3 Tage vor Klinikaufnahme fielen ihm eine deutlich rückläufige Harnmenge bis zum fast vollständigen Sistieren der Diurese auf. Der Urin sei in dieser Phase stets hell gewesen. In den letzten 3-4 Tagen habe er zu Hause nur im Bett gelegen. Wegen der Schwäche und der zurückgehenden Urinmenge habe er sich zum Hausarzt begeben und sei von da sofort in die Klinik eingewiesen worden.

▷ Aufnahmebefund

24jähriger Patient in gutem AZ und EZ. Haut trocken, warm, muskulös, athletischer Typ. Keine Dyspnoe, keine Zyanose, lediglich geringe Knöchelödeme bds. Bewußtsein klar, voll orientiert. NAP frei, kein Meningismus. Rachen leicht gerötet. Keine Beläge. Keine Halsvenenstauung, Schilddrüse nicht vergrößert. Symmetrischer knöcherner Thorax ohne Deformitäten. Über beiden Lungen Vesikuläratmen, keine Rasselgeräusche, keine Dämpfung. Herztöne regelmäßig, rein, leises Systolikum mit p.m. über Erb. Puls 72/min., Blutdruck nach RR 170/90 mmHg. Periphere Pulse seitengleich tastbar. Bauchdecken ohne Abwehrspannung, keine pathologischen Resistenzen. Druckschmerz epigastrisch und unter dem linken Rippenbogen. Leber randständig tastbar, Milz nicht palpabel, Nierenlager bds. druckschmerzhaft. Bruchpforten geschlossen. Wirbelsäule ohne Klopf- und Stauchungsschmerz. Extremitäten frei beweglich, muskulös. Grob neurologische Untersuchung bei seitengleich auslösbaren Reflexen unauffällig. Einfach strukturierter Patient.

Oligurie nach starker muskulärer Beanspruchung, klinisch bis auf geringe Ödeme kein auffälliger Befund

Welche Verdachtsdiagnose stellen Sie?

Akutes Nierenversagen bei Verdacht auf myorenales Syndrom.

Welche Ursachen des akuten Nierenversagens kennen Sie?

Primär muß vom akuten Nierenversagen eine funktionelle Oligurie bei Exsikkose unterschieden werden. Die Exsikkose tritt meist bei alten Leuten oder unter Extremsituationen bei Wassermangel auf. Der Urin ist in der Regel dunkel und hoch konzentriert, das spezifische Gewicht liegt über 1025 mg/l. Eine Flüssigkeitszufuhr und eine Elektrolytsubstitution führen zu einem sofortigen Diureseanstieg und Abfall des Harnstoffs. Aufgrund der Angabe, daß der Urin in der letzten Zeit bei rückläufiger Menge sehr hell gewesen sei, fällt eine funktionelle Oligurie im vorliegenden Fall mit hoher Wahrscheinlichkeit aus.

Je nach Genese des akuten Nierenversagen sind **prärenale, renale** und **postrenale** Nierenversagen voneinander zu unterscheiden.

Bei etwa 80 % des akuten Nierenversagens liegt ein **prärenales** Nierenversagen vor.
Häufigste Ursachen sind:
- Volumenmangel (z.B. bei Schock, Blutdruckabfall, postoperativ)
- Herzinsuffizienz, Herzinfarkt, kardiogener Schock
- Elektrolytstörungen, Natriummangel, Kaliummangel, Azidose
- selten: beidseitiger Nierenarterienverschluß, beispielsweise bei dissezierendem Aortenaneurysma oder beidseitigem Venenverschluß nach aufsteigender Thrombose der Vena cava

Ursachen eines **renalen** (akuten) Nierenversagens:
- intestitielle Nephritis, medikamentös toxisch oder allergisch, zum Beispiel durch Röntgenkontrastmittel, Antibiotika, Sulfonylharnstoffe, Halothan, nicht steroidale Antiphlogistika, ACE-Hemmer, Schwermetalle, Infektionen, idiopathisch
- akut tubuläre Nephrose, postischämisch durch Hämolyse (z.B. als Transfusionszwischenfall) Rhabdomyolyse nach Trauma, Verbrennung, Myositis, Koma und Alkoholexzessen
- Schwangerschaft (septischer Abort), Eklampsie, Blutung, medikamentös (siehe interstitielle Nephritis)
- Eine akute Glomerulonephritis ist selten Ursache eines akuten Nierenversagens, meist bei einer rapid progressiven Glomerulonephritis. Leitsymptome sind Hypertonus, Proteinurie und Erythrozyturie.
- Systemerkrankungen wie systemischer Lupus erythematodes, Wegener-Granulomatose, Panarteriitis nodosa, Goodpasture-Syndrom
- Plasmozytom, Hyperurikämie und Hyperkaliämie

Das **postrenale** (akute) Nierenversagen ist in der Regel durch eine mechanische Obstruktion im Bereich von Blase und Urethra, z.B. durch Prostatahypertrophie, Blasenkarzinom oder durch Gabe von Medikamenten, die zu einer sphinktären Kontraktion bei bestehender Prostatahypertrophie führen (beispielsweise Opiate, Psychopharmaka, Parasympatholytika) bedingt, selten durch eine Obstruktion der Ureteren durch Steine, Mißbildungen, Tumoren oder Retroperitonealfibrose.
Liegt das Abflußhindernis infravesikal, spricht man in der Regel von einem Harnverhalt.
Die Unterscheidung der verschiedenen Ursachen ist von großer Bedeutung, da sich daraus unmittelbare therapeutische Konsequenzen ergeben. Insbesondere ist bei einem postrenalen Nierenversagen die rasche Wiederherstellung des Harnabflusses die wichtigste Maßnahme.
Vom **akuten** Nierenversagen muß das **chronische** Nierenversagen abgegrenzt werden, bei dem in der Regel eine schwerwiegende Nierenerkrankung bekannt ist und die Patienten schon typische Zeichen einer chronischen Niereninsuffizienz, beispielsweise ein urämisches Hautkolorit, einen Hypertonus, eine Anämie und feststellbare Nierenveränderungen, aufweisen.

Welche Untersuchungen führen Sie durch?

- Labor mit Retentionswerten, Elektrolyten, Blutbild, CK, Hämolysezeichen, Fetten, Säure-Basen-Status, Urinstatus
- Röntgen-Thorax (fluid lung?)
- EKG (Veränderungen durch eventuelle Elektrolytstörungen?)
- Ultraschall (Nierenmorphologie, Stauung?)

Ergebnisse

Labor: BKS 32/68 mm n.W., Hb 12,4 g/dl, Ery. 4,33/µl, Leuko. 8,4/nl. Restliches Blutbild, Differentialblutbild, Bilirubin, Kreatinin-Kinase, Serumelektrolyte, Cholesterin, Neutralfette, Blutzucker o.B. Harnstoff 300 mg/dl, Kreatinin 21 mg/dl, Harnsäure 11,3 mg/dl, anorg. Phosphat 5,6 mg/dl, LDH 1.892 U/l. Gesamteiweiß 5,2 g/dl, in der Eiweißelektrophorese Erhöhung der α_2- und β-Globuline bei Verminderung der γ-Globuline. Albuminfraktion regelrecht. Säure-Basen-Haushalt: pH 7,35, pCO_2 35 mmHg, pO_2 126 mmHg, Bicarbonat 19 mäq/l, Basenüberschuß -5 mäq/l, O_2-Sättigung 98 %. **Urinsediment:** Ery. ca. 250/ml, Leuko. 0-1. Eiweiß, Glukose +, Aceton, Nitrite neg., in der Urinkultur 100.000 Keime/ml entsprechend E.coli sowie Staph. epidermidis.

Wie beurteilen Sie folgendes EKG?

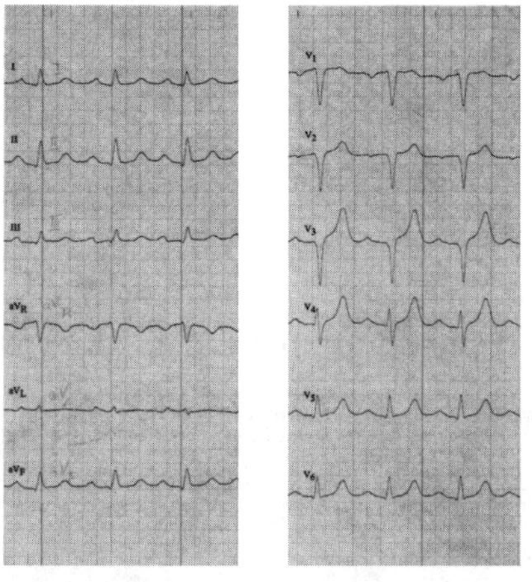

Tachykarder Sinusrhythmus, HF 116/min., Indifferenztyp, Meßwerte im Normbereich, hohe spitze T-Wellen in V_3-V_6 (Hyperkaliämie?)

Wie beurteilen Sie den Ultraschallbefund?

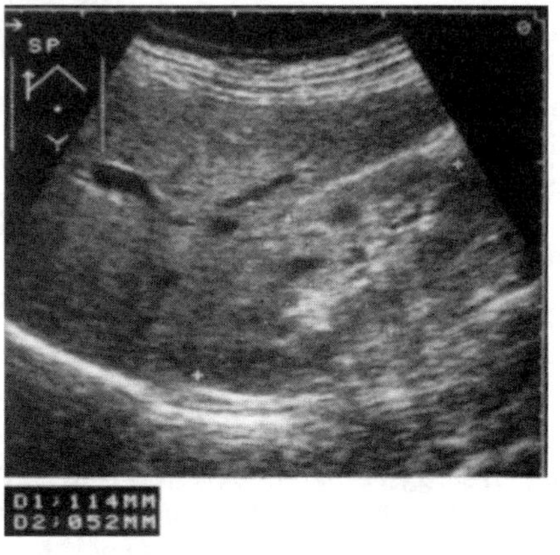

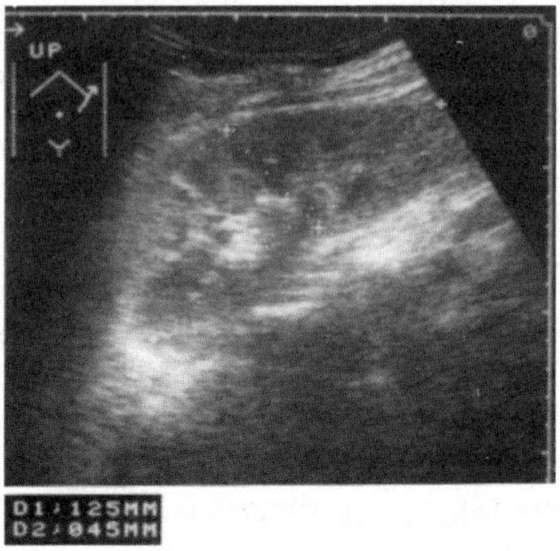

Hepatomegalie mit diffuser Parenchymverdichtung. Kein intrahepatischer Aufstau (Oberbauchgefäße mit Pankreas nicht einsehbar). Pfortader und Lebervenen kräftig. Gallenblase ohne Steinnachweis*. Milz normal groß. Rechte Niere mit 11,4x5,2 cm und linke Niere mit 12,5x5 cm jeweils groß, strukturverdichtet mit echoarmen Markkegeln wie bei akutem Nierenversagen. Kein Aufstau des harnableitenden Systemes. (* = nicht abgebildet)

Wie beurteilen Sie die Röntgen-Thorax-Aufnahme?

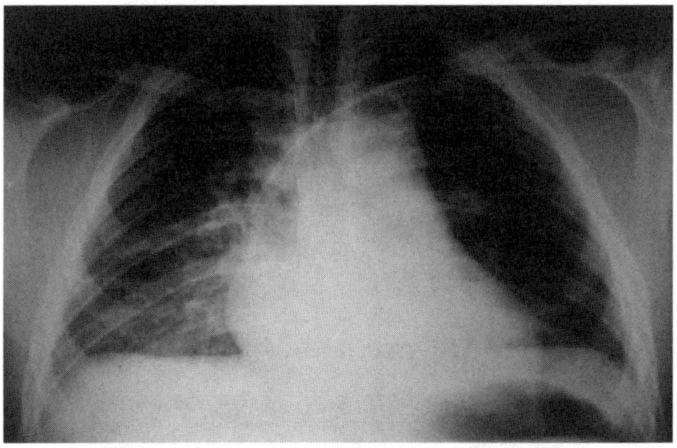

Hochstehende Zwerchfelle. Ausgeprägte Lungenstauung i. S. einer beginnenden Fluid lung. Kein Anhalt für frische pneumonische Infiltrate, kein Anhalt für solide intrapulmonal gelegene Raumforderung. Trachea mittelständig, Mediastinum nicht verbreitert. Herz größenmäßig im Normbereich. Ein über die linke Vena subclavia eingeführter Shaldon-Katheter liegt korrekt mit seiner Spitze in der Vena cava superior. Unauffälliger knöcherner Thorax. Kein Anhalt für Pneumothorax.

Welche zusätzlichen Untersuchungen veranlassen Sie?

Laboruntersuchungen: Isoenzyme der LDH (Herkunft?); Aldolase, Myoglobin zum Nachweis eines Muskelschadens. Antikörper gegen Kernantigene, Mitochondrien und Glomerulus-Basalmembran (Systemerkrankung oder Goodpasture-Syndrom?). Haptoglobin und Coombstest auf irreguläre Antikörper zum Ausschluß einer Hämolyse. Biuret und Urinelektrophorese.

Ergebnisse

a-HBDH 1.360 U/l. Das Differenzierungsmuster der Isoenzyme der LDH entspricht einem durch Nierenschädigung hervorgerufenen Befundbild. Aldolase im Serum 3,9 U/l (normal bis 3,1), Myoglobin im Serum 103 ng/ml (normal bis 80). Antikörper gegen Kernantigene Anti-DS-DNS 3 %, Anti-Sm 1 : >10 (jeweils normal), Antikörper gegen Mitochondrien und Glomerulus-Basalmembran negativ. ANF neg. Haptoglobin 400 mg/dl erhöht. Coombs-Test auf irreguläre Antikörper neg. Biuret: 440 mg/24 h, Discelektrophorese: unselektive glomeruläre und tubuläre Proteinurie.

Starke Erhöhung der Retentionswerte, Ck normal, Aldolase und Myoglobin erhöht; keine Nierenstauung, fluid lung

Welche Diagnose stellen Sie?

Bei dem Patienten handelt es sich um ein akutes renales Nierenversagen bei myorenalem Syndrom in Kombination mit einer durch unkontrollierte Lasixeinnahme ausgelösten Exsikkose. Die Lasixaufnahme ging der Klinikeinweisung 11 Tage voraus, ebenso der entsprechende Wettkampf. Hierbei ist es durch starke muskuläre Anspannung zu einem dabei nicht ungewöhnlichen Anstieg der Kreatinin-Kinase durch Muskelschädigung gekommen, wobei die CK-Werte oft 10.000 U/ml übersteigen. In Kombination mit dem durch die unkontrollierte Lasixeinnahme herbeigeführten Volumenmangel ist es dann zu einem akuten Nierenversagen bei myorenalem Syndrom gekommen. Die lange Latenzzeit bis zur Klinikaufnahme erklärt die bei Aufnahme normalen CK-Werte. Die Diagnose des myorenalen Syndroms wird durch die noch erhöhten Myoglobin- und Aldolase-Spiegel im Serum, die eine wesentlich längere Halbwertzeit als die CK besitzen, bestätigt. Hinweise auf eine andere Genese des Nierenversagens, insbesondere auf eine Systemerkrankung mit Nierenbeteiligung, findet sich nicht.

Wie erklären Sie die Rhabdomyolyse, wie kommt es dabei zum akuten Nierenversagen?

Immer wenn es zu einer raschen Schädigung einer großen Masse an gestreifter Muskulatur kommt, werden Myoglobin und andere muskuläre Proteine freigesetzt und erreichen über den Blutstrom die Niere. Der Urin wird dann rötlich oder bräunlich. Wenn es sich um eine ausgeprägte **Myoglobinurie** handelt, kann ein Nierenschaden entstehen, der zu einer Anurie und damit zu einem akuten Nierenversagen führen kann. Der Mechanismus der Nierenschädigung ist nicht ganz klar. Wahrscheinlich kommt es nicht nur zu einer mechanischen Obstruktion der Tubuli durch das präzipitierte Myoglobin. Man nimmt an, daß noch andere aus dem Muskel freigesetzte Substanzen zu einer Nierenschädigung führen.
Eine **Rhabdomyolyse** kann bei folgenden Bedingungen auftreten:

- Verletzung, Quetschung oder Infarkt einer großen Masse gestreifter Muskulatur
- exzessive Muskelanspannungen, beispielsweise bei langen Märschen, intensivem Muskeltraining, unkontrollierten Konvulsionen oder schwerer Hyperthermie
- akute Polymyositis oder virale Myositis
- als Folge von Medikamenten und Toxinen. Einige Substanzen sind muskeltoxisch und können unter entsprechenden Bedingungen eine Rhabdomyolyse auslösen. Einige Schlangengifte enthalten starke Myotoxine. Auch durch indu-

strielle Toxine und bei schweren Alkoholikern im Rahmen eines Alkoholabszesses kann es zu einer akuten Rhabdomyolyse kommen.
- nach Barbiturat- und Anabolikavergiftungen.
- metabolische Myopathien bei Enzymmangel (Myophosphorylasemangel = Mc.-Ardle-Erkrankung), Phosphofructokinasemangel, Carnithinpalmithyltransfermasemangel oder Myoadenylatdeaminasemangel können zu Muskelkrämpfen und Myoglobinurie führen.
- Die idiopathische Myoglobinurie kann im Rahmen einer familiären Erkrankung auftreten. Es kommt zu wiederholten Episoden muskulärer Schwäche und Myoglobinurie, die häufig nach körperlichen Anstrengungen auftreten.

Bei dem vorliegenden Fall ist davon auszugehen, daß es durch intensiviertes Muskeltraining zu einer Rhabdomyolyse gekommen ist. Erschwerend hat sich die Tatsache ausgewirkt, daß sich der Patient selbst durch unkontrollierte Einnahme von Furosemid in eine Exsikkose getrieben und somit das Entstehen eines akuten Nierenversagens begünstigt hat.

Was unternehmen Sie therapeutisch?

Da es weder spontan noch auf hochdosierte Gabe von Lasix® in Kombination mit Flüssigkeitszufuhr zu einer Urinausscheidung über 200 ml kommt, entschließen wir uns wegen des akuten Nierenversagens und der sich entwickelnden Fluid lung zur Anlage eines Shaldon-Katheters und nachfolgender **Dialysebehandlung**. In den nächsten 9 Tagen wird der Patient im Hinblick auf die hohen bis zu 7,4 mmol/l ansteigenden Kaliumwerte insgesamt 8x dialysiert. Während dieser Dialysebehandlung erholt sich die Nierenfunktion wieder und das akute Nierenversagen geht in die polyurische Phase über. Ab dem 11. Tag ist eine weitere Hämodialysebehandlung nicht mehr notwendig, so daß wir den Shaldon-Katheter wieder entfernen können. Ausgehend von einem nunmehr bei 9,5 mg/dl gelegenen Kreatininwert kommt es in den nächsten Tagen zu einer zögerlichen Rückbildung der erhöhten Retentionswerte und einer deutlichen klinischen Besserung, so daß der Patient nach insgesamt 22 Tagen wieder entlassen werden kann.

Restitution nach passagerer Dialysebehandlung, intermittierend polyurische Phase

Auf eine **Nierenpunktion** wird primär verzichtet, da die Umstände relativ deutlich für eine Rhabdomyolyse sprechen. Hätte sich der Befund jedoch nicht im weiteren Verlauf des Klinikaufenthaltes gebessert, wäre eine Nierenpunktion vorgenommen worden.

Laborwerte vor Entlassung

Hb 11,1 g/dl, restliches Blutbild normal. Serumelektrolyte ausgeglichen, Kreatinin 2,0 mg/dl, Harnstoff 60 mg/dl, LDH 186 U/l, Harnsäure 4,8 mg/dl. Urinsediment: Ery. 1-2, Leuko. 2-4, Eiweiß, Zucker, Aceton, Nitrite neg.

Bitte um Kontrolle von Blutbild, Sediment und Kreatinin. Nach weiteren 6 Wochen waren sämtliche Laborwerte wieder im Normbereich gelegen.

Quintessenz

Bei einer Rhabdomyolyse kommt es zur Freisetzung von Strukturproteinen des quergestreiften Muskels (insbesondere von Myoglobin). Dies führt zu einer Myoglobinurie und häufig zu einem akuten Nierenversagen. Die Therapie entspricht der Behandlung des akuten Nierenversagens, oft ist eine (meist vorübergehende) Dialysebehandlung erforderlich. Dauerhafte Nierenschädigungen sind möglich.

Fall 77

77

Anamnese

Seit 6 Wochen habe ein 59jähriger Patient eine täglich rezidivierende Temperaturerhöhung mit abendlichen Fieberanstiegen über 38°C verspürt. Er sei etwa 14 Tage lang erkältet gewesen (Halsschmerzen, Schnupfen). Zuletzt habe er etwa 8 Tage vor Klinikaufenthalt zweimal abends einen Schüttelfrost erlitten. Ebenso sei seit 6 Wochen der Herzschlag häufig beschleunigt. Abgesehen von einer länger zurückliegenden Erkältung sind keine weiteren Auffälligkeiten berichtet worden. Der Patient war schon beim niedergelassenen HNO-Arzt. Dort sei röntgenologisch eine NNH-Vereiterung ausgeschlossen worden. Überhaupt sei im HNO-ärztlichen Bereich keine Erkrankung festzustellen.

Frühere Anamnese

Im Krieg Durchschuß li. Oberschenkel, Amputation der linken Hand durch Granatsplitterverletzung, Trommelfellruptur mit nachfolgender chronischer Otitis media, die nach 18 Jahren operativ saniert wurde (inzwischen 24 Jahre beschwerdefrei, allerdings Hörminderung).

Aufnahmebefund

59jähriger Patient in gutem AZ und EZ, Haut trocken, warm, Bewußtsein klar, voll orientiert, keine Dyspnoe, keine Zyanose, keine Ödeme. NAP frei, kein Meningismus, kein Kalottenklopfschmerz, Zunge feucht, weißlich belegt, Rachenring gerötet, Zahnstatus saniert. Keine Struma, keine Halsvenenstauung. Symmetrischer knöcherner Thorax. Seitengleich beatmet. Sonorer Klopfschall, keine Dämpfung, bds. Vesikuläratmen, keine pathologischen Atemgeräusche. Herztöne rein, akzentuiert, regelmäßig, tachykard (108/min., z = p), keine pathologischen Geräusche. Blutdruck nach RR 130/70 mmHg. Periphere Pulse seitengleich tastbar. Bauchdecke weich, nicht gespannt, keine pathologischen Resistenzen tastbar. Leber randständig tastbar, Milz 3 QF unter dem Rippenbogen tastbar. Nierenlager frei. Bruchpforten geschlossen. Keine Lymphknoten tastbar. Genitale äußerlich unauffällig. Wirbelsäule ohne Klopf- und Stauchungsschmerz. Extremitäten frei beweglich, reizlos verheilter Unterarmstumpf links nch Amputation der linken Hand und des distalen Unterarms. Auch Narben am linken Oberschenkel reizlos. Neurologische Untersuchung bei seitengleich auslösbaren Reflexen unauffällig. Temp. 37,8°C.

Subfebrile Temperaturen und Fieberschübe, z. T. mit Schüttelfrost, klinisch kein Fokus erkennbar

Welche Differentialdiagnosen müssen Sie aufgrund der klinischen Angaben und des Untersuchungsbefundes erwägen?

Führendes Symptom ist das Fieber, wobei überwiegend von subfebrilen Temperaturen berichtet wird, allerdings mit abendlichen Anstiegen (remittierender Typ), z. T. mit Schüttelfrösten (septischer Typ). Die Differentialdiagnose des Fiebers umfaßt vor allem infektiöse Krankheitsbilder, auch Neoplasien, Kollagenosen, Hyperthyreose, rezidivierende Lungenembolien, allergische Reaktionen („drug fever"). In diesem Fall würde der Fieberverlauf und die Klinik zu einer Endokarditis (lenta) passen (allerdings findet man in diesen Fällen meist ein Herzgeräusch), auch zu einem Morbus Hodgkin und einer Leukämie. Differentialdiagnostisch ist eine Tuberkulose denkbar. Auch eine banale (virale) Infektion wäre möglich, wobei der lange Verlauf dagegen spricht. Angesichts der Anamnese (Schußverletzung) ist auch eine chronische Osteomyelitis denkbar, wenn auch die reizlosen Narbenverhältnisse eher dagegen sprechen. Auch die weiteren Differentialdiagnosen müssen evtl. in Erwägung gezogen werden.

Welche Untersuchungen führen Sie durch?

- Labor mit Entzündungszeichen, Kreatinin, Transaminasen und Cholestasezeichen (Hinweis auf Cholangitits?), Urinstatus (Harnwegsinfekt?)
- Blutkultur (Keimnachweis?). Die Abnahme mehrerer Blutkulturen zu verschiedenen Tageszeiten möglichst im Fieberanstieg, ansonsten zusätzlich.
- Röntgen-Thorax (Infiltrate?)
- Oberbauchsonographie (entzündlicher Fokus?)
- Echokardiographie (Vegetationen?)
- EKG

Ergebnisse

Labor: BKS 56/95 mm n.W., Hb 13,3 g/dl, Ery. 4,29/pl, Leuko 8,3/nl. Im Differentialblutbild 16 % Stabk., 66 % Segmentk., 2 % große Lympho., 11 % kleine Lympho., 3 % Mono., 2 % Mono.-Lympho. CRP 78 mg/l. Kreatinin, alk. Phosphatase, Serumelektrolyte, Bilirubin, GOT, GPT, γ-GT, Amylase, Gesamteiweiß, Eiweißelektrophorese im Normbereich. Urinstatus und -sediment unauffällig.

EKG: tachykarder Sinusrhythmus bei Indifferenz- bis Linkstyp. Keine Repolarisationsstörungen, keine Linksherzhypertrophiezeichen. Keine Rhythmusstörungen. Lagebedingtes Q in III und aVF.

Rö-Thorax: Leicht linkskonvexe Skoliose der oberen BWS. Ca. 5x15 mm großer metalldichter Fremdkörperschatten in den Weichteilen der latralen Thoraxwand rechts in Höhe der 7. Rippe. Glatt konturierte Zwerchfelle an normaler Stelle. Pleurasinus frei. Normale Strahlentransparenz beider Lungen. Feine Streifenschatten im linken Lungenuntergeschoß. Übrige Lungenzeichnung unauffällig. Kräftige, gefäßstrukturierte Hili. Normal großes Herz ohne Fehlerform. Altersentsprechendes Gefäßband. Trachea mittelständig. Mediastinum nicht verbreitert.

Oberbauchsonographie: altersentsprechender Normalbefund, gering vergrößerte Milz (13x7x5 cm)

Positive Entzündungszeichen, fragliche Vegetation des vorderen Mitralsegels

Echokardiographie: Das vordere Mitralsegel erscheint etwas verdickt, in einigen Schnitten sind auch angedeutet flottierende Echos erkennbar, so daß hier Vegetationen nicht auszuschließen sind. Ansonsten Herzklappen unauffällig. Normal großer linker Ventrikel mit guter linksventrikulärer Funktion. Grenzwertige linksventrikuläre Wanddicke.

Wie beurteilen Sie den Fall nach Kenntnis obiger Befunde? Was unternehmen Sie weiterhin?

Senkung, Linksverschiebung im Blutbild und die große Milz sprechen für ein entzündliches Geschehen. Die anamnestische Angabe von Tachykardien läßt an eine kardiale Beteiligung denken. Echokardiographisch sind Vegetationen im Bereich des vorderen Mitralsegels möglich. Wegen der besseren Auflösung und höheren Sensitivität bei der Erkennung von Klappenvegetationen (mehr als 90 %) im Vergleich zum transthorakalen Echo (60-70 %) ist eine transösophageale Echokardiographie indiziert. Das Ergebnis der Blutkulturen bleibt abzuwarten.

Ergebnisse

Blutkulturen: In 2 von insgesamt 6 abgenommen Blutkulturen lassen sich vergrünende Streptokokken nachweisen.

TEE: Am vorderen Mitralsegel kleine, eigenbewegliche Fremdstruktur mit diastolischen und systolischen Flatterbewegungen. Die Klappenbeweglichkeit ist unauffällig. Bei diesem Befund ist von einer Vegetation im Sinne einer Klappenendokarditis auszugehen. Darüber hinaus entspricht der TEE-Befund dem transthorakalen Echo.

Im TEE eindeutiger Nachweis von Vegetationen, in der Blutkultur Streptococcus viridans

▷ Verlauf

Am Abend des Aufnahmetages und am Folgetag steigen die Temperaturen gegen 21.00 h jeweils auf etwa 39,6°C, wobei der Patient einmal einen Schüttelfrost zeigte.

Welche Diagnose stellen Sie nach Kenntnis der jetzt vorliegenden Befunde?

Endocarditis lenta mit relativ typischer blander Klinik

Welche Risikofaktoren für das Auftreten einer Endokarditis kennen Sie?

Etwa 70 % der bakteriellen Endokarditiden betreffen Risikopatienten mit vorgeschädigten Klappen, einem Immundefizit oder einer benennbaren Bakteriämiequelle. Nach Häufigkeit existieren folgende Endokarditisrisiken:
- arteriosklerotisch geschädigte Klappen
- Zustand nach rheumatischem Fieber
- intravenöser Drogenabusus
- angeborene Herzfehler, häufig Mitralklappenprolaps mit Herzgeräusch, offener Ductus Botalli, bicusbide Aortenklappe
- Kunstklappen
- Zustand nach früherer Endokarditis
- hypertrophische Kardiomyopathie

Welches sind die häufigsten Erreger einer bakteriellen Endokarditis?

65-85 % werden durch Streptococcus viridans und nichthämolysierende Streptokokken ausgelöst. Der Verlauf dieser Endokardititen ist klinisch blande und langsamer, daher kommt die Bezeichnung Endocarditis lenta. In 5-15% liegen Staphylokokken vor (Staphylococcus aureus und Staphylococcus epidermis), dabei ist der klinische Verlauf meist hoch akut. 5-15 % sind durch Enterokokken ausgelöst und etwa 10 % durch gramnegative Keime (meist E. coli), Bakterien oder Pilze.
Bei etwa 10-20 % gelingt trotz mehrfacher Blutkulturen kein Keimnachweis.

Was wissen Sie zur Klinik der bakteriellen Endokarditis?

Die bakterielle Endokarditis ist eine **Infektion der Herzklappen**, die zu einer progredienten Herzklappenzerstörung und septischen Embolien führen kann. Unbehandelt endet die Erkrankung in der Regel tödlich. In etwa 40 % der Fälle ist die Mitralklappe betroffen, bei 25 % die Aortenklappe, die Trikuspidalklappe etwa in 20 % und die Pulmonalklappe in ca. 10 %.
Bei etwas 1/4 der Fälle liegt ein Befall mehrerer Klappen vor.

Die **Klinik** reicht von dem wie bei unserem Patienten vorliegenden blanden klinischen Verlauf mit leichten febrilen Temperaturen bis zu einem fulminanten klinischen Verlauf mit tödlichem Ausgang innerhalb weniger Tage.
Meist kann man **Herzgeräusche**, die manchmal täglich wechseln, auskultieren. Oft besteht eine neu aufgetretene Herzinsuffizienz. Bei etwa 40 % finden sich sogenannte Osler-Splits, bei denen es sich um kleine, dunkle, feste und schmerzhafte Knötchen, vor allem an den Akren, handelt. Konjunktivale Blutungen, retinale Blutungen oder subkutane Blutungen an Hand- oder Fußsohle können auftreten. Auch streifenförmige subunguale Hämorrhagien nach Mikrotraumen können beobachtet werden. Als Komplikation kann es zu einer septischen Embolie kommen, die auch als Erstsymptom auftreten kann und sich durch einen Schlaganfall oder einen peripheren Arterienverschluß manifestiert. Diese Embolien können Abszesse bilden. Im Knochen kann sich eine Osteomyelitis ausbilden. Häufig kommt es zu Arthralgien und zu einer Immunkomplexnephritis oder einer Glomerulonephritis.

Welche Diagnostik müssen Sie durchführen?

Abnahme von Blutkulturen: Beim fulminanten Verlauf sollten 3 venöse Blutkulturen im Abstand von 30 min. abgenommen werden, danach muß eine Therapie begonnen werden. Bei einem schleichenden Verlauf können multiple Blutkulturen abgenommen werden und die Therapie sollte erst nach einem positiven Keimnachweis beginnen. Die Blutkulturen sind wegen der permanenten Bakteriämie nicht nur im Fieberschub positiv, allerdings lassen sich die Keime im Fieberschub besser nachweisen.
Eine **Bakteriämiequelle** muß gesucht werden. Dies beinhaltet eine HNO-ärztliche Untersuchung, einen Zahnstatus, eine Inspektion der Haut und eine Untersuchung des Urogenitaltraktes. Ansonsten sollten iatrogene Maßnahmen, beispielsweise zahn-, HNO-ärztliche-, gastroenterologische- und urologische Eingriffe, eine Hämodialyse, ein Trauma, eine Divertikulitis oder ein Zustand nach Implantaten (Prothesen, Spiralen, Stents oder venösen Kathetern) ausgeschlossen werden. Handelt es sich bei den Patienten um hospitalisierte Personen, die mit intravenösen Verweilkathetern versorgt sind, muß der Katheter entfernt und die Katheterspitze bakteriologisch untersucht werden.

Welche Therapie leiten Sie ein?

Therapie

Nach dem kulturellen Nachweis vergrünender Streptokokken (Streptococcus viridans) sind die Fieberschübe durch eine **Lenta-Sepsis** erklärt.
Wir behandeln den Patienten mit einer intravenösen **Penicillin-G-Therapie** mit 4x 5 Mio Einheiten/Tag und geben zusätzlich ein Aminoglykosid (Gentamicin = Refobacin® 1x 240 mg in einer Kurzinfusion über eine Stunde). Eine Kontrolle des Gentamicinspiegels ist unter dieser Therapie notwendig. Der Patient entfiebert innerhalb von 5 Tagen völlig. Die Kombinationstherapie muß über mindestens 4 Wochen durchgeführt werden. Wiederholte, unter der Behandlung abgenommene Blutkulturen sind jeweils negativ. Die Herzklappenbeteiligungen im Rahmen der Lentasepsis bilden sich wieder zurück. Bei einer Kontroll-TEE-Untersuchung ist die Vegetation am vorderen Mitralsegel nicht mehr nachweisbar. Die Klappenfunktion und Beweglichkeit ist weiterhin unauffällig

Therapie mit Penicillin G und Gentamicin über mindestens 4 Wochen

▷ Verlauf

Der Auskultations- und EKG-Befund ist während des gesamten stationären Aufenthaltes unauffällig, Rhythmusstörungen treten nicht auf. Einen **Herdbefund** im Sinne eines Zahngranuloms oder eine Eintrittspforte im Bereich des HNO-Traktes kann ausgeschlossen werden. Auch das im Hinblick auf die früher bestehende chronische Otitis media und die Schußverletzung durchgeführte Knochenszintigramm zeigt keinerlei Herdhinweis. Die urologische Untersuchung und die Urinkulturen ergeben ebenfalls keinen Anhalt für eine Infektion im Bereich des Urogenitraltraktes.
Als **Ausgangspunkt** der Erkrankung muß bei fehlendem Nachweis einer Eintrittspforte die vom Patienten geschilderte zurückliegende Erkältung diskutiert werden (evtl. streptokokkenbedingte Angina).
Nach 4 Wochen hat sich die BKS völlig normalisiert. Die antibiotische Therapie wird beendet, auch die jetzt durchgeführten Blutkulturen bleiben steril. Der Patient kann fieber- und beschwerdefrei entlassen werden.

Welche Empfehlung sollten Sie aussprechen?

Patienten, die bereits eine bakterielle Endokarditis durchgemacht haben, sollten in Situationen, die zu einer Bakteriämie führen können, einer Endokarditisprophylaxe unterzogen werden.

Welche Komplikationen können auftreten, welche Therapie kann erforderlich sein?

Neben den genannten septischen Komplikationen kann es insbesondere bei den Pilz- und Staphylokokkenendokarditiden zu einer rasch fortschreitenden Klappenzerstörung und einer dadurch bedingten therapierefraktären Herzinsuffizienz kommen. Nicht selten ist es bei dem foudroyanten Verlauf der Staphylokokkenendokarditis notwendig, die Patienten nach kurzer Zeit zu operieren, da die Klappen oft sehr schnell völlig zerstört und nicht mehr funktionsfähig sind.

Quintessenz

Bei Patienten mit unklarem Fieber ist auch bei ansonsten geringen Symptomen immer an die Möglichkeit einer Endokarditis zu denken. Gerade eine Endocarditis lenta (Infektion mit Streptococcus viridans) kann über längere Zeit mit recht blander Klinik verlaufen. Andere Keimen führen meistens zu schwereren Krankheitsbildern. Je nach Keimnachweis erfolgt eine gezielte antibiotische Therapie über mehrere Wochen. Bei der Endocarditis lenta sind Penicillin G und ein Aminoglykosid Mittel der Wahl. Ist eine kalkulierte Therapie ohne oder vor Erhalt des Keimnachweises erforderlich, erfolgt diese mit Vancomycin und einem Cephalosporin der 3. Generation.

Fall 78

78

▷ Anamnese

Ein 32jähriger Mann klagt seit ca. 14 Tagen über zunehmende Müdigkeit, Abgeschlagenheit, Flimmern vor den Augen, häufiges Zahnfleischbluten. Beim Nasenreinigen Blutbeimengung. Etwas 8 Tage vor Klinikaufnahme habe der Patient Gesäßschmerzen mit Ausstrahlung ins rechte Bein verspürt. Seit 2 Tagen habe er nun 38°C Fieber und sei antibiotisch anbehandelt werden. In den vegetativen Funktionen keine Auffälligkeiten.

▷ Aufnahmebefund

32jähriger Patient in akut reduziertem AZ, guter EZ. Haut trocken, warm, blaß, keine Dyspnoe, keine Zyanose, keine Ödeme. Bewußtsein klar, voll orientiert, NAP frei, kein Meningismus, kein Kalottenklopfschmerz. Rachenring nicht gerötet, Zunge feucht, in der linken Wangenschleimhaut diskrete Petechien. Tonsillen zerklüftet, nicht vergrößert. Zahnstatus unauffällig. Keine Struma, keine Einflußstauung. Nuchale Lymphknoten bds. ca. kirschkerngroß, nicht druckdolent tastbar. Symmetrischer knöcherner Thorax ohne Deformitäten. Sonorer Klopfschall, vesikuläres Atemgeräusche, keine Dämpfung. Keine pathologischen Atemgeräusche. Herztöne rein, Aktionen regelmäßig, keine vitientypischen Geräusche. Puls 92/min. Blutdruck nach RR 120/65 mmHg. Periphere Pulse seitengleich tastbar, keine Stenosegeräusche. Bauchdecke weich, nicht gespannt, keine pathologischen Resistenzen tastbar. Leber 1 QF unter dem Rippenbogen tastbar, Milz 3 QF unter dem Rippenbogen tastbar, etwas druckdolent. Nierenlager bds. frei, Bruchpforten geschlossen. Analring schlaff, Prostata palpatorisch unauffällig. Inguinal bds. ca. kirschkerngroße verschiebliche, nicht druckdolente Lymphknoten. Wirbelsäule unauffällig. Extremitäten frei beweglich. Petechiale Blutung am linken Oberarm, kleines Hämatom in der linken Leiste und am rechten Knie. Grob neurologische Untersuchung bei seitengleich auslösbaren Reflexen unauffällig.

Allgemeinzustandsverschlechterung, Schleimhautblutungen, Fieber; nuchale Lymphome, Splenomegalie, einzelne Blutungen und Hämatome

Welche Verdachtsdiagnose stellen Sie?

Der klinische Allgemeineindruck mit Abgeschlagenheit, Blässe, Blutungsneigung und den tastbaren Lymphknoten läßt einen sofort an eine maligne hämatologische Erkrankung denken (Leukose).

Welche Untersuchungen führen Sie durch?

- Labor mit Differentialblutbild (einschließlich Mikroskopie), Elektrolyten, Kreatinin, Transaminasen, Gerinnung, Blutgruppenbestimmung, Elektrophorese, Urinstatus, Blutkultur
- Oberbauchsonographie (Leber-, Milzgröße, Lymphome?)
- Röntgen-Thorax (Infiltrate, Lymphome?)

Ergebnisse

Laborwerte: BKS 37/98 mm n.W, Hb 7,9 g/dl, Ery. 2,9/µl, Leuko. 350/nl, HbE 27,1 pg/Ery, Hkt 36,2%, MCV 125 fl, MCHC 21,7%, Thrombo. 150/nl, Differential-Blutbild: 2 Stabk., 2 Segmentk., 40 kleine Lympho., 56% Kernschatten, große Lymphoblasten. 1 Metamyelo. Blutgruppe A, Rhesusfaktor +, Kreatinin 1,5 mg/dl. Alkal. Phosphatase, Serum-Elektrolyte, Bilirubin, GOT, GPT, γ-GT, Amylase, Gesamteiweiß, Elektrophorese, Blutzucker im Normbereich, Eisenspiegel 245 µg/dl, Quick 64%, PTT 35 sec., Blutungszeit 100 sec., Thrombinzeit 10 sec., Fibrinogen 360 mg/dl, LDH 1011 U/l, α-HBDH 540 U/l, Blutkultur steril. Urinsediment 15-20 Erys/µg, sonst o.B.

Rö.-Thorax: altersentsprechend unauffälliger Thoraxbefund, normal großes Herz, Mediastinum unauffällig. Keine Infiltrate, keine Ergüsse.

Oberbauchsonographie: etwas verdichtete, grenzwertig große Leber, deutlich vergrößerte Milz mit einem Durchmesser von 14x7x7 cm. Ansonsten altersentsprechend unauffälliger Oberbauchsonographiebefund.

Anämie und Leukopenie mit Lymphoblasten

Welche Diagnose stellen Sie nun?

Primärdiagnose: akute lymphatische Leukämie. Zur weiteren Differenzierung senden wir Blut in eine hämatologische Spezialabteilung einer Universitätsklinik ein, um mit einer spezifischen Therapie beginnen zu können.

Welche Einteilung der akuten Leukämie kennen Sie?

Die akuten Leukämien werden üblicherweise in 2 Hauptgruppen eingeteilt:

1. die **akute lymphatische Leukämie** (ALL)
2. die **akute nicht lymphatische Leukämie** (ANLL)

Beide Leukämieformen werden in weitere **Untergruppen** aufgeteilt. Die akute nicht lymphatische Leukämie wird in der Regel auch als **akute myeloische Leukämie** (AML) bezeichnet. Zwischen beiden Gruppen bestehen signifikante Unterschiede in der Altersverteilung des Auftretens und in ihrem Ansprechen auf eine Therapie. Es ist wichtig, die zwei Haupttypen zu unterscheiden, da die ALL besser als die ANLL auf die Chemotherapie anspricht und darüber hinaus verschiedene Substanzen eingesetzt werden, um eine Remission zu erzielen. Früher wurde die Unterscheidung hauptsächlich anhand der Differenzierung der morphologischen Zelltypen anhand von Blutausstrichen vorgenommen, heute werden zytochemische Färbungen, Chromosomenanalysen, Immunmarker und spezielle Enzymmessungen benutzt, um die Zelltypen mit größerer Präzision zu unterscheiden.

Bei der **ALL** haben die Lymphoblasten noch charakteristischerweise eine hohe Zellkern-Zytoplasma-Relation, die Zellkerne sind normalerweise nicht gezahnt oder verdreht und die Zahl von Nucleoli ist in der Regel klein (einer oder zwei). Auerstäbchen lassen sich nicht nachweisen. Promyelozyten und Monozyten treten selten auf und die ausgereifteren Zellen der Granulozytenreihe erscheinen oft normal, da sie von einer anderen, nicht betroffenen Zellreihe abstammen. Im Gegensatz zu der **ANLL** lassen sich die Lymphozyten nicht mit Sudan-Schwarz-B anfärben und die Myeloperoxidasereaktion ist negativ.

Nach der **FAB-Klassifikation** (französisch, amerikanisch, britisch) wurde ein einheitliches Klassifizierungssystem für akute Leukämien vorgeschlagen. Lymphatische Leukämien sind unterteilt in 3 Gruppen (L_1-L_3), wobei die Zellen nach Zellgröße, Chromatinstruktur, Kernform, Nucleolen, Zytoplasma, Basophilie und Vakuolisierung unterschieden werden.

Bei der **L_1-Form** überwiegen relativ kleine homogene Zellen. Dieser Typ hat eine bessere Prognose als der **L_2-Typ**, bei dem die Zellen größer und heterogener erscheinen.

Etwa 25% der L_1- und L_2-Typen haben T-Lymphozytenmarker während die übrigen keine T-Zellmarker oder weder B- noch T-Zellmarker aufweisen. Die T-Zell-positiven Zellen lassen sich jedoch morphologisch nicht von den anderen Zellen unterscheiden. Beide T-Zell-positive und O-Zelltypen weisen einen erhöhten Spiegel der terminalen Desoxinucleotidyltransferase auf. Da dieses Enzym bei der T-Zell-Differenzierung eine Rolle spielt, wird angenommen, daß die O-Zellen Vorläufer der T-Zellen sind.

Bei der dritten Form (**L_3 = Burkitt-Typ**) sind die Zellen groß, homogen und haben häufig auffällige zytoplasmische Vakuolisierungen und einen hohen Mitoseindex und weisen in der Regel B-Lymphozytenmarker auf.

Bei den **ANLL** sind die leukämischen Zellen größer und weisen in der Regel einen Durchmesser von 12-20 µm auf, obwohl auch kleine Myeloblasten vorkommen und als Lymphoblasten mißdeutet werden können. Die Myeloblasten sind häufig zytoplasmareich und enthalten manchmal Auerstäbchen. Der Zellkern enthält oft viele Nucleoli (3-5).

Nach der FAB-Klassifikation werden die ANLL in sechs Unterklassen (M_1-M_6) unterteilt, wobei sich die Einteilung nach der Differenzierungsrichtung und dem Reifegrad richtet.

M_1-Typ: unreifzellige myeloblastische Leukämie mit ungranulierten Blasten, bei denen etwa 3% oder wenig mehr eine myeoloperoxidasepositive Reaktion zeigen und einige Auerstäbchen enthalten können. Ein weiterer Reifegrad ist jedoch nicht vorhanden.

M_2-Typ: reifzellige Myeloblastenleukämie. Der Reifegrad erreicht in etwa das Promyelozytenstadium. Mehr als 50% der Zellen im Knochenmark sind Myeloblasten oder Promyelozyten. Reifere Zellen der Granulozytenreihe können ebenso in unterschiedlicher Häufigkeit gefunden werden. Die letzteren zeigen häufig Abnormitäten wie eine Pelger-Huet-Anomalie oder eine Hypogranulation auf.

M_3-Typ: hypergranulierte Promyelozytenleukämie. Überwiegende Zellen sind abnormale Promyelozyten mit ausgeprägten Granulationen. Dieser Typ geht häufig mit deutlichen Gerinnungsstörungen einher.

M_4-Typ: Myelo-Monozytenleukämie. Bei diesem Typ liegen sowohl in Richtung der Granulozyten, als auch der Monozyten differenzierte Zellen vor. Der Prozentsatz von Promonozyten und Monozyten und von Myeloblasten und Promyelozyten im Knochenmark liegen in der Regel über 20%. In dieser Leukämieform gibt es auch einen chronischen Verlauf.

M_5-Typ (Monozytenleukämie): weist eine überwiegende monozytische Differenzierung auf. Es gibt eine wenig differenzierte Form (monoblastisch) und eine differenzierte Form, bei der sowohl Monoblasten, als auch reifere Zellen der Monozytenreihe nachweisbar sind.

Die Naphthol-AS- oder ACS-Acetat-Esterase-Reaktion (NASDA) ist bei Monoblasten, Promonozyten und Monozyten stark positiv und läßt sich durch Natriumflorid hemmen, während sie bei Granulozyten durch Natriumflorid nicht hemmbar ist. Die Serumlysozymkonzentration ist häufig bei den M_4- und M_5-Typen mit überwiegender Monozytenkomponente positiv.

Bei dem **M_6-Typ** der Erythroleukämie beträgt der Anteil der roten Vorstufen im Mark mehr als 50%. Erythroblasten können im Blut auftreten. Die Erythroblasten weisen häufig Abnormalitäten auf, sind sehr groß, haben mehrere Zellkerne und Zellkernfragmente. Häufig sind die Myeloblasten und Promyelozyten auf 30% oder mehr vermehrt und abnorme Megakaryozyten können nachweisbar sein. Der Anteil der Erythroblasten verändert sich während des Verlaufs der Erkrankung und nimmt generell im weiteren Verlauf der Erkrankung ab, wobei die roten Vorstufen häufig durch unreife Vorstufen der weißen Reihe ersetzt werden. Diese Befunde sind charakteristisch für die akute Form der Erythroleukämie, die auch als dysmyelopoetisches Syndrom bezeichnet werden können. Hierbei ist das Knochenmark häufig sehr zellreich und Myeloblasten und Promyelozyten können 10-30% der Zellen erreichen. Kommt es zu einem Anstieg auf über 50% bedeutet dies einen Übergang in eine akute myeloische Leukämie.

Eine **Eosinophilen-Leukämie** ist sehr selten, obwohl eine kleine Anzahl pathologischer eosinophiler Zellen häufig auch bei myeloischen Leukämien auftreten.

Eine **Basophilen-Leukämie** oder eine **Megakaryozytenleukämie** ist sehr selten, beide können jedoch als Varianten einer chronischen myeoloischen Leukämie oder anderer myeoloproliferativer Syndrome auftreten.
Erfahrene Untersucher können in 90% der Fälle eine ALL von einer ANLL aufgrund der morphologischen Beschaffenheit der Zellen unterscheiden. Allerdings ist die Unterscheidung der Subtypen, beispielsweise einer M_4- oder einer M_5-Form aufgrund morphologischer Gesichtspunkte häufig schwierig.
Die **Ätiologie der Leukämie** ist immer noch unbekannt, obwohl mittlerweile bestimmte Faktoren bekannt sind, die eine Leukämieentwicklung unterstützen:

- ionisierende Strahlen
- chemische Substanzen wie Zytostatika und hierbei besonders alkylierende Substanzen, in sehr geringem Maße auch Chloramphenicol oder Phenylbutazol

Bei Patienten mit Chemo- und Strahlentherapie wegen anderer Neoplasien kommt es mit zunehmender Überlebenszeit zu einem verstärkten Auftreten von Leukämien. Bei diesen Patienten beobachtet man häufig den Verlust des Chromosoms 5 oder 7 oder Teile von diesen Chromosomen. Diese Fälle reagieren kaum auf Behandlung.
Zusätzlich existieren **Erbfaktoren**; beispielsweise beim Down-Syndrom (Trisomie 21) besteht eine 20fach höhere Inzidenz für eine akute Leukämie als in gesunden Vergleichsgruppen. Auch bei dem Fanconi-Syndrom, dem Bloom-Syndrom, dem Pätau-Syndrom, Wiskott-Aldrich-Syndrom, der angeborenen Geschlechtschromosomen gebundenen Agammaglobulinämie und der Agranulozytose Kostmann kommt es zu einen gehäuften Auftreten von Leukämien.

▷ Verlauf

Kurz nach der Aufnahme tritt bei dem Patienten eine kleine retinale Blutung links mit akuter Sehverschlechterung auf. Wenig später kommt es zu einer Makrohämaturie, so daß eine Transfusion begonnen wird. Bevor weitere Maßnahmen möglich sind, trübt der Patient plötzlich ein und ist innerhalb von 5 min. bewußtlos. Das sofort angefertigte Notfall-CT zeigt folgenden Befund:

Wie beurteilen Sie den Befund des Schädel-CTs?

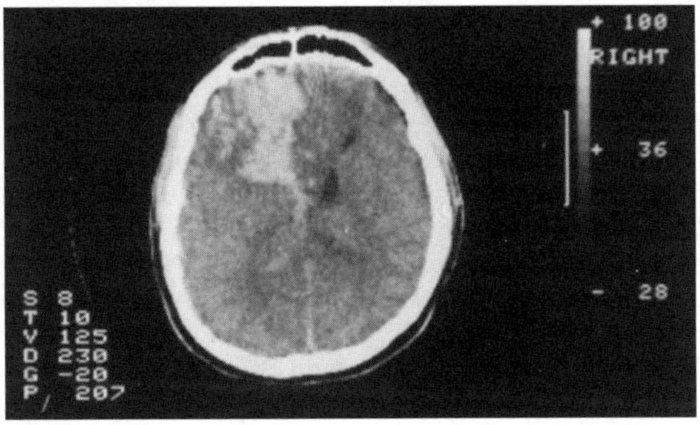

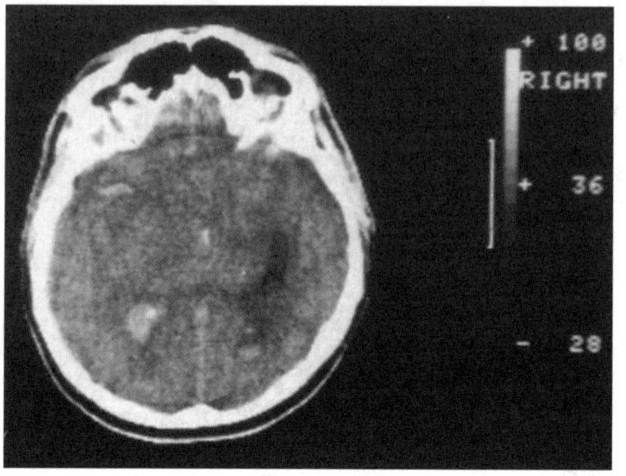

CT-Befund: zerebrale Massenblutung in die linke Großhirnhemisphäre mit Ventrikeleinbruch.

Exitus letalis durch eine zerebrale Massenblutung, bevor eine Therapie eingeleitet werden kann

▷ Weiterer Verlauf

Nach wenigen Stunden verstirbt der Patient unter dem klinischen Bild des zentralen Herz-Kreislauf-Versagens. Bei der Obduktion werden die klinischen Befunde im wesentlichen bestätigt. Der postmortal eingegangene hämatologische Befund lautet: akute lymphatische Leukämie L_3 (Burkitt-Typ mit unreifzelligen Zellanteilen).

Wie äußert sich die Klinik einer akuten Leukämie?

Die **Klinik der akuten Leukämie** ist in der Regel durch die Verdrängung der normalen Hämatopoese im Knochenmark durch die leukämischen Zellen bestimmt und hängt weniger von der Infiltration anderer Organe ab. Die Symptome können akut auftreten und äußern sich durch ausgeprägte Abgeschlagenheit, hohes Fieber und Blutungsneigung. Der Krankheitsbeginn kann jedoch auch schleichend sein mit einer zunehmenden Schwäche, subfebrilen Temperaturen, Blässe und Neigung zu kleineren Blutungen oder Infektanfälligkeit. Manchmal wird die Diagnose jedoch auch zufällig ohne vorhergehende Symptome bei einer akuten Blutung im Rahmen eines Zahneingriffs oder einer verlängerten Monatsblutung gestellt. Die Patienten weisen in der Regel febrile oder subfebrile Temperaturen auf, ohne daß sich in jedem Fall eine Infektion nachweisen läßt. Es wird diskutiert, ob das Fieber unabhängig von einer Infektion auftreten kann.
Die **körperliche Untersuchung** kann unauffällig sein. Oft findet man eine Vergrößerung der Tonsillen, von Lymphknoten und der Milz, speziell bei der akuten lymphatischen Leukämie. Oft sind Leber und Nieren durch eine leukämische Infiltration vergrößert, wobei die Infiltrate primär keine Funktionseinschränkung verursachen. Manchmal kommt es jedoch zu Blutungskomplikationen im Harntrakt oder Infektionen. Leukämische Infiltrationen der Mundschleimhaut treten speziell bei der Monozytenleukämie relativ häufig auf. Abgrenzbare Tumormassen mit einer grünlichen Farbe kommen manchmal in der Haut oder anderen Geweben bei granulozytären Formen der Leukämie vor. Diese Infiltrate werden Chloromas genannt. Die grünliche Farbe wird durch das Vorhandensein von Myeloperoxidase bedingt.

In der Regel haben Patienten mit hohen Leukozytenzahlen eine schneller verlaufende Erkrankung und eine stärkere Infiltration des Knochenmarks. Eine gefürchtete Komplikation, die auch in unserem Fall auftrat, ist der plötzliche Tod durch eine massive intrazerebrale Blutung als Folge einer Leukostase, perivaskulären Infiltration und Schwächung der Gefäßwände. Die Blutungen können an jeder Stelle auftreten, wobei jedoch die häufigsten tödlich verlaufenden Blutungsquellen intrazerebral, gastrointestinal und in der Lunge auftreten. Thrombophlebitiden und andere thromboembolische Komplikationen treten oft trotz ausgeprägter Thrombozytopenie auf.

Lokale Infektionen, insbesondere in den Körperöffnungen, sind häufig und können zu Peritonsillar- oder perirektalen Abszessen führen. Leukämische Infiltrationen der Lungen können vorkommen, sind jedoch schwierig von pulmonalen Infektionen zu unterscheiden, wobei beide auch miteinander kombiniert auftreten können. Knochenschmerzen sind häufig, oft kann es auch zu Knocheninfarkten kommen. Appetitlosigkeit und Gewichtsverlust sowie Muskelschwund und Kontrakturen können auftreten.

Neurologische Symptome treten meist im weiteren Verlauf einer akuten Leukämie auf und können durch eine Infiltration peripherer Nerven des Rückenmarks oder durch Kompression der Foramina intervertebralia bedingt sein. Schwerwiegende Symptome können durch intrakraniale Blutungen oder Infiltrationen der Meningen auftreten, wobei sich die Symptome als Kopfschmerz, Erbrechen, Krampfanfälle, Sehstörungen, Papillenödem und meningitische Zeichen darstellen.

Selten kommen **leukämische Infiltrationen** des Hypothalamus vor, die zu einer gesteigerten Nahrungsaufnahme, Fettsucht und Verhaltensstörungen führen können.

Zur weiteren Abklärung wäre noch eine Knochenmarksuntersuchung notwendig, die hier wegen der raschen, letztlich fatalen Entwicklung nicht mehr möglich war.

Als **Therapie** wäre primär eine Behandlung mit Prednison (3x20 mg/m^2 Körperoberfläche/Tag) und Vincristin 2 mg und Daunorubicin 45 mg/m^2 Körperoberfläche alle 5-7 Tage, sowie L-Asparaginase 5000 E jeden oder jeden 2. Tag in der dritten Woche notwendig gewesen. Diese intensive Induktionstherapie mit dem Ziel der kompletten Remission wird in der Regel bis zu einer Knochenmarksaplasie durchgeführt. Begleitend muß eine optimale Supportiv-Therapie durchgeführt werden. Innerhalb der ersten Vollremission kann eine **Knochenmarktransplantation** nach vollständiger Elimination der malignen Zellen durch Hochdosis-Chemotherapie und Ganzkörper-Radiotherapie durchgeführt werden. Wegen des Risikos eines ZNS-Rezidivs wird das ZNS bestrahlt. Alternativ bei nicht durchzuführender Transplanation wird eine Konsolidierungstherapie zur Remissionserhaltung oder Verbesserung des Allgemeinzustandes und eine weniger aggressive Erhaltungstherapie durchgeführt.

Quintessenz

Akute Leukämien können schleichend oder hochakut beginnen. Da jederzeit schwerwiegende Komplikationen möglich sind, muß die Therapie möglichst rasch begonnen werden. Meist ist aus dem Blutbild und dem Knochenmark durch die entsprechenden morphologischen, zytochemischen und immunzytologischen Kriterien eine genaue Diagnose möglich. Je nach Typ wird mit unterschiedlichen Schemata eine zytostatische Therapie (Induktions-, Konsolidations- und remissionserhaltende Therapie) durchgeführt. Die Möglichkeit einer allogenen Knochenmarkstransplantation ist zu prüfen.

79

Fall 79

▷ Anamnese

In der Nacht des Aufnahmetages habe die 73jährige Patientin beim Zubettgehen plötzlich für wenige Sekunden einen starken Schwindel verspürt, sie sei dann kurz bewußtlos gewesen und ins Bett gefallen. Anschließend habe sie sich sofort wieder wohl gefühlt, auch der Schwindel sei rasch gebessert gewesen. Sie habe dabei keine Schmerzen über der Brust gehabt. Die begleitenden Angehörigen schildern in letzter Zeit rezidivierende Schwindelattacken der Patientin, sie sei auch schon gefallen. Vor 1 Woche sei sie im Sitzen für etwa eine Minute nicht ansprechbar gewesen.

▷ Frühere Anamnese

Vor 11 Jahren gynäkologische Totaloperation, vor 6 Jahren Mamma-PE links wegen Knotenbildung (kein Krebs). Seit 2 Jahren seien ein Hypertonus und Diabetes mellitus bekannt. Die Patientin war in den letzten Jahren mehrfach wegen Schwindel und Angina-pectoris-Beschwerden stationär behandelt worden.
Derzeitige Medikation:
Xanef® 5 mg (Enalapril) 1x1
Der Diabetes mellitus wird lediglich durch Diät behandelt.

▷ Aufnahmebefund

73jährige, 162 cm große, 82 kg schwere Patientin in altersentsprechendem AZ, Adipositas. Haut trocken, feucht, keine Dyspnoe, keine Zyanose, keine Ödeme. Bewußtsein klar. NAP frei, kein Kalottenklopfschmerz, kein Meningismus. Zunge feucht, nicht belegt, Rachenring reizlos. Hals und äußerer Thorax unauffällig. Über beiden Lungen Bronchovesikuläratmen, sonorer Klopfschall, keine Dämpfung, keine pathologischen Atemgeräusche. Herztöne rein, Aktionen rhythmisch, keine vitientypischen Geräusche. Puls 76/min., Blutdruck nach RR 150/90 mmHg. Periphere Pulse seitengleich tastbar. Bauchdecken weich, nicht gespannt, keine pathologischen Resistenzen. Kleine Nabelhernie. Leber und Milz nicht tastbar vergrößert, Nierenlager frei, Bruchpforten geschlossen. Klopfschmerz über der BWS und LWS. Extremitäten frei beweglich, neurologische Untersuchung bei seitengleich auslösbaren Reflexen unauffällig.

Zweimalige Synkope, rezidivierende Schwindelattacken; klinisch kein pathologischer Befund

Welche Verdachtsdiagnose stellen Sie?

Führendes Symptom ist die Synkope, der eine kurzdauernde Schwindelattacke vorausging. Die Tatsache, daß die Patientin anschließend wieder sofort beschwerdefrei war, paßt am ehesten zu einer bradykarden Herzrhythmusstörung. Eine tachykarde Herzrhythmusstörung ist denkbar, aufgrund der Symptomatik und der Vorgeschichte nicht sehr wahrscheinlich. Auch eine orthostatische Dysregulation ist unwahrscheinlich, da auch im Sitzen eine Synkope aufgetreten ist und sich typische Auslösemechanismen und andere orthostatische Beschwerden nicht eruieren lassen.

Welche Untersuchungen veranlassen Sie?

- EKG (Rhythmus?)
- Langzeit-EKG (Rhythmusstörungen?)
- Karotisdruckversuch (symptomatische Bradykardien auslösbar?)
- Echokardiogramm (zugrundeliegende Herzerkrankung?)
- Belastungs-EKG (KHK als kardiale Grundkrankheit?)

Ergebnisse

EKG: Sinusrhythmus, Frequenz 50/min. bei Linkstyp, insgesamt unauffällige Erregungsausbreitung und -rückbildung. Zeitmeßwerte im Normbereich

Echokardiographie: regelrecht weite Herzhöhlen, kein Anhalt für Vorhofthromben oder Sludge-Phänomen. Gut kontraktiler linker und rechter Ventrikel. Normal dickes linksventrikuläres Myokard. Gute linksventrikuläre Funktion. Unauffälliger Klappenbefund.

Carotisdruckversuch: Ausgehend von einer Ruhefrequenz von 67/min. kommt es beim linksseitigen Carotisdruckversuch zu einer Frequenzverlangsamung bis 57/min. Beim rechtsseitigen Carotisdruck kommt es sofort bei Druckbeginn zu einer asystolischen Phase ohne erkennbare P-Wellen, also zu einem Sinusknotenstillstand. Der Karotisdruck wird sofort beendet, trotzdem dauert die Pause 6,3 sec. an und wird von einer kurzen Bewußtseinstrübung begleitet. Anschließend setzt spontan ein Sinusrhythmus mit einer Frequenz von 60/min. ein. Eingestreut finden sich vereinzelt supraventrikuläre Extrasystolen.
Beurteilung: rechts deutlich positiver Carotisdruckversuch.

Langzeit-EKG: weitgehend normfrequenter Sinusrhythmus mit kurzen sinusbradykarden Phasen, dabei während 24 h insgesamt 15 x Sinusarrests über 1500 ms, wobei die längste Pause 3,5 s beträgt. Zu diesem Zeitpunkt ist im Tagebuch ein heftiger Schwindelanfall vermerkt. Mehrfach sind auch AV-Blockierungen zu beobachten. Weiterhin wenige supraventrikuläre, vereinzelt monotope ventrikuläre Extrasystolen.

Belastungs-EKG: Die Patientin wird insgesamt 6 min. auf dem Fahrradergometer belastet. Begonnen wird mit einer Belastungsstufe von 50 Watt, die Belastung wird alle 2 Minuten um 25 Watt gesteigert. Nach 6 min. auf der 100-Watt-Stufe erfolgt der Abbruch wegen peripherer körperlicher Erschöpfung. Während der Belastung treten keine pektanginösen Beschwerden auf. Herzfrequenzanstieg unter der Belastung auf 128/min., Blutdruckanstieg auf 200/110 mmHg. Keine EKG-Veränderungen, insbesondere keine ST-Streckensenkungen.

Positiver Carotisdruckversuch rechts, im Langzeit-EKG Sinusarrest und AV-Blockierungen

Wie werten Sie die Befunde? Welche Therapie schlagen Sie vor?

Aufgrund des Carotisdruckversuches läßt sich ein hypersensitiver Carotissinus rechts feststellen. Durch genaues Befragen der Patientin stellt sich heraus, daß den Synkopen bzw. Schwindelanfällen jeweils Manipulationen am Hals (z. B. Zuknöpfen eines recht engen Nachthemdes bei dem zur Aufnahme führenden Ereignis) oder heftige Kopfbewegungen vorausgingen. Durch entsprechende Provokationstests lassen sich ebenfalls symptomatische Bradykardien (z. T. Sinusarrest, z. T. auch AV-Blockierungen) provozieren. Der rechtsseitige hypersensitive Carotissinus muß also als Ursache der Beschwerden angesehen werden. Beim Syndrom des hypersensitiven Carotissinus kommt es zu einer vermehrten vagalen Reaktion auf die Reizung der Barorezeptoren des Carotissinus. Durch Manipulation am Hals und bestimmte Kopfbewegungen (siehe Pause im Langzeit-EKG) können über den Vagusreiz sowohl Bradykardien (kardioinhibitorischer Typ) als auch Blutdruckabfälle (vasodepressiver Typ) hervorgerufen werden. Steht, wie in unserem Fall, die Bradykardie im Vordergrund, ist die Implantation eines Schrittmachers Therapie der Wahl.

▷ Verlauf

Die bekannte Hypertonie ist während des stationären Aufenthaltes unter einer Therapie mit 5 mg Enalapril täglich gut eingestellt. Sämtliche Blutdruckwerte liegen bei mehrfachen täglichen Kontrollen im Normbereich. Auch die Blutzuckerwerte sind unter Fortführung der Diät im normoglykämienahen Bereich (maximal 140 mg/dl nüchtern, 190 mg/dl postprandial). Wegen des kardiovaskulären Risikoprofils (Hypertonie, Diabetes mellitus) ist die Suche nach weiteren Risikofaktoren, insbeondere nach eine Fettstoffwechselstörung, sinnvoll. Dabei ergeben sich folgende Werte: Cholesterin 234 mg/dl, Neutralfette 125 mg/dl, HDL-Cholesterin 48 mg/dl.

Wie werten Sie den Cholesterinwert?

Nach der Friedewald-Formel beträgt das LDL-Cholesterin 161 mg/dl.
Errechnet wird der Wert nach der **Friedewald-Formel**:
LDL-Cholesterin = Gesamtcholesterin – HDL-Cholesterin – (Triglyceride-HDL-Cholesterin) : 5
Bei einem LDL-Cholesterin von 161 mg/dl ist in Anbetracht der anderen Risikofaktoren, vor allen bei Diabetes mellitus, eine medikamentöse Cholesterinsenkung mit einem CSE-Hemmer indiziert.

▷ Therapie

Da bei der Patientin sowohl Sinusarrests als auch AV-Blockierungen im Rahmen des Carotissinussyndroms dokumentiert sind, ist ein Zweikammerschrittmacher indiziert. Der Schrittmacher wird auf eine Interventionsfrequenz von 45/min. und eine Stimulationsfrquenz von 70/min. eingestellt. Kommt es bei der Patientin zu einem Abfall der Eigenfrequenz unter 45/min., tritt der Schrittmacher in Kraft und stimuliert mit einer Frequenz von 70/min. Dabei ist zum einen eine AV-sequentielle Stimulation, zum anderen bei regelrechter Überleitung der Vorhoferregung auf die Kammer eine reine Vorhofstimulation und bei AV-Blockierung eine Ventrikelstimulation nach spontaner Vorhofaktion möglich. Nach der Implantation klagt die Patientin über keinerlei Schwindelattacken mehr. Der postoperative Verlauf ist regelrecht (weitere Informationen zur Schrittmacherimplantation siehe Fall 49).

Implantation eines bifokalen Schrittmachersystems

Therapie bei Entlassung:
Xanef® 5 mg 1x1
Sortis® 10 mg 1x1
Diabetes mellitus-Diät 1400 Kalorien (14 BE)

Quintessenz

Bei Syndrom des hypersensitiven Carotissinus kommt zu einer pathologisch gesteigerten vagalen Reaktion auf einen barozeptivem Reiz im Carotissinus. Man unterscheidet den kardioinhibitorischen Typ mit ausgeprägter Bradykardie und den vasodepressiven Typ mit Blutdruckabfall, es existieren auch Mischtypen. Da eine gesteigerte Reaktion beim Carotisdruckversuch nicht immer klinisch relevant ist, ist zur Feststellung der Diagnose eine Korrelation mit spontan auftretenden Symptomen erforderlich. Beim kardioinhibitorischen Typ ist die Implantation eines Schrittmachers Therapie der Wahl.

Fall 80

80

▷ Anamnese

Eine 63jährige Patientin klagt in letzter Zeit über zunehmende Kurzatmigkeit, allgemeine Muskelschwäche und eine ständige Kraftlosigkeit. In letzter Zeit sei der Diabetes mellitus sehr schlecht eingestellt. Außerdem habe sie ab und zu Atemnot, besonders bei körperlichen Anstrengungen. Ständig leide sie unter Schwindelgefühl.
In den vegetativen Funktionen 3-4malige Nykturie, guter Appetit, konstantes Gewicht.

▷ Frühere Anamnese

Als Kind Scharlach, Diphtherie und beidseitige Pneumonien; vor 20 Jahren abdominelle Hysterektomie, seit 5 Jahren Diabetes mellitus, Hypertonie und Hyperlipidämie bekannt.
Bisherige Medikation: Euglucon® N 2-1-0 – Dytide H® 1x1 – Digimerck minor®1x1.

▷ Aufnahmebefund

63jährige Patientin in reduziertem AZ, stammbetonte Adipositas (159 cm, 69,3 kg). Haut trocken, warm, Plethora des sehr vollen und runden Gesichtes, Dyspnoe bei Belastung, periorale Zyanose, keine Ödeme. Bewußtsein klar, voll orientiert. NAP frei, keine Meningismus, freie Beweglichkeit des Kopfes, kein Kalottenklopfschmerz. Zunge feucht, nicht belegt, Rachenring reizlos, Oberkiefer zahnprothetisch versorgt, Unterkiefer saniert. Keine Struma, kurzer dicker Hals, keine Halsvenenstauung. Symmetrischer, seitengleich beatmeter Thorax ohne knöcherne Deformitäten. Über beiden Lungen Bronchovesikuläratmen, keine pathologischen Geräusche auskultierbar. Aktionen regelmäßig, Puls 80/min., Blutdruck nach RR 125/80 mmHg. Periphere Pulse bis auf abgeschwächt tastbare A. dorsalis pedis bds. gut tastbar. Bauchdecken weich, adipös, Striae destensae, keine pathologischen Resistenzen. Leber randständig tastbar, Milz nicht palpabel, Nierenlager frei, Bruchpforten geschlossen. Genitale gerötet, intertriginöse Dermatitis, Wirbelsäule ohne Klopf- und Stauchungsschmerz. Extremitäten frei beweglich, keine Ödeme. Muskelschwäche, sehr dünne Extremitäten. Distal betonte strumpfförmige Abschwächung des Sensibilitätssinns beider Unterschenkel.

Adynamie, Schwindel, Diabetesentgleisung, Hypertonie; Stammfettsucht, Striae rubrae, Vollmondgesicht mit Plethora, Stiernacken

Welche Verdachtsdiagnose stellen Sie?

Schwindelgefühl und Schwäche können durch den schlecht eingestellten Diabetes verursacht sein, evtl. auch durch zerebrale Durchblutungsstörungen. Die Dyspnoe könnte auf eine Linksherzinsuffizienz (z. B. im Rahmen einer hypertensiven oder koronaren Herzkrankheit) hindeuten. Bei dem klinischen Aspekt der Patientin (Stammfettsucht, Vollmondgesicht, Striae und muskelschwache Extremitäten) sollte man aber auch an ein Cushing-Syndrom denken, das die beschriebenen Symptomatik mit Muskelschwäche und schlecht einstellbarem Diabetes mellitus ebenfalls erklären würde.

Welche Diagnostik veranlassen Sie?

- Röntgen-Thorax-Aufnahme (Herzinsuffizienzzeichen?)
- EKG (Zeichen einer Hypertrophie oder einer KHK?)
- Sonographie (Nebennierentumor?)
- Echokardiographie (linksventrikuläre systolische oder diastolische Funktionsstörung, Hypertrophie?)

- Labor mit Blutbild, Elektrolyten, Kreatinin, BZ-Tagesprofil, HBA1c, Fetten, Blutgasanalyse, Cortisoltagesprofil, Urinbefund, 24-h-Urin auf Cortisol

Wie beurteilen Sie das folgende EKG?

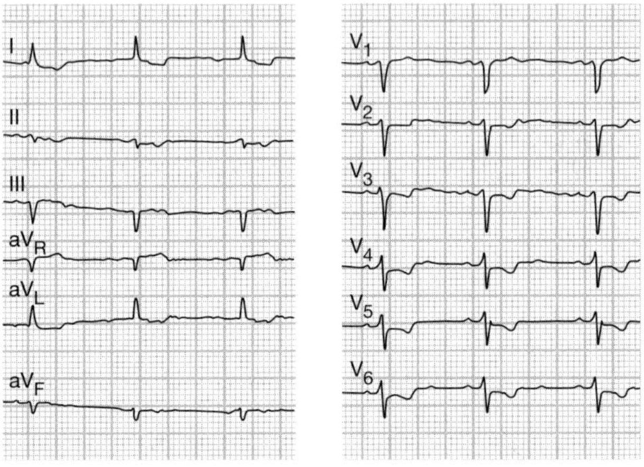

EKG-Befund: Normfrequenter SR bei überdrehtem Linktstyp, deutliche Erregungsrückbildungsstörungen vom Innenschichttyp im Anterolateralbereich.

Ergebnisse

Echokardiographie: Hypertrophie von Septum und Hinterwand mit jeweils 13 mm. Normal großer linker und rechter Ventrikel, vergrößerter linker Vorhof. Regelrechte linksventrikuläre Funktion, EF 60%.

Rö.-Thorax in 2 Ebenen: Normal großes Herz ohne Fehlerform. Altersentsprechendes Gefäßband. Keine pulmonale Stauung. Keine intrapulmonalen Rundherde, keine entzündlichen Infiltrate, keine Ergüsse. Normale Mediastinal- und Hilusstrukturen.
Beurteilung: normale Darstellung von Herz und Lungen. Relativer Zwerchfellhochstand rechts.

Oberbauchsonographie: Hepatomegalie mit diffuser Hepatopathie vom Fettlebertyp. Keine intrahepatische Stauung. Bds. normal große Nieren mit deutlich verdichtetem Parenchymsaum. Rechts zwei kleine Nierenzysten. Nebennierenregion bds. unauffällig. Gallenblase, Pankreas, Milz und Aorta unauffällig.

Laborwerte: BKS 17/38 mm n.W., Hb 16,8 g/dl, Ery. 5,03/µl, Leuko. 8,3/nl. Differentialblutbild: 8% Stabk., 47% Segmentk., 42% kleine Lympho., 1% Eos., 2% Mono. Restliches Blutbild, Thrombo., Harnstoff, Kreatinin, Natrium, Calcium im Normbereich. Kalium 3,7 mmol/l, Cholesterin 318 mg/dl, Triglyceride 1.794 mg/dl, Gesamteiweiß 6,9 g/dl, relative Hypogammaglobulinämie (10,3%), Restelektrophorese unauffällig. Blutzucker am Aufnahmetag im Profil zwischen 243 und 382 mg/dl, HbA1c 13,2%, pH 7,51, pCO_2 35 mmHg, pO_2 70,5 mmHg, Bicarbonat 28,2 mmol/l, Basenüberschuß + 6,4 mmol/l, O_2-Sättigung 95,6%.
Urinsediment: Ery 2-4, Leuko. 20-25, Bakterien massenhaft, in der Urinkultur 500.000 Keime/ml, entsprechend Proteus, Staph. aureus, Eiweiß +, Saccharum 3+, Aceton, Nitrit neg., pH 5,0.

Cortisoltagesprofil: 8.00 Uhr 30 µg/ml (Grenzwert), 11.00 Uhr 31 µg/ml (normal 15 ± 4), 16.00 Uhr 23 µg/ml (normal 10 ± 4), 20.00 Uhr 25 µg/ml (normal 10).

Cortisolausscheidung im 24-h-Urin: 203 µg (normal 15-18 µg)

Was unternehmen Sie zur Klärung des Verdachts auf ein Cushing-Syndrom?

Sensitivste Untersuchung zur Klärung des Cushing-Verdachtes ist der Dexamethason-Hemmtest. Dabei wird am Morgen der basale Cortisolspiegel bestimmt, am Abend des gleichen Tages 1mg Dexamethason verabreicht und morgens der Plasmacortisolspiegel bestimmt.
Ergebnis: fehlende Cortisolsuppression nach Dexamethason (Cortisol basal 30 µg/dl; nach Dexamethason 29 µg/dl).

Welche Befunde können Sie mittlerweile erheben? Wie werten Sie die vorliegenden Befunde?

Bestätigt hat sich die schlechte Diabetes-Einstellung mit deutlich überhöhten Werten im Tagesprofil. Das HBA_{1c} weist darauf hin, daß diese schlechte Einstellung schon in den letzten Wochen bestand.
Es besteht eine linksventrikuläre Hypertrophie (evtl. zusätzliche KHK) und ein Harnwegsinfekt (oft bei Diabetikern). Der Dexamethason-Hemmtest bestätigt den Verdacht auf ein Cushing-Syndrom.

pathologischer Dexamethason-Hemmtest

Was wissen Sie über die Ätiologie, die Symptomatik und Befunde beim Cushing-Syndrom?

Am häufigsten ist das Cushing-Syndrom Folge einer **iatrogenen Kortisonüberdosierung**. Von den nicht iatrogen bedingten Cushing-Syndromen entfallen etwa 70% auf eine **hypothalamisch-hypophysäre Ursache**, den eigentlichen Morbus Cushing mit einer gestörten Rückkopplung des Kortisolspiegels auf die hypothalamische Funktion. In diesen Fällen liegen häufig Hypophysenvorderlappenadenome vor.
Etwa 20% der Cushing-Symptomatik ist primär adrenal durch Adenome (80%) und Karzinome (etwa 20%) bedingt. Die primär adrenalen Formen treten häufiger bei Kindern und jungen Patienten auf.
Etwa 10% der Cushing-Symptomatik ist durch eine paraneoplastische ACTH-Bildung, vor allem beim kleinzelligen Bronchialkarzinom bedingt.
Die **Symptome** der Cushing-Symptomatik sind in der Regel unspezifisch. Die Patienten klagen häufig über einen Leistungsknick, über Müdigkeit, Wirbelsäulen- und Kopfbeschwerden, eine Gewichtszunahme und psychiatrische Symptome im Sinne einer Apathie, Erregtheit, häufigen Stimmungsschwankungen und teilweise auch Wahnvorstellungen.
Objektiv erhebbare Befunde sind Gewichtszunahme, Stammfettsucht, Vollmondgesicht und Stiernacken. Die peripheren Muskeln, vor allem die Extremitäten sind sehr dünn. Dies ist durch den kortisonbedingten Proteinkatabolismus und den daraus folgenden Muskelschwund bedingt. An Hautveränderungen findet man eine Plethora mit Gesichtsrötung, Ekchymosen, dunkelrote Striae durch den verstärkten Eiweißkatabolismus und die Bindegewebsatrophie, eine Seborrhö, Akne und Hirsutismus durch die Androgenwirkung der Steroide.

In der Regel bestehen Hypertonie und Ödeme durch die mineralokortikoidbedingte Salzretention und eine Erhöhung von Angiotensinogen.
Die Patienten weisen häufig eine Hyperkyphose auf. Diese ist durch eine Osteopenie mit Keil- und Fischwirbelbildung begründet, wobei als Ursachen die unter Kortison verminderte intestinale Calciumresorption, ein sekundärer Hyperparathyreoidismus und eine verminderte Osteoblastenaktivität anzusehen sind.
Psychische Veränderungen manifestieren sich im Sinne einer Depression und ausgeprägten Stimmungsschwankungen. Weitere Befunde sind ein Hypogonadismus mit Oligo-/Amenorrhö, eine Verschlechterung des Kohlenhydratstoffwechsels mit Kohlenhydratintoleranz, eine Nephrolithiasis, in der Regel bedingt durch Kalziumoxalatsteine, und eine erhöhte Infektanfälligkeit.
Laborchemisch findet sich oft eine Eosinopenie, eine Lymphopenie und eine Hypokaliämie.

Welche weitere Diagnostik wird notwendig?

Zur Unterscheidung zwischen primärem und sekundärem M. Cushing:
ACTH-Spiegel im Plasma: 73 pg/ml (normal kleiner 50 pg/ml), also deutlich erhöht.
Damit liegt ein sekundärer Hyperkortisolismus vor.
Zur Unterscheidung zwischen hypothalamisch-hypophysärer Dysregulation:
Dexamethason-Hemmtest in hoher Dosierung über 48 Std. mit jeweiliger Gabe von 2 mg Fortecortin alle 6 Stunden: ACTH basal 76 pg/ml, 1. Tag unter Dexamethasongabe 54 pg/ml, 2. Tag 51 pg/ml: basales ACTH erhöht, unter Dexamethasongabe nicht supprimierbar. Serum-Cortisol 8-Uhr-Wert (vor Dexamethasontest) 26 ng/ml, am 1. Tag des Dexamethasontests 24 ng/ml, am 2. Tag 29 ng/ml (unter Dexamethasongabe kein Rückgang der Cortisolplasmaspiegel).
Es liegt also eine nicht supprimierbare ACTH-Produktion vor, die bei einem Hypophysenvorderlappenadenom und bei ektoper ACTH-Bildung (paraneoplastische Syndrome) vorkommt. Zur Differenzierung zwischen diesen Krankheitsbildern kann noch ein **CRH-Stimulationstest** durchgeführt werden. Dabei läßt sich in unserem Fall ein ACTH-Anstieg nachweisen, so daß die Diagnose eines Hypophysenvorderlappenadenoms mit ACTH-Produktion gestellt werden kann. Jetzt muß mit bildgebenden Verfahren nach dem Tumor gefahndet werden:
CT mit spezieller Darstellung der Hypophysenregion mit koronaren Schichten.

Plasma-ACTH erhöht, Dexamethason-Hemmtest in hoher Dosierung ebenfalls pathologisch, ACTH-Anstieg nach CRH-Gabe

Wie beurteilen Sie das folgende CT-Bild der Hypophysenregion?

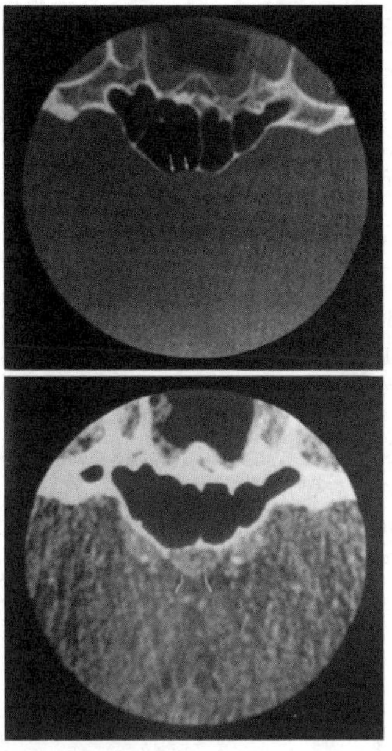

Koronare CT-Untersuchung mit Kontrastmittel: vergrößerte Hypophyse ohne gut abgrenzbaren Hypophysentumor. Bei der Knochenbetrachtung (2. Bild) sieht man einen abgewinkelten Sellaboden und eine Ausdünnung des Knochens auf der linken Seite.

im CT Hypophysentumor erkennbar

Welche Diagnose stellen Sie? Welche weitere Therapie führen Sie durch?

- zentraler M. Cushing bei Hypophysenvorderlappenadenom
- Diabetes mellitus mit Polyneuropathie und Harnwegsinfekt
- Hypertonie mit hypertensiver Herzkrankheit

Diabetes und Hypertonie können durch den M. Cushing hervorgerufen worden sein, werden in jedem Falle durch diesen jedoch ungünstig beeinflußt.

▷ Therapie

Wegen der Verschlechterung von Blutzucker- und Blutdruckeinstellung durch den Hyperkortisolismus sollte eine kausale Therapie in dieser Richtung angestrebt werden. Während der o. g., zeitaufwendigen Diagnostik muß jedoch bereits behandelt werden: Der Diabetes mellitus ist unter konsequenter diätetischer Behandlung mit einer ursprünglich 8 BE und später auf 12 BE aufgestockten Diabetes-mellitus-Diät und einer Umstellung auf Insulininjektionen auf Actraphane-HM-Insulin (32-0-12 IE) gut eingestellt. Die Blutzuckerwerte schwanken im Tagesprofil zwischen 120 und 190 mg/dl. Auch die Fettwerte sinken im Zuge der besseren Stoffwechselkontrolle: Vor Entlassung liegen die Triglyceride bei 436 mg/dl. Der Harnwegsinfekt kann antibiogrammgerecht mit Ofloxacin (Tarivid®) saniert werden. Höhergradige sekundäre Schäden durch den Diabetes sind, abgesehen von einer diskreten Polyneuropathie, noch nicht aufgetreten. Es gibt keinerlei Hinweis auf eine diabetische Retinopathie oder Nephropathie.

Therapie des Diabetes und der Hypertonie, Vorbereitung einer Resektion des Hypophysenvorderlappenadenoms

Der Einsatz eines Diuretikums bei Patienten mit diabetischer Stoffwechsellage ist prinzipiell problematisch, da die Thiazid-Diuretika die Glukosetoleranz verschlechtern; außerdem ist der Blutdruck mit o. g. Monotherapie nicht ausreichend eingestellt. Unter Behandlung mit einem ACE-Hemmer (Ramipril = Delix® 5 mg) liegen die Blutdruckwerte noch im hypertensiven Bereich, so daß wir zusätzlich ein stoffwechselneutrales Antihypertensivum (Amlodipin) einsetzen. Das Herzglykosid kann bei normaler linksventrikulärer Funktion abgesetzt werden.

▷ Verlauf

Da die Patientin die typischen Symptome eines Cushing-Syndroms zeigt (Vollmondgesicht, Plethora, Büffelnacken, Muskelschwäche mit an den Extremitäten bestehender Muskeldystrophie, Striae, Adynamie, arterielle Hypertonie) und auch der Blutdruck und die Blutzuckerwerte ungünstig beeinflußt werden, besteht die Indikation zur Beseitigung des ACTH-produzierenden Tumors.
In einer neurochirurgischen Universitätsklinik wird daher für die Patientin ein Termin zur Op. vereinbart.
Bis dahin kann die Patientin mit folgender Medikation entlassen werden:

Actraphane® HM-Insulin	32-0-12 Einheiten
Norvasc®	1x1
Delix® 5 mg	1x1
Diabetes-Diät mit	14 BE

Weiterer Verlauf

Nach 2 Wochen wird die Patientin in der Neurochirurgie einer Universitätsklinik aufgenommen und eine transsphenoidale Hypophysenadenomexstirpation vorgenommen. Postoperativ kommt es zu einer ausgeprägten Adynamie, Exsikkose und Hyponatriämie.

Wie erklären Sie diese Symptome?

postoperativ Entwicklung eines Hypokortisolismus

Klinisch zeigt die Patientin nun die Symptome eines Hypokortisolismus mit Adynamie, nachweisbarer Hyponatriämie und Exsikkose. Das Serumnatrium beträgt 132 mmol/l, das Kalium ist auf 5,2 mmol/l erhöht und der Kortisolnüchternwert liegt mit 10 µg/ml am Morgen im deutlich erniedrigten Bereich. Erklärbar sind diese Befunde entweder durch eine, bei der Operation aufgetretene, Zerstörung der ACTH-bildenden Zellen der Hypophyse oder durch eine noch ungenügende Übernahme der ACTH-Produktion durch die verbliebenen gesunden Zellen nach langjähriger Unterdrückung ihrer Aktivität durch das Adenom.

Was unternehmen Sie therapeutisch?

Die Patientin weist nunmehr die Symptome eines Hypokortisolismus (Morbus Addison) auf und muß daher symptomatisch mit Kortisol substituiert werden. Unter einer Substitutionsbehandlung mit 15-15-10 mg Hydrokortisol bessert sich die Symptomatik rasch und die Patientin fühlt sich wieder wohl. Unter der erwähnten Kortisonsubstitution kann die Insulingabe auf 24-0-8 Einheiten reduziert werden. Auch die antihypertensive Therapie kann reduziert werden (Absetzen von Amlodipin).
Zusammenfassend muß bei der auf Dauer notwendigen, relativ hoch dosierten Kortisonsubstitution davon ausgegangen werden, daß es operativ bedingt zu einer völligen Zerstörung der ACTH-bildenden Zellen in der Hypophyse gekommen ist. Die TSH- und FSH-Bildung ist nicht beeinträchtigt. Die Kontrolle dieser

Werte liegt jeweils im Normbereich, klinisch entwickelt sich keine Hypothyreose.

Quintessenz

Ein Hyperkortisolismus (Cushing-Syndrom) wird durch multiple Symptome manifest. Typisch sind unter anderem Stammfettsucht, Striae rubrae, Adynamie, Hypertonie, Diabetes mellitus. Am häufigsten liegt ein sekundärer Hyperkortisolismus bei hypothalamisch-hypophysärer Dyregulation (eigentlicher M. Cushing) oder Hypophysenvorderlappenadenom vor. Durch entsprechende endokrinologische Diagnostik läßt sich die Störung genauer eingrenzen. Therapeutisch ist eine operative Adenomentfernung oder Bestrahlung der Hypophyse angezeigt.

Standard-Anamnesebogen

Name: **geb. am**

Eigenanamnese: **Familienanamnese:**

Jetzige Erkrankung:

Vegetative Funktionen

Appetit	Durst	Alkohol	Geburten / Fehlgeburten	
Miktion	Stuhl	Nikotin	Regel	L. R.
Schlaf	Schwitzen		Menopause	

bisher eingen. Medikamente

Untersuchungsbefund:

Alter	Gewicht	Größe
EZ	KZ	
Haut		
Schleimhäute	Ikterus	
Zyanose	Dyspnoe	
Lymphknoten	Exantheme	

Kopf:

Hals:

Thorax

Mammae

Lungen

Perkutorisch: sonor, hypersonor, Dämpfung:

Verschieblichkeitd. unteren Lungengrenzen:

Auskultatorisch: Vesikuläratmen, Bronchialatmen,

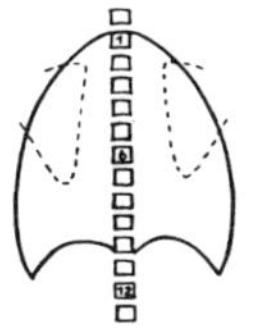

Nebengeräusche:

Stimmfremitus

Bronchophonie

Herz Aktion: rhythmisch, arrhythmisch, Extrasystolen?

Spitzenstoß

Grenzen

Töne u. Geräusche

Frequenz: zentral

peripher

		rechts	links
RR	Arme	/	/
	Beine	/	/

Abdomen

Bauchdecke

Narben

Ascites

Meteorismus

Druckschmerz

Venenzeichnung

path. Resistenz

Leber

Größe

Konsistenz

Milz

Nierenlager

Bruchpforten

Genitale

Rektale Untersuchung

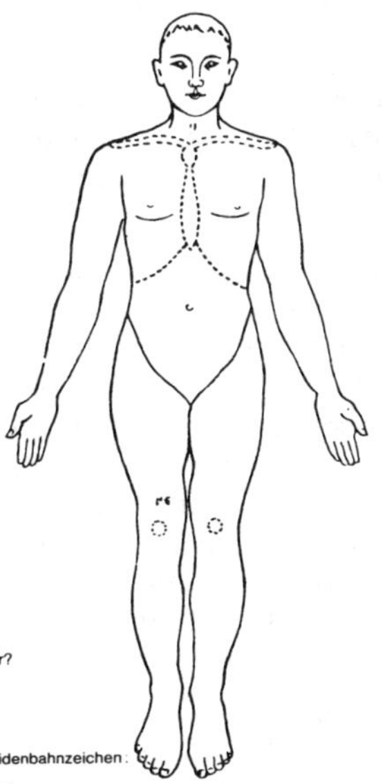

Wirbelsäule

Pulse

li. re.

A. carotis

A. brachialis

A. femoralis

A. poplitea

A. dorsalis ped.

A. tibialis post.

Extremitäten

Beweglichkeit

Ödeme

Varizen

Palmar-Plantar Erythem

ZNS

Bewußtseinslage:

Hirnnerven

Meningismus?

Tremor?

Motilität

Sensibilität

Reflexe

Bauchdecken R.

Muskeleigenreflexe

Pyramidenbahnzeichen:

Babinski

Oppenheim

Gordon

Rossolimo

Mayer

Psyche

Vegetativum

Standard-Arztbriefvorlage

An
Herrn/Frau Dr. med. XY
Straße
PLZ Ort

Sehr geehrter Herr Kollege,
wir berichten über Ihre Patientin, Frau ....., geb. am ....., wohnhaft in ...., die sich in der Zeit vom .... bis .... in unserer stat. Behandlung befand. Die Einweisung erfolgte wegen des Verdachtes auf Vorliegen einer Lungenarterienembolie.

Diagnosen:

1. Zustand nach Thyreodektomie wegen papillären Schilddrüsenkarzinoms vor 3 Jahren, lokales Tumorrezidiv.
2. Rezidivierende Lungenarterienembolien.

Aktuelle Anamnese: Bei der Aufnahmeuntersuchung berichtete die Pat. über einen zwei Tage vor stat. Aufnahme aufgetretenen, plötzlichen, stechenden Schmerz im Bereich des linken Lungenuntergeschoßes. Nach Auftreten dieses Schmerzes habe sie mehrfach blutiges Sputum abgehustet.

Vorgeschichte: Vor drei Jahren Thyreodektomie wegen eines papillären Schilddrüsenkarzinomes, anschließende Radiojodbehandlung. Ansonsten keine wesentlichen Vorerkrankungen. Bisher keine Thyroxinbehandlung, auch sonst keine Medikamente.

Körperlicher Untersuchungsbefund: Bei der Aufnahme befand sich die 65jährige, 163 cm große und 77 kg schwere Pat. in rel. gutem AZ bei gutem EZ. Keine kardiopulmonalen Insuffizienzzeichen. Reizlos verheilte Strumektomienarbe. Linksseitig tastet man eine derbe, auf der Unterlage schlecht verschiebliche und mit der Haut verwachsene Resistenz bei dringendem Verdacht auf Schilddrüsenkarzinomrezidiv. Bei der Lungenauskultation hörte man fein- bis mittelblasige RGs über dem linken Lungenuntergeschoß. Perkutorisch bestand keine Dämpfung. Die Herzaktion war regelmäßig und betrug 80/min., RR 130/65 mmHg. Abdominalbefund unauffällig. Extremitäten ebenfalls unauffällig. Periphere Pulse gut tastbar. Keine Schwellungen, keine Rötungen. Keinerlei Hinweis auf das Bestehen einer tiefen Beinvenenthrombose oder einer Thrombophlebitis.

Rö.-Thorax: Teils flächenhafte, teils streifige Verschattung im linken Untergeschoß, teils dorsal, teils ventral gelegen. Bei Kontrolle vor Entlassung leichte Rückbildung der oben beschriebenen Befunde.

Lungenszintigramm: Etwas inhomogene Perfusion links postero-basal bzw. lateral. Ein eindeutiger Perfusionsausfall wie bei einer Obstruktion größeren Ausmaßes liegt jedoch nicht vor.

EKG: Sinusrhythmus, Frequenz 81/min., Linkstyp. Erregungsrückbildungsstörung im Anterolateralbereich, die in den Verlaufskontrollen nicht mehr nachweisbar waren. Bei Aufnahme und in den Verlaufskontrollen kein Nachweis einer Rechtsherzbelastung.

Echokardiogramm: Rechter Ventrikel mit 25 mm grenzwertig groß. Linker Ventrikel, Vorhöfe und Klappen normal.

Oberbauch- und Nierensonographie: Hepatomegalie mit deutlicher Verbreiterung der Leber nach links, sonographisch einer Fettleber entsprechend. Zustand nach

Cholezystektomie. Bds. normal große Nieren ohne Hinweis auf postrenale Obstruktion. Parapelvine Zyste links. Große Bauchgefäße regelrecht. Harnblase mittelgradig gefüllt. Normal große Milz. Kein Hinweis auf intrahepatische Rundherde.

Schilddrüsensonographie: Bei Zustand nach Schilddrüsenentfernung findet sich rechtsseitig kein Schilddrüsengewebe. Linksseitig findet sich eine etwa 4,7 x 2,4 x 1,5 cm messende Struktur mit schilddrüsenähnlichen Parenchymreflexen. Teils echodichte, teils echoarme Gebiete. Relativ inhomogenes Parenchymreflexmuster. Dieser Befund könnte zu einem Rezidiv des bekannten papillären Schilddrüsenkarzinomes passen.

Schilddrüsenszintigraphie: Nach Gabe von 0,7 mCi-Tc-99m-Pertechnetat zeigt das mit der A-Kamera angefertigte Szintigramm der ventralen Halsregion eine linksseitig gelegene grenzwertig große Schilddrüse. Das Organ ist unregelmäßig begrenzt und zeigt ein etwas flaues Speicherungsmuster. Knotige Areale kommen nicht zur Darstellung.
Diagnose: Zustand nach Schilddrüsenentfernung bei Karzinom. Linksseitiges Rezidiv.

Im **Ganzkörperszintigramm** fanden sich außer dem beschriebenen Speicherungsbezirk an der li. Halsseite keine weiteren Speicherungen.

Duplexsonographie der Beinvenen: Beidseits normale B-Scandarstellung der Venen, normale Komprimierbarkeit, normale Flowprofile. Somit kein Anhalt für tiefe Beinvenenthrombose.

Phlebographie beider Beine: Bds. unauffällige Darstellung des tiefen Venensystems. Zarte Wandverhältnisse, unauffälliger und zügiger Abfluß des Kontrastmittels. Keinerlei Anhalt für das Vorliegen einer Abflußstörung. Kein Hinweis auf frische Beinvenenthrombose oder postthrombotisches Syndrom.

Laboruntersuchungen: BKS 68/102 mm n.W., Gesamteiweiß 7,3 g/dl bei unauffälliger Verteilung in der Elektrophorese. Bilirubin 0,3 mg/dl, GOT 36 U/l, GPT 81 U/l, LDH 217 U/l, γ-GT 110 U/l. Harnstoff 30 mg/dl, Kreatinin 1,0 mg/dl, anorg. Phosphat 3,5 mg/dl, alk. Phosphatase 125 U/l, Natrium 145 mmol/l, Kalium 4,3 mmol/l, Calcium 2,3 mmol/l, Chlorid 105 mmol/l, Hb 13,0 g/dl, Ery 4,2 µl, Leuko 6,6/nl, Thrombo 18,5/nl. T3 74 ng/100 ml, T4 4,9 µg/100 ml, T_3 U 26,8%, FT_4I 6,6, TSH basal 26,6 µU/ml. Quick 100%, PTT 28 sec., Fibrinogen 530 mg/dl. Thyreoglobulin erhöht.

Urinuntersuchung: Im Sediment 1-2 Ery., 1-3 Leuko., Urinkultur Keimzahl 5000 – Enterobakterien, im Status Eiweiß, Glucose, Aceton, Nitrite negativ, pH 5,0. Osmolalität 735 mosmol/kg.

Zusammenfassung: Im Vordergrund des klinischen Bildes stand das lokale Rezidiv des vor 3 Jahren entfernten papillären Schilddrüsenkarzinomes. Die weiterführenden diagnostischen Maßnahmen erbrachten lediglich das Vorliegen dieses lokalen Rezidivs. Eine Metastasierung in die Knochen oder andere Körperabschnitte lag nicht vor. Aus diesem Grunde haben wir die Patientin umgehend in der chirurgischen Klinik vorgestellt, wo eine erneute Operation mit dem Versuch der totalen Tumorenukleation vorgenommen wird. Postoperativ ist eine Verlegung in die Strahlenklinik geplant, da eine erneute Radiojodtherapie mit einer ablativen Dosis von 131 J indiziert ist, um eventuell verbliebene Tumoranteile oder Mikrometastasen zu bestrahlen. Aus den entsprechenden Kliniken erhalten Sie getrennte Berichte. Die ursprünglich zur Einweisung führende Symptomatik war durch eine kleine Lungenarterienembolie im li. Lungenunterfeld ausgelöst.

Typischerweis kam es zum Abhusten blutigen Sputums. Als Ursache oder Auslöser der Lungenembolie nehmen wir ein paraneoplastisches Syndrom mit erhöhter Gerinnungsneigung an. Zusätzlich zu dem paraneoplastischen Syndrom kann die Adipositas und die fehlende Beweglichkeit der Patientin die Neigung zu thrombotischen Prozessen fördern. Einen Hinweis auf eine tiefe Beinvenenthrombose haben wir weder duplexsonographisch noch phlebographisch finden können. Eine Thrombolyse war bei nur geringer Rechtsherzbelastung und auch wegen des erhöhten Blutungsrisikos bei maligner Grunderkrankung nicht indiziert. Eine Antikoagulation wird mit niedermolekularem Heparin (2 x 8000 E Dalteparin®) durchgeführt, wegen des geplanten chirurgischen Eingriffs haben wir die Patientin bislang nicht marcumarisiert. Dies ist nach Abschluß der unmittelbaren postoperativen Behandlung jedoch erforderlich. Am 4. Tag nach Klinikeinweisung verlegten wir die Patientin in die chirurgische Abteilung unseres Hauses, von wo Ihnen ein getrennter Bericht zugehen wird. Eine Thyroxintherapie in suppressiver Dosis ist lebenslang indiziert, diese sollte jedoch erst nach Abschluß der Radiojodbehandlung begonnen werden.

Mit freundlichen kollegialen Grüßen